W0268555

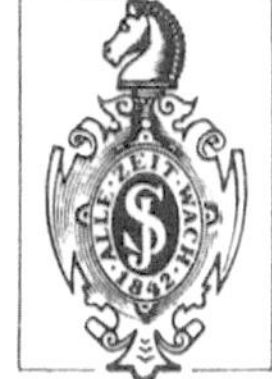

Fortschritte der Echokardiographie

Herausgegeben von
R. Erbel J. Meyer und R. Brennecke

Mit 216 Abbildungen

Springer-Verlag
Berlin Heidelberg New York Tokyo

Prof. Dr. med. Raimund Erbel
Prof. Dr. med. Jürgen Meyer
PD Dr. rer. nat. Rüdiger Brennecke

II. Medizinische Klinik und Poliklinik
Johannes Gutenberg-Universität
Langenbeckstraße 1
6500 Mainz 1

CIP-Kurztitelaufnahme der Deutschen Bibliothek
Fortschritte der Echokardiographie / hrsg. von R. Erbel/J. Meyer/R. Brennecke –
Berlin ; Heidelberg ; New York ; Tokyo : Springer. 1985.
ISBN-13: 978-3-642-70565-6   e-ISBN-13: 978-3-642-70564-9
DOI: 10.1007/978-3-642-70564-9

NE: Erbel, R., Meyer, J., Brennecke, R. [Hrsg.]

Vorwort

Die Beiträge des Buches „Fortschritte der Echokardiographie" basieren auf Vorträgen, die auf einem wissenschaftlichen Kongreß im Februar 1985 in Mainz gehalten wurden. Der Kongreß wurde dankenswerterweise durch die Arbeitsgemeinschaft Echokardiographie der Deutschen Gesellschaft für Herz- und Kreislaufforschung unterstützt. Zu den Hauptthemen – Funktionsdiagnostik des Herzens, Kontrastechokardiographie, transösophageale Echokardiographie und Dopplerechokardiographie – wurden wissenschaftliche Beiträge geliefert.

Im ersten Teil des Buches steht die Funktionsdiagnostik des linken Ventrikels im Vordergrund. Neue Ergebnisse der Computerverarbeitung von Echokardiogrammen werden vorgelegt. Vergleichende Studien zu szintigraphischen Methoden schließen sich an. Einen breiten Raum nehmen Arbeiten zu Normalwerten sowohl für das Kindes- als auch Erwachsenenalter ein. Die Normalwerte bilden die Grundlage zur Klassifikation erhobener echokardiographischer Daten. Von allgemeinem Interesse ist sicherlich die Behandlung der Frage nach herzchirurgischen Eingriffen ohne vorherige Katheterdiagnostik, was für die Zukunft von großer Bedeutung sein dürfte.

Die Kontrastechokardiographie hat einen festen Platz in der Diagnostik der Trikuspidalinsuffizienz und der Shuntdiagnostik bei angeborenen Vitien. Über die Entwicklung eines neuen Kontrastmittels mit hoher Reproduzierbarkeit wird berichtet. Die Anwendung der Kontrastechokardiographie zur Analyse der Myokardperfusion und damit zur Infarktgrößenbestimmung im Tierexperiment wird dargelegt. Erste Erfahrungen mit dem neuen Echokontrastmittel in Phase 1 und 2 werden vorgestellt. Von klinischem Interesse ist die Abhandlung der Frage nach einem möglichen Ersatz der linksventrikulären Angiographie durch die Echoventrikulographie, z. B. bei bestehender Kontrastmittelallergie, schlechter linksventrikulärer Funktion bei Klappenvitien, Patienten mit Niereninsuffizienz und bestehender Hyperthyreose.

Ein „neues Fenster zum Herzen" eröffnet die transösophageale Echokardiographie. Erste diagnostische Ansätze bei Erkrankungen der Aorten- und Mitralklappe, bei Endokarditis, bei künstlichen Herzklappen und bei Erkrankungen der thorakalen Aorta, insbesondere der schwierigen Diagnose der Aortendissektion, werden dargelegt. Interessant ist aber auch der Einsatz der transösophagealen Echokardiographie für das intraoperative Monitoring. Neue Möglichkeiten eröffnen sich auch in der Intensivmedizin, da Funktionsanalysen des linken, aber auch des rechten Ventrikels durchgeführt und Änderungen bei der Beatmung im Rahmen des Anästhesie erstmals direkt analysiert werden können.

Ergänzt werden konnte die Echokardiographie durch die Doppler-Echokardiographie. Die physikalischen Grundlagen werden ausführlich und in ihrer Form allgemein verständlich dargelegt. Möglichkeiten der Quantifizierung bei Aorten- und Mitralinsuffizienz werden erörtert. Die Frage der Doppler-echokardiographischen Untersuchung von künstlichen Klappen nimmt einen breiten Raum ein, da hier für die Zukunft ein wesentliches Indikationsgebiet der Doppler-Echokardiographie gesehen wird. Interessant sind vergleichende Studien der Doppler- und Kontrastechokardiographie bei Trikuspidalinsuffizienz. Die Doppler-Untersuchung scheint hier eine echte Alternative darzustellen. Eine vielversprechende Zukunftsperspektive wird in er zweidimensionalen Farb-Doppler-Echokardiographie gesehen. Erstmalig wird im deutschen Schrifttum hierzu eine Übersicht, basierend auf eigenen Erfahrungen, vorgelegt.
Durch die rasche Drucklegung des Buches wird sichergestellt, daß alle Beiträge einen aktuellen Überblick und eine aktuelle Einsicht in die angesprochenen Themen geben. Für die gute Zusammenarbeit wird allen Referenten an dieser Stelle herzlich gedankt.

Mainz, im September 1985   Raimund Erbel
                                                            Jürgen Meyer
                                                            Rüdiger Brennecke

Inhaltsverzeichnis

Transösophageale Echokardiographie

Ausgewählte Fallberichte

Mitarbeiterverzeichnis

Prof. Dr.-Ing. W. AMELING
Rogowski-Institut für Elektrotechnik, Rheinisch-Westfälische Technische
Hochschule Aachen, Schinkelstraße 2, 5100 Aachen

Dr. med. H. VON BIBRA
I. Medizinische Klinik und Poliklinik rechts der Isar,
Ismaninger Straße 22, 8000 München 80

Dr. med. J. A. BÖNHOF
Ultraschallabteilung, Deutsche Klinik für Diagnostik,
Aukammallee 33, 6200 Wiesbaden

Dr. med. N. BÖRNER
II. Medizinische Klinik und Poliklinik, Johannes Gutenberg-Universität,
Langenbeckstraße 1, 6500 Mainz

Priv.-Doz. Dr. rer. nat. R. BRENNECKE
II. Medizinische Klinik und Poliklinik, Johannes Gutenberg-Universität,
Langenbeckstraße 1, 6500 Mainz 1

Dr. med. J. M. CURTIUS
Medizinische Klinik B der Universität Düsseldorf,
Moorenstraße 5, 4000 Düsseldorf 1

Prof. Dr. med. W. G. DANIEL
Medizinische Hochschule Hannover, Dept. für Innere Medizin,
Abt. für Kardiologie,
Konstany-Gutschow-Straße 8, 3000 Hannover 61

B. DIEBOLD, M. D.
Clinique Cardiologique, Hopital Broussais, 96, rue Didot, F−75014 Paris, France

Dr. med. R. ENGBERDING
Medizinische Klinik der Westfälischen Wilhelms-Universität,
Domagkstraße 3, 4400 Münster/Westfalen

Prof. Dr. med. R. ERBEL
II. Medizinische Klinik und Poliklinik, Johannes Gutenberg-Universität,
Langenbeckstraße 1, 6500 Mainz

Prof. Dr. med. G. FRICKE
Medizinische Universitäts-Poliklinik, Wilhelmstraße 35–37, 5300 Bonn 1

Dr. med. T. FRITZSCH
SCHERING AG, Müllerstraße 170–178, Postfach 65 03 11, 1000 Berlin 65

Dr. med. F. G. GABRIELSEN
Medizinische Universitätsklinik und Poliklinik, Lehrstuhl Innere Medizin III,
Abteilung für Kardiologie, Joseph-Stelzmann-Straße 9, 5000 Köln 41

Dr. F. GOSS
I. Medizinische Klinik, Zentralklinikum Augsburg, Stenglinstraße 1, 8900 Augsburg

Dr. med. R. GRIEBENOW
Medizinische Klinik II der Universität und Medizinische Klinik Merheim,
Ostmerheimer Straße 200, 5000 Köln 91

Prof. Dr. med. E. GRUBE
Medizinische Universitätsklinik, Innere Medizin – Kardiologie,
Sigmund-Freud-Straße 25, 5300 Bonn 1

Dr. med. W. J. GUSSENHOVEN
Thoraxzentrum, Erasmus Universität Rotterdam und Interuniversitäres
Kardiologisches Institut der Niederlande,
P.O. Box 1738, NL–3000 DR Rotterdam, Niederlande

LIV HATLE, M. D.
Section of Cardiology, Regional Hospital & Dept. of Cardiology,
University of Trondheim, N–7000 Trondheim, Norwegen

Dr. med. H. HEINRICH
Zentrum für Anästhesiologie des Klinikums der Universität Ulm,
Steinhövelstraße 9, 7900 Ulm/Donau

Priv.-Doz. Dr. med. R. HOFSTETTER
Abteilung Kinderkardiologie der Medizinischen Fakultät an der Rheinisch-
Westfälischen Technischen Hochschule, Goethestraße 27/29, 5100 Aachen

Dr. med. R. JACKSCH
Medizinische Klinik, Abteilung Innere Medizin III,
Otfried-Müller-Straße, 7400 Tübingen 1

Dr. med. ROLF JENNI
Universitätsspital Zürich, Medizinische Poliklinik, Echokardiographie,
Rämistraße 100, CH–8091 Zürich, Schweiz

Dr. med. J. JUNGGEBURTH
Medizinische Universitätsklinik, Josef-Schneider-Straße 2, 8700 Würzburg

Dr. med. H. KELLER
I. Medizinische Klinik, Klinikum Mannheim der Universität Heidelberg,
Theodor-Kutzer-Ufer, 6800 Mannheim 1

Dr. med. J. KOHLER
Sektion Kardiologie, Angiologie und Pulmonologie, Dept. Innere Medizin,
Universitätsklinik, Steinhoevelstraße 9, 7900 Ulm/Donau

Dr. med. P. KREMER
Univ.-Krankenhaus Eppendorf, II. Medizinische Klinik, Abteilung Kardiologie,
Martinistraße 52, 2000 Hamburg 20

Doz. Dr. med. G. KRONIK
I. Medizinische Universitätsklinik,
Lazarettgasse 14, A–1090 Wien, Österreich

Dr. med. H. LAMBERTZ
Abteilung Innere Medizin I, Klinikum der Rhein.-Westf. Technischen Hochschule,
Pauwelsstraße, 5100 Aachen

Dr. med. B. A. LANGENSTEIN
Universitätskrankenhaus Eppendorf, II. Med. Klinik, Abteilung Kardiologie,
Martinistraße 52, 2000 Hamburg 20

Dr. med. P. LECHTKEN JUN.
Schützenstraße 20, 6700 Ludwigshafen

Prof. Dr. med. B. MAISCH
Medizinische Univ.-Klinik Würzburg, Luitpoldkrankenhaus,
Josef-Schneider-Straße 2, 8700 Würzburg

Dr. med. U. NELLESSEN
Medizinische Hochschule Hannover, Dept. für Innere Medizin,
Abteilung für Kardiologie,
Konstanty-Gutschow-Straße 8, 3000 Hannover 61

Prof. Dr. med. H. OELERT
Klinik für Herz-, Thorax- und Gefäßchirurgie am Klinikum der
Johannes Gutenberg-Universität, Langenbeckstraße 1, 6500 Mainz 1

Dr. med. C. PFEIFFER
II. Medizinische Klinik u. Poliklinik, Johannes Gutenberg-Universität,
Langenbeckstraße 1, 6500 Mainz

Prof. Dr. med. D. A. REDEL
Kinderklinik und Poliklinik – Kardiologie –
Adenauerallee 119, 5300 Bonn

Priv.-Doz. Dr. med. N. REIFART
Klinikum der Universität, Zentrum der Inneren Medizin, Abt. Kardiologie,
Theodor-Stern-Kai 7, 6000 Frankfurt/Main 70

Priv.-Doz. Dr. med. M. SCHARTL
Klinikum Charlottenburg, Kardiologische Abteilung,
Spandauer Damm 130, 1000 Berlin 19

Dr. rer. nat. M. SCHLÜTER
Univ.-Krankenhaus Eppendorf, II. Medizinische Klinik, Abteilung Kardiologie,
Martinistraße 52, 2000 Hamburg 20

Dr. med. G. SCHREINER
II. Medizinische Klinik u. Poliklinik, Johannes Gutenberg-Universität,
Abteilung Kardiologie, Langenbeckstraße 1, 6500 Mainz 1

Dr. med. S. SCHUSTER
II. Medizinische Klinik u. Poliklinik, Johannes Gutenberg-Universität,
Langenbeckstraße 1, 6500 Mainz 1

Dr. med. G. SOLD
Medizinische Klinik u. Poliklinik der Universität, Robert-Koch-Straße 40,
3400 Göttingen

Dr. med. H. STERN
II. Medizinische Klinik u. Poliklinik, Johannes Gutenberg-Universität,
Langenbeckstraße 1, 6500 Mainz 1

Dr. med. H. STÖRGER
Klinikum der Universität, Zentrum der Inneren Medizin, Abteilung Kardiologie,
Theodor-Stern-Kai 7, 6000 Frankfurt/Main 70

Dr. med. A. WESSEL
Universitätskinderklinik, Abteilung Kinderkardiologie,
Schwanenweg 20, 2300 Kiel 1

Dr. med. A. M. ZEIHER
Medizinische Universitätsklinik, Abteilung III, Abteilung Kardiologie,
Hugstetter Straße 55, 7800 Freiburg

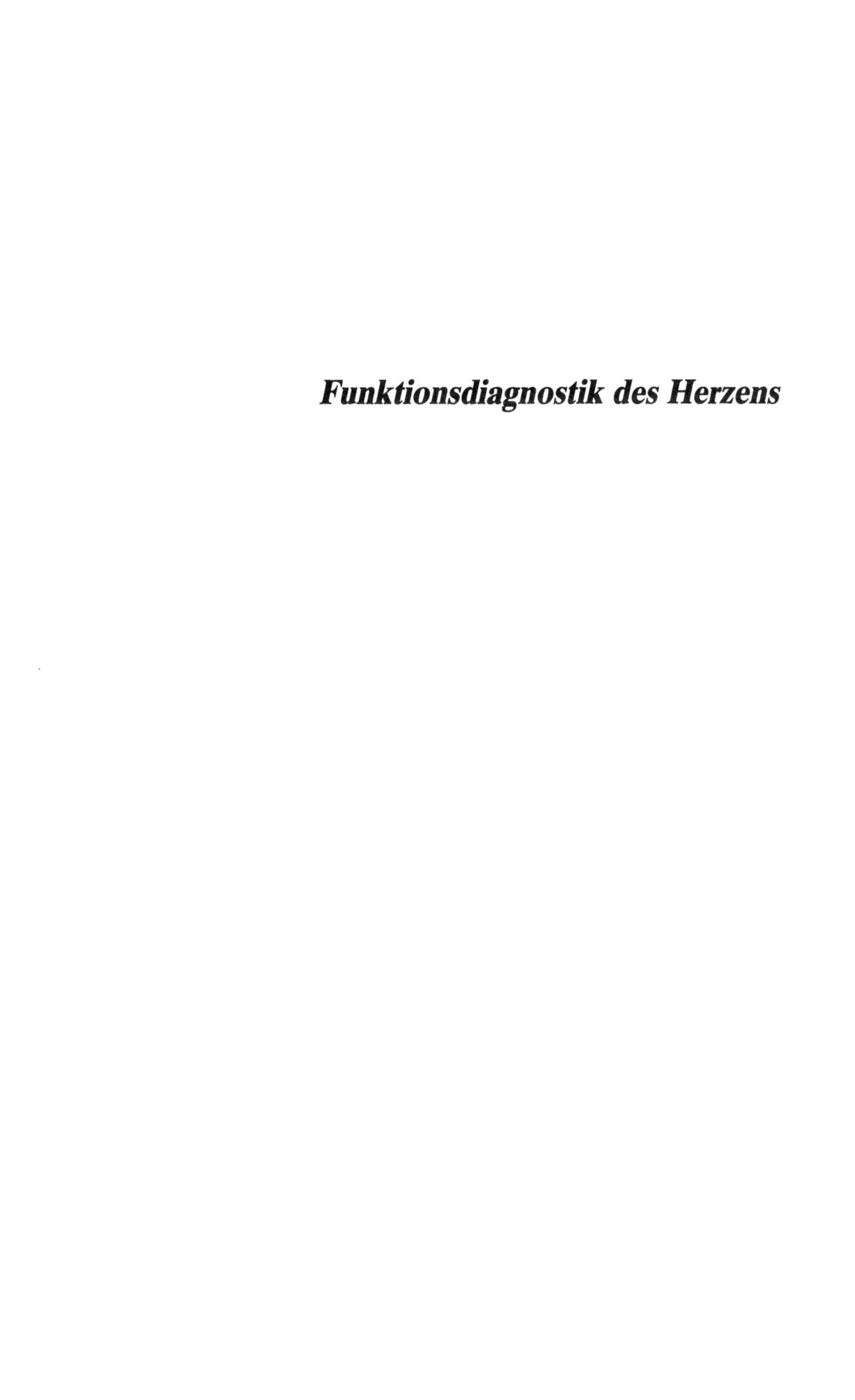
Funktionsdiagnostik des Herzens

Digitale Bildverarbeitung und Echokardiographie: 3D-Rekonstruktion und Texturanalyse

W. AMELING

Überblick

Zu vielen medizinischen Fragestellungen aus unterschiedlichen Bereichen liegen Einzelbilder oder Sequenzen vor, die neben ihrem dokumentarischen Charakter in der medizinischen Diagnostik dadurch an Bedeutung gewonnen haben, daß aus ihnen bei genügend hoher örtlicher und zeitlicher Auflösung quantitative Aussagen gewonnen werden können.

Ziel der Bildverarbeitung ist es, die Inhalte solcher Bilder zu erfassen, um eine Objektivierung visueller, subjektiver Beurteilungskriterien zu erreichen und darüber hinaus dem Betrachter nicht zugängliche Information zu erschließen. Die digitale Bildverarbeitung bietet eine Reihe von Verfahren, die im Bereich der Echokardiographie neue Diagnosemöglichkeiten eröffnen können. Hierbei handelt es sich um Verfahren, die von der Filterung, Bildtransformation, Segmentierung und Extraktion von Bildeigenschaften bis hin zu den verschiedensten Formen der Bewertung und Bildinterpretation reichen. Dabei interessiert die Frage, welche dieser Verfahren für die besonderen Erfordernisse der Kardiologie adäquate Mittel zur Darstellung der realen Gegebenheiten sind. Wenn diese Frage beantwortet werden kann und sich auch der gerätemäßige und rechentechnische Aufwand in Grenzen hält, dann steht mit der Bildverarbeitung in Verbindung mit der Ultraschalltechnik ein nicht hoch genug zu bewertendes Hilfsmittel zur Verfügung.

Die Ausgangsgröße für einen Bildverarbeitungsprozeß ist das Bild. Hierunter versteht man das Resultat einer Abbildung von Objekten oder Größen. Nicht nur sichtbare, sondern auch unsichtbare physikalische Größen wie z.B. Temperatur, Druck oder elektrisches Potential können als Bilder dargestellt werden.

Das zweidimensionale Bild kann durch eine kontinuierliche Verteilung von Signalintensitäten als Funktion des Ortes in einem beliebigen Koordinatensystem und als Funktion der Zeit beschrieben werden. Jeder Bildpunkt wird zu einem bestimmten Zeitpunkt durch einen Intensitätswert (z.B. Helligkeit, Temperatur usw.) charakterisiert. Für ein einzelnes Bild ist die Intensitätsfunktion nur eine Funktion des Ortes. Farbbilder können durch die Intensitätsfunktionen ihrer 3 Farbkomponenten Rot, Grün, Blau beschrieben und auf diese Weise einer Verarbeitung zugeführt werden. Die für einen Digitalrechner geeignete Form eines Bildes ist das digitalisierte Bild, wobei eine Aufteilung des Bildbereiches in gleich große Bildelemente erfolgt und jedem einzelnen Bildelement der ihm entsprechende Intensitätwert (z.B. Grauwert) zugeordnet wird. Der gesamte Grauwertbereich wird dazu in eine gewünschte Anzahl von Intervallen oder Stufen unterteilt (Quantisierung). Dabei wird die gewählte Auflösung eines Bildes vom Anwendungszweck bestimmt. Da der Dynamikbereich des menschlichen Auges weniger als 64 Grautöne umfaßt und das Auge auch nur eine begrenzte Anzahl von Bildelementen gleichzeitig unterscheiden kann, liegt man mit der heute üblichen Anzahl von z. B. 256 Quantisierungsstufen und 512 · 512 bzw. 1024 · 1024 Bildpunkten im Bereich einer Wiedergabequalität, die für die Bildauswertung durch einen menschlichen Betrachter mehr als ausreicht. Damit ist bereits die Größenordnung der Informationsmenge eines statischen Bildes mit bis zu 1 Mio. Bildpunkten vorgegeben.

Die Informationsmenge, die Zeit der Analog-/Digitalwandlung, der Rechenalgorithmus und die Leistungsfähigkeit des Rechners bestimmen weitgehend die Rechenzeit. Für eine Echtzeitverarbeitung müssen deshalb entsprechend schnelle Datenverarbeitungsanlagen eingesetzt werden. Bei Bildsequenzen ist nur durch spezielle Rechnerarchitekturen, wie Parallel- und Vektorrechner, eine dynamische Auswertung möglich, und das auch nur bei einfachen Algorithmen.

Wenn jedoch die Algorithmen der Bildverarbeitung aufwendiger und die Anzahl der Algorithmen größer werden, bleibt meist nur die Möglichkeit sich auf kleinere Bildausschnitte – die sog. „regions of interest" – zu beschränken, um in noch akzeptablen Zeiten aussagekräftige Analysen durchführen zu können.

In diesem Beitrag werden zwei Gebiete der Bildverarbeitung und ihre Anwendung in der Echokardiographie vorgestellt. An ihnen wird gezeigt, wie aus einer einheitlichen Datenquelle – den Ultraschallquerschnittsbildern – durch 3D-Rekonstruktion räumliche Information zugänglich wird und wie durch Analyse von feinen Details im Echobild Zusammenhänge zwischen Texturen und Krankheitsbildern quantifiziert werden können.

Zur 3D-Rekonstruktion wird ein Modell benötigt, mit dem Strategien für eine sinnvolle Rekonstruktion entwickelt werden können. Bereits eine grobe Abschätzung der gewünschten räumlichen Auflösung läßt erkennen, daß diese Aufgabe zu einem enormen Datenaufkommen führt, dessen effiziente Handhabung nur unter Einbeziehung spezieller, auf das Problem zugeschnittener Datenstrukturen zu bewältigen ist. Ein weiterer wichtiger Problemkreis eröffnet sich im Anschluß daran durch die Frage nach geeigneten Verfahren zur Auswertung der Ergebnisse. Dabei kommt der Darstellung eines dreidimensionalen Gebildes auf zweidimensionalen Ausgabemedien in akzeptabler Geschwindigkeit und hinreichender Genauigkeit besondere Bedeutung zu.

Im Gegensatz zu diesen Fragestellungen wird mit der Texturanalyse versucht, Bildinhalte durch Parametrisierung und Klassifizierung einer Interpretation zu erschließen. Eine Anwendung entsprechender Verfahren auf Ultraschallbilder hat gezeigt, daß unter bestimmten Voraussetzungen eine Gewebedifferenzierung möglich ist. Die hierbei gesammelten Erfahrungen liefern Ansatzpunkte für zukünftige Arbeiten, die insbesondere die Funktionsdiagnostik am Herzen wirkungsvoll unterstützen.

Untersuchungen der Morphologie des Herzens erfordern ein geeignetes dreidimensionales Modell. Erlaubt dieses eine Segmentierung der Ventrikel, dann kann das Volumen zu verschiedenen Zeitpunkten einer Herzaktion leicht bestimmt werden. Analog zum Volumen ist die umgebende Muskelmasse quantifizierbar. Ein vollständig rekonstruiertes Modell erlaubt darüber hinaus eine Reihe von Manipulationen. So können Schnitte in unüblicher Lage Querschnittsstrukturen offenlegen und Ein-

blicke in wesentliche Details ermöglichen. Für diese Aufgaben sind komponierende und synthetisierende Verfahren zu entwickeln.
Analog dazu erfordert die Gewebedifferenzierung zur Klassifizierung von Thromben, Infarkt- und Tumorgewebe die Entwicklung analytischer Verfahren. Ihre Qualität ist dann besonders hoch einzustufen, wenn eine ausreichende Abgrenzung von Krankheitsbildern und auch Artefakten noch unter verschiedenen meßtechnischen Randbedingungen möglich ist.

Datenerfassung und -verarbeitung

Um möglichst vielen Fragestellungen nachgehen zu können, wurde ein eigenes System zur Bilderfassung und -verarbeitung entwickelt (Image Sequence Processing System, Abb. 1). Es ermöglicht eine einheitliche Datenerfassung direkt vom Ultraschallscanner. Nach der Digitalisierung der Daten mit Videogeschwindigkeit werden diese in Echtzeit mit Hilfe spezieller Speichereinheiten registriert. Sie dienen als Puffer zur Zwischenspeicherung, um so Verzögerungs- und Totzeiten beim Zugriff auf die externen Massenspeicher auszugleichen. Zur Aufrechterhaltung eines kontinuierlichen Datenflusses sind Speichereinheiten und externe Massenspeicher multiportfähig. Für die Datenauswertung können mehrere Verarbeitungsschleifen genutzt werden, wobei einfache Bildmanipulation in Videogeschwindigkeit durch einen Hochleistungsbildprozessor wirkungsvoll unterstützt wird. Für die Bearbeitung komplexer Algorithmen kann Parallel- und Pipelineverarbeitung mit Hilfe eines Multiprozessorsystems durchgeführt werden (Jensch et al. 1980).
In dieser Form stehen die Daten für spezifische Auswertungen zur Verfügung. Dabei liegt der Schwerpunkt bei der 3D-Rekonstruktion des Herzens in der Entwicklung effizienter Verfahren zur Handhabung und Quantifizierung von geometrischen Bilddaten bei optimierten Datenstrukturen. Im Bereich der Gewebedifferenzierung sind dagegen Verfahren zur Texturparametrisierung und -klassifizierung zur Untersuchung lokaler Bildbereiche von Interesse.

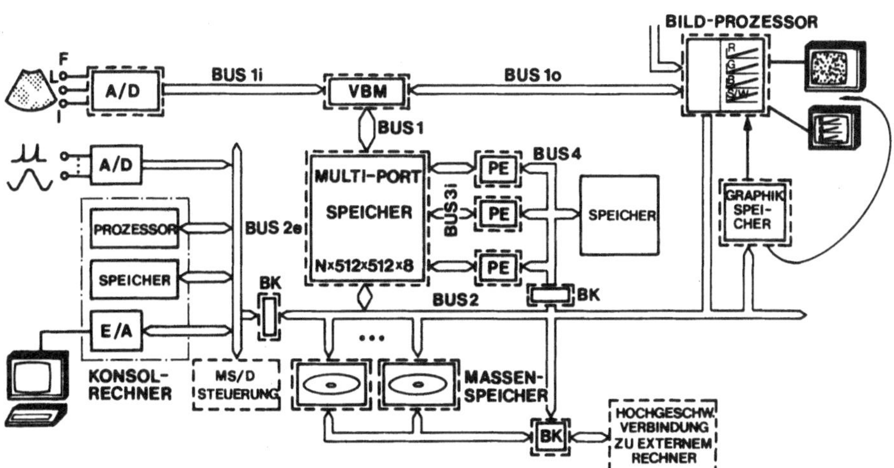

Abb. 1.   Bildverarbeitungssystem ISPS

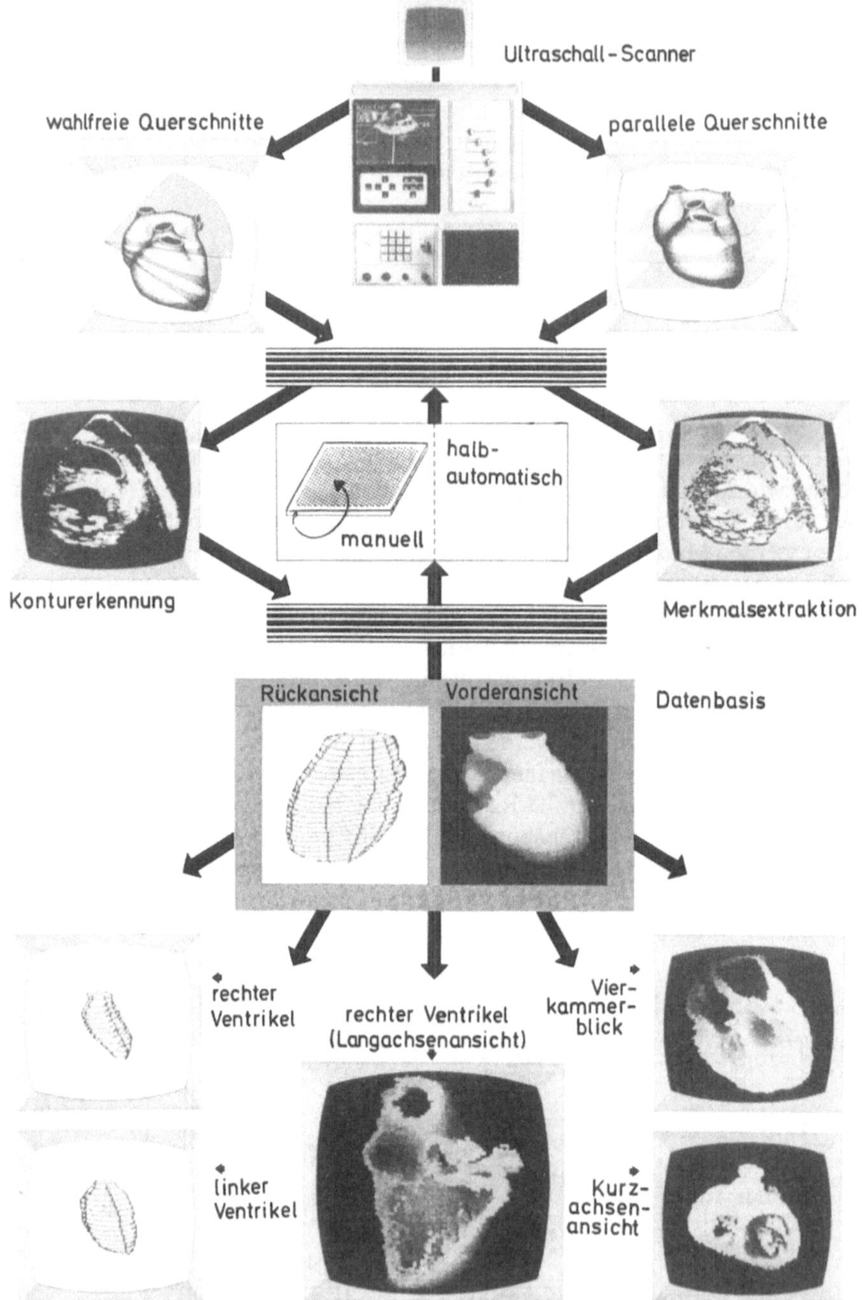

Abb. 2. Ablauf der dreidimensionalen Herzrekonstruktion, oberflächen- und volumenelement-orientiert

3D-Rekonstruktion

Zu Generierung des räumlichen Modells werden 2D-Ultraschallbilder einer Registriersequenz herangezogen, die von unterschiedlichen Positionen her aufgenommen wurden. Diese werden zunächst einer Segmentierung unterworfen. Dabei werden die zum Körper gehörenden Bildelemente vom Hintergrund getrennt, so daß ein zweidimensionales Binärbild entsteht. Die Begrenzungen dieser binären Flächen sind mit den Körperkonturen identisch. Zur zuverlässigeren Extraktion der Konturen wird das Ultraschallbild in einem Vorverarbeitungsschritt einer Filterung unterzogen, die die Geschlossenheit der Körperelemente verbessern soll. Die Konturierung kann bei schwierigen Bildern im Dialog durchgeführt werden, indem das System einen Vorschlag anbietet, der interaktiv modifiziert werden kann. Bilder mit gut erkennbaren Konturen sind bereits nach geringer Vorfilterung für eine automatische Konturierung geeignet.

Die dabei gewonnenen zweidimensionalen Daten werden unter Berücksichtigung ihrer ursprünglichen dreidimensionalen Lage, die durch Ort und Richtung des Schallkopfes während der Registrierung bekannt ist, in ein gemeinsames räumliches Koordinatensystem transformiert. Auf diese Weise entsteht eine Datenbasis, die als Grundlage für ein räumliches Modell dienen kann. Zur vollständigen dreidimensionalen Rekonstruktion eines in dieser Form erfaßten Körpers wurden zwei Ansätze verfolgt (Abb. 2).

Der erste Ansatz basiert auf der Idee, einen Körper allein durch seine Oberflächen zu repräsentieren. Diese werden als hinreichend glatt angenommen und analytisch beschrieben. Für diesen Ansatz werden dann zur vollständigen Rekonstruktion eine endliche Menge von Stützpunkten aus der Datenbasis und ein mathematisches Kalkül zur Rückgewinnung der Oberflächen benötigt (Susanto 1985).

Dazu wird eine Oberfläche durch Breiten- und Höhenlinien mosaikartig in Facetten zerlegt (Abb. 3). Die Schnittpunkte dieser Linien dienen dann als Stützpunkte zur

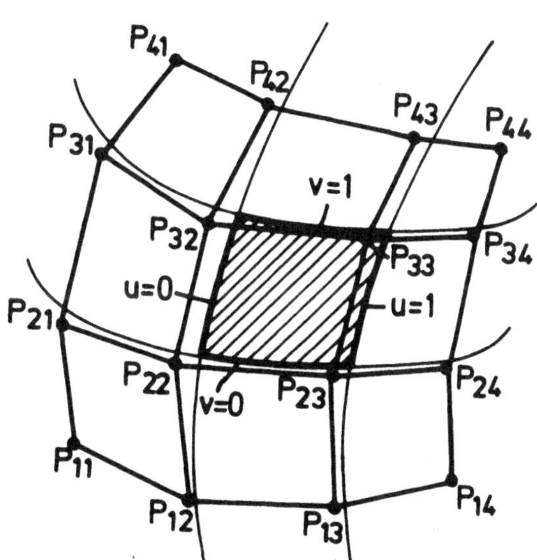

Abb. 3.   Oberflächendarstellung
durch Facetten

Definition der Oberfläche. An die mathematischen Funktionen zur Beschreibung der Oberfläche werden folgende Anforderungen gestellt:
- möglichst einfache rechnerische Behandlung,
- beliebige Kurven- und Flächenapproximierbarkeit,
- lokale Veränderbarkeit (für interaktive Änderung).

Es wurden dazu parametrische bikubische B-spline-Funktionen verwendet, mit denen eine Oberfläche Q (u, v) wie folgt beschrieben werden kann:

$$Q\,(u, v) = \sum_i \sum_j P_{ij} \cdot N_i\,(u) \cdot N_j\,(v)$$

P_{ij} Kontrollpolygonpunkt (i, j)
$N_i\,(u), N_j\,(v)$ B-spline-Basisfunktionen (Grad 3)

Sowohl die Höhen- und Breitenlinien als auch die Flächen der Facetten lassen sich durch diese Formel geschlossen beschreiben. Sie läßt sich nicht nur auf äußere, sondern auch auf innere Oberflächen (z. B. bei Hohlkörpern) anwenden.

Liegt die Beschreibung der Oberflächen in dieser Form einmal vor, so kann aus ihr z. B. die äußere Oberfläche des Herzens als Drahtmodell (Breiten- und Höhenlinien) oder auch als Halbtonbild wiedergewonnen werden.

Handelt es sich bei dem betrachteten Körper um ein komplexeres Gebilde mit vielen unebenen Oberflächen bzw. feinen Details, bietet sich ein Vorgehen an, bei dem die verfügbare Information so vollständig wie möglich aus den Konturdaten übernommen wird. Dazu wird im zweiten Ansatz eine volumenelementorientierte Datenstruktur gewählt, die in der Lage ist, beliebig komplexe Körper aufzunehmen. Diese Datenstruktur unterstützt wirkungsvoll die Betrachtung des Körpers unter beliebigen Betrachtungswinkeln und erlaubt wahlfreie neue Schnitte und die damit verbundenen Einblicke in das Innere des Körpers (Jensch et al. 1983b).

Die einfachste Anordnung von Schnitten ergibt sich durch die Kombination paralleler Schnitte, wie sie bei einer Registrierung im Wasserbad entstehen können (Abb. 4). Dies ist eine wichtige Darstellungsform, da für parallele Rohdaten eine Reihe einfacher Interpolationsalgorithmen existiert.

Abbildung 5 zeigt die Anordnung dreier Schnitte, wie sie bei Anlotung des Herzens von der Herzspitze her entstehen. An diesem Bild läßt sich die Transformation der zweidimensionalen Konturen in den dreidimensionalen Raum gut erkennen. Zusammen mit Querschnittsbildern, die durch Zwischenrippenräume aufgenommen werden, ergibt sich eine Datenbasis, die klinisch relevante Information zur Rekonstruktion des Herzens enthält. Die Datenstruktur ist so flexibel, daß der Arzt die Schnitte allein nach medizinischen Gesichtspunkten legen kann und durch das Verfahren keinerlei Restriktionen unterworfen ist.

Ist die Datenstruktur vollständig, so sind auch beliebige neue Schnitte durch das Herz möglich. Es kann dabei die Schnittebene allein oder der hinter der Ebene liegende Körper gezeigt werden (Abb. 6). Dadurch werden Einblicke ermöglicht, die mit 2D-Ultraschallschnittbildern nicht zu erzielen sind und die wichtige diagnostische Aussagen unterstützen können.

Mit dem ersten Ansatz wird ein räumliches Modell auf Sützpunkte gegründet. Wesentlicher Vorteil dabei ist, daß aufgrund der geschlossen mathematischen Beschreibung eine geringe Zahl von Parametern zur Modellbeschreibung ausreicht.

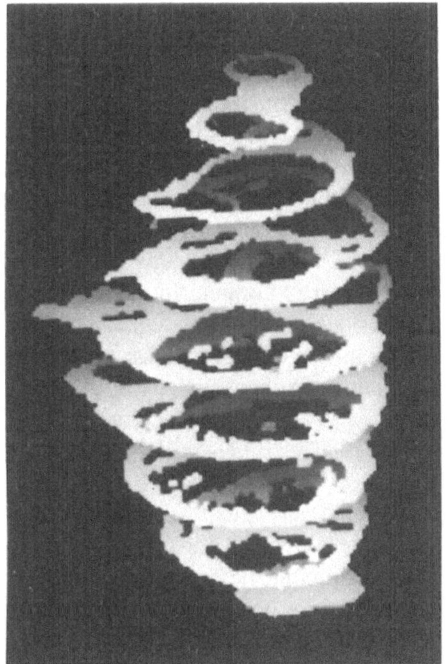

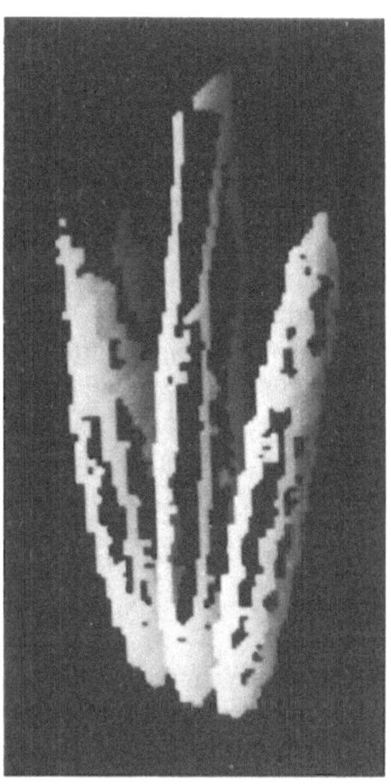

Abb. 4. Parallele Schnitte durch ein
vollständiges Herzmodell

Abb. 5. Apikale Schnittebenen
in vollständigem Modell

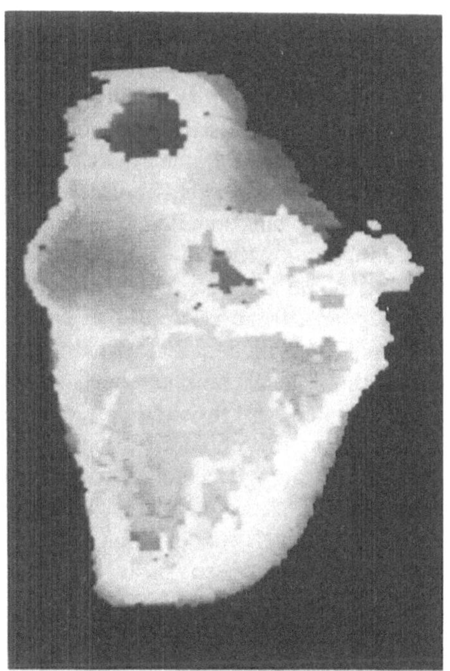

Abb. 6. Einblick in ein vollständiges Modell

Für die Praxis folgt hieraus, daß statt der Archivierung des gesamten räumlichen Modells nur die Aufbewahrung weniger Modellparameter notwendig ist. Wird eine Rekonstruktion gewünscht, kann diese auf einfache Weise aus den Parameterwerten erfolgen. Dieser Aspekt ist in der klinischen Routine von großer Bedeutung, da hiermit einer übermäßigen Datenflut Einhalt geboten werden kann. Allerdings ist eine sinnvolle Datenreduktion und damit verbunden eine akzeptable Verarbeitungszeit nur dann zu erreichen, wenn der Körper hinreichend glatte Oberflächen besitzt und dadurch die Anzahl der Stützstellen gering gehalten werden kann.

Im zweiten Ansatz steht dem Nachteil des großen Datenaufkommens der Vorteil gegenüber, beliebig komplexe Körper korrekt erfassen zu können. In den der Konturierung nachfolgenden Verarbeitungsschritten entsteht kein Genauigkeitsverlust. Da mit der geforderten Auflösung das Datenaufkommen und damit auch die Verarbeitungszeit steigen, eignet sich dieser Ansatz gegenwärtig eher für statische Betrachtungen als für die Darstellung bewegter Körper.

Texturanalyse

Bei der Merkmalsgewinnung aus medizinischen Bilddaten liefern neben globalen geometrischen und morphologischen Zusammenhängen auch lokale Bildeigenschaften wichtige Informationen über das betrachtete Objekt. Die Quantifizierung solcher Eigenschaften kann durch Texturkenngrößen erreicht werden (Collins et al. 1983; Skorton et al. 1983). Dazu liefert die Texturanalyse Werte, die die flächenhafte Verteilung bestimmter Intensitätseigenschaften mit ihren Regelmäßigkeiten und gegenseitigen Abhängigkeiten im Bild beschreibt. Die gewonnenen Texturparameter charakterisieren einen Bildausschnitt z. B. bezüglich Homogenität, Grob-, Fein- und Richtungsstruktur, räumlichen Frequenzverhaltens und Linearität, um nur einige der erfaßbaren Eigenschaften zu nennen.

Echokardiogramme enthalten aufgrund der physikalischen Eigenschaften des Ultraschalls neben morphologischen Größen auch indirekte Informationen über anatomische und akustische Parameter des beschallten Organs. Gewebs- und Funktionsanomalien sind häufig durch mehr oder weniger starke Abweichungen in diesen Parametern und deren funktionellem Zusammenhang gekennzeichnet. Ziel ist es nun, mit Hilfe der Texturanalyse diese in Ultraschallbildern enthaltenen Informationen qualitativ und quantitativ zu erfassen.

Im folgenden sollen nun zwei Wege aufgezeigt werden, die die Analyse der registrierten Primärdaten mit dem Ziel vornehmen, Aussagen über Zusammenhänge zwischen Bildinformation und funktionellen sowie anatomischen Parametern zu treffen.

In einem ersten Ansatz wurde die Texturanalyse mit einem verschiebbaren Auswertungsfenster an Einzelbildern durchgeführt. Im Auswertungsfenster erfolgte die Texturparametrisierung einerseits durch die Bestimmung statistischer Einzelgrößen und andererseits durch den Vergleich von Verteilungen bestimmter Bildeigenschaften mit Musterverteilungen auf der Grundlage von Korrelations- und χ^2-Testverfahren.

Im zweiten, verbesserten Ansatz – im folgenden Texturdifferenzmethode genannt – wird das Herz als zeitlich veränderliches Organ betrachtet. Hierbei wird die Herzfunktion aufgrund der Veränderungen von Texturmerkmalen bewertet. Zur Beurteilung dienen jetzt nicht mehr die absoluten Texturkenngrößen, sondern Änderungen in Texturparametern, die zu unterschiedlichen Herzphasen in gekoppelten Auswertungsfenstern bestimmt werden. Die Einstufung der Funktion eines Gewebebereichs nach seinen Merkmalsdifferenzen erfolgt dann unter Berücksichtigung der signifikantesten Größen.

Das mathematische Modell für die Einzelbildauswertung fußt auf der Auswertung eines Merkmalsraums M, der von einer Anzahl n-dimensionaler, jeweils ein Auswertungsfenster a beschreibender Merkmalsvektoren $\overleftarrow{m}$ (a) aufgespannt wird. Die n Komponenten eines Merkmalsvektors ergeben sich aus den n Texturparametern f_i, die für ein zu betrachtendes Fenster bestimmt wurden. Bei der Texturdifferenzmethode ergibt sich der Merkmalsraum M aus den Differenzen der Merkmalsvektoren $\overleftarrow{m}$ (a_d) und $\overleftarrow{m}$ (a_s), die bei gleicher Lage aus zeitlich benachbarten diastolischen Fenstern a_d und systolischen Fenstern a_s gewonnen wurden.

Einzelbildauswertung:

$$M \quad = \quad \vec{m}\,(a) \mid a \, \varepsilon \, A$$

$$\vec{m}\,(a) = (f_1\,(a),\, f_2\,(a),\, \ldots,\, f_n\,(a))$$

M	Merkmalsraum
A	Menge der betrachteten Bildfenster
$\vec{m}$ (a)	Merkmalsvektor des Fensters a
f_i (a)	Texturparameter des Fensters a

Texturdifferenzmethode:

$$M \quad = \quad \vec{m}\,(a_d) - \vec{m}\,(a_s) \mid a_d\,\varepsilon\,A_d,\, a_s\,\varepsilon\,A_s$$

A_d	Menge korrespondierender Fenster diastolischer Bilder
A_s	Menge korrespondierender Fenster systolischer Bilder

Bei der Analyse von Texturen in Ultraschallbildern wurden mit Texturmaßen aus Amplitudenhistogramm, Grauwertdifferenzverteilung und Verbundverteilung gute Ergebnisse erzielt.

Das Amplitudenhistogramm spiegelt die Grauwertstatistik der betrachteten Auswertungsfenster wider. Als Kenngrößen wurden Zentralmomente, Energie, Dynamik und Histogrammgrenzwerte wie größter, kleinster und häufigster Grauwert verwendet. Das Amplitudenhistogramm ist bei der Texturdifferenzmessung von ausschlaggebender Bedeutung. In ihm kommen beispielsweise Intensitätsschwankungen zum Ausdruck, die durch kontraktionsbedingte Veränderungen in der Dämpfung des beschallten Gewebes entstehen. Die Grauwertdifferenzverteilung stellt für die Texturanalyse eine der einfachsten Möglichkeiten dar, statistische Abhängigkeiten zweiter Ordnung zu erfassen. Sie gibt die Verteilung der Intensitätsunterschiede zwischen benachbarten Bildpunkten einer vorgegebenen Distanz in einem gegebenen Auswertungsfenster wieder. Aus der Verteilung der Grauwertdifferenzen werden wiederum Zentralmomente, inverse Momente, Kontrast, Energie und Entropie berechnet.
Die Verbundverteilung ist eine zweidimensionale Verteilung und gibt die Häufigkeit an, mit der je zwei Intensitätswerte in einer vorgegebenen Distanz zueinander zu finden sind. Texturparameter, die aus der Verbundverteilung gewonnen werden, haben gegenüber den vorher genannten Verfahren in kritischen Texturen den Vorteil der höheren Informationsauswertung. Aus ihr werden als Kenngrößen Momente, inverse Momente, Kontrast, Energie und Informationsmaße berechnet. Die Berech-

nung erfordert jedoch bei genügender Auflösung der Bildintensitäten erheblichen numerischen Aufwand, so daß, wenn möglich, anderen Verfahren der Vorzug gegeben wird.

Eine Histogrammanalyse von Intensitäten innerhalb eines Fensters zeigte regional deutliche Unterschiede. An einzelnen ausgewählten Bildern konnte durch Histogrammvergleich mit Hilfe eines modifizierten x^2-Tests eine Texturdiskriminierung zwischen Infarktbereich und Normalbereich vorgenommen werden (Jensch et al. 1983).

Für die Auswertung von Ultraschallbildern einer größeren Anzahl von Patienten wurden Kenngrößen der Verbundverteilung verwendet. Dazu wurden herzaktionssynchrone Registrierungen ausgewählt und diese bei annähernd gleicher Lage im Ultraschallfeld analysiert. Gute Diskriminanzeigenschaften wurden hier bei den Informationsmaßen festgestellt (Jensch et al. 1983).

Für eine Zahl von 30 verschiedenen Auswertungen konnten die in Abb. 7 dargestellten Ergebnisse erzielt werden. Sie zeigt beispielhaft die Verteilung eines der signifikanten Texturmaße, die in gesundem und infarziertem Myokard gewonnen wurden. Im unteren Teil des Bildes sind die Einzelwerte zweier Meßreihen aufgeführt; links die Meßreihe „gesund", rechts die Meßreihe „infarziert". Im oberen Teil sind die zugehörigen Verteilungen dargestellt.

Aufgrund der Abhängigkeit der Texturparameter von der Position des Auswertungsfensters im Ultraschallfeld und der Einflüsse des kardialen Zyklus treten bei der Einzelbildauswertung Probleme auf, die nicht befriedigend zu lösen sind.

Die Texturdifferenzmethode bietet hier einen Ausweg. Sie mißt nicht mehr die absolute Textur mit ihren nahezu unvermeidlichen Schwankungen, sondern wertet

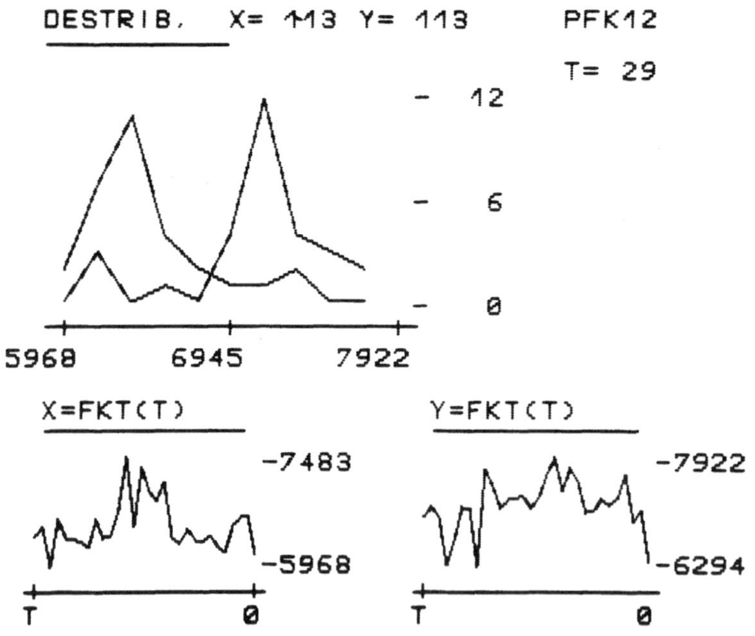

Abb. 7. Ergebnisse der Einzelbildauswertung

vielmehr die kardialen Änderungen der Textur zwischen Diastole und Systole als funktional für das Arbeiten des Herzmuskels aus. Gebiete gesunden Myokards zeigen aufgrund ihrer starken Kontraktion im Echobild große Texturunterschiede, die in schwach oder gar nicht kontrahierenden Bereichen (z. B. Thromben, Infarkte) wesentlich geringer ausgeprägt sind. Dieser Effekt läßt sich zur Klassifizierung dieser Gebiete heranziehen.

Im folgenden werden die Ergebnisse aus einer Versuchsreihe mit jeweils 40 Auswertungen von Thromben bzw. normalem Myokard mit Hilfe der Texturdifferenzmethode dargestellt.

Abbildung 8 zeigt den Variationsbereich der verwendeten Parameter für das untersuchte Datenkollektiv. Aufgrund der z. T. recht großen Überlappungsbereiche ist die Verwendung einzelner Kennwertdifferenzen nicht ausreichend zur Klassifikation. Die Auswertung mehrerer Variablen führt jedoch zu einer wesentlichen Verbesserung der Diskriminanzeigenschaften.

Nachfolgend sind die signifikantesten Texturmerkmale in der Reihenfolge ihrer Bedeutung für die zu Abb. 8 gehörende Versuchsreihe aufgeführt (die Ziffern entsprechen den Parameternummern):

14 Grauwertdifferenz („inverse difference moment")
 4 Amplitudenhistogramm (minimaler Grauwert)
 3 Amplitudenhistogramm (maximaler Grauwert)
 2 Amplitudenhistogramm (mittlerer Grauwert)
12 Grauwertdifferenz („entropy")
18 Grauwertdifferenz („mean")
 6 Amplitudenhistogramm (Streuung)
16 Grauwertdifferenz („angular second moment")
 9 Amplitudenhistogramm (Exzeß)
10 Grauwertdifferenz (Kontrast)

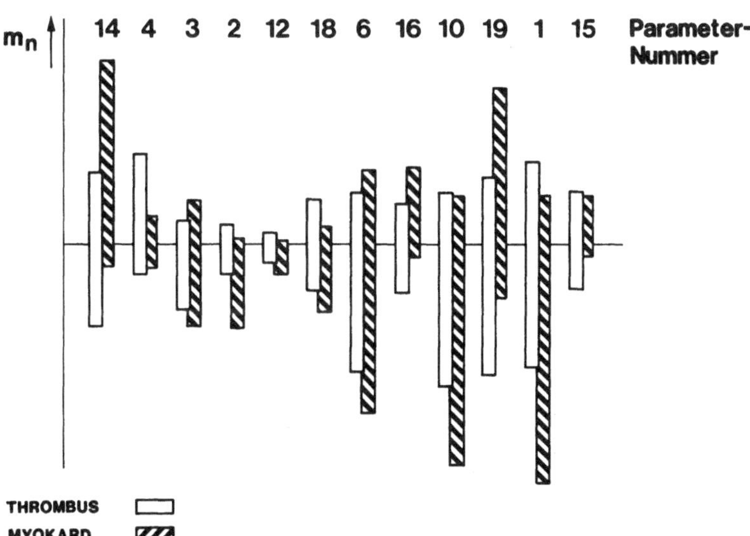

Abb. 8. Variationsbereich der Texturparameterdifferenzen

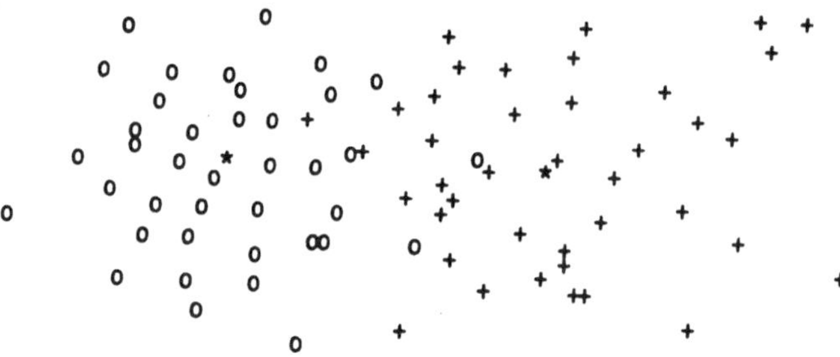

Abb. 9. Kanonische Darstellung von Texturdifferenzmerkmalen zwischen Systole und Diastole in Myokard und Thrombus (O: Myokard, +: Thrombus, *: Gruppenmittelpunkte)

Die Verwendung des Parameters 14 allein („inverse difference moment" der Grauwertdifferenzverteilung) führt zu einer Unterscheidung zwischen Thrombus und Myokard mit einer Klassifizierungsgüte von 72%. Unter Hinzunahme weiterer Parameter erhöht sie sich zunächst stark, dann schwach monoton, und erreicht bei 16 Parametern eine Güte von 95%.

Zur Veranschaulichung des Merkmalsraums, der durch die Differenzen der verwendeten Texturkennwerte aufgespannt wird, dient dessen ebene Projektion auf die beiden ersten kanonischen Variablen. Abb. 9 zeigt die Projektion für das betrachtete Datenkollektiv. Im linken Bildteil häufen sich die Parameterwerte für normales Gewebe, die Parameterwerte für Thromben konzentrieren sich im rechten Teil. Auffällig sind die fast vollständige Trennung bei nur geringer Anzahl von falsch-positiven und falsch-negativen Parameterwerten und der deutliche Abstand der Gruppenmittelpunkte.

Zusammenfassung

Alle bisherigen Auswertungen von Gewebetexturen basieren auf Registrierungen unter kontrollierten Randbedingungen. Die Bildselektion erfolgt herzphasensynchron diastolisch und systolisch. Das Ziel weiterer Arbeiten ist es, den Einfluß physikalischer und meßtechnischer Störgrößen auf das Ergebnis der Auswertung zu untersuchen und zu kompensieren. Hier spielen insbesondere Faktoren wie die Einstellung des Ultraschallscanners, die Lage eines interessierenden Gebiets im Ultraschallfeld und die Genauigkeit, mit der diastolisch und systolisch identische Bereiche gekoppelt werden können, eine wichtige Rolle. Weiterhin werden Vorbereitungen getroffen, um ein größeres Datenarchiv anzulegen, damit die bisherigen, ermutigenden Ergebnisse auch an großen Datenbeständen validiert werden können. Die bisherigen Erfahrungen gehen in Überlegungen zur Beschreibung von Systemstrukturen ein, die für die klinische Routine geeignet sind.

Mit der 3D-Rekonstruktion wurden praktikable Verfahrensweisen und Algorithmen aufgezeigt. Bezüglich der Methodik wurde hierbei eine befriedigende Reife erreicht.

Für die Zukunft ist zu erwarten, daß die Reaktionszeiten im Dialog mit dem Modell und die Datenerfassung mit einer geeigneten Mensch-Maschine-Schnittstelle verbessert werden. Hier werden wichtige Impulse von neuen Rechnerstrukturen ausgehen, wie sie für die 5. Rechnergeneration entwickelt werden. Daran wird auch die Gewebedifferenzierung partizipieren, da man nur bei akzeptablen Bearbeitungszeiten, kurzen Reaktionszeiten und großen Speicherkapazitäten weitere Arbeiten angehen kann. Hierzu zählen beispielsweise umfassende Validierungen mit Zugriff auf entsprechende Datenbanken und problemorientierte Optimierungen unter Einbeziehung von Eigenschaften großer Datenbestände. Weiterhin müssen Methoden entwickelt werden, die z. B. eine automatische Bestimmung morphologischer Fixpunkte gestatten, um damit in beliebigen Schnitten Orientierungspunkte zu erhalten. Bringt man zusätzlich Gewebemerkmale in ein räumliches Modell ein, so kann damit in Zukunft ein wichtiger Teilbereich der Funktionsdiagnostik unterstützt werden.

Literatur

Collins SM, Skorton DJ, Prasad NV, Olshansky BO, Bean JA (1983) Image texture in two dimensional echocardiography. Proc. IEEE Computers in Cardiology, Aachen, pp 113–116

Jensch P, Ameling W, Kubalski W, Heuck N, Meyer J, Effert S (1980) A data acquisition and processing system for sequences of ultrasound echoes and video images. Proc. IEEE Computers in Cardiology, Aachen pp 227–230

Jensch P, Kubalski W, de Araujo A, Ameling W, v. Essen R, Lambertz H, Effert S (1983) Pattern analysis approaches to ultrasound tissue characterization using an image sequence processing system. Proc. IEEE Computers in Cardiology, Aachen, pp 27–32

Jensch P, Susanto H, Schneider W, Ameling W, v. Essen R, Lambertz H, Grenner H, Effert S (1983) Reconstruction of 3D-images and selected cross sections of the heart. Proc. IEEE Computers in Cardiology, Aachen, pp 483–486

Skorton DJ, Collins SM, Melton HE (1983) Approaches to myocardial tissue characterization using ultrasound echo amplitude information In: Meyer J (ed) Advances in noninvasive cardiology, Nijhoff, Boston, pp 211–221

Susanto H (1985) 3D-Rekonstruktion und Darstellung eines Herzmodells aus 2D-Ultraschallschnittbildern. Dissertation RWTH Aachen

Automatische Konturerkennung
im zweidimensionalen Echokardiogramm

E. Grube, H. Becher, B. Backs, D. Schmidt

Das ventrikuläre Endokard ist eine wichtige kardiale Struktur zur Berechnung links-ventrikulärer Funktionsparameter wie Volumina, Auswurffraktion und Wandbewegung. Die sichere und reproduzierbare Erkennung dieser endokardialen Struktur ist jedoch auch der aufwendigste Schritt in der quantitativen Analyse von zweidimensionalen Echokardiogrammen.

In der qualitativen Funktionsanalyse des linken Ventrikels wird die zweidimensionale Echokardiographie bereits routinemäßig klinisch angewandt und hat sich dabei als „Screeningmethode" zur Bestimmung der globalen und regionalen Pumpfunktion bewährt. Die deskriptive Interpretation echokardiographischer Bilder mit semiquantitativen Angaben zur linksventrikulären Funktion ist daher auch das übliche und verbreiteste Vorgehen in der Befundung. Beiträge zur quantitativen Analyse links-ventrikulärer Echokardiogramme sind von einigen Autoren in der vergangenen Zeit vorgelegt worden (Erbel et al. 1980, 1983; Grube et al. 1984a, b). Es ergaben sich jedoch unterschiedliche Befunde, die zum überwiegenden Teil durch die Selektion des Patientengutes bedingt waren. Die eingeschränkte Reproduzierbarkeit und die große Streuung der quantitativen Meßdaten aufgrund einer unsicheren Endokarderkennung zahlreicher Echokardiogramme minderte daher die diagnostische Sicherheit und die klinische Wertigkeit dieses nichtinvasiven Untersuchungsverfahrens.

Eine *automatische Konturfindung* in Echokardiogrammen mit fakultativ interaktiver Bildverbesserung hat dagegen den Vorteil einer untersucherunabhängigen, objektiven und damit besser reproduzierbaren Erkennung endokardialer Strukturen.

Für eine automatische Konturfindung müssen allgemein folgende Bedingungen erfüllt werden:

1. Die Konturfindung muß in verrauschten Bildern arbeiten.
2. Die Konturfindung muß hinreichend genau und unabhängig von der vorgewählten Grauwerteinstellung des Echokardiographiegerätes sein.
3. Eine automatische Konturfindung muß intra- und extrakavitäre Artefakte erkennen und eliminieren und sollte Endokardlücken automatisch schließen.
4. Eine so gefundene Rohkontur muß geglättet werden, wobei die geglättete Endokardkurve mit der a-priori-Information des linken Ventrikels möglichst übereinstimmen sollte.

Eine vollautomatische Konturfindung vollzieht sich dabei in mehreren Schritten:

1. Das echokardiographische Rohbild, welches als Videoinformation oder als digitalisiertes Bild vorliegt, kann fakultativ vorverarbeitet werden, d.h. das störende

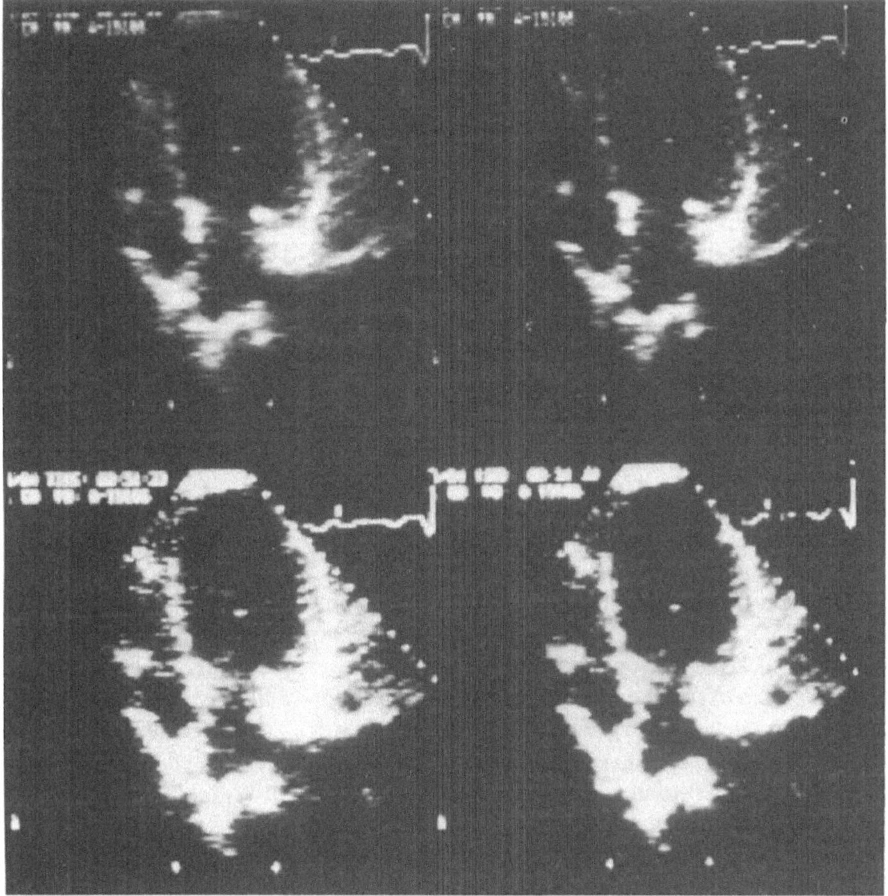

Abb. 1. Beispiel einer interaktiven Bildverbesserung durch Skalierung, Linearisierung und Normalisierung der Grauwerte. Man erkennt *links oben* das Originalechokardiogramm mit störendem Untergrundrauschen und schwacher Darstellung des Myokards und des Endokards. Durch interaktive Schritte wird die Grauwertinformation erhöht und die Bildqualität verbessert *(unten rechts)*

Grundrauschen sollte eliminiert werden, die schwachen Grauwerte sollten in ihrer Intensität angehoben und stark überhöhte Grauwerte sollten supprimiert werden (Abb. 1). Durch diese Bildvorverarbeitung („Preprocessing") soll ein besseres Rausch-/Informationsverhältnis erreicht werden.
2. Auf das so vorverarbeitete Bild kann dann ein Wanderkennungsalgorithmus angewandt werden.
3. Der Algorithmus sollte die vorliegenden Endokardstücke identifizieren und strukturieren und die Endokardlücken schließen, sowie die gesamte Rohkontur glätten.

In einem zweidimensionalen Echokardiogramm ergeben sich jedoch einige wesentliche Einschränkungen, die die Entwicklung und Anwendung solcher automatischer Konturerkennungsverfahren schwierig machen:

Das sog. „Leading-edge-Verfahren" zur Bestimmung von Strukturgrenzen ist aufgrund der schlechten Auflösung im zweidimensionalen echokardiographischen Bild relativ ungenau und sollte daher nicht angewandt werden, da die Reflektionseigenschaften, insbesondere die Stärke der wiedergegebenen Informationen, stark von der Verstärkungseinstellung des Gerätes abhängig sind. Zusätzlich ergeben sich besondere Darstellungs- und Reflektionseigenschaften des Endokards in den verschiedenen Projektionsebenen des Herzens; so sind in den apikalen Projektionen, aber auch in den septalen und lateralen Wandanteilen der kurzen Herzachse die Reflexionen des Endokards nur schwach oder gar nicht vorhanden, da sie parallel zum einfallenden Schallstrahl liegen.

Im folgenden soll ein Überblick über die Möglichkeiten einer quantitativen Funktionsanalyse des linken Ventrikels durch eine automatische Endokarderkennung vorgestellt und praktische Lösungsmöglichkeiten diskutiert werden (Grube et al. 1983a, b, 1985).

Tierexperimentelle Untersuchungen zur automatischen und halbautomatischen Konturfindung des linken Ventrikels im zweidimensionalen Echokardiogramm

Bei unseren tierexperimentellen In-vitro-Studien untersuchten wir die Herzen von 29 Schweinen, die 7 Tage in Formalinlösung fixiert wurden. Aus 29 Schweineherzen wurden insgesamt 42 Herzscheiben von maximal 1 cm Dicke hergestellt, freischwebend in einem Wassertank aufgehängt und mittels der zweidimensionalen Echokardiographie untersucht. Die Echokardiogramme wurden auf Videoband aufgezeichnet, und an den so gewonnenen Kurzachsenschnitten des linken Ventrikels das Endokard manuell, halbautomatisch und vollautomatisch bestimmt und mit einer „wahren" anatomischen Kontur verglichen.

Die *halbautomatische Konturfindung,* die im wesentlichen interaktive Schritte des Untersuchers beinhaltet, besteht aus folgenden Schritten (Abb. 2):

Die Grauwertbilder werden diskriminiert und zu einem schwarz-weißen Binärbild umgewandelt, wobei ein bestimmter Schwellenwert zwischen 0 und 255 eingegeben wird. Dieser Diskriminierungsschwellwert wird anhand der Grauwertverteilung im Ventrikelhohlraum berechnet. Mittels eines Fadenkreuzcursors wird auf dem XY-Tablett eine große Fläche aus dem Ventrikelhohlraum definiert, ein differentielles Histogramm der Grauwertverteilung erstellt und als Diagramm sichtbar gemacht. Als Schwellenwert für die Diskriminierung zum Endokard wird der Mittelwert $\pm$ 2 Standardabweichungen eingesetzt. Hierdurch wird erreicht, daß die niedrigen Grauwerte des Ventrikelhohlraums im Binärbild weiß und das umliegende Ventrikelgewebe schwarz erscheint. Bei der halbautomatischen Konturerkennung werden die Lücken im schwarz-weißen Binärbild unter Kontrolle des Originalbildes manuell geschlossen. Das Programm zur Definition der Endokardkontur basiert auf der Erkennung von schwarz-weißen Grauwertdifferenzen zwischen Ventrikelhohlraum und Myokardgewebe. Mittels eines Konturverfolgungsprogrammes sucht der Rechner die Grenze des Ventrikelhohlraums zum Endokard und setzt an den entsprechenden Stellen Farbmarkierungspunkte, welche als XY-Koordinaten im Rechner gespeichert werden. Die Summe aller Markierungspunkte bzw. die Reihe aller XY-Koordinaten stellen die kontinuierliche Endokardgrenze dar, deren Fläche dann mit Hilfe

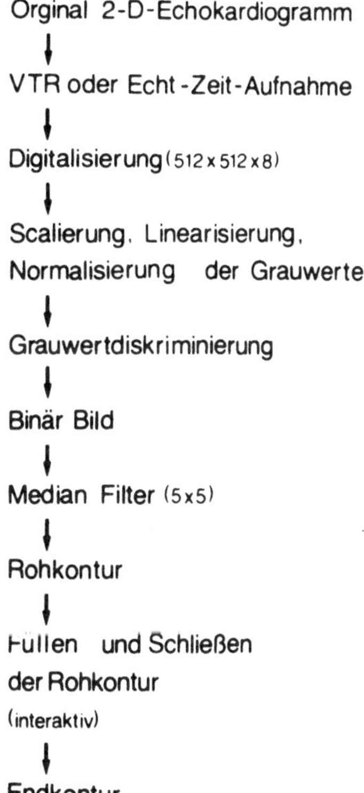

Abb. 2. Flußdiagramm zur halbautomatischen Konturerkennung (*VTR* Videotape-Recorder) Einzelheiten s. Text)

der zuvor durchgeführten Kalibrierung automatisch berechnet und zur späteren statistischen Auswertung abgespeichert wird.

Auf das verbesserte Originalechokardiogramm wurde ebenfalls ein vollautomatischer Konturerkennungsalgorithmus angewandt, welcher ausführlich bei der Besprechung der automatischen Konturfindung an einem Routinepatientengut (s. unten) beschrieben werden soll.

Grundsätzlich folgt die vollautomatische Konturfindung in den Kurzachsenschnitten den eingangs aufgeführten Schritten mit Bildverbesserung, Identifizierung und Strukturierung sowie Schließung und Glättung der endokardialen Rohkontur (s. Abb. 6). In den Abb. 3 und 4 sind die halbautomatisch, vollautomatisch und manuell eingezogenen Konturen wiedergegeben. Um die Wertigkeit der verschiedenen Methoden zur Endokarderkennung festzulegen, wurden jeweils die Flächen, die von den Konturen umschrieben wurden, berechnet und einer „wahren" anatomischen Fläche gegenübergestellt.

Ergebnisse

Von insgesamt 42 Kurzachsenschnitten konnten wir bei allen Echokardiogrammen die Endokardkontur manuell bestimmen. In 33 oder 79% der Echokardiogramme

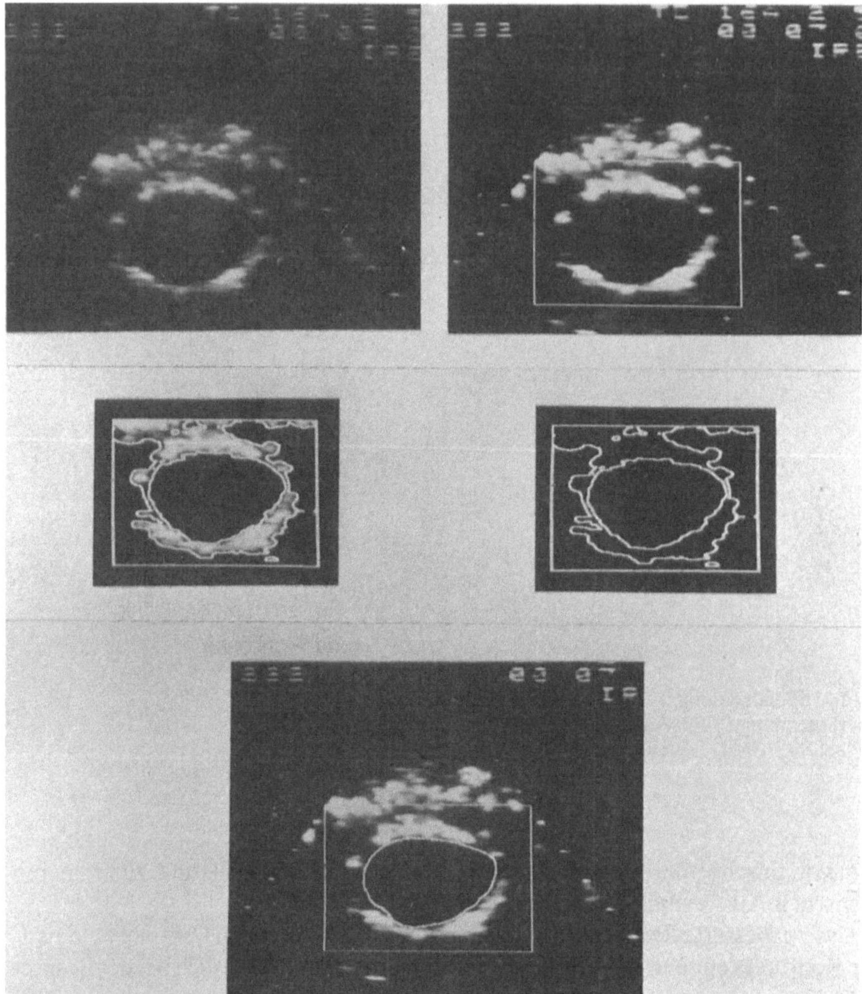

Abb. 3. *Oben links* ist das Originalechokardiogramm eines Kurzachsenschnitts des linken Ventrikels wiedergegeben. *Oben rechts* ist das gleiche Echokardiogramm, jedoch jetzt interaktiv bildver-
bessert, wiedergegeben. Insgesamt erscheint das Echokardiogramm in seinen Kontrasten verstärkt.
In der *mittleren Bildreihe* sind die durch Grauwertdiskriminierung halbautomatisch berechneten
Konturen abgebildet. *Unten* ist die Endokardgrenze manuell eingegeben

war eine halbautomatische und in 30 Fällen oder 70% eine vollautomatische Konturerkennung möglich. Bei der halbautomatischen Bestimmung der Endokardkonturen
konnten 21% der Herzscheiben nicht ausgewertet werden, da die fehlenden Endokardstücke mit mehr als 40% des Gesamtumfanges zu groß waren, um durch ein
halbautomatisches oder vollautomatisches Verfahren ergänzt zu werden.
Im Vergleich zur „wahren" anatomischen Fläche wurden folgende Korrelationen
berechnet (Abb. 5a–c):

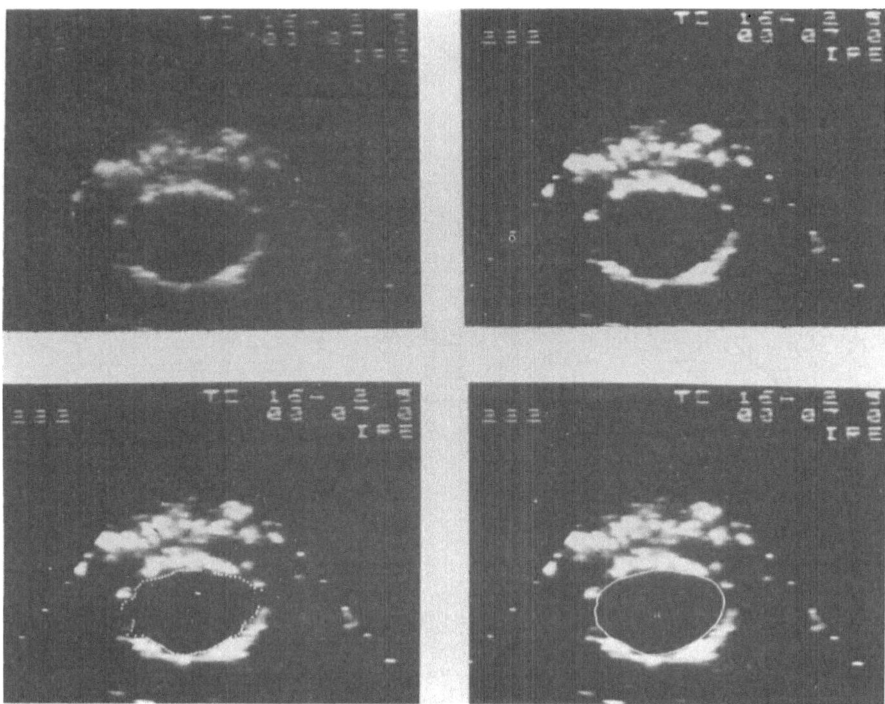

Abb. 4. Darstellung der verschiedenen Rechneroperationen zur vollautomatischen Konturerkennung. *Oben links* Originalechokardiogramm, *oben rechts* interaktiv bildverbessertes Echokardiogramm. *Unten links* automatisch erkannte Rohkontur mit Endokardlücken und Artefakten, *unten rechts* vollautomatisch erkannte Endkontur nach Füllen der Endokardlücken und Glättung der Kurven

Zwischen der *wahren* Kontur und der *manuell* bestimmten Kontur war der Korrelationskoeffizient r = 0,98 mit einer Regressionsgeraden von y = 0,97 x − 0,05 und einem Standardfehler des Schätzwertes von 0,45 cm^2. Bei den vergleichenden Untersuchungen zwischen der *wahren* Kontur und der *halbautomatisch* bestimmten Endokardkontur lag der Korrelationskoeffizient bei 0,97, die Regressionsgerade war y = 1,01 x − 0,46 und der Standardfehler des Schätzwertes betrug 0,51 cm^2.

Der statistische Vergleich der *wahren* Kontur mit der *vollautomatisch* bestimmten Kontur zeigte eine lineare Korrelation mit einem Korrelationskoeffizienten von 0,98 und einer Regressionsgeraden von y = 0,99 x − 0,31 bei einem Standardfehler des Schätzwertes von 0,43 cm^2.

Bei den oben beschriebenen Korrelationsanalysen ergaben sich zwischen der wahren Kontur und allen 3 beschriebenen echokardiographischen Auswerteverfahren eine hohe lineare Abhängigkeit. Die von Collins et al. (1984) publizierten Ergebnisse verschiedener Endokarderkennungsverfahren ergaben im Vergleich zur manuell erkannten Kontur ebenfalls Korrelationen von über 0,90, wobei von dieser Arbeitsgruppe keine vollautomatische Konturerkennung, sondern sog. Grauwertfilterverfahren (Konturfilter) den anatomisch wahren Flächen gegenübergestellt wurden. Es

                                    E. Grube, H. Becher, B. Backs, D. Schmidt

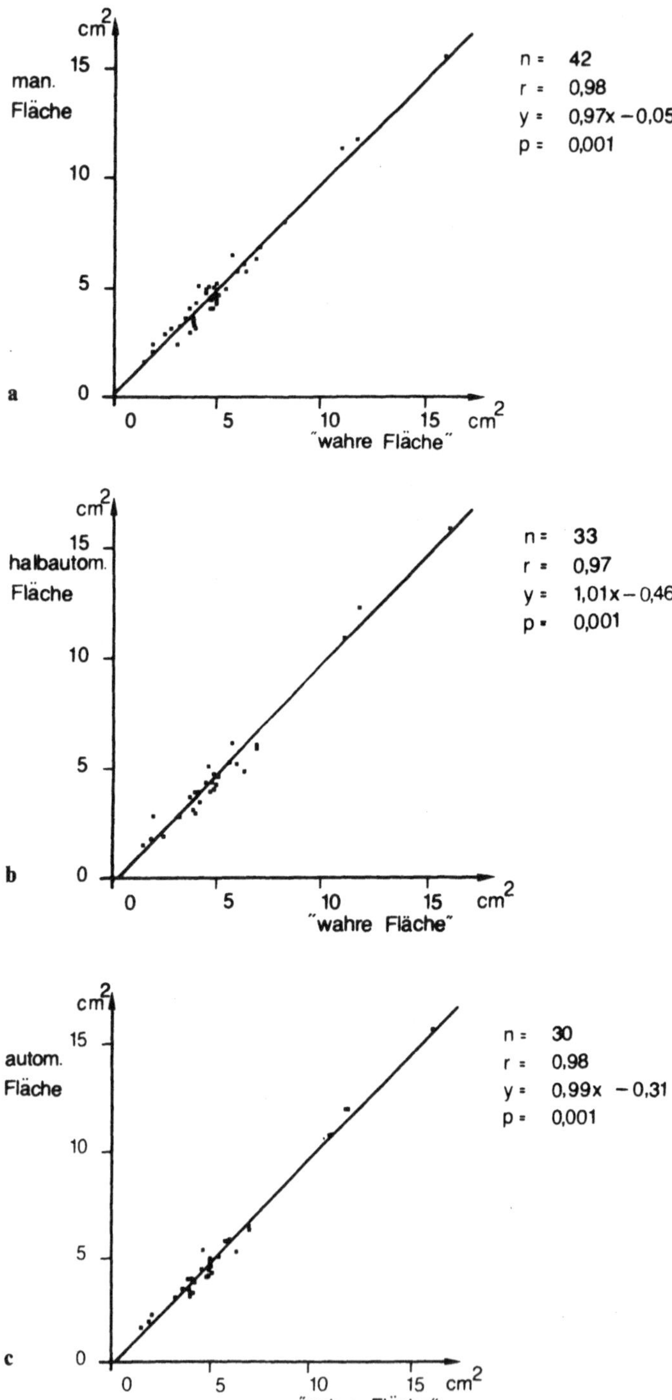

Abb. 5a–c. Korrelationen zwischen den Flächen der „wahren" sowie der manuell (*a*), halbautomatisch (*b*) und vollautomatisch (*c*) bestimmten linksventrikulären Konturen

zeigte sich, daß die Korrelationen zwischen der wahren Fläche und der manuell bestimmten Fläche mit 0,90 geringfügig schlechter waren als unsere eigenen Ergebnisse. Die Korrelationen zwischen der Endokarderkennung mittels Diskriminierung sowie mittels eines Laplace- und Sobel-Filters und der jeweiligen manuell erkannten Fläche ergaben Korrelationskoeffizienten von 0,90–0,92 und lagen damit geringfügig höher als unsere. Im Vergleich zur manuellen Auswertung waren alle 3 Konturfilter mit einem Korrelationskoeffizienten von 0,98 der manuellen Bestimmung vergleichbar.

Nachdem die Gültigkeit einer vollautomatischen Konturerkennung in vitro dargestellt werden konnte, sollte in einem weiteren zweiten Schritt ein optimierter Wanderkennungsalgorithmus an den Echokardiogrammen eines allgemeinen Routinepatientengutes in den apikalen Projektionsebenen angewandt werden. Hiermit sollte die Brauchbarkeit eines solchen Verfahrens unter allgemeinen klinischen Bedingungen geprüft werden. Die Ergebnisse dieser automatischen Berechnungen sollten dann den Analysen einer visuellen Endokardbestimmung, auch unter dem Gesichtspunkt der Reproduzierbarkeit, gegenübergestellt werden.

Vollautomatische Endokarderkennung an einem allgemeinen Routinepatientengut

Ein Flußdiagramm des Meßprogramms zur vollautomatischen Konturerkennung ist in Abb. 6 wiedergegeben.

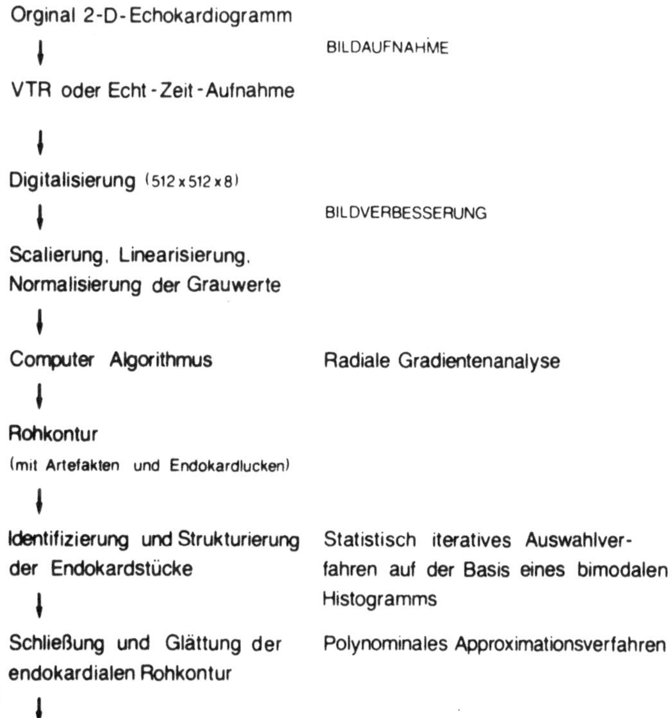

Abb. 6. Flußdiagramm zur vollautomatischen Konturerkennung

Die Bildaufnahme erfolgte wie bei der halbautomatischen Konturerkennung durch den Transfer der Bilddaten von der Magnetplatte in den Bildspeicher mit Darstellung auf dem Datenmonitor. Die interaktive Bildverbesserung, die im wesentlichen eine Elimination des Grundrauschens und grober Artefakte sowie eine Konturanhebung des Endokards beinhaltete, erfolgte über eine Skalierung, Linearisierung und Normalisierung der Grauwerte. Auf dieses verbesserte Ultraschallbild wurde ein Wanderkennungsalgorithmus angewandt; die so gewonnene Rohkontur war hingegen noch nicht geschlossen und geglättet (Abb. 7).

In einem weiteren Arbeitsgang erfolgte die Identifizierung und Strukturierung der einzelnen Endokardstücke, wobei das Verfahren auf einer statistisch iterativen Auswahl einzelner Endokardanteile beruhte und der Rechner anhand eines bimodalen Histogramms die gültigen und ungültigen Endokardstücke identifizierte und die Artefakte eliminierte.

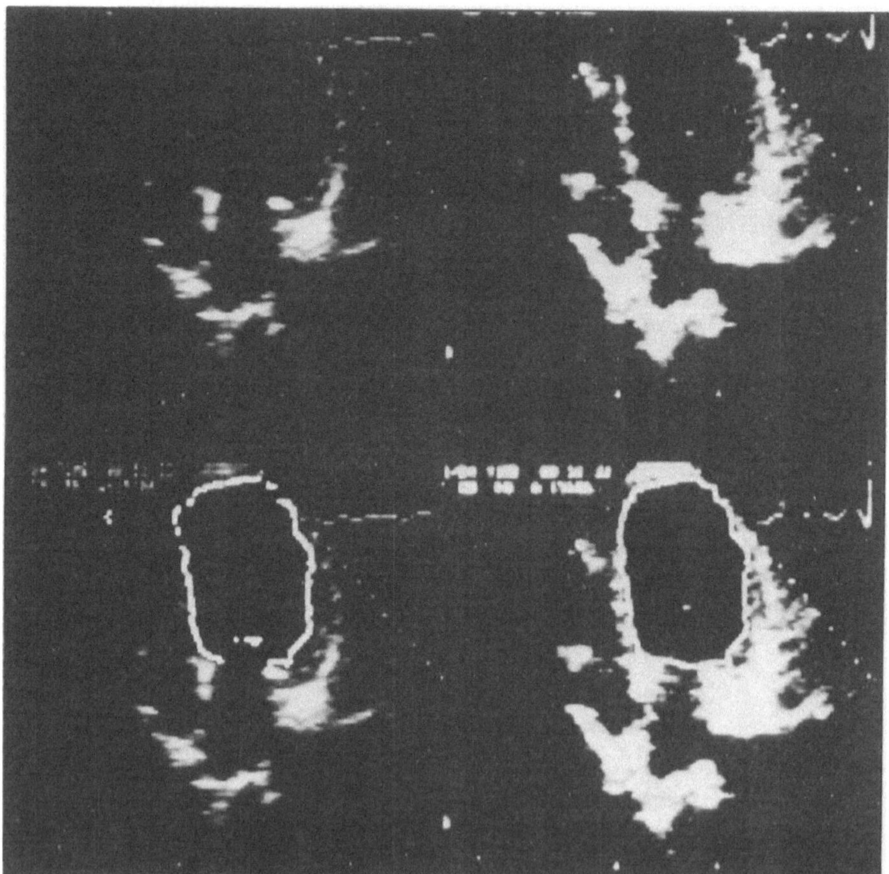

Abb. 7. Darstellung der Rechnerschritte ausgehend vom Originalechokardiogramm im Vierkammerblick *(links oben)*. Durch interaktive Bildverbesserung werden die Kontraste erhöht *(rechts oben)*. Durch einen Konturfindungsalgorithmus wird die Rohkontur im Echokardiogramm entwikkelt *(links unten)*, und durch Schließen der Lücken und Glättung der Kurven entsteht dann die Endkontur *(rechts unten)*, die in das Originalechokardiogramm eingezeichnet worden ist

Danach erfolgte das Schließen der Endokardlücken und die Glättung der Kurven durch ein polynomiales Approximationsverfahren. Nach diesen vollautomatischen Rechnerschritten entstand die Endkontur, deren Fläche automatisch berechnet und auf Magnetplatte abgespeichert wurde.

Ein bimodales Histogramm als Strukturerkennungsverfahren sollte jedoch nur bei qualitativ guten Echokardiogrammen angewandt werden. Bei Echokardiogrammen minderer Bildqualität wird zur Erkennung von Ausreißern eine Vergleichskurve herangezogen, die durch eine Gauß-gefilterte Rohkontur repräsentiert wird, wobei die Gauß-Filterung im wesentlichen eine Frequenzbeschreibung und eine entsprechende Wichtung und Analyse des Frequenzspektrums darstellt. Die Gauß-gefilterte Kurve ist einerseits ausreichend glatt, gibt aber andererseits auch den globalen Verlauf der Rohkontur hinreichend genau wieder. Im Vergleich mit dieser Kurve lassen sich relativ einfach grobe Ausreißer erkennen. Andererseits wird aber auch deutlich, daß eine einfache Ersetzung der Rohkontur durch die Gauß-gefilterte Kurve nicht wünschenswert ist, da zu viele richtig erkannte Details der Rohkontur verlorengehen (Abb. 8). Aus diesem Grund wird die Gauß-gefilterte Kurve nur zur

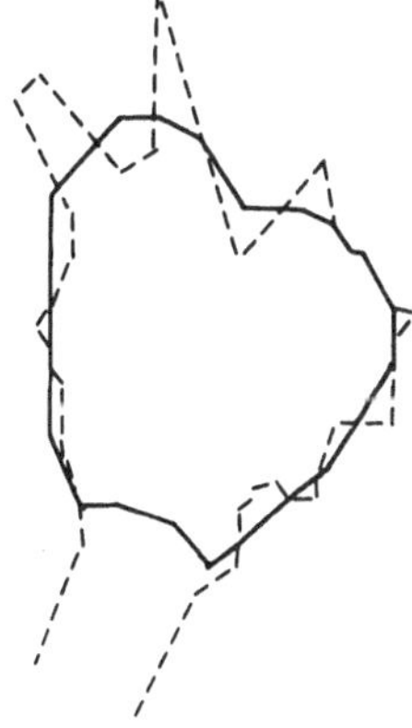

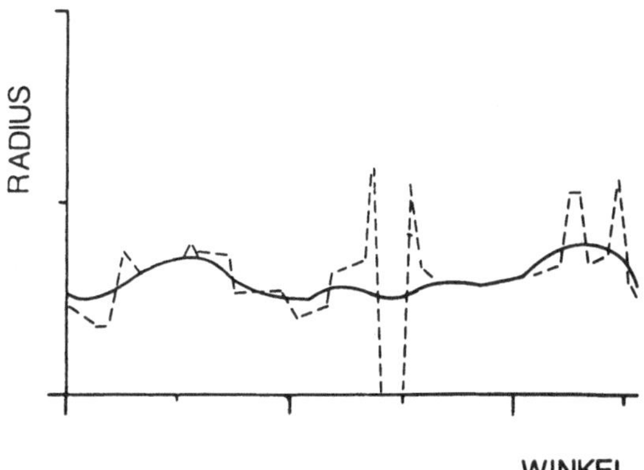

Abb. 8. Darstellung einer Rohkontur im kartesischen und polaren Koordinatensystem überlagert mit Gauß-gefilterter Kurve. Man kann erkennen, daß die Gauß-gefilterte Kurve im wesentlichen dem Verlauf der Rohkontur folgt, aber wesentlich glatter ist. Andererseits wird aber auch deutlich, daß eine einfache Ersetzung der Rohkontur durch die Gauß-gefilterte Kurve nicht erwünscht ist, da sonst zuviele richtig erkannte Details der Rohkontur verlorengingen. Deshalb wird die Gauß-gefilterte Kurve nur zum Erkennen der Ausreißer in der Rohkontur verwendet, indem die mittlere quadratische Abweichung zwischen der Rohkontur und der Gauß-gefilterten Kurve berechnet wird

Erkennung von Ausreißern in der Rohkontur verwendet, indem die mittlere quadratische Abweichung zwischen der Rohkontur und der Gauß-gefilterten Kurve berechnet wird. Die Ausreißer werden durch eine lineare Interpolation im Ortsbereich (d. h. am Standbild) so durchgeführt, daß der letzte gültige Punkt vor einer Lücke oder einem Ausreißer mit den ersten gültigen Punkten nach der Lücke oder einem Ausreißer durch eine Gerade verbunden wird, wobei eine waagerechte Linie in einem polaren Koordinatensystem einem Kreisbogen im kartesischen Koordinatensystem entspricht.

Die Erkennung von Ausreißern mittels der Filterung im Ortsbereich ist jedoch auch grundsätzlich im Zeitbereich möglich. Hierbei wird entlang der Zeitachse für einen festen Winkel eine glatte Kurve gebildet, die dann der Bewegung eines Konturpunktes über der Zeit entspricht.

Die Erkennung von Ausreißern und das Schließen der Endokardlücken ist der wesentlichste Teil einer automatischen Konturerkennung. Mittels der hier vorgestellten Verfahren gelingt es, bei Echokardiogrammen unterschiedlichster Qualität ausreichend genau diese Endokardlücken zu schließen und eine entsprechende Endkontur zu produzieren.

Wir wandten dieses Verfahren an 56 Routinepatienten an, die wir nach Darstellung des Endokards in 4 Qualitätsgruppen unterteilten, wobei die Qualitätsgruppe 1 und 2 eine gute Endokarddarstellung und die Qualitätsgruppe 3 und 4 eine schlechtere Endokarddarstellung mit intra- und extrakavitären Artefakten repräsentierte. In der Qualitätsgruppe 1 und 2, die insgesamt 31 Patienten umfaßte, konnte in allen Fällen eine automatische Konturfindung mittels des oben angegebenen Verfahrens durchgeführt werden. Bei den Patienten der Qualitätsgruppe 3 und 4, die insgesamt 25 Patienten umfaßte, war immerhin noch in 15 Fällen eine automatische Konturfindung möglich. Bei einem Vergleich der linksventrikulären Funktionsparameter, die durch eine automatisch und manuell eingegebene Kontur ermittelt wurden, ergaben sich gute Korrelationskoeffizienten zwischen 0,90 und 0,93 (Tabelle 1).

Tabelle 1 gibt darüber hinaus die Ergebnisse eines manuellen Kontureinzuges zweier Untersucher (MAN 1, MAN 2) und eines automatisch erkannten Endokards dieser Untersucher (AUTO 1, AUTO 2) wieder. Wie zu erwarten, ergaben sich gute Übereinstimmungen der Ergebnisse des manuellen Kontureinzuges bei Echokardiogrammen mit guter Bildqualität (Gruppe 1 und 2) mit einem Korrelationskoeffizienten von 0,97 und einem Standardfehler von 1,9 cm^2. Bemerkenswert ist jedoch die schlechte Übereinstimmung bei Echokardiogrammen minderer Bildqualität. Hier beträgt die Korrelation nur 0,76 und der Standardfehler 5,1 cm^2. Im Gegensatz zum manuellen Kontureinzug sind die vergleichenden Untersuchungen mittels automatischer Konturerkennung in beiden Gruppen mit einem Korrelationskoeffizienten von 0,99 ausgezeichnet. Auch bei einem Vergleich zwischen der manuell eingegebenen und der automatisch erkannten Kontur konnte gezeigt werden, daß die automatische Kontur gut vergleichbar war mit der manuell eingezogenen Kontur, wobei die Übereinstimmung bei den Echokardiogrammen minderer Bildqualität entsprechend schlechter war.

Die Untersuchervariabilität (Tabelle 1) bestätigte im wesentlichen die Ergebnisse der tierexperimentellen Untersuchungen. Die Reproduzierbarkeit einer manuellen Endokarderkennung durch 2 Untersucher ist bei qualitativ schlechten Echokardiogrammen deutlich eingeschränkt (Variabilität 14,1); bei Echokardiogrammen mit

Tabelle 1. Korrelationen und Reproduzierbarkeit manuell *(MAN)* und automatisch *(AUTO)* bestimmter und eingezogener Konturen von 2 Untersuchern

		Qualität					
		1–4		1, 2		3, 4	
Manuell	n	56		31		25	
Automatisch	n	44		31		15	
		r	SEE	r	SEE	r	SEE
MAN 1 – MAN 2		0,87	4,0	0,97	1,9	0,76	5,1
AUTO 1 – AUTO 2		0,99	0,37	0,99	0,23	0,99	0,57
MAN 1 – AUTO 1		0,90	3,3	0,94	2,8	0,86	3,7
MAN 2 – AUTO 2		0,94	2,8	0,96	2,4	0,88	3,4
		Untersuchervariabilität					
		×	SD	×	SD	×	SD
MAN 1 – MAN 2		8,5	6,5	4,0	3,0	14,1	5,3
AUTO 1 – AUTO 2		0,63	0,62	0,49	0,33	0,95	0,96

guter Bildqualität ist sie besser (Variabilität 4,0). Am eindeutigsten und besten ist die Reproduzierbarkeit einer automatisch erkannten Kontur, wobei hier die Variabilität zwischen 0,49 und 0,95 liegt. Akzeptiert man die in den vorausgegangenen Untersuchungen belegten Hypothesen, daß die automatisch erkannte Kontur der manuell erkannten Kontur entspricht, dann zeigt sich, daß hier durch eine automatische Konturerkennung die diagnostische Sicherheit bezüglich der Endokarderkennung deutlich erhöht wird. Diese Ergebnisse entsprechen im wesentlichen denen anderer Autoren, die über eine vollautomatische Konturerkennung im zweidimensionalen Echokardiogramm berichteten (Buda et al. 1983; Garcia et al. 1981; Skorton et al. 1981; Zwehl et al. 1984).

Die vorgelegten Ergebnisse belegen, daß

1. eine automatische Konturfindung auch an einem Routinepatientenkollektiv erfolgreich möglich ist und daß die Ergebnisse mit einer manuellen Kontureingabe vergleichbar sind und
2. daß die Reproduzierbarkeit der Meßdaten und damit die diagnostische Sicherheit durch eine automatische Konturfindung deutlich verbessert wird; insbesondere bei Echokardiogrammen von minderer Bildqualität ist dies von großer klinischer Bedeutung.

Ein Nachteil der bisher besprochenen Verfahren ist jedoch ein verhältnismäßig hoher Rechneraufwand und die damit verbundenen hohen Kosten. Aus diesem Grund überprüften wir die Wertigkeit der *digitalen Subtraktionsechokardiographie* zur Erkennung von Endokardgrenzen. Dieses Verfahren hat den Vorteil, daß keine aufwendigen Algorithmen und kostspieligen Rechner notwendig sind, um eine linksventrikuläre Funktionsdiagnostik durchzuführen. Bereits Wann et al. (1984) berichteten über den Wert dieses Verfahrens in der Bestimmung rechtsventrikulärer Funktionsparameter. Wir untersuchten bisher 56 Patienten, bei denen wir anläßlich einer diagnostischen Herzkatheteruntersuchung entweder 10 ml Kochsalz, 5 ml Cardiogrün oder 2–5 ml Gelifundol über einen Katheter in den rechten oder linken Ventri-

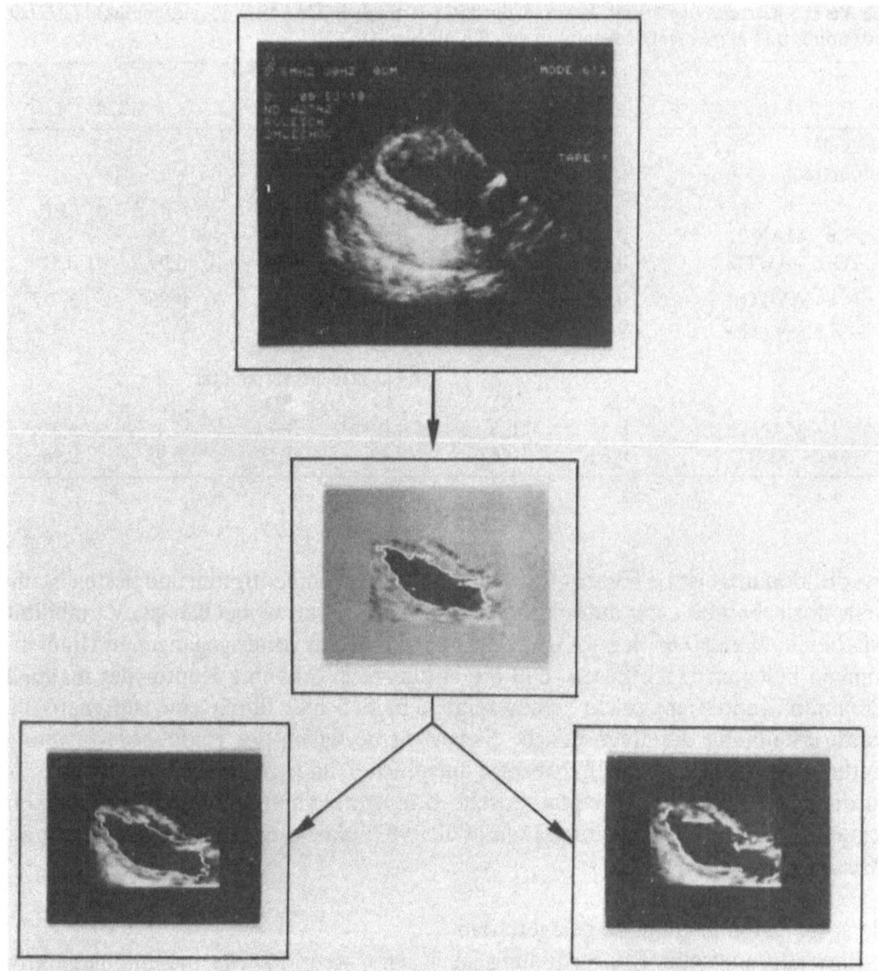

Abb. 9. Digitales Subtraktionsechokardiogramm des rechten Ventrikels. Man kann erkennen, daß die kontrastgefüllten Räume des rechten Herzens durch die digitale Subtraktion der Maske in ihrer Intensität angehoben werden. Durch Grauwertdiskriminierung gelangt man zu einer endokardialen Hüllkurve *(Mitte)*, die zur Berechnung von ventrikulären Funktionsparametern herangezogen werden kann. *Unten links* ist die durch Diskriminierung erhaltene endokardiale Kurve und *unten rechts* die vollautomatisch, mittels eines Computeralgorithmus gewonnene Kurve wiedergegeben

kel applizierten. Die Untersuchungen wurden auf Videoband gespeichert und später ausgewertet; dabei wurden die entsprechenden endsystolischen und enddiastolischen echokardiographischen Bilder ohne Kontrast ausgesucht und von vergleichbar getriggerten Bildern mit kontrastgefüllten Herzräumen abgezogen. Durch eine Nachbearbeitung mittels eines Sigma- und Medianfilters wurde das Subtraktionsechokardiogramm hergestellt (Abb. 9). Durch Glättung der Endokardkurve und durch Diskriminierung der Grauwerte konnte eine entsprechende endokardiale Hüllkurve erzeugt werden, die als Basis für die Funktionsbestimmung herangezogen wurde. Bei den Ergebnissen dieser 56 Patienten ergaben sich gute Korrelationen zwischen der so gewonnenen Endokardkontur und einer manuell eingegebenen Endokardkontur. Auch die regionale Wandbewegung ergab hohe Übereinstimmungen zwischen digitaler Subtraktionsechokardiographie und der manuellen Kontureingabe.

Insgesamt zeigte sich, daß dieses Verfahren an einem Routinepatienten gut vergleichbare Ergebnisse zu einer manuellen Kontureingabe ergibt. Ein Vorteil dieses Verfahrens liegt darin, daß die Kontrastechokardiographie bereits in zahlreichen Laboratorien routinemäßig durchgeführt wird und daß dieses Verfahren an einen relativ geringen Rechneraufwand gebunden ist. Potentiell erscheint es möglich, dieses Verfahren auch mittels eines kommerziellen Echokardiographiegerätes durchzuführen.

Literatur

Buda AJ Delp EJ, Meyer CR, Jenkins JM, Smith DN, Bookstein FL, Pitt B (1983) Automatic computer processing of digital 2-dimensional echocardiograms. Am J Cardiol 52: 384

Collins SM, Skorton DJ et al. (1984) Computer-assisted edge detection in two-dimensional echocardiography: Comparison with anatomic data. Am J Cardiol 53: 1380

Erbel R, Schweizer P, Pyel N, Harde U, Meyer J, Effert S (1980) Quantitative Analyse regionaler Kontraktionsstörungen des linken Ventrikels im zweidimensionalen Echokardiogramm. Z Kardiol 69: 562

Erbel R, Schweizer P, Lambertz H, Henn G, Meyer J, Krebs W, Effert S (1983) Echoventriculography. A simultaneous analysis of two-dimensional echocardiography and cineventriculography. Circulation 67: 205

Garcia E, Gueret P, Bennett M et al. (1981) Real-time computerisation of two dimensional echocardiography. Am Heart J 101: 763

Grube E, Backs B, Neumann G, Simon H (1983a) Quantitative evaluation of left ventricular function by automatic border identification in two-dimensional echocardiography. J Am Coll Cardiol 12: 581

Grube E, Nitsch J, Backs B (1983b) Automatic border extraction from 2-D echocardiogramms. Circulation [Suppl] 23: 43

Grube E, Hanisch H, Zywietz M, Neumann G, Herzog H (1984a) Rechergestützte Bestimmung linksventrikulärer Kontraktionsanomalien mittels zweidimensionaler Echokardiographie. I Analyse verschiedener Untersuchungsmethoden und Normalwertbestimmung. Z Kardiol 73: 41

Grube E, Backs B, Hanisch H, Zywietz M, Neumann G (1984b) Quantitative rechnergestützte Bestimmung linksventrikulärer Kontraktionsanomalien im zweidimensionalen Echokardiogramm. II. Anwendung bei Patienten mit koronarer Herzkrankheit. Z Kardiol 72: 71

Grube E, Mathers F, Backs B, Lüderitz B (1985) Automatische und halbautomatische Konturfindung des linken Ventrikels im zweidimensionalen Echokardiogramm. Z Kardiol 74: 15

Skorton DJ, McNary CA, Child JS, Newton FC, Shah PM (1981) Digital image processing of two dimensional echocardiograms: Identification of endocardium. Am J Cardiol 48: 479

Wann SL, Stickels KR et al. (1984) Digital processing of contrast echocardiogramms. A new technique for measuring right ventricular ejection fraction. Am J Cardiol 53: 1164

Zwehl W, Levy R et al. (1984) Validation of a computerized edge detection algorithm for quantitative two-dimensional echocardiography. Circulation 68: 1127

Linksventrikuläre Funktion während VVI- und DVI- Stimulation bei unterschiedlichen Frequenzen: Eine vergleichende Studie zwischen ein- und zweidimensionaler Echokardiographie, „gated single photon emission computerized tomography" (Gaspect) und Thermodilution

B. Maisch, G. Ertl, C. Eilles, W. Gerhards, J. Knoblauch, K. Kochsiek

Fragestellung und Einführung

Die zwei- und nach Ausschluß segmentaler Kontraktionsstörungen auch die eindimensionale Echokardiographie sind nichtinvasive Untersuchungsmethoden, mit denen sich die linksventrikuläre Funktion feststellen läßt (De Maria et al. 1979; Erbel et al. 1982, 1983). Bei Schrittmacherpatienten sind die Berechnung der Ventrikelgeometrie sowie die Volumenbestimmungen in Systole und Diastole erschwert durch das Auftreten einer z. T. frequenzabhängigen paradoxen Septumbewegung, die in der eindimensionalen Echokardiographie zu einer formalen Unterschätzung des Schlagvolumenindex führt, da der endsystolische Volumenindex seinerseits überschätzt wird (Maisch u. Kochsiek 1983).

Für die Verlaufsbeobachtung von Schrittmacherpatienten ist eine nichtinvasive Untersuchungsmethode wesentlich günstiger. Dieser Vorzug gilt für die ein- und zweidimensionale Echokardiographie und nuklearmedizinische Methoden, wie sie die Schichtszintigraphie („gated single photon emmission computerized tomography", Gaspect) darstellt, die eine zuverlässige, aber erheblich zeitaufwendigere Untersuchungsmethode ist. Als Referenzmethode diente bei unseren älteren Patienten, für die eine invasive Angiokardiographie nicht in Frage kam, die Thermodilutionsmessung.

Ziel der Untersuchungen war es, die Zuverlässigkeit der Volumenbestimmungen von 4 verschiedenen Methoden beim gleichen Patienten unter dem Einfluß von unterschiedlichen Stimulationsmodi, der vorhof-(DVI-) und der ventrikel-(VVI) gesteuerten Stimulation auf die linksventrikuläre Hämodynamik bei unterschiedlichen Frequenzen zu prüfen.

Methodik

Patienten

8 Patienten (5 Frauen, 3 Männer) mit bifokalen (DDD) Schrittmachern [5 Versatrax 2, 1 Symbios (Medtronic), 2 AFP (Pacesetter)], 10 Patienten (6 Männer, 4 Frauen) mit Einkammerschrittmachern [4 Spectrax SXT (Medtronic), 3 Optima MP (Telectronix), 2 Pacesetter 221, 1 Vitatron C] wurden in die Untersuchung einbezogen. Das mittlere Alter der Patienten betrug 67 ± 9 Jahre.

Studienprotokoll

7 Tage nach Implantation eines permanenten Schrittmachers wurde der Cardiac Index mit einem Swan-Ganz-Thermoballonkatheter, der in der A. pulmonalis positioniert war, gemessen. Simultan wurde eine ein- und zweidimensionale echokardiographische Untersuchung durchgeführt. Die Gaspect-Untersuchung wurde am gleichen Nachmittag oder einen Tag später durchgeführt, wobei hierbei nur der VVI-Modus und die identischen Stimulationsfrequenzen von 60 und 120 min zur Anwendung kamen. Endsystolische und enddiastolische Volumenindizes wurden nach der von Eilles et al. 1983 beschriebenen Methode errechnet, dabei wurden Enddiastole und Endsystole durch EKG-Triggerung festgelegt. Bei Stimulationsfrequenzen von 120/min (118 mit dem AFP) wurden bei allen Patienten mit VVI-Schrittmacher und 8 Patienten mit DDD-Schrittmacher im DVI-Modus der endsystolische und enddiastolische linksventrikuläre Volumenindex (LVEDVI/LVESVI), der Schlagvolumenindex (SVI) und der Cardiac Index (CI) berechnet. Die AV-Überleitung im DVI-Modus wurde bei allen Untersuchungen auf 160 ms festgelegt. Die echokardiographische Untersuchungen wurden mit dem Varian 3400 DPDM (Diasonics) durchgeführt. Endsystolische und enddiastolische Volumina wurden mit Hilfe eines Rotationsellipsoids berechnet ($V = \dfrac{8\,A^2}{3\,\pi\,L}$, wobei V das Volumen, A die Fläche und L die Länge darstellt). Die Enddiastole wurde durch den Beginn der R-Zacke, die Endsystole durch EKG-Triggerung am Ende der T-Welle festgelegt. Volumenbestimmungen bei der eindimensionalen Echokardiographie wurden nach der Teichholz-Formel berechnet (Teichholz et al. 1976).

Gaspect

Gaspect wurde mit der γ-Kamera GE 400 Autotune ZS, die über 180° rotiert und 32 einzelne Einstellungen erfaßte, durchgeführt. Das System wurde mit Hilfe eines PDP 11-34-Computers mit Floating-point-Processor nach Injektion von 25 mCi mit [99]Technetium markiertem Humanalbumin (Henning, Berlin) durchgeführt. Zur Darstellung wurde eine 64 · 64/16-bit-Matrix verwendet. Volumenbestimmungen wurden durch Mittelungen der tomographischen Meßergebnisse nach 20 min bestimmt. Die Pixeleinheiten wurden mit Hilfe eines Umrechnungsfaktors von 0,091 in ml umgerechnet. Dieser Faktor wurde anhand von in-vitro-Phantomstudien und durch Vergleich mit linksventrikulären Angiokardiogrammen ermittelt. Ein Vergleich aller 4 Methoden bei jeder Frequenz und jedem Modus zur Erfassung von Schlagvolumen- und Cardiac Index war bei 6 von 18 Patienten aufgrund nicht ausreichender zweidimensionaler, echokardiographischer Kriterien (mindestens 80% der linksventrikulären Kontur mußte darstellbar sein) nicht möglich.

Statistik

Wir führten eine Regressionsanalyse unter Verwendung verschiedener Modelle durch, wobei die lineare Regressionsanalyse in Tabellen und Abbildungen dargestellt ist. Der Vergleich der Mittelwerte erfolgte mit dem nichtparametrischen Welch-Test.

Ergebnisse

Schlagvolumen- und Cardiac Indizes aus Thermodilutions-, zwei- und eindimensionaler Echokardiographie sowie Gaspectmessungen im Vergleich

Zur Thermodilutionsmessung korrelierten Gaspect (r = 0,78) und zweidimensionale Echokardiographie (r = 0,57) am besten. Die Korrelation zwischen beiden echokardiographischen Methoden war etwas besser als zwischen Thermodilution und zweidimensionaler Echokardiographie. Keine zufriedenstellenden Korrelationen ergaben sich für den Cardiac Index, wenn Gaspect und echokardiographische Methoden korreliert wurden (r = 0,4 bzw. 0,32).

Die Regressionsgerade im Vergleich von Thermodilution und Gaspect bezüglich des Cardiac Index wird in Abb. 1a gezeigt, die Regressionsanalyse zwischen Thermodilution und zweidimensionaler Echokardiographie in Abb. 1b. Die Abb. 1c zeigt die Regressionsanalyse zwischen Thermodilution und eindimensionaler Echokardiographie.

Für die Bestimmung des Schlagvolumenindex ergab sich die beste Korrelation zur Thermodilution erneut mit der nuklearmedizinischen Untersuchungsmethode (r = 0,69), gefolgt von der zweidimensionalen (r = 0,55) und der eindimensionalen Echokardiographie (r = 0,46).

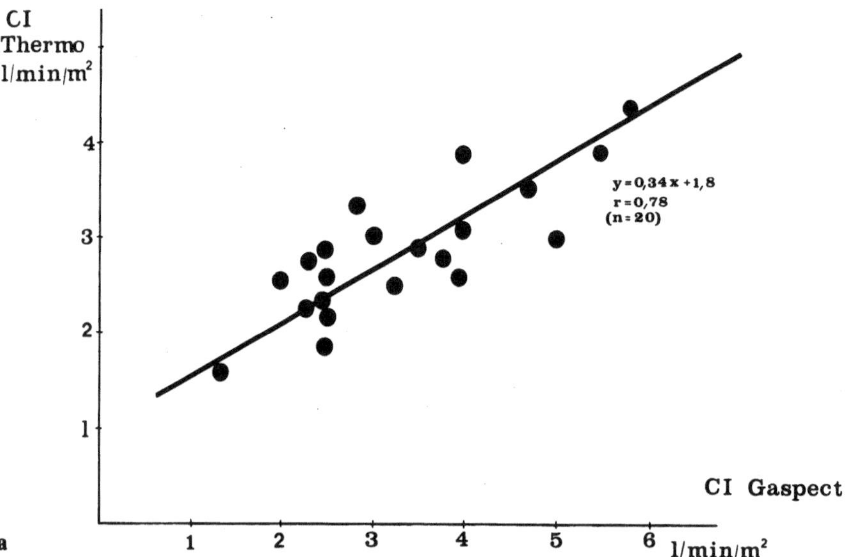

Abb. 1. **a** Regression und Korrelation zwischen dem mit der Thermodilution und dem Gaspect ermittelten Cardiac Index *(CI)*. Es zeigt sich eine zufriedenstellende Korrelation (r = 0,78). **b** Regression und Korrelation des Cardiac Index, wie er aus Thermodilution und zweidimensionaler Echokardiographie ermittelt wurde. Der Korrelationskoeffizient von r = 0,57 ist ausreichend, die Gerade geht aber nicht durch den Nullpunkt, so daß im Vergleich zur Thermodilution kleinere Herzzeitvolumina unter- und größere überschätzt werden. **c** Regression und Korrelation des mittels Thermodilution und eindimensionaler Echokardiographie ermittelten Cardiac Index. Bei nahezu fehlendem Anstieg der Geraden und schlechtem Korrelationskoeffizienten ist bei einem heterogenen Krankengut mit unterschiedlicher Ventrikelfunktion, wie bei Schrittmacherpatienten die eindimensionale Echokardiographie zur I. Ermittlung des Cardiac Index ungeeignet

CI
Thermo
l/min/m²
4
3
2
1
y=0,44+1,28
r=0,57
(n=28)
1
2
3
4
5
6
CI 2D-Echokardiogramm

Abb. 1b

CI
Thermo
5
4
3
2
1
y=0,09x+2,28
r=0,5
n.s.
(n=28)
l/min/m²
1
2
3
4
5
6
7
8
CI 1D-Echo

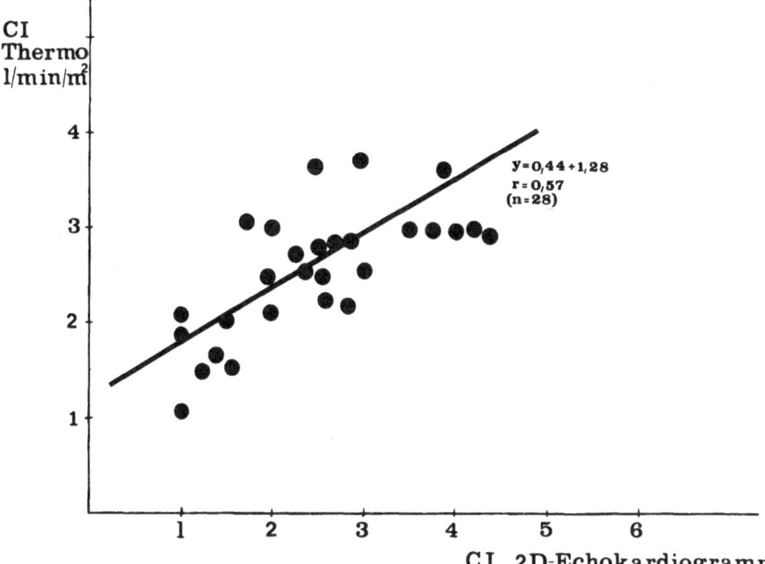

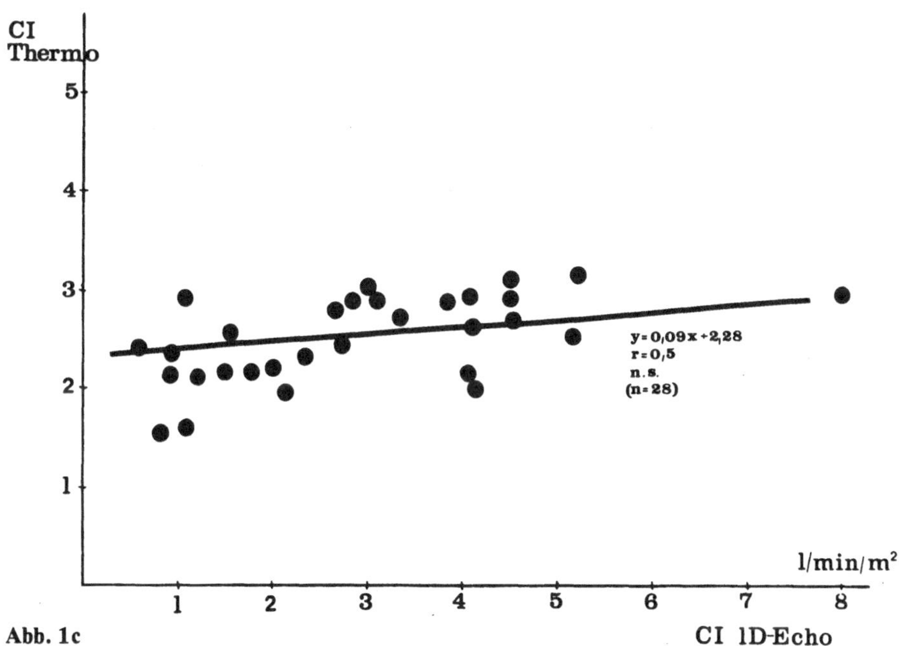

Abb. 1c

Gaspect und zweidimensionale Echokardiographie überschätzten im Vergleich zur Thermodilution den Cardiac Index im Bereich von über 3 l/min/m^2 und unterschätzten ihn unterhalb von 1,5 l/min/m^2.

Vergleich der Volumenindizes und Ejektionsfraktionen mittels Gaspect und ein- sowie zweidimensionaler Echokardiographie

Bei 12 der 18 untersuchten Patienten konnten Volumenindizes und Ejektionsfraktionen mittels Gaspect und Echokardiographie bei 2 verschiedenen Herzfrequenzen bestimmt werden. Die linksventrikulären enddiastolischen Volumina, die mit Hilfe beider echokardiographischer Methoden errechnet wurden, waren vergleichbar, während Gaspect ein deutlich größeres Volumen ergab (Abb. 2a).
Die linksventrikulären endsystolischen Volumina wurden durch Gaspect gleichfalls über- oder durch die Echokardiographie um ca. 10 ml/m^2 im Mittel unterschätzt (Abb. 2c).
Die Ejektionsfraktion wurde folglich mit jeder der echokardiographischen Methoden überschätzt, insbesondere mit der eindimensionalen Echokardiographie. Dies ist auf überhöhte Schlagvolumenindizes zurückzuführen. Die Korrelation zwischen den 3 nichtinvasiven Techniken zur Bestimmung des linksventrikulären enddiastolischen Volumens ergab befriedigende Korrelationskoeffizienten nur im Vergleich von Gaspect und zweidimensionaler Echokardiographie (r = 0,76). Die Korrelationen der endsystolischen Meßgrößen waren weniger günstig (r = 0,43), wenn Gaspect mit zweidimensionaler Echokardiographie verglichen wurde (Tabelle 1). Die Korrelation der Ejektionsfraktionen zwischen allen 3 nichtinvasiven Methoden ergab gleichfalls nur mäßig gute Korrelationskoeffizienten (Tabelle 2).

Tabelle 1. Vergleich (lineare Regression) von Thermodilution mit 2 D- und 1 D-Echokardiographie und Gaspect (angegeben sind die Korrelationskoeffizienten)

	1 D-Echo	2 D-Echo	Gaspect
Cardiac Index	0,50	0,57	0,78
Schlagvolumenindex	0,46	0,61	0,69

Tabelle 2. Regressionsanalyse der linksventrikulären Volumenindizes (angegeben sind die Korrelationskoeffizienten)

	2 D-Echo	1 D-Echo
LVEDVI		
Gaspect	0,76	0,39
2-D-Echo	–	0,47
LVESVI		
Gaspect	0,43	0,35
2-D-Echo	–	0,22
Ejektionsfraktion		
Gaspect	0,58	0,42
2-D-Echo	–	0,37

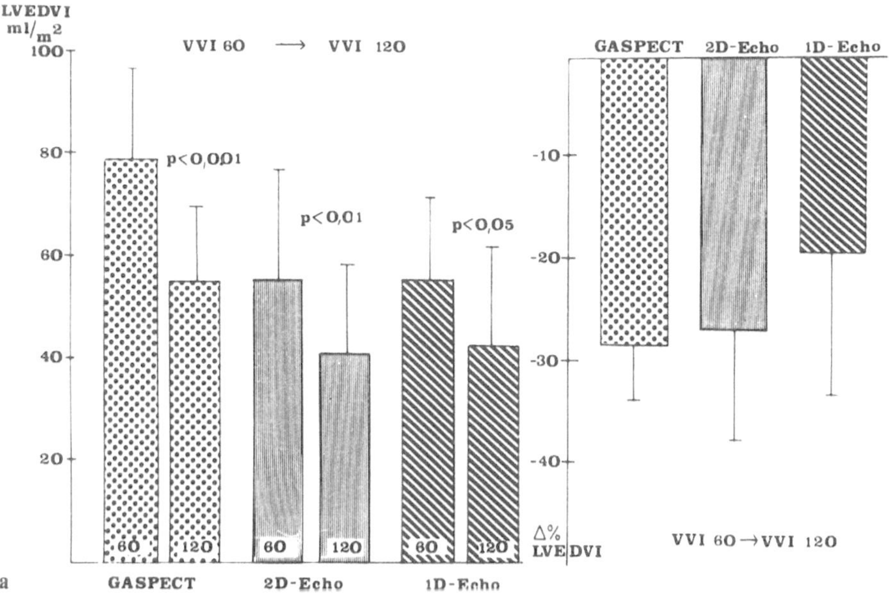

Abb. 2a–e. **a** Frequenzabhängige Änderung der linksventrikulären, enddiastolischen Volumenindizes bei VVI-Stimulation. **b** Wie *a,* aber unter DVI-(bifokaler) Stimulation. **c** Frequenzabhängige Änderungen des linksventrikulären, endsystolischen Volumenindex bei verschiedenen Stimulationsmodi. **d** Prozentuale Änderungen von Cardiac Index *(CI)* und Schlagvolumenindex *(SVI)* bei Frequenzanhebung unter Kammerstimulation mit Thermodilution, Gaspect sowie ein- und zweidimensionale Echokardiographie. **e** Prozentuale Änderungen von Cardiac Index und Schlagvolumenindex unter Frequenzanhebung bei bifokaler (DVI-) Stimulation

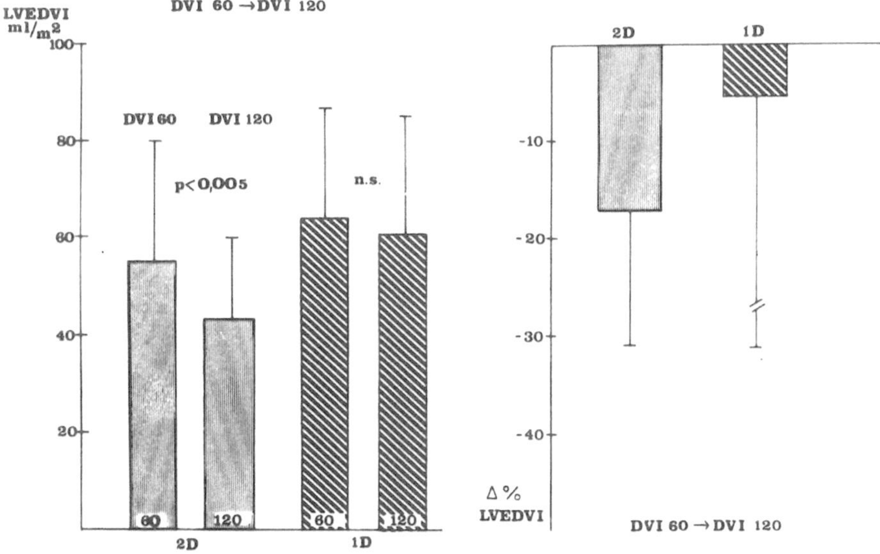

Abb. 2b

Linksventrikuläre Funktion während einer Frequenzanhebung unter Kammerstimulation

Eine Anhebung der Stimulationsfrequenz von 60 auf 120/min erhöhte den Cardiac Index nur gering (Abb. 2d). Der Unterschied zu den Herzzeitvolumina während Basisstimulation war jedoch mit jeder Methode signifikant. Im Vergleich zur Thermodilution überschätzten Gaspect sowie ein- und zweidimensionale Echokardiographie die prozentuale Zunahme des Cardiac Index durch eine Frequenzanhebung bei Kammerstimulation. Dem entsprach ein wenig eindrucksvoller Abfall des Schlagvolumenindex bei Gaspect und eindimensionaler Echokardiographie (Abb. 2d).

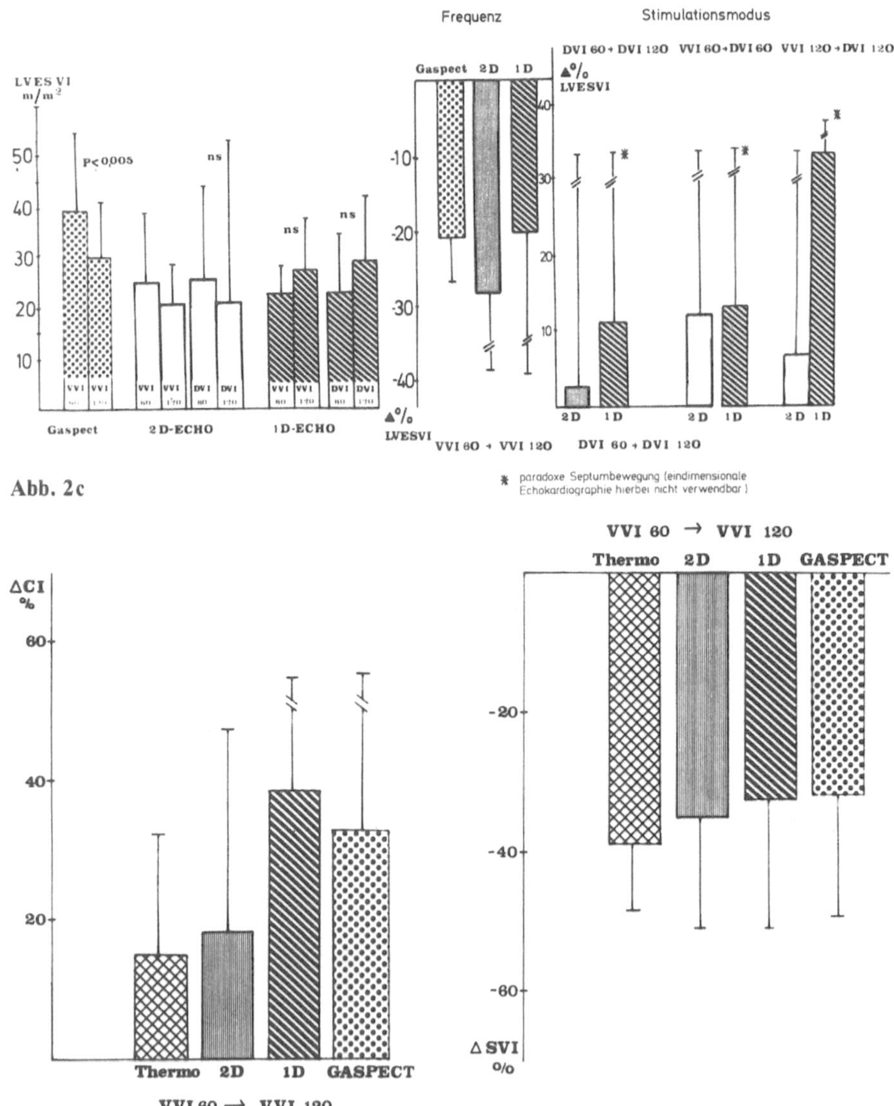

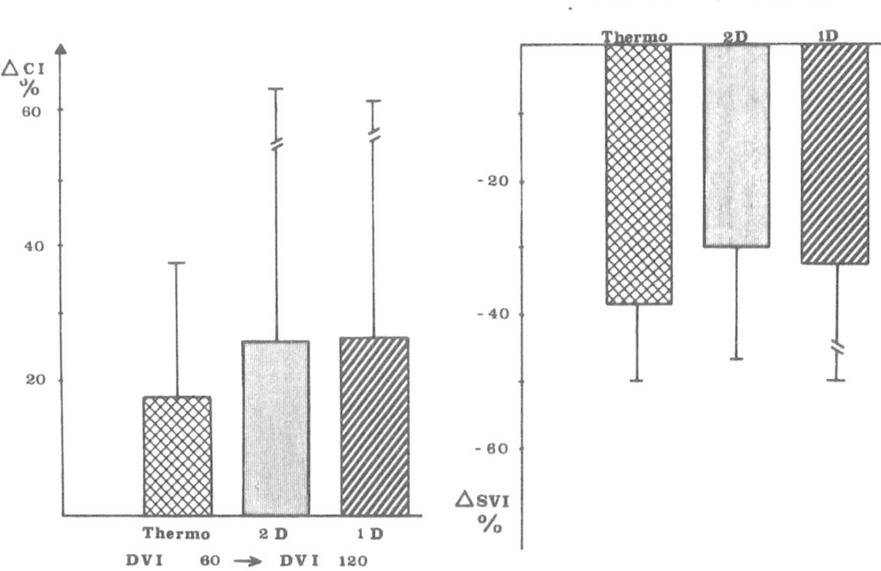

Abb. 2e

Obgleich quantitative Unterschiede bezüglich der Zunahme des Cardiac Index und der Abnahme des Schlagvolumenindex während einer Frequenzanhebung der Kammerstimulation bei den 4 Untersuchungstechniken vorlagen, zeigten alle dieselbe qualitative Änderung bei der Gesamtanalyse und bei der Durchsicht der Parameter einzelner Patienten.

Eine Zunahme der Stimulationsfrequenz von 60 auf 120/min bewirkte eine Abnahme des linksventrikulären enddiastolischen Volumenindex von 27,6% in der zweidimensionalen Echokardiographie oder von 29,4% mit Gaspect (Abb. 2a), während die Veränderungen in der eindimensionalen Echokardiographie weniger deutlich waren, wobei dies auf 2 Patienten mit Aneurysmata zurückzuführen ist. Der linksventrikuläre endsystolische Volumenindex nahm um 27,4% (2D-Echo) und 20,9% (1D-Echo) ab (Abb. 2c). Die Ejektionsfraktion nahm von 52,6 auf 48,3 (Gaspect) bzw. 48,3 auf 46,7 (2D-Echokardiographie) ($p < 0,05$) ab, wenn die Frequenz abgehoben wurde. Bei 4 von 8 Patienten war die Ejektionsfraktion bereits bei einer Stimulation von 60/min infolge einer koronaren Herzerkrankung eingeschränkt.

Linksventrikuläre Funktion bei Frequenzänderungen unter bifokaler Stimulation

Eine Zunahme der Herzfrequenz von 60 auf 120/min unter DVI-Stimulation ergab mit jeder Untersuchungsmethode eine Zunahme des Cardiac Index, auch wenn die Unterschiede im Mittel numerisch klein ausfielen (Abb. 2e). Gleichfalls unabhängig von der jeweiligen Untersuchungsmethode nahm der linksventrikuläre enddiastolische Volumenindex (Abb. 2b) mit einer Zunahme der Herzfrequenz ab, während der linksventrikuläre endsystolische Volumenindex sich nicht wesentlich änderte (Abb. 2c). Die Ejektionsfraktion änderte sich unter einer Frequenzanhebung während DVI-Stimulation nicht signifikant.

Hämodynamischer Gewinn unter Vorhofstimulation (DVI-Modus)

Obgleich die verschiedenen Untersuchungsmethoden bezüglich ihrer absoluten Größen divergierten, belegen sie einheitlich einen hämodynamischen Gewinn der bifokalen Stimulation, wenn diese mit der Ventrikelstimulation bei gleicher Frequenz verglichen wurde.

Der Cardiac Index nahm um 14% bei einer Stimulationsfrequenz von 60% min und um 21% bei einer Stimulationsfrequenz von 120 min zu, wenn von der Kammerstimulation auf einen bifokalen Stimulationsmodus umgeschaltet wurde (Thermodilutionsmessung). Ein- und zweidimensionale Echokardiographie wiesen einen noch höheren hämodynamischen Gewinn der bifokalen Stimulation aus (Abb. 3a, links).

Erwartungsgemäß nahm der Schlagvolumenindex bei bifokaler DVI-Stimulation derselben Größenordnung zu, wenn er mit den Meßwerten bei Einkammerstimulation verglichen wurde (13% bei 60/min und 17% bei 120/min in der Thermodilution (Abb. 3a, rechts).

Der linksventrikuläre enddiastolische Volumenindex während DVI-Stimulation unterschied sich nicht signifikant von dem unter VVI-Stimulation bei 60/min. Bei einer Stimulationsfrequenz von 120/min nahm der LVEDVI um 10,7% im Vergleich zur VVI-Stimulation nur tendenziell zu (zweidimensionale Echokardiographie), ein Unterschied, der sich mit der eindimensionalen Echokardiographie als signifikant erwies (p <0,01). Signifikante Änderungen des endsystolischen Volumenindex bei VVI- bzw. DVI-Stimulation fanden sich bei den verschiedenen Frequenzen nicht (Abb. 3b).

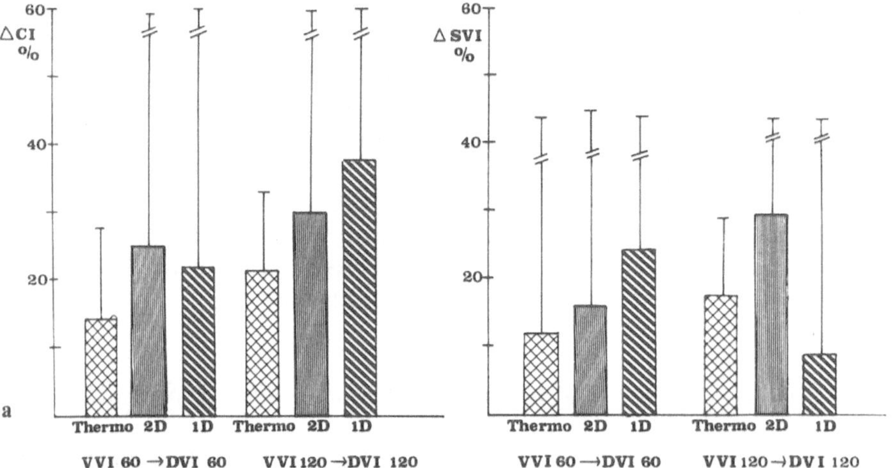

Abb. 3a u. b.   a Hämodynamischer Gewinn bei bifokaler Stimulation erfaßt durch Cardiac Index *(CI)* und Schlagvolumenindex *(CVI)* mit Thermodilution, zweidimensionaler und eindimensionaler Echokardiographie.   b Änderung des enddiastolischen Volumenindex bei bifokaler Stimulation im Vergleich zur VVI-Stimulation

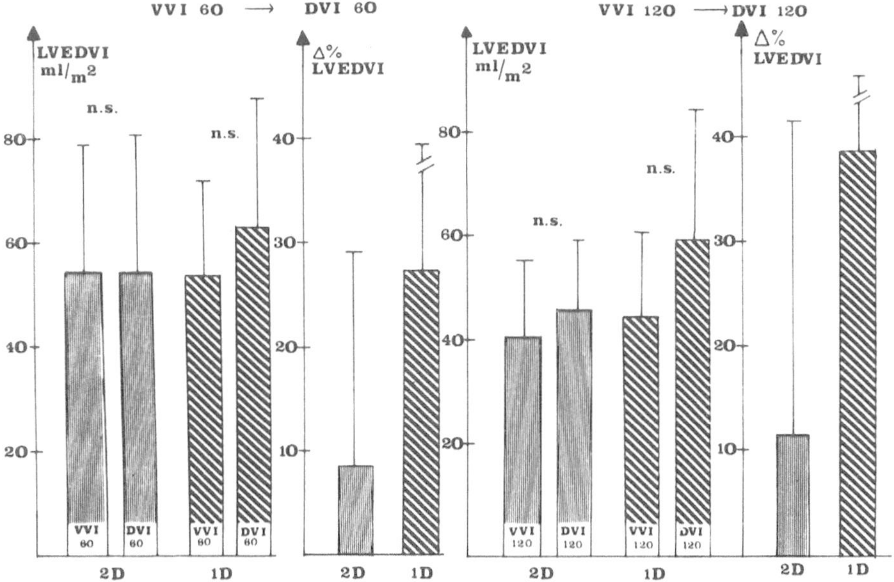

Abb. 3b

Diskussion

Erstes Ziel dieser Untersuchungen war es, nichtinvasive Techniken, wie die zweidimensionale und eindimensionale Echokardiographie sowie die Schichtzintigraphie (Gaspect) mit Thermodilutionsmessungen zu vergleichen und zu überprüfen, ob für spätere Follow-up-Untersuchungen reproduzierbare Daten der Ventrikelgeometrie vorliegen. Um bei den zwischen 65 und 75 Jahre alten Patienten eine Lävokardiographie zu umgehen, wurden Schlagvolumen- und Cardiac Index aus der Thermodilution als Referenz für die nichtinvasiv ermittelten Parameter gewählt, obwohl auch die Herzzeitvolumenbestimmungen Abweichungen von bis zu 10% aufwiesen. Im Vergleich zu cineangiokardiographisch bestimmten linksventrikulären Volumenindizes unterschätzt die zweidimensionale Echokardiographie nicht selten Volumina in Folge von tangentialen Schnitten, Artefakten und einer unterschiedlichen Bestimmung der Herzbinnenkontur (Erbel et al. 1983; Schiller et al. 1979; Kan et al. 1981). Die prozentualen Veränderungen der Volumina und Ejektionsfraktionen bleiben aber vergleichbar (Erbel 1983).

Die besten Korrelationen zur Thermodilution ergaben schichtszintigraphische Untersuchungen, denen die ein- und zweidimensionale Echokardiographie mit Korrelationskoeffizienten von 0,78–0,55 für Schlagvolumen- und Cardiac Index bei unseren älteren Patienten deutlich unterlegen waren. Die Überlegenheit schichtszintigraphischer Untersuchungen gegenüber der zweidimensionalen Echokardiographie dürfte auf mehrere Ursachen zurückzuführen sein:

1. Die Schichtszintigraphie ermittelt und mittelt über 20–30 min die Aktivität im linken Ventrikel.
2. Sie läßt sich auch bei schwierigen anatomischen Verhältnissen durchführen.

Divergierende linksventrikuläre Volumenindizes und Ejektionsfraktionen in der zweidimensionalen Echokardiographie könnten auch abhängig sein vom hier gewählten Modell des Rotationsellipsoids. Dies trifft noch mehr für die eindimensionale Echokardiographie zu, bei der zur Volumenberechnung nach der Teichholz-Formel segmentale Kontraktionsstörungen ausgeschlossen sein müssen. Diese Voraussetzung war für zahlreiche Patienten mit koronarer Herzerkrankung nicht erfüllt. Darüber hinaus war eine paradoxe Septumbewegung infolge der Kammerstimulation bei mehr als der Hälfte der Patienten vorhanden.

Die Verwendung schichtszintigraphischer Untersuchungen ist andererseits durch den relativ hohen Zeitaufwand von 40 min, der für die Bestimmung der Volumina bei einer Frequenz und einem Stimulationsmodus notwendig sind, begrenzt.

Grundsätzliche Einschränkungen der erhobenen Daten beruhen darauf, daß alle Regressionsgeraden, gleichgültig ob sie schichtszintigraphisch oder echokardiographisch ermittelt und mit der Thermodilution verglichen wurden, nicht durch den Nullpunkt gehen und meist eine zu kleine Steigung aufweisen. Dies muß bei der klinischen Wertung der Ergebnisse dieser Untersuchungen berücksichtigt werden.

Untersuchungen über den Einfluß der Herzfrequenz auf die linksventrikulären Volumina, den Cardiac Index und die Ejektionsfraktion finden sich seltener als erwartet (Brudine et al. 1979; Erbel et al. 1984). Die meisten Untersucher benutzen eine oder zwei Untersuchungsmethoden zur Analyse frequenzabhängiger Änderungen der linksventrikulären Funktion, in keiner bisherigen Untersuchung wurden 4 Methoden miteinander verglichen. In guter Übereinstimmung mit diesen Untersuchungen nehmen auch bei unseren Patienten LVEDVI, LVESVI und SVI mit Zunahme der Herzfrequenz ab (De Maria et al. 1979; Dicola et al. 1983; Erbel et al. 1984; Thadani et al. 1979; Hirschleifer et al. 1975; McLaughlin et al. 1978; Ricci et al. 1979). In Analogie zu McLaughlin et al. (1978) nimmt bei unseren Patienten im Gegensatz zu anderen Untersuchern der Cardiac Index mit einer Zunahme der Herzfrequenz gering zu, bei einzelnen Patienten wurden aber ebenso auch geringe Abnahmen oder eine Konstanz des Herzzeitvolumens unter Frequenzanhebung beobachtet. Diese Variation innerhalb der Patienten dürfte u. a. Folge einer frequenzabhängigen Beeinträchtigung der linksventrikulären Funktion bei koronarer Herzerkrankung oder Folge kardialer Reflexmechanismen sein.

Auch die Ejektionsfraktion bleibt unter VVI-Stimulation relativ konstant bzw. nimmt in Übereinstimmung mit anderen Untersuchern (Ricci et al. 1979) bei unseren Patienten geringgradig ab. Die Abnahme der Ejektionsfraktion bei unseren Patienten entspricht in der Größenordnung der von Erbel et al. (1984) beschriebenen Reduktion. Darüber hinaus zeigt die vorliegende Untersuchung, daß eine Zunahme der Herzfrequenz bei vorhofgesteuerter Stimulation gleichfalls zu einer leichten Abnahme der Ejektionsfraktion führt. Daraus läßt sich ableiten, daß eine Verminderung der Ejektionsfraktion und des Schlagvolumenindex nicht allein durch die AV-Dissoziation bei VVI-Stimulation erklärbar ist. Die Abnahme der Ejektionsfraktion im VVI-Modus ist allerdings ausgeprägter als im DVI-Modus nach einer entsprechenden Frequenzanhebung.

Die Vorhofsystole bewirkte bei einer Stimulationsfrequenz von 60/min eine Zunahme des Cardiac Index um 14% des vergleichbaren Cardiac Index bei VVI-Stimulation und bei einer Stimulationsfrequenz von 20/min um 20–30%. Dieser hämodynamische Gewinn der vorhofsynchronen Stimulation ist vergleichbar mit den Untersuchungen von Hung et al. (1981), Karlöf (1975), Kappenberger et al. (1982) und Kruse et al. (1982). Erwartungsgemäß nahm deshalb unter bifokaler Stimulation der Schlagvolumenindex zwischen 12 und 16% bei einer Basisfrequenz von 60/min und zwischen 17–29% bei einer Frequenz von 120/min zu.

Die prozentuale Zunahme des Cardiac Index unter Vorhofstimulation bei unseren Patienten ist bei hohen Frequenzen stärker ausgeprägt als bei niedrigen, so daß wir die Untersuchungen von Creplet et al. (1983) nicht bestätigen können, der davon ausging, daß der Vorhofsystole bei hohen Frequenzen weniger Bedeutung zukommt. Der gleichbleibenden Bedeutung der atrialen Systole bei hochfrequenter DVI-Stimulation, bereits postuliert von Hung et al. (1981), kommt insbesondere dann klinische Relevanz zu, wenn der hämodynamische Gewinn frequenzadaptierbarer Einkammerschrittmacher mit vorhofsynchronem Stimulationsmodus verglichen werden soll (Karlöf et al. 1975).

Literatur

Creplet J, Sartieaux A, Bohyn P, Achkar F, Sacre J, Adda JL, Azancot I, DeMey D (1983) Study of the left ventricular performance during sequential and ventricular pacing by quantitative two dimensional echocardiography. In: Steinbach K, Glogar D, Laszkovics A, Scheibelhofer W, Weber H (eds) Cardiac Pacing. Steinkopff, Darmstadt, pp 199–204

De Maria AN, Neumann A, Schubart PJ, Lee G, Mason DT (1979) Systematic correlation of cardiac chamber size and ventricular performance determined with echocardiography and alterations in heart rate in normal persons. Am J Cardiol 43: 1–9

Dicola VC, Stewart WJ, Harthorne JW, Weymann AE (1983) Doppler ultrasound measurement of cardiac output in patients with physiologic dual chamber pacemakers. In: Steinbach K, Glogar D, Laszkovics A, Scheibelhofer W, Weber H (eds) Cardiac Pacing. Steinkopff, Darmstadt, pp 231–239

Eilles C, Gerhard W, Reiners C, Börner W (1983) EKG-getriggerte Emissions-Computertomographie der Herzbinnenräume. Methoden und klinische Ergebnisse. Nuklearmediziner 5: 275–283

Erbel R (1983) Funktionsanalyse des linken Ventrikels mittels zweidimensionaler Echokardiographie. In: Steinbach K, Glogar D, Laszkovics A, Scheibelhofer W, Weber H (eds) Cardiac Pacing. Steinkopff, Darmstadt, pp 24–50

Erbel R, Krebs W, Schweizer P, Richter HA, Mayer J, Effert S (1982) Comparison of single plane and biplane volume determination by two-dimensional echocardiography: asymmetric model hearts. Eur Heart J 3: 469–480

Erbel R, Schweizer P, Lambertz H, Henn G, Meyer J, Krebs W, Effert S (1983) Echoventriculography – a simultaneous analysis of two-dimensional echocardiography and cineventriculography. Circulation 67: 205–215

Erbel R, Schweizer P, Krebs W, Langen HJ, Meyer J, Effert S (1984) Effects of heart rate changes on left ventricular volume and ejection fraction: A 2-dimensional echocardiographic study. Am J Cardiol 53: 590–597

Hirschleifer J, Crawford M, O'Rourke RA, Karliner JS (1975) Influence of acute alterations in heart rate and systematic arterial pressure on echocardiographic measures of left ventricular performance in normal human subjects. Circulation 52: 835–841

Hung J, Kelly DT, Hutton BF, Uther JB, Baird DK (1981) Influence of heart rate and atrial transport on left ventricular volume and function: relation to hemodynamic changes by supraventricular arrhythmia. Am J Cardiol 48: 632–638

Kan G, Visser CA, Lie KI, Durrer D (1981) Left ventricular volumes and ejection fraction by single plane two-dimensional apex echocardiography. Eur Heart J 2: 339–343

Kappenberger L, Gloor HO, Babotai I, Steinbrunn W, Turina M (1982) Hemodynamic effects of atrial synchronization in acute and longterm ventricular pacing. Pace 5: 639–645

Karlöf I (1975) Haemodynamic effect of atrial triggered versus fixed rate pacing at rest and during exercise in complete heart block. Acta med Scand 197: 195–206

Kruse I, Arnman K, Conradson TB, Ryden L (1982) A comparison of the acute and long-term hemodynamic effects of ventricular inhibited and atrial synchronous ventricular inhibited pacing. Circulation 65: 846–855

Maisch B, Kochsiek K (1983) Underestimation of stroke volume (SVI) and cardiac index (CI) by TM-echocardiography during ventricular pacing In: Steinbach K, Glogar D, Laszkovics A, Scheibelhofer W, Weber H (eds) Cardiac pacing. Proceedings of the VIIth World Symposium in Cardiac Pacing. Steinkopff, Darmstadt: pp 193–197

McLaughlin PR, Kleimann JH, Martin RP, Doherty PW, Reitz B, Stinson EB, Daughters GT, Ingels NB, Alderman EL (1978) The effect of exercise and atrial pacing on left ventricular volume and contractility in patients with innervated and denervated hearts Circulation 58: 476–483

Ricci DR, Orlick AE, Alderman EL, Ingles NB, Daughters GT, Stinson EB (1979) Influence of heart rate in left ventricular ejection fraction in human beings. Am J Cardiol 44: 447–451

Schiller NB, Acquatella H, Ports TA, Drew D, Goerke J, Ringertz H, Silverman NH et al. (1979) Left ventricular volume from paired biplane two-dimensional cardiography. Circulation 60: 547–555

Teichholz LE, Kreulen T, Hermann MV, Gorlin R (1976) Problems in echocardiographic volume determination: Echocardiographic-angiographic correlation in the presence or absence of asynergy. Am J Cardiol 37: 7–11

Thadani U, Lewis RJ, West RO, Chiong MA, Parker JO (1979) Clinical, hemodynamic and metabolic responses during pacing in the supine and sitting postures in patients with angina pectoris. Am J Cardiol 44: 249–256

Der Mitralklappenschluß in Abhängigkeit von Vorhof- und Ventrikelkontraktion – sein Effekt auf die linksventrikuläre Füllungszeit bei VDD-Schrittmachern

H. von Bibra, U. Busch, A. Wirtzfeld

Einleitung

Während die Überlegenheit der AV-Synchronisation gegenüber der vorhofunabhängigen VVI-Stimulation übereinstimmend bestätigt ist, sind die Meinungen zur optimalen Dauer des programmierbaren AV-Intervalls beim physiologischen Schrittmacher hingegen widersprüchlich (von Bibra et al. 1984; Chamberlain et al. 1970; Hamby et al. 1973; Naito et al. 1980). Beim VDD-Schrittmacher besteht eine besondere Konstellation mit programmierbarem AV-Intervall einerseits – bekanntlich führen zu lange AV-Intervalle zu vorzeitigem Mitralklappenschluß (Shah et al. 1970; Zaki et al. 1969) – und intraventrikulärer Erregungsausbreitungsstörung mit dem elektrokardiographischen Bild eines Linksschenkelblocks, der bekanntlich ebenfalls das QS_1-Intervall verändert (Braunwald u. Morrow 1957; Haber u. Leatham 1965). Da gerade dieses Patientenkollektiv häufig einer Optimierung der diastolischen Herzfunktion bedarf, sollte hier mit der mechanokardiographisch erweiteren Echokardiographie die zeitliche Abhängigkeit des Mitralklappenschlusses sowohl von der vorausgegangenen Vorhoferregung als auch vom Beginn der LV-Systole untersucht und die Auswirkungen auf die LV-Füllungszeit festgestellt werden.

Methodik

51 Patienten wurden unter Ruhebedingungen untersucht. 21 waren herzgesund (Alter 24–57 Jahre), 11 hatten einen Linksschenkelblock bei verschiedenen kardialen Grunderkrankungen (Alter 49–70 Jahre), und 19 hatten einen Linksschenkelblock als Folge einer rechtsventrikulären Schrittmacherstimulation (Alter 21–75 Jahre) mit VDD-Einstellung, wobei die AV-Intervalle auf 50, 150 und 250 ms programmiert wurden.
Mittels Echo- und Apexkardiographie bei 100 mm/s Papiergeschwindigkeit wurden aus jeweils 10 kardialen Zyklen folgende Zeitintervalle gemittelt: Die LV-Präejektionszeit und -Austreibungsphase, ferner das Intervall von der QS-Zacke oder dem Schrittmacherspike zum Beginn des apexkardiographischen Steilanstiegs, zum Mitralklappenschluß und zur Mitralklappenöffnung, und zum Beginn der A-Welle im anterioren Mitralsegel und die Herzzykluslänge.

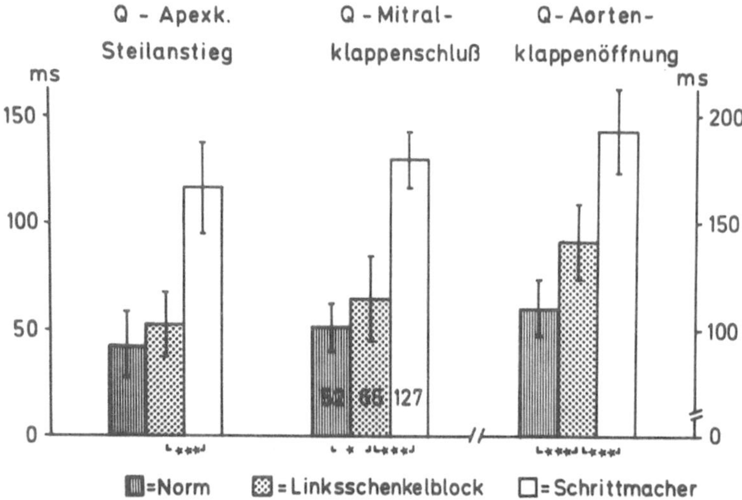

Abb. 1. Zeitintervalle von Q-Zacke *(Q)* bzw. Schrittmacherspike bis zum apexkardiographischen Steilanstieg und zum Mitralklappenschluß *(linke Vertikalachse)* und bis zur Aortenklappenöffnung *(rechte Vertikalachse)* bei Herzgesunden, Patienten mit Linksschenkelblock und mit VDD-Schrittmachern beim AV-Intervall von 50 ms. * = p < 0,05, *** = p < 0,001

Ergebnisse

Beginn der LV-Systole

Die Abb. 1 zeigt die zunehmende Verzögerung des apexkardiographischen Steilanstiegs von den Herzgesunden über die Linksschenkelblockgruppe zu den Schrittmacherträgern, bei denen er erst 119 ± 21 m/s nach dem Spike beginnt (p < 0,001). Das gleiche Verteilungsmuster besteht für den Mitralklappenschluß und die Aortenklappenöffnung. Die Herzfrequenz war nicht signifikant unterschiedlich.

Ende der A-Welle

Mit zunehmendem AV-Intervall fanden sich immer früher einfallende Schlußbewegungen der Mitralklappen (Abb. 2). Die Mittelwerte betrugen 127 ± 14 ms bei einem AV-Intervall von 50 ms, 83 ± 38 ms bei einem AV-Intervall von 150 ms und 20 ± 75 ms bei einem AV-Intervall von 250 ms (Abb. 3). Parallel dazu verlagerte sich der Beginn der A-Welle im anterioren Mitralsegel von 5 ± 17 ms vor dem SM-Spike bei einem AV-Intervall von 50 ms zu 76 ± 24 ms und schließlich zu 148 ± 38 ms vor dem Spike. Unverändert blieben der Beginn des Apexsteilanstiegs, der Aortenklappenöffnung und der Mitralklappenöffnung und die Herzzykluslänge.

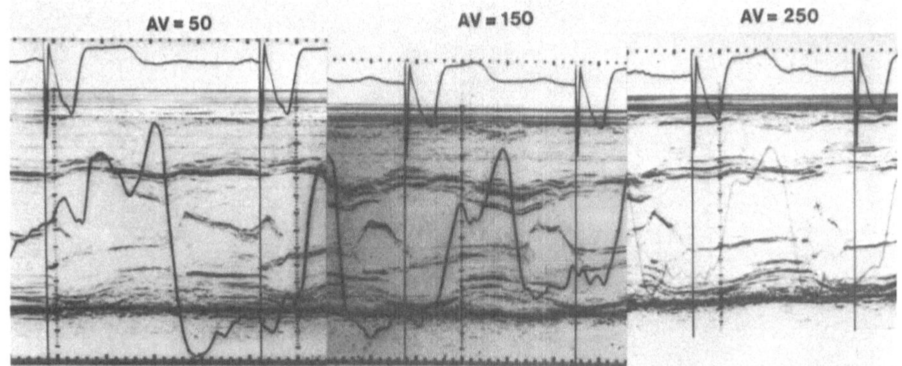

Abb. 2. M-mode-Echokardiogramm der Mitralklappen bei den AV-Intervallen von 50, 150 und 250 ms mit simultanem Apexkardiogramm. Während bei einem AV-Intervall von 50 ms eine komplette A-Welle im anterioren Mitralsegel erkennbar ist, rücken Beginn und Ende der A-Welle und damit auch der Mitralklappenschluß bei den längeren AV-Intervallen immer mehr in den Zeitraum der frühen Diastole, was eine erhebliche Verkürzung der LV-Füllungszeit mit sich bringt

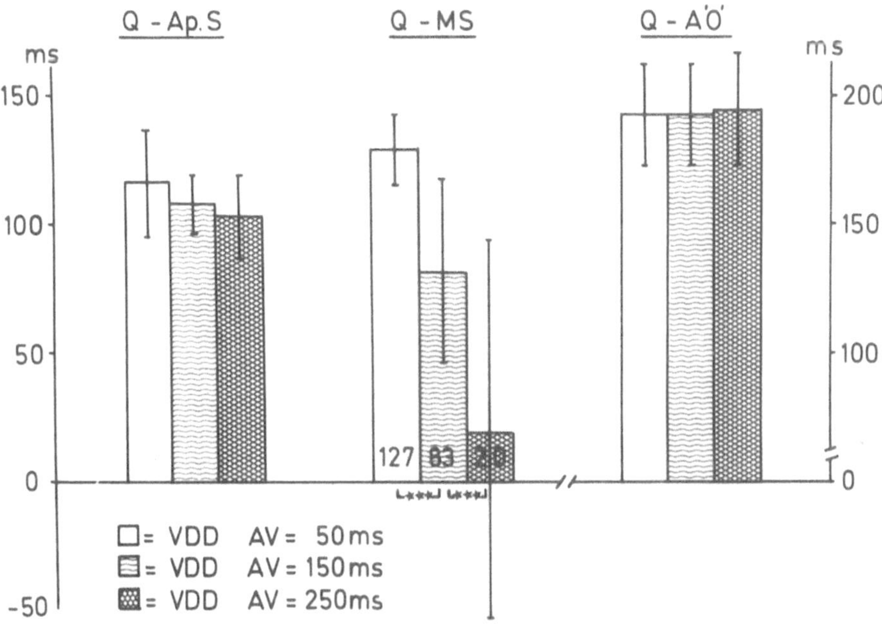

Abb. 3. Zeitintervalle vom Schrittmacherspike bis zum apexkardiographischen Steilanstieg *(Q-Ap. S)* und zum Mitralklappenschluß *(Q-MS)* *(linke senkrechte Achse)* sowie bis zur Aortenklappenöffnung *(Q-AÖ)* *(rechte senkrechte Achse)* für VDD-Einstellungen mit den AV-Intervallen von 50, 150 und 250 ms. *** = p < 0,001

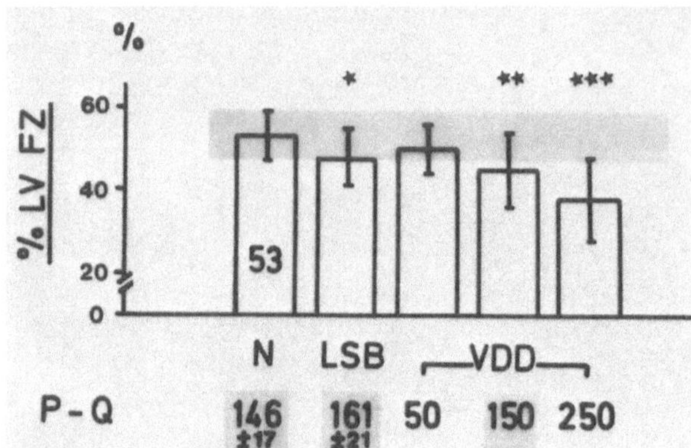

Abb. 4. LV-Füllungszeit *(LVFZ)*, angegeben in % der Herzzykluslänge bei Herzgesunden *(N)*, Patienten mit Linksschenkelblock *(LSB)* sowie mit VDD-Schrittmachern *(VDD)* bei den AV-Intervallen *(P–Q)* von 50, 150 und 250 ms, die in der untersten Zeile neben den spontanen AV-Intervallen angegeben sind. * = p < 0,05, ** = p < 0,01 und *** = p < 0,001

LV-Füllungs- und Austreibungszeit

Die prozentuale LV-Füllungszeit (Mitralöffnung bis -schluß/Herzzykluslänge) betrug bei Herzgesunden 53 ± 6%. Im Vergleich aller Patientenkollektive (Abb. 4) hatte nur die Schrittmachergruppe mit dem AV-Intervall von 50 ms einen ähnlichen Wert von 50 ± 6%. Die AV-Einstellung von 150 m/s führte zu einer signifikanten Reduktion im

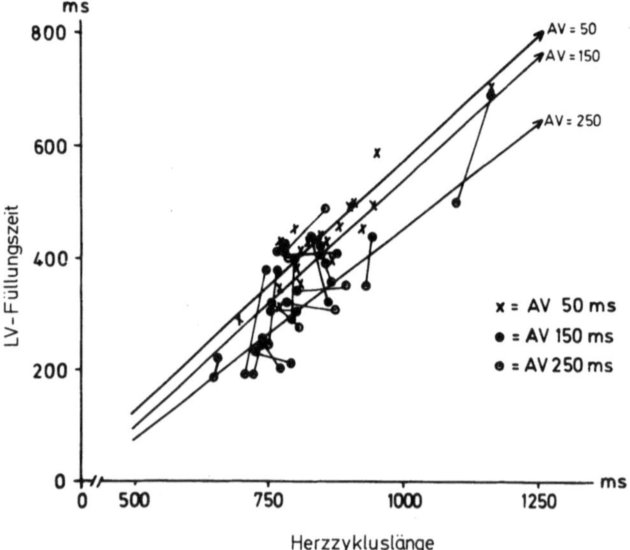

Abb. 5. Positive Regressionsgeraden zwischen der LV-Füllungszeit und der Herzzykluslänge für x (AV-Intervall 50 ms), ● (AV-Intervall 150 ms) und ○ (AV-Intervall 250 ms) bei Schrittmacherträgern, r = 0,93. Der Unterschied zwischen den Geraden ist signifikant (p < 0,01)

Vergleich zum normalen Patientengut und auch im Vergleich zur kurzen AV-Einstellung auf 45 ± 9% (p < 0,001), gefolgt von einer noch ausgeprägteren Reduktion auf 38 ± 10% bei dem AV-Intervall von 250 ms (p < 0,001).
Die bekannte Regressionsgerade zwischen LV-Füllungszeit und Herzzykluslänge (Abb. 5) wurde durch Verlängerung der AV-Intervalle signifikant nach unten verschoben (p < 0,01). Parallel zur LV-Füllungszeit reduzierte sich bei zunehmendem AV-Intervall der LV-Austreibungszeitindex von 412 ± 20 ms auf 395 ± 19 ms und auf 389 ± 15 ms bei einem AV-Intervall von 250 ms (p < 0,01).

Diskussion

Die Ergebnisse zeigen, daß mit zunehmender intraventrikulärer Erregungsausbreitungsstörung die LV-Systole und abhängig davon der Mitralklappenschluß immer später einsetzen. Bei Schrittmacherpatienten beträgt diese Verspätung 80 ms, zusätzlich zur normalen elektromechanischen Latenzzeit von ca. 50 ms.
Das bedeutet eine ausgeprägte Dissoziation zwischen dem elektrokardiographischen und dem hämodynamischen Beginn der LV-Systole. Zur Beurteilung von systolischen oder diastolischen Zeitintervallen bei Schrittmacherträgern muß man sich also auf die hämodynamischen Zeitpunkte stützen, da das EKG irreführende Grenzen absteckt. So dauert die funktionelle Diastole bis zum Mitralklappenschluß noch bis zu 127 ms nach dem Schrittmacherspike und dient der LV-Füllung im Rahmen der A-Welle, während dieses Intervall nach elektrokardiographischen Gesichtspunkten der Systole zuzuordnen wäre. Die korrekte Bestimmung der enddiastolischen Ventrikelgröße bei echokardiographischen oder szintigraphischen Untersuchungen sollte deshalb zum Zeitpunkt des Mitralklappenschlusses erfolgen; das übliche „timing" nach dem EKG würde zu falsch-kleinen Meßwerten führen.
Bei Sinusrhythmus mit physiologischer AV-Überleitung fällt das Ende der A-Welle zeitlich mit dem Beginn der LV-Systole zusammen, so daß der Mitralklappenschluß durch das gleichzeitige Einsetzen zweier verschiedener Mechanismen bewirkt wird. Bei zu langen AV-Intervallen, zumeist mehr als 200 ms bei AV-Block 1. oder 3. Grades (Craige 1976; Haber u. Leatham 1965; Shah et al. 1970), führt bereits das Ende der A-Welle zum Mitralklappenschluß, der dann deutlich vor dem Beginn der LV-Systole erfolgt. Dieser Mechanismus läßt sich bei VDD-Schrittmacherträgern schon bei einem AV-Intervall von 150 ms nachweisen. Das ist eine wichtige Beobachtung, da dieses Intervall bisher routinemäßig als Standard-AV-Intervall bei VDD-Schrittmachern programmiert worden ist.
Da die LV-Systole beim Schrittmacherträger um 80 ms später einsetzt, ist das funktionelle AV-Intervall um die gleiche Zeit verlängert, bei einem elektrischen AV-Intervall von 150 ms also auf 230 ms Abstand zwischen Vorhof- und Ventrikelkontraktion. Zur Wahrung des physiologischen Intervalls zwischen atrialer und ventrikulärer Aktivierung müßte auch die P-Welle 80 ms später einsetzen, was z. B. durch das Programmieren eines AV-Intervalls zwischen 50 und 100 ms Dauer beim VDD-Schrittmacher leicht durchzuführen ist. Die unphysiologische Wirkung von mehr als 100 ms langen AV-Intervallen haben bereits 1973 Hamby et al. in einer kinefluorographischen Untersuchung an einem Patienten mit Mitralklappenersatz und Schrittmacherimplantation bestätigt.

Der Mitralklappenschluß bedeutet naturgemäß das Ende der LV-Füllung. Entsprechend führt ein vorzeitiger Schluß der AV-Klappen bei im übrigen unveränderter Herzzykluslänge und Mitralöffnungszeit zu einer Reduktion der LV-Füllungszeit. Bei VDD-Schrittmacherträgern läßt sich offensichtlich eine Normalisierung der prozentualen und auch absoluten LV-Füllungszeit durch eine Verkürzung des AV-Intervalls auf 50 ms herbeiführen (Abb. 4). Das bestätigt die im letzten Abschnitt durchgeführten Überlegungen. Interessanterweise verbessert dies unter Ruhebedingungen auch den LV-Austreibungszeitindex. Nach dem Starling-Mechanismus ist deshalb durch die optimierte LV-Füllung ein entsprechend erhöhtes Schlagvolumen anzunehmen.

Sicherlich gewinnt dieser Effekt hämodynamische Bedeutung bei hoher Herzfrequenz, wenn z. B. unter Belastungsbedingungen die Diastolendauer überproportional abnimmt. Die LV-Füllungszeit beeinflußt jedoch auch bei myokardialen Erkrankungen mit reduzierter frühdiastolischer LV-Füllung entscheidend das Schlagvolumen, da ja systolisch nicht mehr aus dem Ventrikel herausgepumpt werden kann, als in der vorhergehenden Diastole hineingelangt ist. Gerade beim älteren Schrittmacherpatienten liegen häufig eine LV-Hypertrophie oder eine Koronarinsuffizienz vor.

Ein kurzes AV-Intervall verbessert beim VDD-Schrittmacher die LV-Füllung in physiologischer Weise und gibt deshalb sowohl dem älteren wie auch dem jugendlich aktiven Träger dieses sog. physiologischen Schrittmachersystems die Möglichkeit, seine kardiale Leistung weiter zu optimieren.

Literatur

Bibra H von, Ebner U, Busch U, Klein G, Alt E, Wirtzfeld A (1984) Echokardiographische Untersuchungen zur Optimierung der Therapie mit physiologischen Herzschrittmachern – Relevanz der Mitralklappenbewegung. Z Kardiol 73: 460–465

Braunwald E, Morrow AG (1957) Sequence of ventricular contraction in human bundle branch block. Am J Med 23: 205–211

Chamberlain DA, Leinbach RC, Vssaux CE (1970) Sequential atrioventricular pacing in heart block complicating acute myocardial infarction. N Engl J Med 282: 577–582

Craige E (1976) On the genesis of heart sounds. Contributions made by echocardiographic studies. Circulation 53: 207–209

Haber E, Leatham A (1965) Splitting of heart sounds from ventricular asynchrony in bundle branch block, ventricular ectopic beats and artificial pacing. Br Heart J 27: 691–696

Hamby RJ, Aintablian A, Wisoff BC (1973) The role of atrial systole in valve closure. Chest 64: 197–202

Naito M, Dreifus LS, Mardelli TJ et al. (1980) Echocardiographic features or atrioventricular and ventriculoatrial conduction. Am J Cardiol 46: 625–633

Shah PM, Dramer DH, Gramiak R (1970) Influence of the timing of atrial systole on mitral valve closure and on the first heart sound in man. Am J Cardiol 26: 231–237

Zaki A, Steinmetz E, Feigenbaum H (1969) Role of atrium in closure of mitral valve in man. Am J Physiol 217: 1652–1659

Ventrikelfunktion beim akuten Myokardinfarkt

J. Kohler, H. Sigel, C. Delagardelle, A. Schmidt, E. Henze, W.E. Adam, M. Stauch

Einleitung

Die Ventrikelfunktion beim Myokardinfarkt ist aus therapeutischen und prognostischen, seltener auch aus diagnostischen Gründen von Interesse. Der klinische Verlauf allein gibt hierfür nur unzureichende Information (Shah et al. 1980; Sanford et al. 1982; Heger et al. 1980). Zur Erfassung der linksventrikulären Funktion im akuten Infarktstadium sind wenig belastende, nichtinvasive Untersuchungsmethoden wünschenswert. In den letzten Jahren haben sich mit der zweidimensionalen Echokardiographie (2DE) und der Tc-Radionuklidventrikulographie (RNV) zwei Verfahren etabliert, die eine routinemäßige Erfassung der globalen und regionalen Wandfunktion ermöglichen (Adam et al. 1977; Heger et al. 1979). Beide Methoden erlauben außerdem eine problemlose Verlaufsbeobachtung.
Bei der Mehrzahl der Patienten kann eine Störung der Regionalfunktion als typische Folge des akuten Myokardinfarkts erfaßt werden; über die Haufigkeit regionaler Wandbewegungsstörungen gibt es in der Literatur aber unterschiedliche Angaben (Bloch et al. 1979; Gibson et al. 1982).

Methoden

Es wurden insgesamt 17 Patienten (15 männlich, 2 weiblich) im Durchschnittsalter von 55 Jahren (38–72 Jahre) mit klinisch erstmaligem akutem Myokardinfarkt prospektiv mittels 2D-Echokardiographie und Radionuklidventrikulographie untersucht. Beide Untersuchungen wurden unter vergleichbaren klinischen und therapeutischen Bedingungen am 5. und 18. Tag nach Auftreten der Symptomatik angewandt, 12 Patienten wurden am 105. Tag ein drittes Mal untersucht; in der Regel erfolgten die Untersuchungen unmittelbar nacheinander (max. Zeitintervall 24h).
Die *2DE* wurde mit einem mechanischen Sektorscanner (Typ ATL Mark 3000) in einem standardisierten Untersuchungsprogramm (apikaler Vier- und Zweikammerblick, parasternaler Längsachsenschnitt sowie Kurzachsenschnitte in Höhe der Mitralis und der Papillarmuskelköpfchen und schließlich subkostaler Vierkammerblick) durchgeführt. Die visuelle semiquantitative Auswertung mit Bestimmung von Infarktlokalisation, Global- und Regionalfunktion erfolgte ohne Kenntnis von EKG und nuklearmedizinischem Befund.

Die Infarktlokalisationen bezeichneten wir als Vorderwand-, Hinterwand- bzw. Lateralinfarkt. Die Globalfunktion wurde als normal (0), leicht (1), mäßig (2) oder stark (3) eingeschränkt klassifiziert. Die Regionalfunktion beurteilten wir nach üblichen Kriterien als Normokinesie (0), Hypokinesie (1), Akinesie (2) bzw. Dyskinesie (3), wobei dies nach Schartl et al. (1984) an insgesamt 11 Segmenten erfolgte (apikales Segment sowie je ein apikal und ein basal gelegenes septales, anteriores, laterales, posteriores und inferiores Segment); die Punktwerte der einzelnen Segmente addierten sich zum Gesamtscore. Schließlich bestimmten wir noch den Abstand des E-Punkts der Mitralklappenbewegung zum Septum (EPSS).

Die *RNV* wurde mit einem *High-sensitivity-Parallellochkollimator (LEAP)* und einer γ-*Kamera (ON 400)* in 2 Projektionen (LAO 30–45° mit 20- bis 30gradiger kranialer Angulation sowie LAO 60–90°) gewonnen. Die Lokalisation sowie die Festlegung der maximalen Störung der Regionalfunktion (Hypokinesie, Akinesie oder Dyskinesie) erfolgte visuell, die Bestimmung der Auswurffraktion und eines Gesamtscores für die Regionalfunktion (aus den regionalen Amplitudenwerten von 8 Sektoren pro Schnittebene) dagegen in einem rechnergestützten Auswertungsverfahren. Bei der 2. und 3. Untersuchung wurden die Patienten außerdem liegend am Fahrradergometer belastet; einen Abfall der Auswurffraktion und neu auftretende oder verstärkte regionale Bewegungsstörungen werteten wir als Hinweis auf eine zusätzliche Belastungskoronarinsuffizienz.

Die statistische Auswertung erfolgte mit parameterfreien Testverfahren (Wilcoxon-Test bzw. Friedman-Test für verbundene Stichproben).

Ergebnisse

Infarktlokalisation

Eine Störung der Regionalfunktion ließ sich mit der 2DE und mit der RNV bei der Erstuntersuchung in 14 von 17 Fällen nachweisen, wobei sich beide Methoden in je einem Fall ergänzten. Die Lokalisation stimmte in allen Fällen mit der topographischen Zuordnung aus dem EKG-Verlauf überein.
Im Verlauf war eine Infarktlokalisation noch bei weiteren 2 Fällen mittels 2DE, bei einem dritten Patienten mittels RNV möglich. In einem Fall erbrachten beide Methoden keinen Nachweis einer regionalen Wandbewegungsstörung.

Globalfunktion

Den Vergleich von semiquantitativer Einschätzung der Globalfunktion bei der 2DE (GF-2DE) und der nuklearmedizinischen Auswurffraktion (EF-RNV) zeigt Abb. 1. Es fand sich ein enger Zusammenhang zwischen beiden Größen ($r = 0{,}89$).
Klassifiziert man die Werte für die EF-RNV als stark ($< 0{,}35$), mäßig ($0{,}35$–$0{,}44$) oder leicht erniedrigt ($0{,}45$–$0{,}54$) bzw. als normal ($\geq 0{,}55$), so weichen beide Methoden (2DE und RNV) nur bei insgesamt 5 Einzeluntersuchungen von 4 Patienten voneinander ab. Nur in einem Fall ist eine deutliche Diskrepanz zwischen der echokardiographisch nur als leicht eingeschätzten, radionuklidventrikulographisch aber

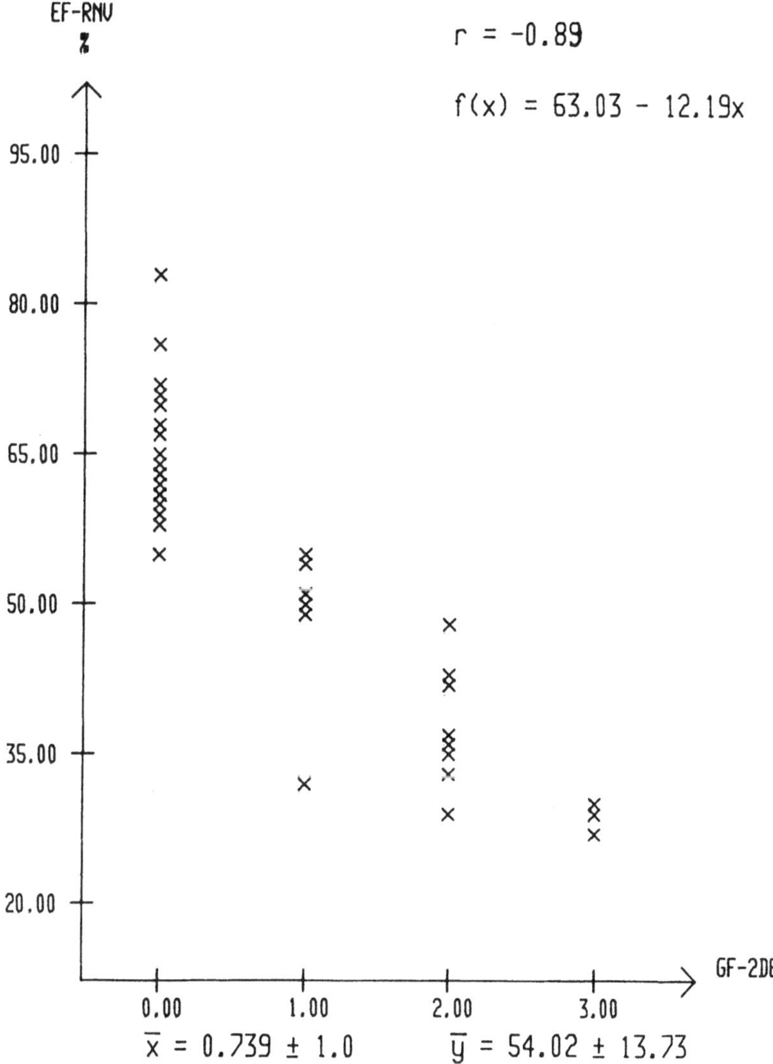

Abb. 1. Vergleich der Globalfunktion des linken Ventrikels mittels 2DE (semiquantitativ; *GF-2DE)* und RNV (quantitativ; *EF-RNV). 0* keine Einschränkung der Globalfunktion, *1* Globalfunktion leicht reduziert, *2* Globalfunktion mäßig reduziert, *3* Globalfunktion stark eingeschränkt

schweren linksventrikulären Funktionseinschränkung festzustellen. 3 der 5 abweichenden Einstufungen traten bei der Erstuntersuchung, 2 bei der zweiten Untersuchung auf.

Im Verlauf zeigten sich zwar bei einzelnen Patienten z. T. deutliche Veränderungen in der EF-RNV (Abb. 2), für das Gesamtkollektiv fand sich aber keine statistisch signifikante Veränderung.

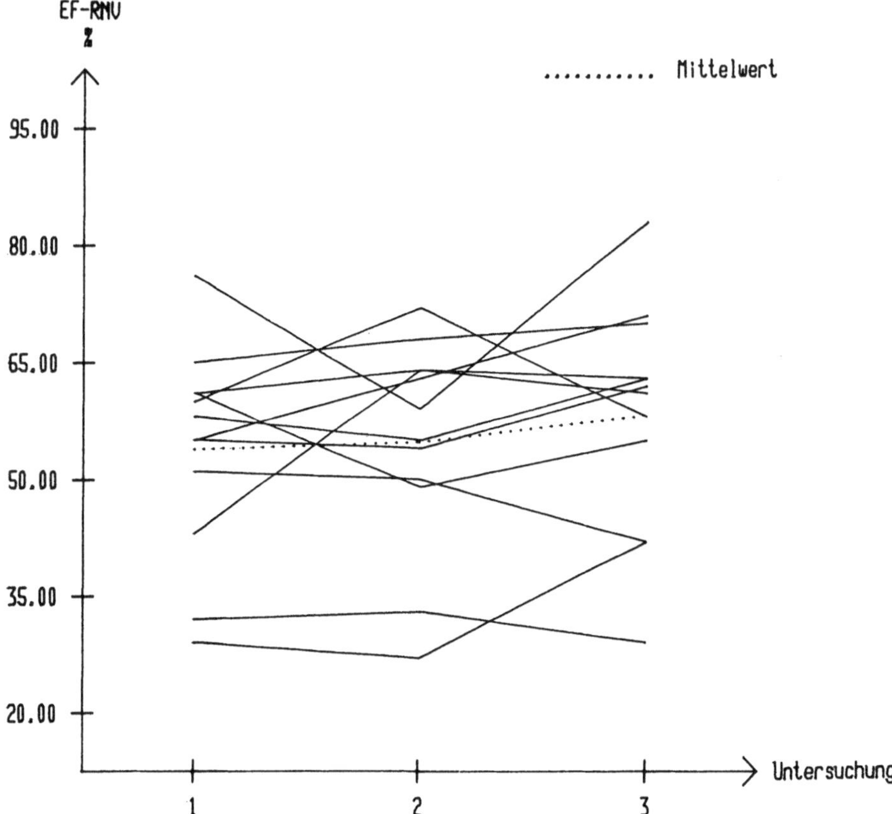

Abb. 2. Globalfunktion des linken Ventrikels (EF-RNV) im Verlauf. Die erste Untersuchung fand am 5. Tag, die zweite am 18. und die dritte am 105. Tag nach dem Infarkt statt

Abschätzung der Infarktgröße

Die Abschätzung der Infarktgröße, wie sie mit Hilfe des echokardiographischen bzw. nuklearmedizinischen Scores versucht wird, zeigt ein hohes Maß an Übereinstimmung zwischen beiden Methoden (r = 0,88; Abb. 3), wobei sich bei der RNV allerdings statistisch signifikant höhere Werte als bei der 2DE ergaben.
Die Bestimmung des E-Punkt-Septum-Abstandes (EPSS) als eindimensionalem echokardiographischem Parameter zeigt eine recht gute inverse Beziehung zur linksventrikulären Globalfunktion, gemessen an der EF der RNV (r = 0,71; Abb. 4).

Störung der Regionalfunktion

Die mit beiden Methoden visuell vorgenommene Beurteilung der Regionalfunktion in Normo-, Hypo-, A- oder Dyskinesie weist eine nur mäßige Korrelation auf (r = 0,60), wobei sich echokardiographisch eine signifikant höhere Einschätzung der Bewegungsstörung ergibt.

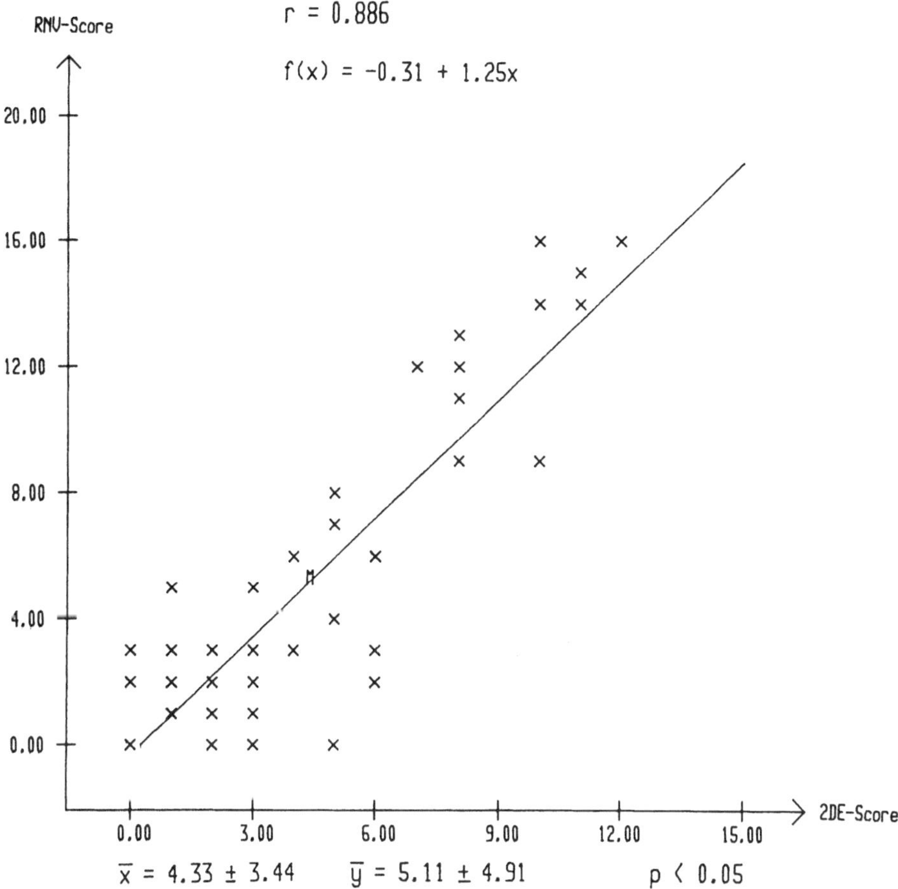

Abb. 3. Vergleich der Infarktgröße in 2DE und RNV (semiquantitativer Score)

Zusatzinformation

Außer den für den Vergleich wesentlichen Daten konnten mit der 2DE bzw. RNV wichtige zusätzliche Informationen gewonnen werden. So ergab sich mit der 2DE bei 5 Patienten die Diagnose eines kavitären Thrombus (Klassifikation 3 oder 4 nach Asinger et al. 1981), bei 4 Patienten zeigte sich im Verlauf ein kleiner Perikarderguß, bei 2 Patienten eine Infarktbeteiligung des rechten Ventrikels, und bei 3 Patienten mußte der Verdacht auf eine Papillarmuskeldysfunktion geäußert werden.
Bei den Belastungsuntersuchungen mittels RNV zeigten 6 Patienten einen signifikanten Abfall der EF als Hinweis auf eine weiterbestehende Belastungskoronarinsuffizienz. In einem Fall fand sich zusätzlich eine Mitbeteiligung des rechten Ventrikels.

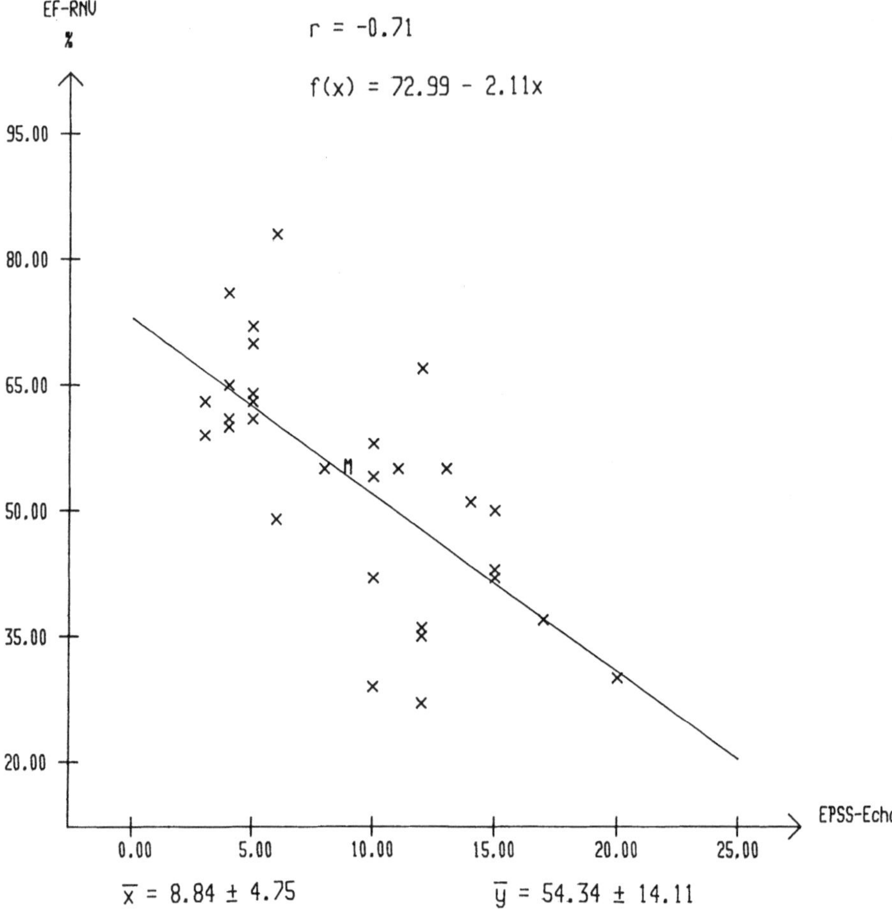

$$\overline{x} = 8.84 \pm 4.75 \qquad \overline{y} = 54.34 \pm 14.11$$

Abb. 4. Vergleich von Mitralis-Septum-Abstand (EPSS) im Echokardiogramm mit der linksventrikulären Globalfunktion im RNV (EF-RNV)

Diskussion

Infarktlokalisation

Unsere Ergebnisse zeigen, daß eine topographische Zuordnung des Myokardinfarkts mit RNV und 2DE in gleicher Weise möglich ist. Die bei der Zweituntersuchung häufiger mögliche Lokalisation des Infarkts ist wohl durch die besseren Untersuchungsbedingungen am mobilisierten Patienten zu erklären. Der einzige Patient, der bei beiden Methoden einen Normalbefund bot, wurde später mittels Kontrastmittelventrikulographie untersucht. Dabei ließ sich angiographisch trotz proximalem RIVA-Verschluß keine Störung der Regionalfunktion nachweisen.

Globalfunktion

Für die Beurteilung der Globalfunktion eignet sich eine Volumenmethode wie die RNV besonders gut. Dagegen ergeben sich bei der 2DE als einer Methode, die Grenzflächen darstellt, für quantitative Analysen Probleme, z. B. Veränderung der Reflexionsebene während der Kontraktion sowie Konturabrisse oder auch Schwierigkeiten der Konturabgrenzung am Standbild. Bei qualitativ guten echokardiographischen Aufzeichnungen, wie sie bei dieser Studie nicht immer vorausgesetzt werden konnten, sind durchaus gute und reproduzierbare bzw. vergleichbare Ergebnisse möglich (Erbel et al. 1980, 1981).
Entsprechend den Ergebnissen in der Literatur (Rich et al. 1982; Stamm et al. 1982) erreichten wir mit der 2DE eine für klinische Fragestellungen genügende semiquantitative Klassifikation der Ventrikelfunktion, eine qualitativ ausreichende Darstellung im apikalen Vier- und Zweikammerblick vorausgesetzt. Nur in einem Fall fanden wir eine stärkere Abweichung zur Nuklearmedizin, wobei bei diesem Patienten der apikale Zweikammerblick nur schlecht darstellbar war. Bei der zweiten Kontrolle konnte dann aber die erheblich eingeschränkte Ventrikelfunktion mit der 2DE erkannt werden.
Daß sich bei den Verlaufsuntersuchungen mit der RNV keine statistisch signifikante Veränderung ergab (vgl. Abb. 2), wie dies in der Literatur beschrieben ist (Schelbert et al. 1976; Dewhurst et al. 1981), ist wohl mit auf das unterschiedliche Verhalten der einzelnen Patienten zurückzuführen.
Für eine differenzierte Betrachtung ist das Kollektiv zu klein, doch scheinen sich hier Hyperkontraktilität des nichtischämischen Myokards, Asynergie des ischämischen Randbereichs in der akuten Phase mit Stabilisierung der Nekrose des linken Ventrikels im Rahmen der Narbenbildung und Verschwinden der Ischämie sowie der Katecholaminstimulation in ihrer Auswirkung auf die Ventrikelfunktion gegenseitig aufzuheben.

Abschätzung der Infarktgröße

Zur semiquantitativen Erfassung der Größe der regionalen Wandfunktionsstörung als Folge des Infarkts gibt es verschiedene Modelle (z. B. Weyman 1982; Marshall et al. 1979). Die gute Korrelation zwischen den mit 2DE und RNV gewonnenen Scores auch in dieser Studie zeigt, daß eine derartige Bestimmung der funktionellen Infarktgröße mit beiden Methoden möglich ist (Charuzi et al. 1978).
Zusätzlich ließ sich in dieser Studie der Wert des sehr einfach zu bestimmenden eindimensionalen Parameters EPSS bestätigen, der entsprechend den Angaben in der Literatur recht gut mit der linksventrikulären Auswurffraktion korreliert (Massie et al. 1977; D'Cruz et al. 1979).

Störung der Regionalfunktion

Während die RNV als volumenabbildende Methode eine exakte Bestimmung der Globalfunktion ermöglicht, ist eine quantitative Erfassung der Regionalfunktion

auch bei sektorieller Betrachtung mit Bestimmung von Amplituden und Phasen infolge der begrenzten räumlichen Auflösung problematisch (Sigel 1982). Dagegen ist die Echokardiographie als grenzflächendarstellende Methode mit zudem besserer lokaler Auflösung für derartige Untersuchungen geradezu prädestiniert.
Die visuelle Analyse sowohl der nuklearmedizinischen als auch der echokardiographischen Bilder zeigte daher nicht überraschend eine nur mäßige Korrelation; die bessere Beurteilbarkeit am Ultraschallschnittbild dürfte die signifikant höheren Werte im Score bei der 2DE hinreichend erklären.

Zusatzinformation

Beide Methoden sind geeignet, weitere und sich ergänzende Information bei Patienten mit Myokardinfarkt zu liefern. Bei der 2DE handelte es sich um morphologische (Thrombus, Perikarderguß) wie auch funktionelle Veränderungen (RV-Beteiligung, v. a. PPM-Dysfunktion). Die RNV als Untersuchung, die auch während körperlicher Belastung problemlos durchgeführt werden kann, liefert dagegen Aussagen über eine induzierbare Belastungskoronarinsuffizienz.

Zusammenfassung

1. Infarktlokalisation und Verlaufsbeobachtung sind mit 2DE und RNV in leichter Weise möglich.
2. Die Beurteilung der linksventrikulären Globalfunktion ist mit beiden Methoden weitgehend gleichrangig möglich.
3. Die technische Qualität ist bei der RNV insgesamt besser als bei der 2DE.
4. Beide Methoden liefern bedeutsame und sich ergänzende Zusatzinformationen.

Literatur

Adam WE, Sigel H, Geffers H, Kampmann H, Bitter F, Stauch M (1977) Analyse der regionalen Wandbewegung des linken Ventrikels bei koronarer Herzerkrankung durch ein nicht-invasives Verfahren (Radionuklid-Kinematographie). Z Kardiol 66: 545–555
Asinger RW, Mikell FL, Sharma B, Hodges M (1981) Observations on detecting left ventricular thrombus with two-dimensional echocardiography: Emphasis on avoidance of false positive diagnosis. Am J Cardiol 47: 145–156
Bloch A, Morard JD, Mayor C, Perrenoud JJ (1979) Cross-sectional echocardiography in acute myocardial infarction. Am J Cardiol 43: 387 (abstract)
Charuzi Y, Davidson R, Barrett M, Shah P, Berman D, Waxman A, Pichler M et al. (1978) A quantitative comparison of cross-sectional echocardiography and radionuclide angiography in acute myocardial infarction. Circulation [Suppl. II] 57/58: 52 (abstract)
Dewhurst NG, Hannan WJ, Brash HM, Wraith PK, Muir AL (1981) The prevalence and prognosis of ventricular dyskinesis after myocardial infarction using radionuclide ventriculography. Eur Heart J 2: 409–417
D'Cruz A, Lalmalani GG, Sambasivan V, Cohen HC, Glick G (1979) The superiority of mitral E point-ventricular septum separation to other echocardiographic indicators of left ventricular performance. Clin Cardiol 2: 140–145

Erbel R, Schweizer P, Meyer J, Grenner H, Krebs W, Effert S (1980) Bestimmung der Volumina und der Ejektonsfraktion des linken Ventrikels aus dem zweidimensionalen Echokardiogramm bei Patienten mit koronarer Herzerkrankung. Z Kardiol 69: 52–61

Erbel R, Schweizer P, Krebs W, Pyhel N, Meyer J, Effert S (1981) Monoplane und biplane zweidimensionale echokardiographische Volumenbestimmung des linken Ventrikels. II. Untersuchungen bei koronarer Herzerkrankung. Z Kardiol 70: 436–444

Gibson RS, Bishop HL, Stamm RB, Crampton RS, Beller GA, Martin RP (1982) Value of early two-dimensional echocardiography in patients with acute myocardial infarction. Am J Cardiol 49: 1110–1119

Heger JJ, Weyman AE, Wann LS, Dillon JC, Feigenbaum H (1979) Cross-sectional echocardiography in acute myocardial infarction: Detection and localization of regional left ventricular asynergy. Circulation 60: 531–538

Heger JJ, Weyman AE, Wann LS, Rogers EW, Dillon JC, Feigenbaum H (1980): Cross-sectional echocardiographic analysis of the extent of left ventricular asynergy in acute myocardial infarction. Circulation 61: 1113–1118

Marshall RC, Berger HJ, Costin JC, Freedman GS, Wolberg J, Cohen LS, Gottschalk A, Zaret BR (1977) Assessment of cardiac performance with quantitative radionuclide angiocardiography: sequential left ventricular ejection fraction, normalized left ventricular ejection rate, and regional wall motion. Circulation 56: 820–827

Massie BM, Schiller NB, Ratshin RA, Parmley WW (1977) Mitral-septal separation: New echocardiographic index of left ventricular function. Am J Cardiol 39: 1008–1016

Rich S, Sheikh A, Gallastegui J, Kondos GT, Mason T, Lam W (1982) Determination of left ventricular ejection fraction by visual estimation during real-time two-dimensional echocardiography. Am Heart J 104: 603–606

Sanford CF, Corbett P, Nicod P, Curry GL, Lewis SE, Demmer GJ, Anderson A, Moses B, Willerson JT (1982): Value of radionuclide ventriculography in the immediate characterization of patients with acute myocardial infarction. Am J Cardiol 49: 637–644

Schartl M, Rutsch W, Paepper H, Müller U (1984) Stellenwert der zweidimensionalen Echokardiographie in der Diagnostik akuter transmuraler Erstinfarkte. Z Kardiol 73: 56–65

Schelbert HR, Henning H, Ashburn WL, Verba JW, Karliner JS, O'Rourke RA (1976) Serial measurements of left ventricular ejection fraction by radionuclide angiography early and late after myocardial infarction. Am J Cardiol 38: 407–415

Shah KP, Pichler M, Berman DS, Singh BH, Swan HJC (1980) Left ventricular ejection fraction determined by radionuclide ventriculography in early stages of first transmural infarction. Am J Cardiol 45: 542–546

Sigel H (1982) Kontrastventrikulographische und radionuklidventrikulographische Untersuchungen zur quantitativen Erfassung der Global- und Regionalfunktion des linken Ventrikels bei Patienten mit koronarer Herzerkrankung. Habilitationsschrift, Universität Ulm

Stamm RB, Carabello BA, Mayers DL, Martin RP (1982) Two-dimensional echocardiographic measurement of left ventricular ejection fraction: Prospective analysis of what constitutes an adequate determination. Am Heart J 104: 136–144

Weyman AE (1982) Cross-sectional echocardiography. Lea & Febiger, Philadelphia

Einfluß akuter β-Blockade auf die diastolische Funktion des linken Ventrikels während isometrischer Belastung

R. Griebenow, R. Deubel, L. Krämer, E. Godehardt, F. Saborowski

Einleitung

Die Echo-Phono-Mechano-Kardiographie stellt eine nichtinvasive Methode zur Beurteilung der diastolischen Funktion des linken Ventrikels dar (Traill u. Gibson 1979). Während systolische Funktionsparameter unter isometrischer Belastung bereits mehrfach untersucht wurden (Claus et al. 1981; Perez-Gonzales et al. 1981; Stefadouros et al. 1974), liegen solche Daten hinsichtlich diastolischer Funktionsparameter bisher nicht vor. Ziel der vorliegenden Studie war es daher, an einem Kollektiv von Normalpersonen das diastolische Verhalten des linken Ventrikels während isometrischer Belastung mittels Echokardiographie zu charakterisieren und weiterhin zu untersuchen, inwieweit das unter Ausgangsbedingungen beobachtete Verhalten durch belastungsinduzierte Änderungen des Sympathikotonus erklärt werden kann.

Methoden

Es wurden 12 gesunde, nicht hospitalisierte Probanden untersucht (10 Männer, 2 Frauen, Alter: 24 Jahre, $\overline{X}$), die nach Anamnese, körperlichem Untersuchungsbefund und Ruheechokardiogramm keinen Anhalt für das Vorliegen einer kardiovaskulären Erkrankung boten. Keiner der Probanden stand unter einer Medikation. Die Untersuchung erfolgte liegend. Nach Legen einer Verweilkanüle in die linke V. cubitalis und Plazierung der EKG-Elektroden wurde zunächst eine 15minütige Pause eingelegt. Anschließend erfolgte die Registrierung des Echokardiogramms in Ruhe als Doppel-M-mode-Echokardiogramm (Diasonics, V 3400 R) in Form einer simultanen Aufzeichnung des Aortenklappenechos und eines Echokardiogramms auf Höhe des linken Ventrikels (100 mm/s) und die Blutabnahme für die Bestimmung der Plasmakatecholamine. Gleiches wurde am Ende einer 3minütigen isometrischen Belastung mittels Ballonmanometer mit 50% der individuellen maximalen Kontraktionskraft durchgeführt. Die arterielle Blutdruckmessung erfolgte mittels Manschette. An die isometrische Belastung schloß sich eine 15minütige Pause an. Dann erfolgte die intravenöse Injektion von 10 mg Metoprolol mit einer weiteren 15minütigen Pause nach Ende der Injektion. Daraufhin erfolgte Wiederholung der echokardiographischen Registrierung und Blutdruckmessung und Blutabnahme zur Bestimmung der Plasmakatecholamine in Ruhe und am Ende einer weiteren 3minütigen isometrischen Belastung. Die Bestimmung der Plasmakatecholamine erfolgte radio-enzymatisch mit einer modifizierten Methode nach Da Prada u. Zürcher (1976). Die Auswertung der Echokardiogramme erfolgte halbautomatisch und computerassistiert. Folgende Größen wurden gemessen bzw. errechnet: Herzfrequenz (HF; min^{-1}), systolischer Blutdruck (RR_s; mmHg), enddiastolischer Durchmesser des linken Ventrikels (EDD) zu Beginn des QRS-Komplexes (mm), endsystolischer Durchmesser des linken Ventrikels (ESD) zum Zeitpunkt des Aortenklappenschlusses (mm), fraktionelle Verkürzung (FS): (EDD − ESD): EDD (%), mittlere zirkumferentielle Faserverkürzungsgeschwindigkeit (Vcf) = FS: LVET (circ/s), isovolumetrische Relaxationsperiode (IVR) als Zeit von Aortenklappenschluß bis Mitralklappenöffnung (ms), Füllungsperiode (FP) als Zeit von Mitralklappenöffnung bis zu Beginn des nächsten QRS-Komplexes (ms), maximale Durchmesseränderungsgeschwindigkeit des linken Ventrikels während der Füllungsperiode (dD/dt_{max}; cm/s) und schnelle Füllungsperiode (RFP) als Zeit von Mitralklappenöffnung bis zu dem Punkt, an dem dD/dt auf 20% des Maximalwertes abgefallen ist. Die statistische Analyse erfolgte mittels t-Tests, Signifikanz wurde angenommen, wenn p < 0,05 war.

Ergebnisse

Tabelle 1 gibt die Mittelwerte und Standardabweichungen aller genannten Parameter in Ruhe und während isometrischer Belastung sowohl vor als auch nach Gabe von Metoprolol i. v. wieder. Unter Ausgangsbedingungen induziert 3minütige Handgripbelastung einen signifikanten Anstieg der Herzfrequenz und des systolischen arteriellen Blutdrucks. Es findet sich eine leichte Zunahme für den enddiastolischen und endsystolischen Durchmesser, die für letzteren signifkant ausfällt. Entsprechend kommt es zu einer signifikanten Reduktion der FS, während die leichte Abnahme der

Tabelle 1. Mittelwerte und Standardabweichungen aller genannten Parameter für Ruhebedingungen und isometrische Belastung vor und nach 10 mg Metoprolol i. v. Abkürzungen s. Text

	Ruhe		Handgrip	
	vor	nach	vor	nach
		Metoprolol		Metoprolol
HF [min^{-1}]	66 ± 8	56 ± 7[b]	84 ± 16[b]	65 ± 10[a, b]
RR_s [mmHg]	125 ± 9	113 ± 9[b]	158 ± 14[a]	147 ± 22[a]
EDD [mm]	50 ± 5	50 ± 4	51 ± 5	52 ± 4[a]
ESD [mm]	32 ± 5	33 ± 5	34 ± 4[a]	35 ± 4[a]
FS [%]	36 ± 5	35 ± 6	33 ± 5[a]	31 ± 6[a]
Vcf [circ/s]	1,17 ± 0,16	1,08 ± 0,18[b]	1,11 ± 0,18	0,99 ± 0,18[a]
dD/dt_{max} [cm/s]	18,1 ± 2,6	17,9 ± 3,1	18,4 ± 5,8	15,5 ± 4,1[a]
IVR [ms]	58 ± 14	66 ± 12	64 ± 11[a, b]	77 ± 13[a, b]
FP [ms]	481 ± 97	617 ± 121[b]	294 ± 118[a]	457 ± 133[a, b]
RFP [ms]	94 ± 18	104 ± 28	124 ± 52	117 ± 44
Noradrenalinkonzentration [pg/ml]	397 ± 108	373 ± 133	485 ± 260	633 ± 414[a]

a Signifikante Differenz Ruhe/Hand-grip
b Signifikante Differenz vor/nach Metoprolol

Vcf statistisch nicht signifikant ist. Während sich die dD/dt $_{max}$ kaum ändert, zeigen die isovolumetrische Relaxationsperiode und die rasche Füllungsperiode eine tendenzielle Zunahme, die jedoch statistisch nicht signifikant ausfällt. Nach 10 mg Metoprolol i. v. kommt es in Ruhe zu einer signifikanten Senkung der Herzfrequenz und des systolischen Blutdrucks. Bis auf eine ebenfalls signifikante Abnahme der Vcf zeigen alle anderen Parameter keine signifikante Differenz zu den Werten vor Gabe von Metoprolol. Während isometrischer Belastung kommt es wiederum zu einem signifikanten Anstieg der Herzfrequenz und des systolischen Blutdrucks. Die erreichte Endfrequenz ist jedoch signifikant niedriger als diejenige vor Metoprolol, dies trifft für den systolischen Blutdruck nicht zu. Nach Metoprolol nehmen jetzt sowohl der enddiastolische als auch der endsystolische Durchmesser signifikant zu, ohne daß sich signifikante Differenzen zu den Werten während isometrischer Belastung vor Metoprolol finden. Für die FS und Vcf resultiert nach Metoprolol unter isometrischer Belastung eine signifikante Abnahme, wobei auch hier die Unterschiede zu den Werten während isometrischer Belastung vor Metoprolol nicht signifikant sind. Die schnelle Füllungsperiode zeigt wiederum eine tendenzielle Zunahme, die jedoch weder zum Ausgangswert noch zu dem während isometrischer Belastung vor Metoprolol erreichten Wert einen signifikanten Unterschied aufweist. Demgegenüber fällt die Zunahme der IVR unter isometrischer Belastung nach Metoprolol jetzt stärker aus und weist einen signifikanten Unterschied sowohl zum Ruhewert nach Metoprolol als auch zum erreichten Wert während isometrischer Belastung vor Metoprolol auf. Belastungsinduziert kommt es nach Metoprolol weiterhin zu einer signifikanten Abnahme der dD/dt$_{max}$. Unter Ausgangsbedingungen beträgt die Plasmanoradrenalinkonzentration 397 $\pm$ 108 pg/ml und steigt während isometrischer Belastung auf 485 $\pm$ 260 pg/ml an. Nach Metoprolol i. v. beträgt die Plasmanoradrenalinkonzentration in Ruhe 373 $\pm$ 133 pg/ml und steigt während isometrischer Belastung auf 633 $\pm$ 414 pg/ml an. Nur letztere Änderung ist statistisch signifikant.

Diskussion

Während isometrischer Belastung in Form eines Handgriptests kommt es zu einem signifikanten Anstieg der Herzfrequenz und des systolischen arteriellen Blutdrucks. Dabei ändern sich der enddiastolische und endsystolische Durchmesser des linken Ventrikels entweder nicht oder nehmen gleichsinnig leicht zu (Claus et al. 1981; Perez- Gonzales et al. 1981; Stefadouros et al. 1974). Im Gegensatz zur ergometrischen Belastung, die zu einer Zunahme der FS und Vcf führt, werden diese durch isometrische Belastung entweder nicht beeinflußt oder nehmen leicht ab (Claus et al. 1981; Perez-Gonzales et al. 1981; Stefadouros et al. 1974). Ludbrook et al. (1982) konnten für invasiv gewonnene Parameter der diastolischen Funktion des linken Ventrikels keine Änderung während isometrischer Belastung nachweisen. Die im Rahmen der hier vorgelegten Studie gewonnenen Ergebnisse bestätigen die Befunde der genannten Untersucher hinsichtlich der erhobenen Parameter für die systolische und diastolische Funktion des linken Ventrikels während isometrischer Belastung unter Ausgangsbedingungen.
Nach akuter β-Adrenozeptorenblockade wurde von anderen Untersuchern in Ruhe keine signifikante Änderung des enddiastolischen und endsystolischen Durchmessers

beobachtet (Andersen u. Vik-.Mo 1982) mit einer geringfügigen Abnahme der Werte der FS und Vcf (Andersen u. Vik-Mo 1982; Frishman 1975; Ludbrook et al. 1982). Weiterhin wurden invasiv gemessene Parameter der diastolischen Funktion durch die β-Blockade allein nicht beeinflußt (Karliner et al. 1977). Auch hier bestätigen unsere Ergebnisse die Befunde der genannten Autoren. Während isometrischer Belastung kam es bei den von uns untersuchten Probanden zu einer gegenüber den Werten vor Metoprolol signifikant unterschiedlichen Anhebung des systolischen Drucks bei geringerem Anstieg der Herzfrequenz, was ebenfalls den Befunden der Literatur entspricht (Martin et al. 1974; McAllister 1979; McDonald et al. 1966; Perez-Gonzales et al. 1981). Während isometrischer Belastung nach Metoprolol i. v. kommt es zu einer signifikanten Zunahme des enddiastolischen und endsystolischen Durchmessers des linken Ventrikels mit daraus resultierender signifikanter Reduktion der FS und Vcf. Dabei sind die durch Handgrip induzierten Änderungen ausgeprägter als vor Gabe von Metoprolol, eine statistisch signifikante Differenz während isometrischer Belastung zwischen den Werten vor und nach Metoprolol läßt sich jedoch nicht finden. Gleichzeitig induziert Handgripbelastung nach Metroprolol eine signifikante Zunahme der IVR sowie eine signifikante Abnahme der dD/dt_{max}, die RFP zeigt keine signifikanten Änderungen. Zusammenfassend äußert sich die Inhibition der kardialen Katecholaminwirkung während isometrischer Belastung in einer Zunahme des enddiastolischen und endsystolischen Durchmessers des linken Ventrikels. Systolische und diastolische Funktionsparameter werden weiterhin gleichzeitig beeinflußt im Sinne einer Abnahme der FS und Vcf sowie einer Zunahme der isovolumetrischen Relaxation und einer geringeren diastolischen Durchmesseränderungsgeschwindigkeit des linken Ventrikels.

Literatur

Andersen K, Vik-Mo H (1982) Role of the Frank-Starling mechanism during maximal exercise after oral atenolol. Br Heart J 48: 149–155

Claus J, Griebenow R, Saborowski F, Weiand U (1981) Echocardiography during isometric and dynamic exercise in normals. Eur Heart J [Suppl A] 2: 112

Da Prada M, Zürcher G (1976) Simultaneous radioenzymatic determination of plasma and tissue adrenaline, noradrenaline and dopamine within the fentomole range. Life Sci 19: 1161–1164

Flessas AP, Ryan TJ (1983) Atropine induced cardioacceleration in patients on chronic propranolol therapy: Comparison with the positive chronotropic effect of isometric exercise. Am Heart J 105: 230–233

Frishman W, Smithen C, Befler B, Kligfield P, Killip T (1975) Noninvasive assessment of clinical response to oral propranolol therapy. Am J Cardiol 35: 635–644

Karliner JS, LeWinter MM, Mahler F, Engler R, O'Rourke RA (1977) Pharmacologic and hemodynamic influences on the rate of isovolumic ventricular relaxation in the normal conscious dog. J Clin Invest 60: 511–521

Ludbrook PA, Gowda S, Tiefenbrunn AJ (1982) The relationship between left ventricular functional response to isometric exercise and asynergic contraction and diastolic stiffness. Cathet Cardiovasc Diagn 8: 113–129

Martin CE, Shaver JA, Leon DF, Thompson ME, Reddy PS, Leonhard JJ (1974) Autonomic mechanisms in hemodynamic responses to isometric exercise. J Clin Invest 54: 104–110

McAllister RG (1979) Effect of adrenergic receptor blockade on the responses to isometric handgrip: Study in normal and hypertensive subjects. J Cardiovasc Pharmacol 1: 253–255

McDonald HR, Sapru RP, Taylor SH, Donald K (1966) Effect of intravenous propranolol on the systemic circulatory response to sustained handgrip. Am J Cardiol 18: 333–343

Perez-Gonzales JF, Schiller NB, Parmley WW (1981) Direct and noninvasive evaluation of the cardiovascular response to isometric exercise. Circ Res 48: 138–148
Stefadouros MA, Grossmann W, Shahawy ME, Stefadouros F, Witham C (1974) Non invasive study of effect of isometric exercise on left ventricular performance in normal man. Br Heart J 66: 988–992
Traill TA, Gibson DG (1979) Left ventricular relaxation and filling: Study by echocardiography. In: Yu PN, Goodwin JF (eds) Progress in cardiology, vol 8. Lea & Febinger, Philadelphia, pp 39–72

Nichtinvasive Beurteilung der linksventrikulären Funktion während fahrradergometrischer Belastung. Vergleich von Echokardiographie und systolischen Zeitintervallen

R. Griebenow, M. Kelm, L. Krämer, E. Godehardt, U. Schwiddessen, F. Saborowski

Die systolischen Zeitintervalle (STI) und echokardiographisch gewonnenen Parameter zur Beurteilung der Funktion des linken Ventrikels haben sich unter klinischen Bedingungen als ähnlich sensitiv in der Erkennung von Änderungen der linksventrikulären Dynamik, wie etwa nach Gabe positiv-introper Substanzen, erwiesen (Angermann et al. 1983; Boudoulas et al. 1983). Sowohl echokardiographische Größen (Cooper et al. 1972) als auch die STI (Garrard et al. 1970; Weissler et al. 1961) sind mit invasiv gewonnenen Daten korreliert worden (z. B. Ejektionsfraktion, dp/dt, Schlagvolumen). Andererseits ist bisher wenig untersucht, ob systolische Zeitintervalle und andere nichtinvasive Verfahren miteinander in Beziehung stehen (Cokkinos et al. 1983; Mangschau et al. 1984). Die vorliegende Studie hatte somit zum Ziel, eine etwaige Beziehung zwischen dem Verhalten der STI und der echokardiographischen Parameter während ergometrischer Belastung im Liegen bei Normalpersonen zu untersuchen.

Methoden

Es wurden 11 gesunde, nicht hospitalisierte Probanden untersucht (10 männlich/1 weiblich, mittleres Alter 23,1 ± 1,7 Jahre, × ± S.D.). Voraussetzung für die Aufnahme in die Studie war die einwandfreie Registrierung aller Kurven sowohl in Ruhe als auch unter Belastung, was mit einem Durchlauf des gesamten Untersuchungsprotokolls an einem separaten Tag vorher überprüft wurde. Folgende Registrierungen wurden simultan durchgeführt:
1. Eindimensionales Echokardiogramm auf Höhe des linken Ventrikels in Rückenlage (Echoview 80 C, Picker 100 mm/s).
2. EKG. Es wurde eine modifizierte Ableitung II gewählt, aus der der Beginn der Ventrikeldepolarisation deutlich zu ersehen war.
3. Phonokardiogramm, abgeleitet vom 2. oder 3. ICR links über ein Kontaktmikrophon (80–300 Hz).
4. Karotispulskurve an typischer Stelle über einen Pulsabnehmer (Infraton-Pulsabnehmer, Boucke; 0,2–200 Hz, Zeitkonstante > 1,5 s).

Die Registrierung der genannten Kurven erfolgte simultan auf UV-sensiblem Registrierpapier in Ruhe und während der 3. Minute jeder Belastungsstufe. Die fahrradergometrische Belastung wurde mit 25 W über 3 min begonnen und alle 3 min um

25 W gesteigert bis zum Erreichen von 100 W. Pro Proband wurden 3 Herzaktionen von 2 Untersuchern unabhängig voneinander auf 5 ms (STI) bzw. 1 mm (Echokardiogramm) genau ausgewertet. Mittels halbautomatischer, computerassistierter Auswertung wurden folgende Größen bestimmt: enddiastolischer Durchmesser des linken Ventrikels am Beginn des QRS-Komplexes (EDD; mm), endsystolischer Durchmesser des linken Ventrikels am Beginn der hochfrequenten Aortenkomponente

des 2. Herztones (ESD; mm), fraktionelle Verkürzung: $FS = \dfrac{EDD - ESD}{EDD}$ (%),

mittlere zirkumferentielle Faserverkürzungsgeschwindigkeit: $Vcf = \dfrac{FS}{LVET}$ (circ/s),

maximale Geschwindigkeit der linksventrikulären Durchmesseränderung während der LVET (dD/dt max; cm/s), Präejektionsperiode (PEP): $QS_2 - LVET$ (ms), linksventrikuläre Ejektionszeit (LVET) als Zeit zwischen Steilanstieg der Karotispulskurve bis zur Inzisur (ms), und Quotient PEP/LVET. Zusätzlich wurde der arterielle Blutdruck mittels Manschette gemessen. Für jeden Meßzeitpunkt wurden die Mittelwerte gebildet, die für die weitere Berechnung herangezogen wurden. Die statistische Bearbeitung erfolgte mittels SPSS-Programm zum einen als t-Test, zum anderen als lineare Regressionsanalyse. Signifikanz wurde angenommen, wenn $p < 0,05$ war.

Ergebnisse

Tabelle 1 gibt die Mittelwerte und Standardabweichungen aller genannten Parameter für den Ruhezustand und die einzelnen Belastungsstufen wieder. Bereits ab 25 W kommt es zu einem signifikanten Anstieg des systolischen Blutdrucks und der Herzfrequenz. Belastungsinduziert kommt es zu einer zunehmenden Verkürzung der PEP und LVET, die bereits bei 25 W signifikant vom Ruhewert unterschieden sind. Das gleiche gilt für den Quotienten PEP/LVET. Der enddiastolische Durchmesser des linken Ventrikels ändert sich unter der ergometrischen Belastung bis 100 W nicht signifikant, während der endsystolische Durchmesser sich mit zunehmender Belastung verkleinert. Dabei ist die Änderung bei 75 W signifikant vom Ruhewert

Tabelle 1. Mittelwerte und Standardabweichungen aller genannten Parameter in Ruhe und während der 3. Minute jeder Belastungsstufe. Abkürzungen s. Text.

	Ruhe	25 W	50 W	75 W	100 W
RRs [mmHg]	120 ± 3	134 ± 3^a	151 ± 2	161 ± 3	180 ± 6
HF [min^{-1}]	59 ± 2	84 ± 3^a	98 ± 3	112 ± 5	122 ± 6
PEP [ms]	86 ± 2	69 ± 3^a	57 ± 3	49 ± 2	45 ± 3
LVET [ms]	307 ± 6	292 ± 6^a	276 ± 6	258 ± 9	243 ± 9
PEP/LVET	$0,28 \pm 0,01$	$0,24 \pm 0,01^a$	$0,21 \pm 0,01$	$0,20 \pm 0,01$	$0,19 \pm 0,01$
EDD [mm]	48 ± 2	49 ± 1	48 ± 2	49 ± 1	48 ± 1
ESD [mm]	32 ± 1	32 ± 1	30 ± 1	29 ± 1^a	28 ± 1
FS [%]	34 ± 2	35 ± 1	37 ± 1	40 ± 2^a	42 ± 2
Vcf [circ/s]	$1,1 \pm 0,05$	$1,2 \pm 0,04$	$1,4 \pm 0,04^a$	$1,6 \pm 0,13$	$1,8 \pm 0,15$
dD/dt$_{max}$ [cm/s]	$10 \pm 0,6$	$10,8 \pm 0,5$	$11,9 \pm 0,7^a$	$13,1 \pm 0,9$	$15,5 \pm 1,4$

[a] Ab hier signifikant unterschiedlich zum Ruhewert

unterschieden. Mit zunehmender Belastungsintensität kommt es zum Anstieg der FS, Vcf und der maximalen Geschwindigkeit der linksventrikulären Durchmesseränderung in der LVET. Letztere und die Werte für die Vcf sind ab 50 W signifikant höher als der Ruhewert, für die FS ergibt sich dies ab einer Belastung mit 75 W. Weiterhin wurde geprüft, ob PEP, LVET und PEP/LVET in einer linearen Beziehung stehen mit der FS, Vcf und der maximale Durchmesseränderungsgeschwindigkeit des linken Ventrikels. Es zeigte sich, daß mit Ausnahme der LVET und des Quotienten PEP/LVET sowie der mittleren Vcf bei 75 und 100 W sich keine lineare Beziehung ergab zwischen den Größen PEP, LVET und PEP/LVET mit den Parametern FS, Vcf und der maximalen systolischen Durchmesseränderungsgeschwindigkeit. Die genannten Korrelationen lauteten:

$$\text{75 W: } \quad \text{LVET} \quad = 340-51 \cdot \text{Vcf}, \qquad r = 0{,}76,\ p < 0{,}01;$$
$$\text{100 W: } \quad \text{LVET} \quad = 325-46 \cdot \text{Vcf}, \qquad r = 0{,}75,\ p < 0{,}01;$$
$$\text{75 W: } \quad \text{PEP/LVET} = 0{,}06 \cdot \text{Vcf} + 0{,}09, \quad r = 0{,}66,\ p < 0{,}03;$$
$$\text{100 W: } \quad \text{PEP/LVET} = 0{,}06 \cdot \text{Vcf} + 0{,}08, \quad r = 0{,}60,\ p < 0{,}05.$$

Diskussion

Das Verhalten der echokardiographisch bestimmten intrakardialen Dimensionen und der daraus abgeleiteten Größen (Claus et al. 1981; Corallo et al. 1981; Crawford et al. 1979; Sold et al. 1979) ist ebenso wie die Änderung der STI (Griebenow et al. 1984) während ergometrischer Belastung bereits mehrfach untersucht worden. Die von uns in dieser Studie erhobenen Ergebnisse stehen mit den Befunden der genannten Untersuchungen im Einklang.

Sowohl die PEP als auch die Vcf korrelieren mit invasiv gemessenen Parametern für die Kontraktilität des linken Ventrikels (Quinones et al. 1976; Talley et al. 1971). Eine Beziehung zwischen beiden Parametern ließ sich jedoch in unserer Untersuchung nicht nachweisen. Dies dürfte seine Erklärung darin finden, daß die die Dauer der PEP wesentlich bestimmende Druckanstiegsgeschwindigkeit des linken Ventrikels während der isovolumetrischen Kontraktion kein echokardiographisches Korrelat hat. Demgegenüber beziehen sich die echokardiographischen Parameter FS und Vcf auf das Verhalten des linken Ventrikels in der Austreibungsphase. Die LVET unterliegt jedoch mehrfachen und sie zum Teil gegensinnig beeinflussenden Faktoren wie Herzfrequenz, Schlagvolumen und Aortendruck (Shaver et al. 1968; Weissler et al. 1961, 1968). Folglich konnte die in der Literatur berichtete linear fallende Beziehung zwischen dem Quotienten PEP/LVET und der Ejektionsfraktion (Chilton et al. 1980; Garrard et al. 1970), im Sinne einer Zunahme der Ejektionsfraktion bei Abnahme der Werte für PEP/LVET, von anderen Untersuchern nicht nachvollzogen werden (Cokkinos et al. 1983; Eddleman et al. 1977; Mangschau et al. 1984). Auch die beschriebene Beziehung zwischen dem Quotienten PEP/LVET mit der FS sowie der Vcf ließ sich in dieser Form von uns nicht bestätigen (Stack et al. 1976). Im Gegenteil widersprechen die von uns gefundenen Korrelationen den zur Interpretation der STI herangezogenen physiologischen Vorstellungen: Während bei gegebenem Funktionsniveau des linken Ventrikels eine Zunahme der LVET mit einer Zunahme des Schlagvolumens korrelieren sollte (Weissler et al. 1961) und andererseits in unserer Untersuchung eine Zunahme der Vcf parallel einer Zunahme des

Schlagvolumens vorhanden war, fanden wir jedoch nur eine linear fallende Beziehung zwischen der LVET und der Vcf, was den postulierten Zusammenhang geradezu ins Gegenteil verkehrt. Eine analoge Interpretation gilt ebenfalls für die beschriebene Beziehung zwischen PEP/LVET und Vcf.

Zusammenfassend wurden in dem von uns untersuchten Kollektiv von Normalpersonen sowohl die hämodynamischen Größen als auch die STI und die echokardiographischen Parameter unter ergometrischer Belastung im Liegen typisch beeinflußt. Eine durchgehende Beziehung zwischen den STI und den echokardiographischen Größen ließ sich dabei im wesentlichen weder in Ruhe noch unter Belastung herstellen. Wir folgern daraus, daß die STI und die Echokardiographie weitgehend komplementäre Methoden zur nichtinvasiven Funktionsbeurteilung des linken Ventrikels unter ergometrischer Belastung darstellen.

Literatur

Angermann C, Lorenz R, Rübe C, Jahrmärker H (1983) Endogene Katecholaminspiegel und kardiale Funktion unter Prenalteroltherapie. Z Kardiol [Suppl 1] 72: 87

Boudoulas H, Geleris P, Bush CA, Lewis RP, Fulkerson PK, Kolibasch AJ, Weissler AM (1983) Assessment of ventricular function by combined noninvasive measures: Factors accounting for methodological disparities. Int J Cardiol 2: 493–501

Chilton RJ, Oliveros RA, Stutts BS, Beckmann CH, Boucher CA (1980) Echocardiographic systolic time intervals. Left ventricular performance in coronary artery disease. Arch Intern Med 140: 240–243

Claus J, Griebenow R, Saborowski F, Weiand U (1981) Echocardiography during isometric and dynamic exercise in normals. Eur Heart J [Suppl A] 2: 112

Cokkinos DV, Rivas A, de Pucy EG, de Castro C, Burdine J, Leachman RD, Hall RJ (1983) Correlation of exercise systolic time intervals and radionuclide angiography. Eur Heart J [Suppl E] 4: 85

Cooper RH, O'Rourke RA, Karliner JS, Peterson KL, Leopold GR (1972) Comparison of Ultrasound and cineangiographic measurement of the mean rate of circumferential fibre shortening in man. Circulation 46: 914–923

Corallo S, Sena R, Pirasti A, Broso CP, Gulenzati G, Castelfranco M (1981) Exercise echocardiography in the study of left ventricular behaviour in normal and hypertensive subjects. Eur Heart J [Suppl A] 2: 112

Crawford MH, White DH, Amon KW (1979) Echocardiographic evaluation of left Ventricular size and performance during handgrip and supine and upright bicycle exercise. Circulation 59: 1188–1196

Eddleman EE, Swatzell RH, Barcroft WH, Boldone JC, Tucker MS (1977) The use of systolic time intervals for predicting left ventricular function in ischemic heart disease. Am Heart J 93: 450–454

Garrard CL, Weissler AM, Dodge HT (1970) The relationship of alterations in systolic time intervals to ejection fraction in patients with cardiac disease. Circulation 42: 455–462

Griebenow R, Godehardt E, Krämer L, Kleine B, Saborowski F (1984) Beziehung zwischen systolischen Zeitintervallen und Herzfrequenz während ergometrischer Belastung bei Normalpersonen. Herz/Kreislauf 16: 562–568

Mangschau A, Karlsen RG, Lippestad CT, Nerdrum HJ (1984) Systolic time intervals and ejection fraction in assessing left ventricular performance following acute myocardial infarction. Acta Med Scand 215: 341–347

Quinones MA, Gaasch WH, Alexander JK (1976) Influence of acute changes in preload, afterload, contractile state and heart rate on ejection and isovolumic indices of myocardial contractility in man. Circulation 43: 293–300

Shaver JA, Kroetz FW, Leonhard JJ, Paley HW (1968) The effect of steady-state increases in systemic arterial pressure on the duration of left ventricular ejection time. J Clin Invest 47: 217–230

Sold G, Zwehl W, Neuhaus KL, Kreuzer H (1979) Echokardiographische Dimensionen unter Ergometerbelastung: Untersuchungen an gesunden Probanden. Z Kardiol 68: 802–808

Stack RS, Lee CC, Reddy BP, Taylor ML, Weissler AM (1976) Left ventricular performance in coronary artery disease. Evaluated with systolic time intervals and echocardiography. Am J Cardiol 37: 331–339

Talley RC, Meyer JF, McNay Jl (1971) Evaluation of the preejection period as an estimate of myocardial contractility in dogs. Am J Cardiol 27: 384–391

Weissler AM, Peeler RG, Roehll WH (1961) Relationship between left ventricular ejection time, stroke volume and heart rate in normal individuals and patients with cardiovascular disease. Am Heart J 62: 367–378

Weissler AM, Harris WS, Schoenfeld DC (1968) Systolic time intervals in heart failure in man. Circulation 37: 149–159

Normalwerte des linksventrikulären Volumens sowie der herznahen großen Gefäße aus dem Sektorechokardiogramm bei Kindern

R. Hofstetter, N. Lejeune, T. Ortmann, K. Prünte, A. Röther,
G. von Bernuth

Einleitung

Das Hauptziel der Sektorechokardiographie in der kinderkardiologischen Diagnostik ist die Erkennung pathologischer anatomischer Verhältnisse bei angeborenen Vitien. In Analogie zur Angiokardiographie bieten sich jedoch die echokardiographischen Schnitte auch zur Dimensionsmessung der dargestellten Strukturen an. So versuchten wir eine Volumenberechnung des linken Ventrikels aus den apikalen und subkostalen Schnitten. Unter Anwendung der parasternalen und suprasternalen Schnitte maßen wir die Dimension von Aorta und Pulmonalarterie. Im folgenden wird über die Ergebnisse dieser Studien zusammenfassend berichtet.

Methodik

Volumenbestimmungen des linken Ventrikels

In einer Vorstudie fanden wir durch Beschallung von Silikonabgußpräparaten des linken Ventrikels verstorbener Kinder und Jugendlicher, daß sich die monoplanen Scheibchen- und Flächen-Längenmethode gleichwertig zur Volumenberechnung des linken Ventrikels aus dem Sektorechokardiogramm eignet. Daraufhin berechneten wir mit der monoplanen Scheibchenmethode aus den apikalen, mit einem elektronischen Sektorscanner gewonnenen Vier- und Zweikammerblicken die linksventrikulären enddiastolischen und endsystolischen Volumina bei 30 Kindern und Jugendlichen mit angeborenen Herzfehlern. Diese verglichen wir mittels Regressionsanalysen mit den angiographisch aus der frontalen Bildprojektion errechneten Volumina der gleichen Patienten. Nachdem uns ein gutauflösender hochfrequenter mechanischer Sektorscanner zur Verfügung stand, schlossen wir in der gleichen Weise vergleichende Untersuchungen bei 49 Neugeborenen, Säuglingen und Kleinkindern an. Da bei dieser Altersgruppe eine sehr gute Darstellung des linken Ventrikels durch Beschallung des Endokards gelingt, wurde bei diesem Patientenkollektiv zusätzlich der subkostale Blick zum Volumenvergleich herangezogen.
Basierend auf diesen Vergleichsstudien erstellten wir altersabhängige Normalwerte unter Zugrundelegung von evtl. notwendigen und aus den vorgenannten Untersuchungen resultierenden Korrekturfaktoren. Zur linksventrikulären Volumenbestimmung wurde bei 45 Neugeborenen und Säuglingen der mechanische, bei

51 Kleinkindern, Kindern und Jugendlichen der elektronische Sektorscanner eingesetzt.

Durchmesserbestimmung von Aorta und Pulmonalarterie

Von 47 Säuglingen, Kindern und Jugendlichen mit angeborenem Herzfehler wurde
aus der lateralen Bildprojektion des Angiogramms die Weite der Aorta in Höhe der
Klappen (A^1), vor Abgang des Truncus brachiocephalicus (A^2), der linken A. carotis
(A^3), der A. subclavia (A^4) sowie in Höhe des Aortenisthmus (A^5) gemessen. Der
pulmonalarterielle Stamm wurde in gleicher Weise in Klappenhöhe (P^1) sowie in der
Mitte zwischen Klappenbasis und Bifurkation (P^2) gemessen. Aus dem beim gleichen
Patientenkollektiv durch parasternale und suprasternale Beschallung gewonnenen
Sektorechokardiogramm wurden die korrespondierenden Durchmesser von Aorta
und Pulmonalarterie gemessen. Die Daten dieser beiden Untersuchungsmethoden
wurden mittels linearer Regressionsanalysen miteinander verglichen.
Aufbauend auf diesen Untersuchungen erstellten wir von 79 Säuglingen, Kindern und
Jugendlichen altersabhängige Normalwerte der Weite von Aorta und Pulmonalarterie. Da Kinder im Gegensatz zu Erwachsenen nicht ohne weiteres echokardiographisch in Atemruhelager untersucht werden können, ist bei parasternaler Beschallung die laterale Wand der Pulmonalarterie häufig durch nicht schalleitendes Lungen-
gewebe überdeckt. Dieses Phänomen läßt durch zusätzliche herzzyklusabhängige
Bewegungen der Herzbasis samt großer Gefäße oft nur endsystolisch eine saubere
Darstellung des pulmonalarteriellen Stammes zu. Aus diesem Grund beschränkten
wir uns bei der Erstellung der Normalwerte auf die endsystolische Messung der
Gefäßweite. Zur Bestimmung des Aorten- und Pulmonalisdurchmessers wurde ausschließlich der mechanische Sektorscanner verwendet. Zusätzlich zu den oben angegebenen Meßstellen wurde auch die Weite der rechten Pulmonalarterie in Höhe der
direkten Nachbarschaft zum Aortenbogen gemessen (P^3). Die gewonnenen Meßwerte wurden in Beziehung gesetzt zum jeweiligen Körpergewicht. Da zwischen den
echokardiographisch ermittelten Durchmesserbestimmungen der großen Gefäße und
dem Körpergewicht nicht ohne weiteres eine lineare Beziehung anzunehmen ist,
wurden unter Verwendung eines Regressionsmodells die einzelnen sektorechokardiographisch ermittelten Durchmesser als Funktion des Körpergewichts ausgedrückt.
Verschiedene lineare und nichtlineare Ansätze wurden analysiert. Die Funktion mit
dem höchsten Bestimmtheitsmaß wurde den Daten angepaßt (Miller 1981).

Ergebnisse

Volumenberechnungen des linken Ventrikels

Für die Gruppe der Neugeborenen und Säuglinge, die mit dem mechanischen Sektorscanner untersucht wurden, fand sich eine Überschätzung des echokardiographisch bestimmten Volumens für den Vierkammerblick, den Zweikammerblick
sowie die subkostale Schnittführung. So muß z. B. für den Vierkammerblick das
enddiastolische Volumen mit 0,86 und das endsystolische Volumen mit 0,66 multipli-

ziert werden, um dem angiographisch bestimmten Volumen zu entsprechen. Für die subkostale Schnittführung ergibt sich enddiastolisch ein Korrekturfaktor von 0,77, endsystolisch einer von 0,54.

Unter Verwendung des elektronischen Sektorscanners fanden wir für größere Kinder und Jugendliche folgende Korrekturfaktoren für den Vierkammerblick: das enddiastolische Volumen muß mit einem Faktor von 1,21, das endsystolische mit 0,82 multipliziert werden, um dem angiographisch bestimmten Volumen zu entsprechen. Wie bei diesen Studien gefunden werden konnte, eignet sich bei Kindern der Zweikammerblick nicht so gut für eine Volumenbestimmung, da sowohl für den elektronischen als auch den mechanischen Sektorscanner eine weniger gute Korrelation für das endsystolische Volumen mit Korrelationskoeffizienten r < 0,8 gefunden wurde. Für die enddiastolischen Volumina fanden sich für alle angewandten Untersuchungstechniken brauchbare Korrelationen mit einem r > 0,9.

Der Vierkammerblick erwies sich sowohl für den elektronischen wie auch den mechanischen Sektorscanner als geeignetste Schnittführung für die Berechnung des enddiastolischen linksventrikulären Volumens von Kindern aller Altersstufen mit Korrelationskoeffizienten r > 0,96.

Das aus dem Vierkammerblick mittels mechanischem Sektorscanner bei Neugeborenen und Säuglingen bestimmte und mit den oben angegebenen Faktoren korrigierte enddiastolische und endsystolische Volumen in Relation zur Körperoberfläche ist in Abb. 1 und 2 graphisch dargestellt.

Die aus der subkostalen Schnittführung errechenbaren Volumina sind mit den hier dargestellten Ergebnissen vergleichbar und stimmen mit den in der Literatur veröffentlichten angiographisch bestimmten Normalwerten dieser Altersgruppe überein (Graham et al. 1971; Lange et al. 1978). Der Streubereich (2SEE) der Volumina ist beim subkostalen Blick etwas geringer als beim Vierkammerblick.

Bei beiden Schnittführungen korrelieren die linksventrikulären Volumina gut mit der Körperoberfläche. Die Ejektionsfraktion ist altersunabhängig und beträgt im Mittel beim Vierkammerblick 57 ± 4 (%), beim subkostalen Blick 60 ± 5 (%). Der Streubereich (2SEE) der Volumina ist beim subkostalen Blick etwas geringer als beim Vierkammerblick.

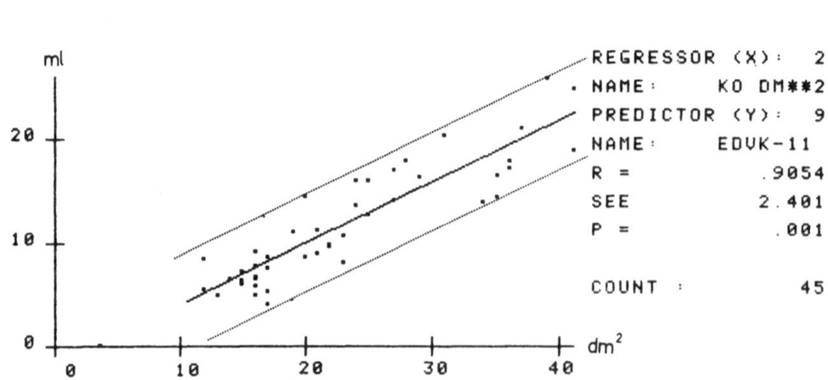

Abb. 1. Linksventrikuläres korrigiertes enddiastolisches Volumen *(Ordinate)*, gewonnen mit dem mechanischen Sektorscanner in Relation zur Körperoberfläche *(Abszisse)*

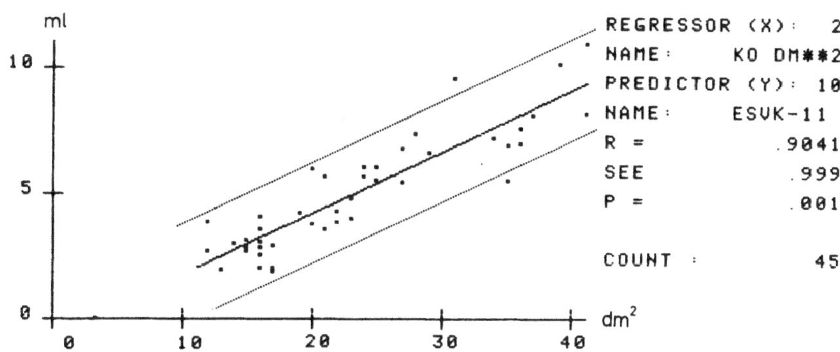

Abb. 2. Linksventrikuläres korrigiertes endsystolisches Volumen *(Ordinate)*, gewonnen mit dem mechanischen Sektorscanner in Relation zur Körperoberfläche *(Abszisse)*

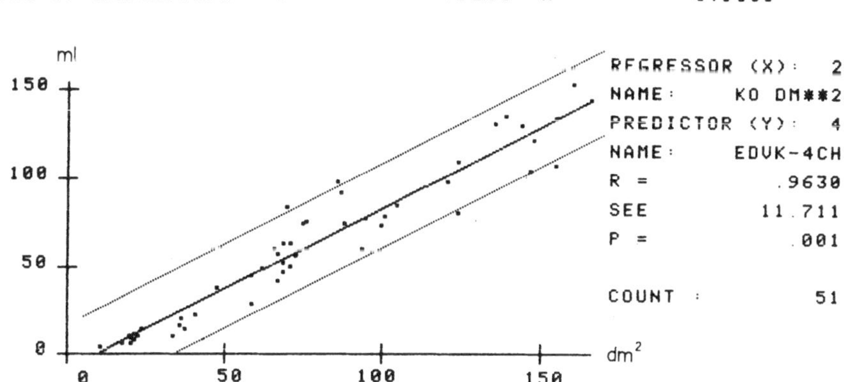

Abb. 3. Linksventrikuläres korrigiertes enddiastolisches Volumen *(Ordinate)*, gewonnen mit dem elektronischen Sektorscanner in Relation zur Körperoberfläche *(Abszisse)*

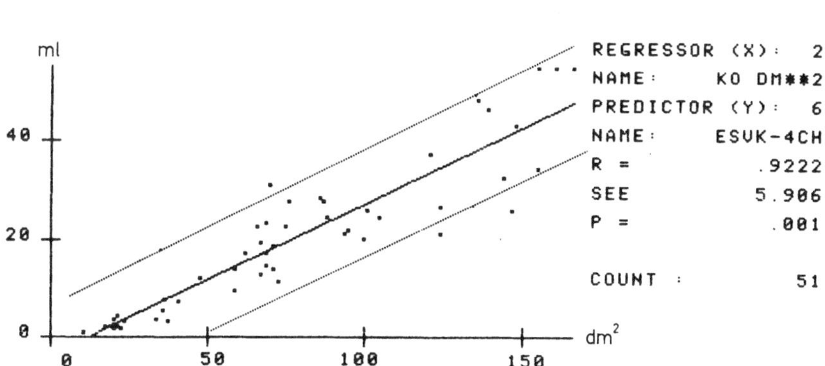

Abb. 4. Linksventrikuläres korrigiertes endsystolisches Volumen *(Ordinate)*, gewonnen mit dem elektronischen Sektorscanner in Relation zur Körperoberfläche *(Abszisse)*

Das aus dem Vierkammerblick mittels elektronischem Sektorscanner bei Kindern und Jugendlichen bestimmte und mit den oben angegebenen Faktoren korrigierte enddiastolische und endsystolische Volumen in Relation zur Körperoberfläche ist in Abb. 3 und 4 graphisch dargestellt.
Die linksventrikulären Volumina korrelieren gut mit der Körperoberfläche. Die Ejektionsfraktion liegt im Mittel, mit zunehmendem Alter abnehmend, zwischen 70 und 65 ± 5 (%).

Durchmesserbestimmung von Aorta und Pulmonalarterie

Für die vergleichende Durchmesserbestimmung der aszendierenden Aorta, des Aortenbogens und der Pulmonalarterie aus dem Sektorechokardiogramm sowie dem lateralen Angiogramm fand sich sowohl enddiastolisch wie auch endsystolisch eine sehr gute Übereinstimmung mit Korrelationskoeffizienten zwischen 0,94 und 0,99. Die Steigung der Regressionsgeraden lag für alle Meßstellen nahe bei 1,0. Somit entfallen hier Korrekturfaktoren. Ein signifikanter Unterschied zwischen systolischem und diastolischem Durchmesser im gepaarten t-Test ergab sich für den echokardiographisch bestimmten Aortendurchmesser in Höhe der Klappe (A^1, p <0,001) sowie vor dem Abgang des Truncus brachiocephalicus (A^2, p < 0,01). Im Mittel nahm der endsystolische Durchmesser gegenüber dem enddiastolischen Durchmesser um 5–6% zu. Der echokardiographisch bestimmte Durchmesser der Pulmonalarterie (P^2) nahm endsystolisch mit 6% ebenfalls etwas zu (p < 0,01).
Die altersabhängigen Ergebnisse der Durchmesserbestimmungen von Aorta sowie Pulmonalarterie bei herzgesunden Kindern sind graphisch in Abb. 5–8 dargestellt. Als Abszisse wurde das Körpergewicht gewählt. Als Funktion mit dem höchsten Bestimmtheitsmaß zeigte sich der natürliche Logarithmus vom Körpergewicht (y = f ln x). Unter der Annahme eines logarithmischen Zusammenhangs wurden Toleranzbereiche bestimmt, die mit 90%iger Sicherheit 90 % aller künftigen Beobachtungen enthalten. Diese Toleranzgrenzen sind in den Abbildungen zusammen mit den Regressionslinien eingezeichnet. In Abb. 5 ist der Aortendurchmesser vor Abgang des Truncus brachiocephalicus (A^2) dargestellt. Die Identitätslinie sowie die Toleranzgrenzen der Meßstelle A^3 vor Abgang der Arteria carotis unterscheiden sich nur unwesentlich von denen des Meßpunktes A^2. Der Aortendurchmesser in Höhe des Isthmus (A^5) in Relation zum Körpergewicht ist in Abb. 6 graphisch dargestellt. Die Werte für den Aortendurchmesser in Höhe der Klappensegel (A_1) decken sich mit dem in der Literatur beschriebenen TM-echokardiographisch erfaßten Aortendurchmesser (Rogé et al. 1978).
Der Pulmonalarteriendurchmesser in Höhe der Klappe (P^1) sowie in der Mitte des Pulmonalarterienstammes (P^2) sind in Relation zum Körpergewicht in Abb. 7 und 8 der Durchmesser der rechten Pulmonalarterie (P^3) in Abb. 9 graphisch dargestellt.

Diskussion

Aus dem Sektorechokardiogramm sind unter Verwendung hochauflösender Geräte auch bei Kindern und kleinen Säuglingen Dimensionsmessungen möglich. So konn-

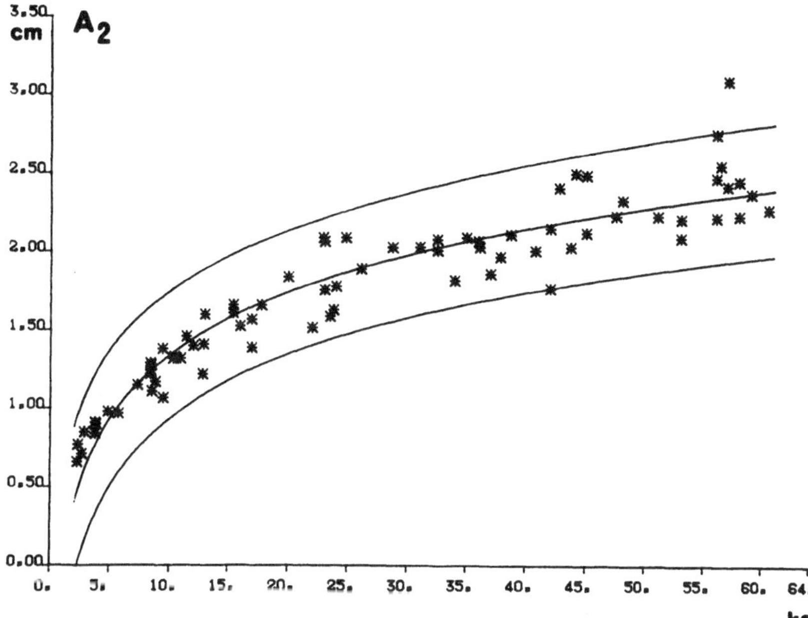

Abb. 5. Sektorechokardiographisch bestimmter Aortendurchmesser vor Abgang des Truncus brachiocephalicus *(Ordinate)* in Relation zum Körpergewicht *(Abszisse)*

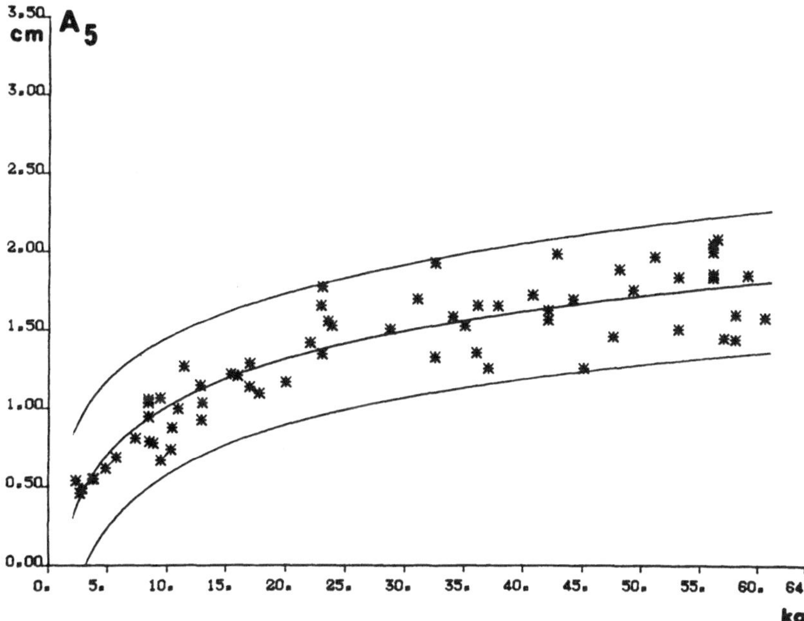

Abb. 6. Sektorechokardiographisch bestimmter Aortendurchmesser in Höhe des Isthmus *(Ordinate)* in Relation zum Körpergewicht *(Abszisse)*

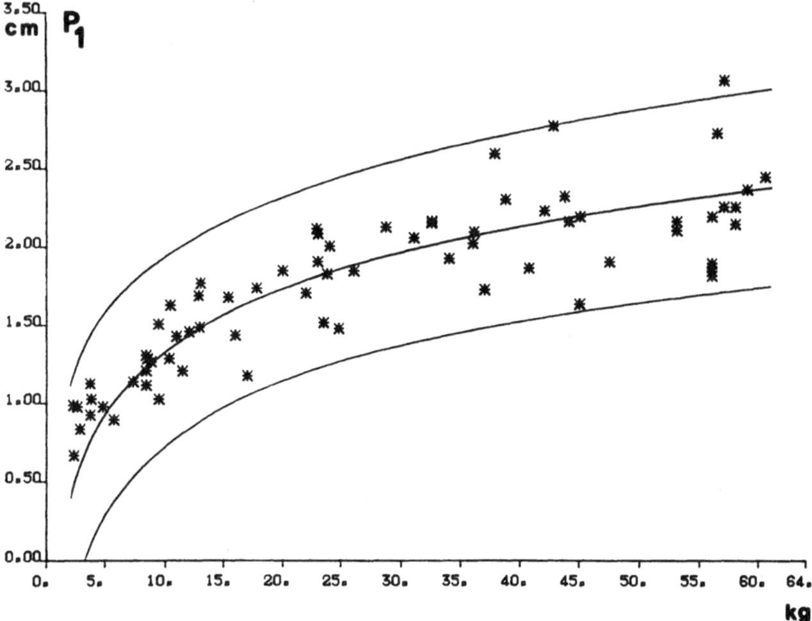

Abb. 7. Sektorechokardiographisch bestimmter Pulmonalarteriendurchmesser in Höhe der Klappe *(Ordinate)* in Relation zum Körpergewicht *(Abszisse)*

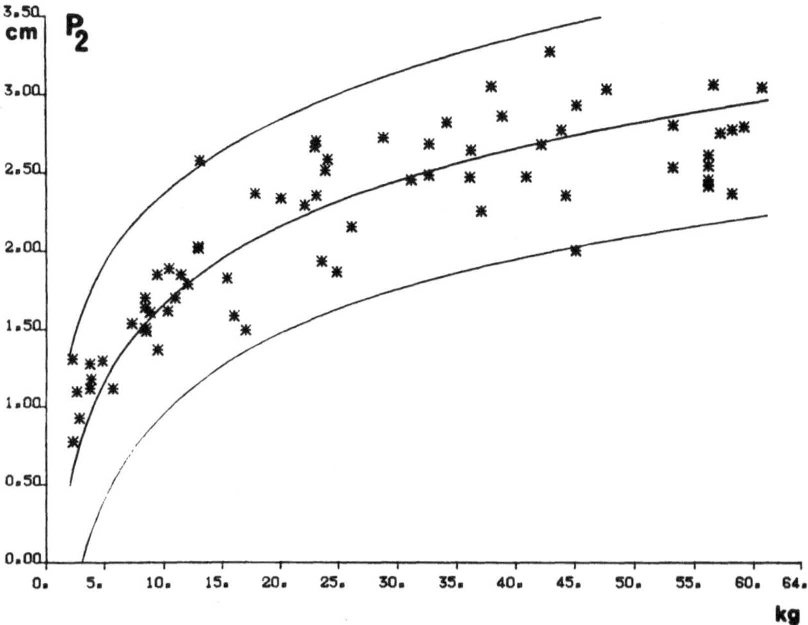

Abb. 8. Sektorechokardiographisch bestimmter Pulmonalarteriendurchmesser in der Mitte des Stammes *(Ordinate)* in Relation zum Körpergewicht *(Abszisse)*

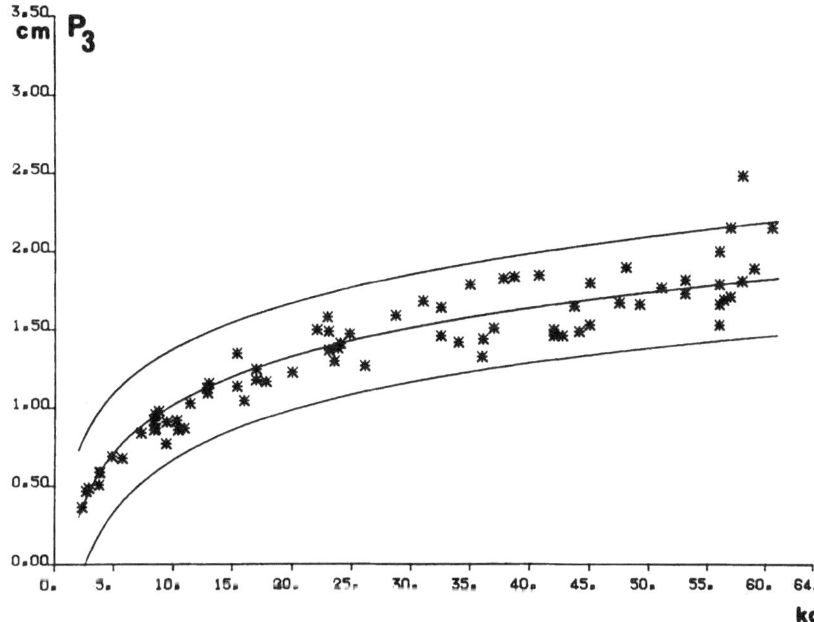

Abb. 9. Sektorechokardiographisch bestimmter Durchmesser der rechten Pulmonalarterie *(Ordinate)* in Relation zum Körpergewicht *(Abszisse)*

ten wir Volumenberechnungen des linken Ventrikels aus den apikalen und subkostalen Blickrichtungen durchführen. Vergleichende eigene sowie in der Literatur beschriebene Untersuchungen mit dem Lävangiogramm von Säuglingen und Kindern zeigten jedoch, daß Korrekturfaktoren zur Bestimmung des wahren enddiastolischen und endsystolischen Volumens erforderlich sind (Silverman et al. 1980; Mercier et al. 1982). Als verantwortlich für diese, z.T. wohl von der Untersuchungstechnik abhängigen Korrekturfaktoren, können verschiedene Ursachen diskutiert werden. Wie in der Literatur belegt (Schweizer et al. 1980) und durch eigene Erfahrung bestätigt werden kann, entzieht sich in der Regel bei den größeren Kindern, die mit dem elektronischen Sektorscanner untersucht wurden, die linksventrikuläre Herzspitze enddiastolisch der echokardiographischen Darstellbarkeit, so daß die längste Achse des linken Ventrikels nicht ohne weiteres erfaßt werden kann. Bei den endsystolischen Silhouetten kommt die Herzspitzenregion im Vergleich zum Ventrikulogramm stärker gerundet zur Darstellung. Außerdem nähert sich die Spitze des linken Ventrikels dem Schallstrahlenbündel. Diese Fakten erfordern Korrekturfaktoren bei der Volumenberechnung aus dem Echokardiogramm, die in unserem Fall für das enddiastolische Volumen > 1, für das endsystolische Volumen < 1 sind.
Ein Vergleich der angiographisch und mit Hilfe eines mechanischen Sektorscanners errechneten Volumina des linken Ventrikels bei Säuglingen und Kleinkindern ergab eine Überschätzung der echokardiographischen enddiastolischen und mehr noch der endsystolischen Volumina. Eine Erklärung hierfür mag sein, daß die Herzlängsachse bei Säuglingen und Kleinkindern horizontaler als bei älteren Kindern und Erwachsenen verläuft und daher der linke Ventrikel mit dem gewinkelten Schallkopf des

mechanischen Sektorscanner eher in seiner vollen Längsausdehnung erfaßt werden kann. Außerdem kam auch bei diesem untersuchten Kollektiv die Spitzenregion des linken Ventrikels endsystolisch abgerundeter und damit größer zur Darstellung als im Ventrikulogramm. Die visuelle Abgrenzung des Endokards gegenüber dem sehr echodichten Perikard ist zudem im schallkopfnahen Spitzengebiet besonders schwierig. Diese Fakten könnten verantwortlich sein für die systematische Volumenüberschätzung bei diesem Patientenkollektiv.

Da in der Regel ein individueller Korrekturfaktor für den jeweiligen Patienten nicht verfügbar ist, muß man sich mit mittleren Korrekturfaktoren, wie hier dargelegt, begnügen. Es ist also zu bedenken, daß die aus dem Sektorechokardiogramm bei Kindern bestimmten Volumina im Individualfall eher einer Volumenschätzung als einer exakten Volumenberechnung gleichkommen. Beim Vergleich eines echokardiographisch bestimmten individuellen Volumens mit den in dieser Arbeit angegebenen Normalwerten sollte man dem enddiastolischen Volumen mehr Gewicht beimessen als dem endsystolischen Volumen. Der Vierkammerblick war sowohl für den elektronischen als auch für den mechanischen Sektorscanner verläßlicher zur Volumenberechnung als der apikale Zweikammerblick.

Bei Neugeborenen und Säuglingen gelingt eine sehr gute und homogene Darstellung des linksventrikulären Kavums durch die subkostale Beschallung. Wie wir in den Vergleichsstudien zeigen konnten, eignet sich bei dieser Altersgruppe auch die subkostale Ventrikeldarstellung zur Volumenberechnung, wenngleich gerade bei dieser Beschallungstechnik häufig endsystolisch eine visuelle Unterscheidung zwischen linksventrikulärer Hinterwand und Mitralklappenhalteapparat schwierig ist. Hier mag in Zukunft die digitale Bildverarbeitung und Strukturerkennung hilfreich sein und zu besseren Ergebnissen führen.

Trotz dieser Einschränkungen gelang es uns, sowohl für herzgesunde Neugeborene und Säuglinge wie auch für ältere Kinder und Jugendliche altersbezogene Normalbereiche für die sektorechokardiographisch bestimmbaren linksventrikulären Volumina zu erstellen, die vergleichbar sind mit den in der Literatur beschriebenen und mittels Angiographie gewonnenen Normalwerten für das linksventrikuläre Volumen (Miller et al. 1964; Graham et al. 1971; Nakazawa et al. 1976; Lange et al. 1978). Diese Daten werden Basis sein für weitere Volumenberechnungen aus dem Sektorechokardiogramm herzkranker Kinder.

Einfacher und zuverlässiger scheint die Strukturerkennung bei den Gefäßen zu sein. Beim Durchmesservergleich von Aorta und Pulmonalarterie, gemessen aus Angiogramm und Sektorechokardiogramm, fanden wir sehr gute Korrelationen mit Korrelationskoeffizienten $> 0,94$. Des weiteren entfallen hier Korrekturfaktoren. Somit haben wir hier mit der Sektorechokardiographie eine nichtinvasive Untersuchungsmethode an der Hand, die es gestattet, z.B. bei Kindern mit augenfällig abnorm dimensionierten Gefäßen deren Weite zu messen und die Daten mit den Werten des Normalkollektivs zu vergleichen. Wachstumsbezogene sektorechokardiographische Durchmesserbestimmungen der herznahen großen Gefäße von herzgesunden Kindern wurden nach unserer Kenntnis bisher nicht beschrieben, abgesehen von der rechten Pulmonalarterie, deren auf die Körperoberfläche bezogene Weite Lappen et al. (1983) veröffentlichte. Unsere Ergebnisse für die rechte Pulmonalarterie (P^3) stimmen mit den Angaben dieser Autoren gut überein.

Literatur

Graham TP, Jarmakani JM, Canent RV, Morrow MN (1971) Left heart volume estimation in infancy and childhood. Reevaluation of methodology and normal values. Circulation 43: 895–904

Gutgesell HP, Paquet M, Duff DF, McNamara DG (1977) Evaluation of left ventricular size and function by echocardiography. Circulation 56: 457–462

Lange PE, Onnasch D, Farr FL, Heintzen PH (1978) Angiocardiographic left ventricular volume determination. Accuracy, as determined from human casts, and clinical application. Eur J Cardiol 8: 449–476

Lappen RS, Riggs TW, Lapin GD, Paul MH, Muster AJ (1983) Two-dimensional echocardiographic measurement of right pulmonary artery diameter in infants and children. JACC 2: 121–126

Mercier JC, DiSessa TG, Jarmakani JM, Nakanishi T, Hiraishi S, Isabel-Jones J, Friedman WF (1982) Two-dimensional echocardiographic assessment of left ventricular volumes and ejection fraction in children. Circulation 65: 962–969

Miller GAH, Swan HJC (1964) Effect of chronic pressure and volume overload on left heart volumes in subjects with congenital heart disease. Circulation 30: 205–216

Miller RG (1981) Simultaneous statistical inference. Springer, New York

Nakazawa M, Marks RA, Isabel-Jones J, Jarmakani JM (1976) Right and left ventricular volume characteristics in children with pulmonary stenosis and intact ventricular septum. Circulation 53: 884–890

Rogé CLL, Silverman NH, Hart PA, Ray RM (1978) Cardiac structure growth pattern determined by echocardiography. Circulation 57: 285–290

Schweizer P, Erbel R, Meyer J, Grenner H, Krebs W, Effert S (1980) Möglichkeiten der Bestimmung von Volumina und Austreibungsfraktion der linken Kammer mit dem zweidimensionalen Ultraschallverfahren. Herz 5: 291–297

Silverman NH, Ports TA, Snider AR, Schiller NB, Carlsson E, Heilbron DC (1980) Determination of left ventricular volume in children: Echocardiographic and angiographic comparisons. Circulation 62: 548–557

Sektorechokardiographische Untersuchungen zum normalen Wachstum des rechten und linken Ventrikels im Kindesalter

A. Wessel, D. G. W. Onnasch, M. P. Heintzen, W. Berdau, P. H. Heintzen

Einleitung

Für die quantitative Beurteilung krankhafter Befunde sollte der bei Kindern in der Regel wachstumsabhängige Normalwert des untersuchten Parameters bekannt sein. Für die M-mode-Echokardiographie sind zahlreiche Untersuchungen zur Wachstumsabhängigkeit verschiedener Parameter veröffentlicht worden (Lange, L. et al. 1983). Mit Hilfe der zweidimensionalen Echokardiographie haben nur Hofstetter et al. (1983) Normalwerte des linksventrikulären Volumens bei Kindern bestimmt. Es erschien deshalb sinnvoll, durch systematische Analyse zweidimensionaler Echokardiogramme Normalwerte der links- und rechtsventrikulären Geometrie bei Kindern und Jugendlichen in Abhängigkeit vom somatischen Wachstum zu erstellen.

Methode

Die zweidimensionalen Echokardiogramme wurden mit einem mechanischen Sektorscanner (ATL Mk 300 IC) mit einem 5-MHz-($<$ 40 kg KG) oder mit 3-MHz-Schallkopf ($>$ 40 kg KG) am liegenden Patienten abgeleitet und auf Videokassette gespeichert (VSR System, JVC Modell CR 6500E). Nummer des Echokardiogramms, Zifferncode der gewählten Schnittebene und instantanes EKG wurden in jedes, eine fortlaufende Bildnummer in jedes zweite Videobild eingeblendet.
Die Aufnahmen des linken Ventrikels erfolgten im parasternalen Längs- und Querbild bei 85 gesunden Kindern verschiedenen Alters mit einem Körpergewicht von 1,3–82 kg (Mittel: 32,8 kg). Das Längsbild wurde so eingestellt, daß der Ventrikel mit seiner größten Länge von der Aorta bis zur Spitze abgebildet wurde. Das Querbild in Höhe der Papillarmuskelspitzen wurde nur dann als auswertbar angesehen, wenn der Ventrikelquerschnitt rund dargestellt war.
Die Aufzeichnung der rechtsventrikulären Echokardiogramme im apikalen Vierkammerblick erfolgte bei 30 gesunden Kindern mit einem Körpergewicht von 2,0–82 kg (Mittel: 26,3 kg) dann, wenn die Ventrikelspitze und die Bewegung beider AV-Klappen optimal erkennbar waren.
Die Echokardiogramme wurden rechnergestützt unter Verwendung eines speziell für diesen Zweck entwickelten Programmpakets, dessen Details wir bereits publiziert haben, ausgewertet (Onnasch et al. 1983). Basis dieses Systems ist die permanente digitale Speicherung der Ventrikelkonturen zusammen mit anatomisch definierten

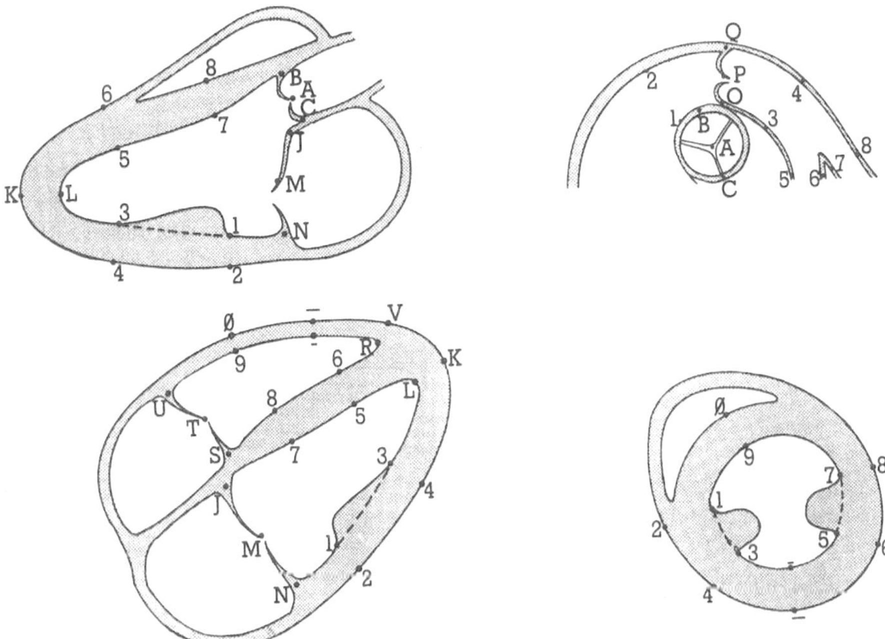

Abb. 1. Lage anatomischer Markierungspunkte für zweidimensionale Echokardiogramme verschiedener Schnittebenen (nach Onnasch et al. 1983): Längsbild *(oben links)*, Vierkammerblick *(unten links)*, Querbild der großen Arterien *(oben rechts)*, Querbild des linken Ventrikels *(unten rechts)*

Fixpunkten des echokardiographischen Schnittbildes, die mit Ziffern oder Buchstaben gekennzeichnet in den Rechner eingelesen werden (Abb. 1).

Die Zeichnung von endo- und epikardialer Ventrikelkontur am Videostandbild erfolgte enddiastolisch (Beginn von QRS) und endsystolisch (kleinstes Kavum) über ein graphisches Tablett nach der von Wyatt et al. (1983) beschriebenen „leadingedge-Methode". Dabei konnte die gezeichnete Kontur mit dem bewegten Fernsehbild auf dem Monitor verglichen und ggf. lokal korrigiert werden, was die Sicherheit der Konturerkennung wesentlich erhöht. Papillarmuskelflächen wurden dem Ventrikelkavum zugerechnet und die endokardiale Kontur in diesen Bereichen parallel zur epikardialen Kontur gezeichnet. Entsprechend wurde verfahren, wenn kurze Abschnitte einer Kontur nicht zu erkennen waren.

Schließlich standen von jedem so bearbeiteten enddiastolischen und endsystolischen Videobild die epi- und endokardiale Kontur mit den dazugehörigen Markierungspunkten im Speicher des Rechners für weitere Auswertungen oder zur Dokumentation zur Verfügung. Die Daten des linken Ventrikels sind aus 3 konsekutiven Herzzyklen gemittelt worden. Die des rechten Ventrikels stammen von einem Herzschlag.

Dieses System wurde angewendet, um Normalwerte der Geometrie des linken und rechten Ventrikels im zweidimensionalen Echokardiogramm bei Kindern und Jugendlichen zu ermitteln. Aus praktischen Erwägungen wurde das Körpergewicht als Bezugsgröße gewählt, denn die Streuungen der Daten gegenüber Körperoberfläche (KOF), die nach Dubois berechnet worden war, und Körpergewicht (KG) unterscheiden sich nicht signifikant. Bei den untersuchten Kindern ergab sich mit

$$KOF = 0,09 \cdot KG^{,0,732} \qquad (r = 0,998, n = 85)$$

ein bekannter Zusammenhang zwischen diesen Wachstumsparametern (Natzschka 1980).

Zur Validisierung der Ergebnisse wurden 20 Echokardiogramme des linken Ventrikels von zwei Untersuchern unabhängig voneinander ausgewertet und die berechneten Ventrikelvolumina miteinander verglichen.

Ergebnisse

Linker Ventrikel

Die Abhängigkeit der normalen Ventrikelschnittfläche (F) vom Körpergewicht (KG) folgt einer Potenzfunktion, wobei die Streuung (s) im Längsbild kleiner ist als im Querbild, in beiden Schnittebenen fällt sie endsystolisch (ES) größer aus als enddiastolisch (ED):

Längsbild			Querbild		
EDF	$= 1,70\,KG^{0,736}$	$s = 10\%$	EDF	$= 1,06\,KG^{0,732}$	$s = 15\%$
ESF	$= 0,95\,KG^{0,750}$	$s = 14\%$	ESF	$= 0,47\,KG^{0,749}$	$s = 20\%$

Aus den Ventrikelflächen läßt sich – analog zur Ejektionsfraktion (EF) – die systolische Flächenverkleinerung (FAC) als ein Funktionsparameter berechnen [FAC = (EDF-ESF)/EDF], der nicht mit dem Körpergewicht korreliert ist (Längsbild r = − 0,16; Querbild r = −0,13):

Längsbild:	FAC = 0,41	SD = 0,07
Querbild :	FAC = 0,53	SD = 0,06

Aus den Ventrikelflächen kann auch das Volumen (Vk) der Kugel, deren Querschnittsfläche gleich der Ventrikelschnittfläche ist nach $Vk = 0,752\,F^{1,5}$ berechnet werden. Aus den Schnittflächen im Längsbild wurden diese „Kugelvolumina" für den linken Ventrikel berechnet und zum Körpergewicht in Beziehung gesetzt:

$$EDVk = 2,28\,KG \quad s = 22,1\% \qquad\qquad ESVk = 1,02\,KG \quad s = 29,8\%$$

Verglichen mit den von Lange et al. (1982) angiokardiographisch (biplan, Flächen-Längen-Methode, herzphasen- und positionsabhängig korrigiert) bestimmten Ventrikelvolumina, die auch wie folgt als linear abhängig von Körpergewicht beschrieben werden können (Bürsch, im Druck):

$$Angio: EDV = 2,35\,KG \quad s = 18\% \qquad\qquad ESV = 0,67\,KG \quad s = 30\%$$

zeigt sich, daß die echokardiographischen Volumina endsystolisch mit dem Kugelmodell überschätzt werden, während enddiastolisch kein bedeutsamer Unterschied zwischen beiden Methoden besteht. Damit ist es möglich, die Gerade der echokardiographischen „Kugelvolumina" mit einem Faktor f zu multiplizieren und sie so in

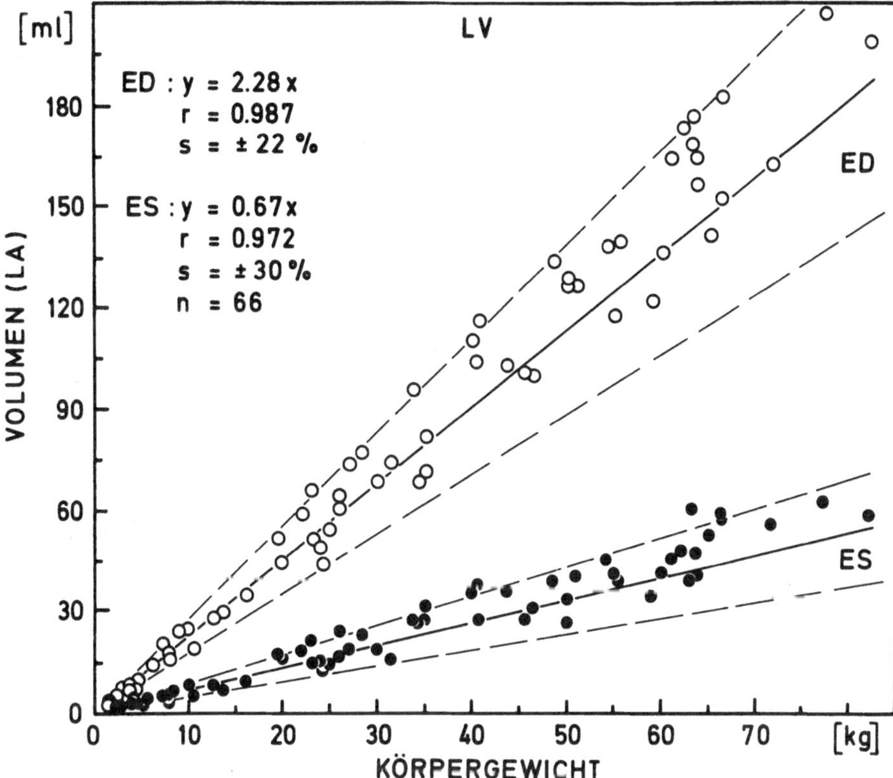

Abb. 2. Normalwerte des linksventrikulären enddiastolischen (ED, Kreise) und endsystolischen Volumens (ES, Punkte). Die unterbrochenen Linien begrenzen den Bereich der relativen Streuung

die Gerade der angiokardiographischen Volumina (V) zu überführen (V = f · Vk). Der Faktor ergibt sich aus dem Verhältnis der Steigungen b beider Geraden zu f = b (Angio)/b (Echo). Da die enddiastolischen Volumina beider Methoden im Mittel nahezu übereinstimmen, ist der Faktor f = 1,02. Für die endsystolischen Volumina beträgt er f = 0,66. Nach dieser Transformation ergeben sich folgende Beziehungen zwischen echokardiographisch (Längsbild) bestimmten linksventrikulären Volumina (Abb. 2) und daraus abgeleiteten Parametern [Schlagvolumen (SV); Ejektionsfraktion (EF)] einerseits und dem Körpergewicht andererseits:

EDV = 2,28 KG	s	= 22,1%	r = 0,99
ESV = 0,67 KG	s	= 29,8%	r = 0,97
SV = 1,59 KG	s	= 25,0%	r = 0,98
EF = 0,70	SD	= 0,05	

Myokard

Die Dicke der linksventrikulären Wand wird als Mittel aus je einer Messung im basalen und apikalen Drittel der Hinterwand zwischen den Markierungspunkten 1–2 sowie 3–4 im Längsbild berechnet (Abb. 1). Zwischen Körpergewicht und Wanddicke (LVW) ergibt sich folgende Beziehung:

$$LVW \ (ED) = 3{,}93 \ KG^{0,24} \qquad\qquad LVW \ (ES) = 5{,}08 \ KG^{0,25}$$
$$(s = 12\%) \qquad\qquad\qquad\qquad\qquad (s = 13\%)$$

Entsprechend wurde die Dicke des interventrikulären Septums (IVS) aus einer basalen und apikalen Distanzmessung zwischen den Punkten 5–6 und 7–8 (Abb. 1) berechnet und zum Gewicht in Beziehung gesetzt:

$$IVS \ (ED) = 3{,}31 \ KG^{0,21} \qquad\qquad IVS \ (ES) = 3{,}99 \ KG^{0,22}$$
$$(s = 12\%) \qquad\qquad\qquad\qquad\qquad (s = 13\%)$$

Zwischen Hinterwand- und Septumdicke besteht enddiastolisch und endsystolisch derselbe lineare Zusammenhang, der sich als

$$IVS = 0{,}95 + 0{,}64 \ LVW \qquad\qquad (r = 0{,}97 \quad n = 132)$$

beschreiben läßt (Abb. 3).

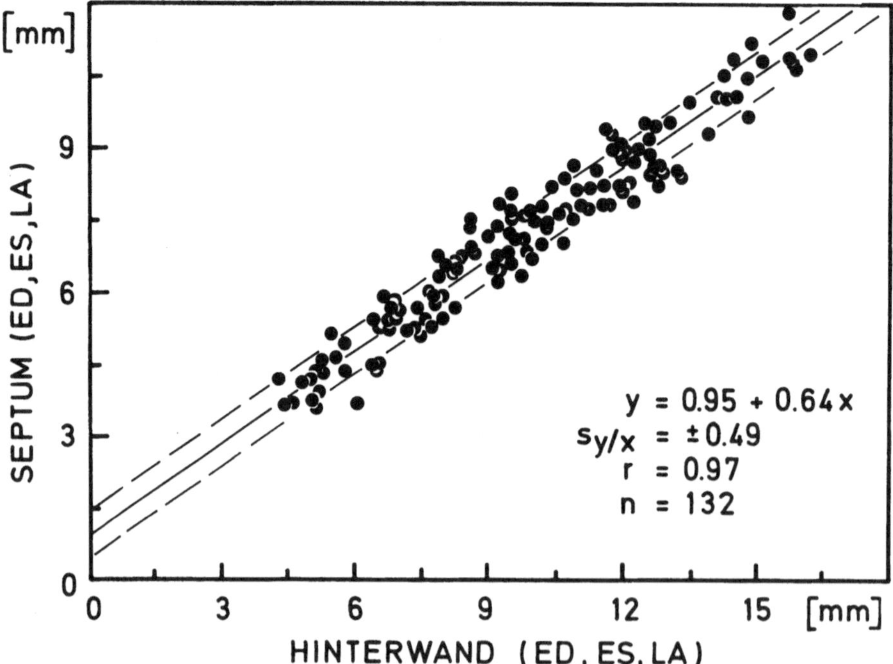

Abb. 3. Beziehung zwischen linksventrikulärer Hinterwanddicke und Dicke des interventrikulären Septums. Enddiastolische und endsystolische Werte, Längsbild (LA)

Die Myokardfläche (My) ergibt sich durch Subtraktion der endokardialen von der zugehörigen epikardialen Konturfläche. Ihre Größe korreliert enddiastolisch und endsystolisch linear mit der Größe der Ventrikelkavumfläche:

Längsbild:
ED: My = 2,02 + 0,46 LVF, r = 0,96   ES: My = 2,54 + 0,78 LVF, r = 0,94

Querbild:
ED: My = 2,31 + 0,74 LVF, r = 0,93   ES: My = 2,63 + 1,67 LVF, r = 0,93

Rechter Ventrikel

Für die Abhängigkeit der Ventrikelflächen und der systolischen Flächenerkleinerung (Abb. 4) vom Körpergewicht ergab sich:

$$\text{EDF} = 1,87\ \text{KG}^{0,58} \qquad s = 18\% \qquad r = 0,98$$
$$\text{ESF} = 1,19\ \text{KG}^{0,59} \qquad s = 19\% \qquad r = 0,95$$
$$\text{FAC} = 0,34 \qquad\quad SD = 0,06 \qquad r = 0,06$$

Die „Kugelvolumina" sind ebenfalls linear vom Körpergewicht abhängig:

$$\text{EDVk} = 1,38\ \text{KG},\ s = 32\% \qquad\qquad \text{ESVk} = 0,73\ \text{KG},\ s = 33\%$$

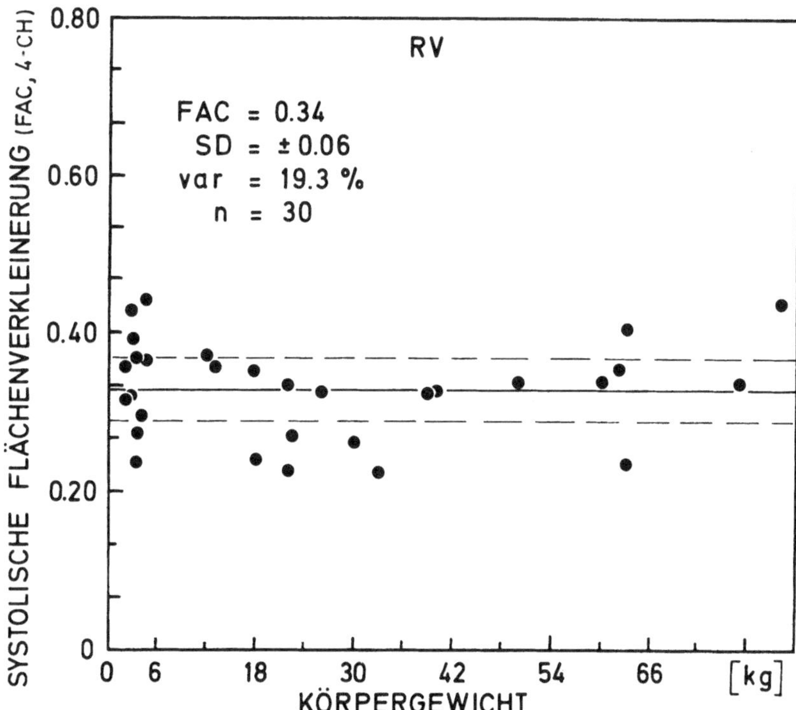

Abb. 4. Normalwert der systolischen Flächenverkleinerung des rechten Ventrikels im apikalen Vierkammerblick. Mittelwert und Standardabweichung sind eingezeichnet

Diese Volumina sind signifikant kleiner als die angiokardiographisch ermittelten Volumina (Lange et al. 1982; Bürsch im Druck):

$$EDV = 2,75 \, KG, \, s = 18\% \qquad ESV = 1,02 \, KG, \, s = 28\%$$

Sie werden deshalb mit dem Faktor f multipliziert, um wahre Volumina zu erhalten. Für das enddiastolische „Kugelvolumen" ist f = 1,99, für das endsystolische f = 1,40. Nach dieser Korrektur gelten für die rechtsventrikulären Volumina (Abb. 5), Schlagvolumen (SV) und Ejektionsfraktion (EF) folgende Beziehungen zum Körpergewicht:

$$
\begin{aligned}
EDV &= 2,75 \, KG & s &= 31,6\% & r &= 0,98 \\
ESV &= 1,02 \, KG & s &= 32,8\% & r &= 0,94 \\
SV &= 1,71 \, KG & s &= 35,7\% & r &= 0,98 \\
EF &= 0,63 & SD &= 0,06
\end{aligned}
$$

Für den Zusammenhang zwischen Myokard- und Kavumfläche ergaben sich lineare Funktionen:

$$
\begin{aligned}
ED: My &= 0,05 + 0,58 \, EDF & s &= 15\% & r &= 0,98 \\
ES: My &= 0,27 + 0,70 \, ESF & s &= 17\% & r &= 0,97
\end{aligned}
$$

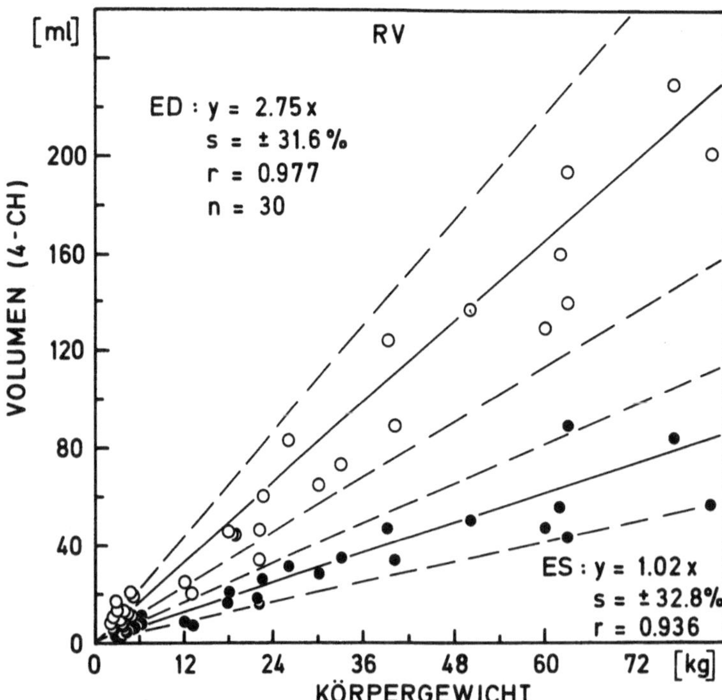

Abb. 5. Normalwerte des rechtsventrikulären enddiastolischen *(ED, Kreise)* und endsystolischen Volumens *(ES, Punkte)*. Die unterbrochenen Linien begrenzen den Bereich der relativen Streuung

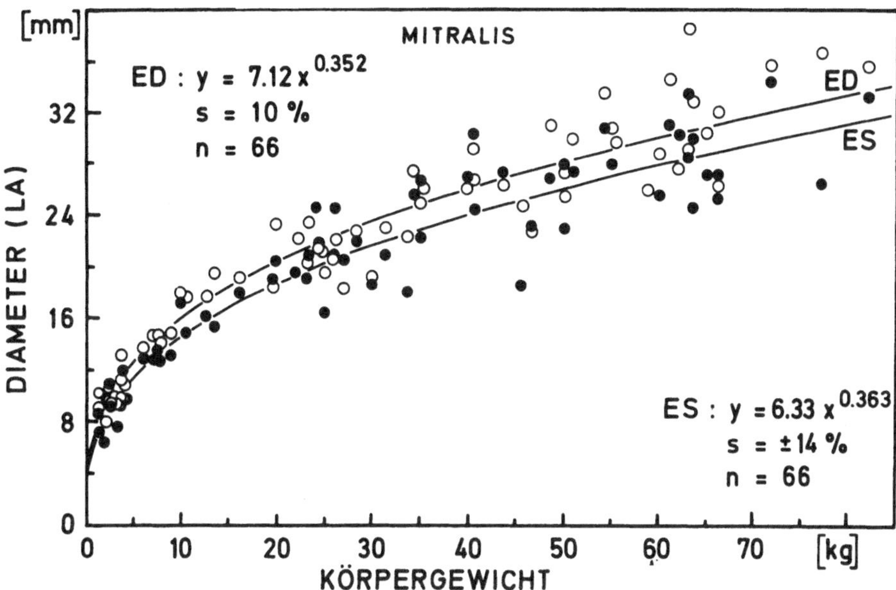

Abb. 6. Normalwerte des Mitralklappendurchmessers im Längsbild des linken Ventrikels. Die angegebenen Funktionen sind eingezeichnet

AV-Klappen

Die Durchmesser der Atrioventrikularklappen wurden als Distanzen zwischen den folgenden Markierungspunkten bestimmt (Abb. 1): Mitralklappendurchmesser (MVD) J–N; Trikuspidaklappendurchmesser (TVD) S–U. Zum Körpergewicht ergaben sich dann folgende Beziehungen (Abb. 6):

$$\text{ED: MVD} = 7{,}12 \, \text{KG}^{0{,}35} \quad s = 10\% \qquad \text{TVD} = 13{,}24 \, \text{KG}^{0{,}27} \quad s = 15\%$$
$$\text{ES : MVD} = 6{,}33 \, \text{KG}^{0{,}36} \quad s = 14\% \qquad \text{TVD} = 11{,}22 \, \text{KG}^{0{,}29} \quad s = 12\%$$

Zeichengenauigkeit

Der Vergleich der Ergebnisse zweier unabhängiger Untersucher (x/y) wurde für die linksventrikulären Volumina und das Schlagvolumen durchgeführt (n = 20):

$$\text{EDV} : y = \quad 1{,}97 + 0{,}97x \quad r = 0{,}989$$
$$\text{ESV} \ : y = \quad 1{,}28 + 0{,}97x \quad r = 0{,}989$$
$$\text{SV} \quad : y = -\, 0{,}65 + 1{,}04x \quad r = 0{,}985$$

Diskussion

Im zweidimensionalen Echokardiagramm ist die Ventrikelschnittfläche die Eingangs-
information der Ventrikelgröße. Sie wurde für den linken Ventrikel im Längs- und
Querbild, für den rechten Ventrikel im apikalen Vierkammerblick bestimmt. Es
erscheint sinnvoll, wenn möglich Normalwerte aus mehreren Schnittebenen anzuge-
ben weil, 1) damit eine Alternative gegeben ist, wenn eine bestimmte Schnittebene
nicht eingestellt werden kann und 2) der Vergleich mehrerer Meßwerte verschiedener
Schnittebenen die diagnostische Sicherheit erhöht.
Die Abhängigkeit der Ventrikelflächen vom Körpergewicht wird durch Potenzfunk-
tionen mit Streuungen zwischen 10 und 20% beschrieben. Die Potenzen sind nahezu
herzphasenunabhängig und stimmen für den linken Ventrikel in beiden Schnitteb-
nen gut überein (Längsbild: 0,736; 0,75; Querbild: 0,732; 0,749). Für den rechten
Ventrikel wurden sie niedriger bestimmt (0,58; 0,59), sind aber wegen der ungleichen
Verteilung der Daten mit einem größeren Fehler behaftet. Die systolische Flächenverkleinerung ist wie die Ejektionsfraktion ein Funktionsparameter, der für den
rechten und linken Ventrikel vom Körpergewicht unabhängig ist. Unter der Voraussetzung einer homogenen Kontraktion, die bei pädiatrischen Patienten in der Regel
gegeben ist, kann auch der aus dem Querbild berechnete Wert als repräsentativ für
die globale linksventrikuläre Funktion angesehen werden. Das ist besonders in solchen Fällen wichtig, in denen nur diese Schnittebene eingestellt werden kann. Die
unterschiedlichen Werte für das Längs- und Querbild (0,41 ± 0,07 bzw. 0,53 ± 0,06)
spiegeln die unterschiedliche Verkürzung der langen und kurzen Achse des linken
Ventrikels wider (Onnasch et al. 1983).
Die Berechnung des „Kugelvolumens" erfolgt nach einer einfachen Gleichung, in die
die Größe der Ventrikelschnittfläche als einziger Meßwert eingeht. Dadurch wird
möglicherweise die Streuung der Ergebnisse reduziert, was mit Ursache für die gute
Übereinstimmung der durch zwei Untersucher unabhängig voneinander bestimmten
linksventrikulären Volumina sein könnte.
Die Abhängigkeit der „Kugelvolumina" und der angiokardiographischen Ventrikelvolumina vom Körpergewicht kann durch eine Gerade beschrieben werden, die
durch den Nullpunkt des Koordinatensystems verläuft. Deshalb kann die Steigung
der Geraden der „Kugelvolumina" durch einen Faktor, der sich aus der Verhältnis
beider Steigungen errechnet, in die Gerade der angiokardiographischen Ventrikelvolumina, die als Referenzgrößen anzusehen sind, transformiert werden. Durch Multiplikation der einzelnen „Kugelvolumina" mit diesem Faktor erhält man dann die
wahren Ventrikelvolumina:

$$\text{LV: EDV} = 1{,}02 \cdot \text{EDVk} \qquad \text{ESV} = 0{,}66 \cdot \text{ESVk}$$
$$\text{RV: EDV} = 1{,}99 \cdot \text{EDVk} \qquad \text{ESV} = 1{,}40 \cdot \text{ESVk}$$

In den unterschiedlichen Faktoren kommt zum Ausdruck, daß sich die echokardiographischen Schnittebenen herzphasenabhängig ändern. Das ist auf die Bewegung
des Herzens gegenüber der feststehenden Schallebene zurückzuführen und führt
besonders beim rechten Ventrikel zu einer geringen Differenz zwischen EDF und
ESF und damit zu einer niedrigen FAC.
Wand- und Septumdicken lassen sich auch aus M-mode Echokardiogrammen bestimmen, für die zahlreiche Publikationen zu den Normalwerten vorliegen (Lange, L. et

al. 1983). Die Untersucher, die die Abhängigkeit dieser Parameter vom Körpergewicht als Potenzfunktion angeben (Henry et al. 1980, Voogd et al. 1979), geben Exponenten an, die in der Größenordnung mit unseren übereinstimmen.

Zwischen einzelnen Parametern der Geometrie des normalen Herzens können lineare Abhängigkeiten gefunden werden. Septum- und Hinterwanddicke verhalten sich enddiastolisch und endsystolisch normalerweise gleichsinnig, so daß die Gerade für beide Herzphasen identisch ist (Abb. 3). Myokard- und Kavumfläche ändern sich während des Herzzyklus gegensinnig, so daß die höhere Steigung der Geraden, die endsystolisch für den gesunden rechten und linken Ventrikel gefunden wurde, die relative Zunahme der Myokardfläche ausdrückt.

Nach unseren Messungen ist der Durchmesser der normalen Trikuspidalklappe größer als der der Mitralklappe, während beide annähernd gleich mit dem Körpergewicht zunehmen. Dieser Größenunterschied wurde auch bei Messungen an anatomischen Präparaten gefunden, die zu etwa 15% niedrigeren Werten kommen als wir in dieser Untersuchung (Carpentier 1983).

Unter Berücksichtigung der erstellten Normalwerte wird es möglich, quantitative Befunde zweidimensionaler Echokardiogramme bei Kindern als pathologisch oder normal zu beurteilen.

Literatur

Bürsch JH (im Druck) Video-Volumetrie. In: Schuster W (Hrsg) Kinderradiologie–Bildgebende Diagnostik. Springer, Berlin Heidelberg New York

Carpentier A (1983) Congenital malformations of the mitral valve. In: Stark J, de Leval M (eds) Surgery for congenital heart defects. Grune & Stratton, London New York, pp 467–480

Henry WL, Gardin JM, Ware JH (1980) Echocardiographic measurements in normal subjects from infancy to old age. Circulation 62: 1054–1061

Hofstetter R, Rabe E, Flosdorff E, Richter H, von Bernuth G (1983) Die Bestimmung des linksventrikulären Volumens mittels Sektorechokardiographie bei Kindern. Z Kardiol 72: 577–582

Lange L, Fabecic-Sabadi V, Bein G (1983) Vergleichende Übersicht echokardiographischer Normalwerte vom Frühgeborenen bis zum Adoleszenten. Herz 8: 105–121

Lange PE, Onnasch DGW, Schaupp GH, Zill C, Heintzen PH (1982) Size and function of the human left and right ventricles during growth. Normative angiographic data. Ped Cardiol 3: 205–211

Natzschka J (1980) Therapie. In: Joppich G, Schulte FJ (Hrsg) Lehrbuch der Kinderheilkunde. 24. Aufl, Fischer, Stuttgart, S 847–864

Onnasch DGW, Wessel A, Lange PE, Heintzen MP, Heintzen PH (1983) A computer aided system for both routine and specialized geometric evaluation of 2D-echocardiograms. IEEE Proceedings of Computers in Cardiology, IEEE Comp Soc, pp 9–14

Voogd PJ, Rijsterborgh H, Van Zwieten G, Lubsen J (1979) Percentiles of echocardiographic dimensions in healthy children and young adolescents. In: Lancee CT (ed) Echocardiology. Nijhoff The Hague Boston London, pp 299–307

Wyatt HL, Haendchen RV, Meerbaum S, Corday E (1983) Assessment of quantitative methods for 2-dimensional echocardiography. Am J Cardiol 52: 396–401

Normalwerte für die zweidimensionale Echokardiographie bei Erwachsenen

R. Erbel, B. Henkel, G. Schreiner, C. Ostländer, H.J. Rupprecht, W. Clas, R. Brennecke, J. Meyer

Einleitung

Bei 90% aller Patienten, schwer kranke Patienten eingeschlossen, gelingt die Darstellung des Herzens im apikalen Vierkammerschnitt mit Hilfe der zweidimensionalen Echokardiographie (Schnittger et al. 1983). Da in den meisten Fällen die Frage nach der Herzgröße und der Funktion gestellt wird, bietet sich die Auswertung dieser Schnittbilder an, wenn parasternal eine Anlotung nicht gelingt.

Durchmesser und Längsachsenbestimmung

In Abb. 1 wird eine Originalregistrierung mit eingezeichneten Endokardgrenzen sowie Auswertungsstellen gezeigt. Der linke Ventrikel wird in der Längs- und Quer-

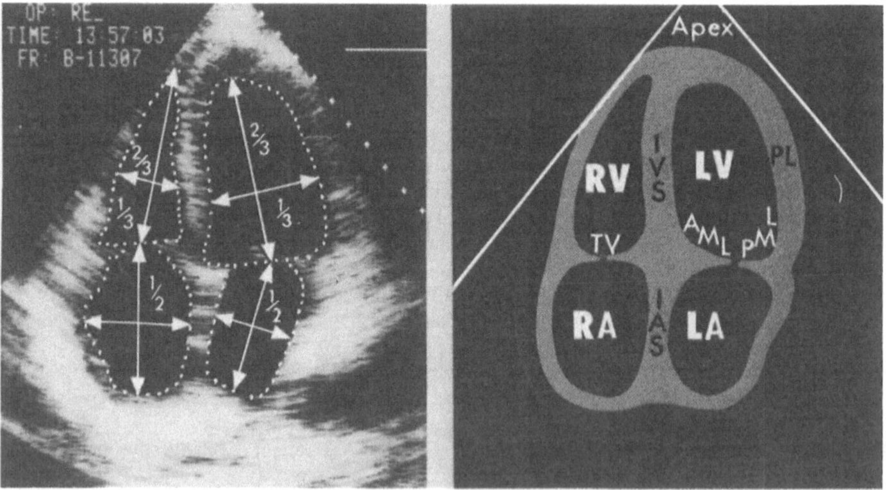

Abb. 1. Original und schematische Zeichnung eines apikalen Vierkammerschnitts mit eingezeichneten Längs- und Querachsen des linken und rechten Ventrikels *(LV/RV)* und linkem und rechtem Vorhof *(LA/RA)*. Die Querachse des linken Ventrikels wurde senkrecht zur Längsachse am Übergang vom ersten zum zweiten Drittel eingezeichnet. Die Längsachse der Vorhöfe wurde durch die Querachse in der Mitte senkrecht geschnitten. *TV* $\neq$ Trikuspidalklappe, *AML* $\neq$ vorderes Mitralsegel, *HML* $\neq$ hinteres Mitralsegel

Tabelle 1. Zweidimensionale echokardiographische Normalwerte der links-parasternalen Längsachse. $A \neq$ eigene Werte, korrigiert auf die Körperoberfläche, gemeinsam für Männer und Frauen (n = 51), $B \neq$ Ergebnisse von Schnittger et al. (1983) (n=39). Angegeben sind die Mittelwerte $(\overline{X})$ mit der zweifachen Standardabweichung $(2S)$ sowie der Streubereich. $LV/RV \neq$ linker/rechter Ventrikel, $LA/RA \neq$ linker/rechter Vorhof, $DD/DS \neq$ enddiastolischer/endsystolischer Durchmesser. [Aus Erbel et al. (1985b)]

			X		2S		Streubezirk	
			A	B	A	B	A	B
Durchmesser	LV DD	[cm/m²]	2,7	2,7	0,4	0,4	2,3– 3,1	2,3– 3,1
	DS	[cm/m²]	1,8	1,8	0,4	0,4	1,4– 2,2	1,4– 2,1
	△ %D	[%]	35	36	10	11	25 –48	26 –45
Durchmesser	LA	[cm/m²]	1,8	2,0	0,4	0,4	1,4– 2,2	1,6– 2,4
Links-parasternale kurze Achse								
Durchmesser	LV DD	[cm/m²]	2,6	2,7	0,4	0,5	2,2– 3,0	2,2– 3,1
	DS	[cm/m²]	1,7	1,8	0,3	0,4	1,4– 2,0	1,4– 2,2
	△ %D	[%]	34	34	8	9	27 –44	25 –43
Vierkammerblick								
Durchmesser	LV DD	[cm/m²]	2,7	2,7	0,4	0,5	2,3– 3,1	2,2– 3,1
	DS	[cm/m²]	1,7	1,7	0,3	0,4	1,4– 2,0	1,3– 2,0
	△ %D	[%]	36	38	9	12	27 –45	27 –50
Durchmesser	RV DD	[cm/m²]	1,8	1,9	0,4	0,9	1,4– 2,2	1,0– 2,8
Durchmesser	LA							
	Systole ⬍	[cm/m²]	2,3	2,9	0,7	0,6	1,6– 3,0	2,3– 3,5
	◆▶	[cm/m²]	1,8	2,0	0,4	0,4	1,4–2,2	1,6–2,4
Durchmesser	RA							
	Systole ⬍	[cm/m²]	2,4	2,6	0,5	0,6	1,9– 2,9	2,0– 3,1
	◆▶	[cm/m²]	1,8	2,1	0,4	0,4	1,4– 2,2	1,7– 2,5

achse vermessen. Die Längsachse stellt die Verbindung von der Mitte der Mitralklappe zur Spitze des linken Ventrikels dar, die Querachse wurde senkrecht hierzu am Übergang vom ersten zum zweiten Drittel gemessen. Der Durchmesser wurde dabei nicht zwangsläufig durch die Längsachse halbiert.

Der rechte Ventrikel wurde in derselben Weise wie der linke Ventrikel analysiert. Aus der Mitte der Trikuspidalklappe wurde die Längsachse zur Spitze des rechten Ventrikels gezogen, die Querachse hierzu senkrecht am Übergang vom ersten zum zweiten Drittel. Auch für den rechten Ventrikel galt, daß die Längsachse den Durchmesser nicht halbierte.

Auch die Vorhöfe wurden in der Längs- und Querachse ausgemessen. Erneut war die Mitte der AV-Klappen der Bezugspunkt für die Längsachse. Die Querachse stand hierzu senkrecht in der Mitte der Längsachse und wurde in der Mitte geteilt. Die Normalwerte für die vermessenen Strecken sind in Tabelle 1 wiedergegeben. Neben dem Mittelwert mit den Standardabweichungen und der zweifachen Standardabweichung wurden die Toleranzgrenzen nach Stange angegeben und aufgelistet. Zusätzlich angegeben ist der Streubereich. Es zeigte sich, daß die Differenzen zwischen den 3 genannten Methoden zur Abgrenzung des Normalbereichs gering sind, was auf die Größe des untersuchten Normalkollektivs bezogen werden kann. Die Normalwerte sind in Abb. 2 wiedergegeben.

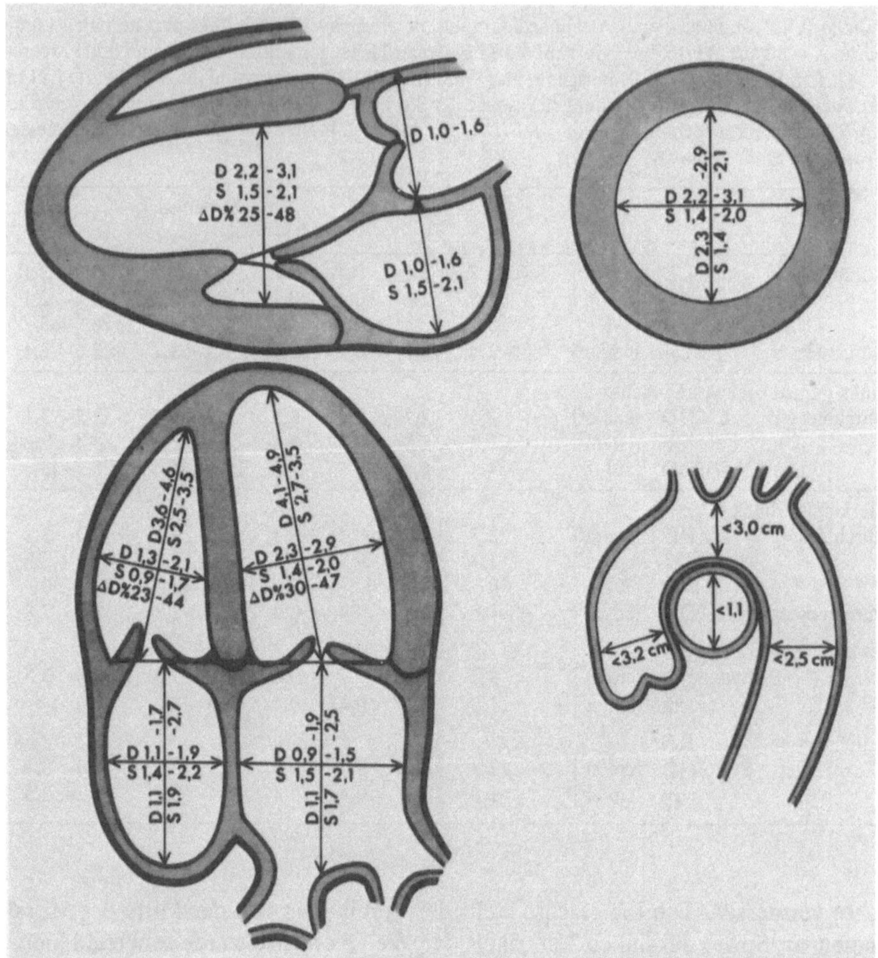

Abb. 2.   Normalwerte für linksparasternalen Längs- und Querschnitt, apikalen Vierkammerschnitt und suprasternalen Längsschnitt im zweidimensionalen Echokardiogramm. Eingezeichnet sind die Auswertungsstellen. Angegeben sind die Grenzbereiche, erstellt bei Normalpersonen. Die Angaben erfolgten jeweils bezogen auf die Körperoberfläche (in cm/m²). * (Nach Kaspar u. Meinertz 1981)

Zum Vergleich wurden die ermittelten Werte den Ergebnissen von Schnittger et al. (1983) gegenübergestellt. Während die enddiastolischen Durchmesser des linken Ventrikels fast identisch sind, liegen die endsystolischen Werte etwas auseinander (Tabelle 1). Dies kann an der Auswertungsmethode liegen, aber auch an einer Differenz, basierend auf den verwendeten Echokardiographiegeräten. Wie für die Durchmesser kann auch für die prozentuale Durchmesserverkürzung eine gute Übereinstimmung gezeigt werden. Dies gilt insbesondere für den unteren Grenzbereich (Erbel et al., 1985a).

In Tabelle 1 wird zusätzlich ein Vergleich der Durchmesserbestimmung aus linksparasternalen apikalen Schnitten angestellt (Abb. 2). Es fällt auf, daß die Durchmesser im Vierkammerschnitt konstant größer ausfallen als in den linksparasternalen Quer- und

Längsschnitten, was auf die schlechtere laterale Auflösung zurückgeführt wird. Die Unterschiede in der Begrenzung des Normalbereichs liegen bei 2 mm (2,9 bzw. 3,1 cm/m^2) (Schnittger et al. 1983).

Dieser Vergleich zeigt auf, daß zuverlässige Normalwertbestimmungen möglich sind und auch in unterschiedlichen Labors übereinstimmende Resultate erzielt werden können. Sie stellen die Basis für die Berechnung der Sensitivität und Spezifität im Vergleich zu anderen Methoden dar.

Ausführlichere weitere Darstellungen von Normalwerten für die zweidimensionale Echokardiographie können der Literatur entnommen werden (Triulzi et al. 1984; Weyman 1982).

Volumenbestimmung

Während diese Werte als Basis für die Messung bei Patienten ohne regionale Wandbewegungsstörung zugrundegelegt werden können, wird bei koronarer Herzerkrankung die Volumenbestimmung des linken Ventrikels mit Auswertung der Ejektionsfraktion nicht zu umgehen sein (Erbel et al. 1981). In diesen Fällen muß schon aus rein mathematischen Gründen eine alleinige Durchmesserbestimmung zu Fehleinschätzungen führen. Vergleichende Untersuchungen zur Kineventrikulographie ergaben aus rein methodischen Gründen deutliche Unterschiede, auf die früher ausführlich eingegangen wurde (Erbel u. Schweizer 1982). Nun könnte man versuchen, durch Regressionen die echokardiographischen Werte zu korrigieren. Dies würde bedeuten, daß auf eine Methode korrigiert wird, die selbst nicht als Standardmethode gelten kann, wie erst kürzlich erschienene Publikationen gezeigt haben (French et al. 1982). Daher wurden Normalwerte für die Volumenbestimmung des linken Ventrikels aufgestellt und publiziert. Die Auswertung erfolgte aus dem Vierkammer- und RAO-Äquivalentschnitt monoplan und biplan (Tabelle 2).

Tabelle 2. Enddiastolisches und endsystolisches Volumen *(EDV/ESV)* sowie Schlagvolumen *(SV)*, Auswurffraktion *(EF)* des linken und rechten Ventrikels bei Normalpersonen. Angegeben sind die Absolutwerte sowie die Werte in Bezug auf die Körperoberfläche. Neben den Mittelwerten *(X̄)* und den Standardabweichungen *(S)* sind die oberen *(To)* und unteren Toleranzgrenzen *(Tu)* des Normalbereichs angegeben. Die Volumina des linken Ventrikels wurden nach der Scheibchensummationsmethode, die Volumina des rechten Ventrikels nach der Subtraktionsmethode berechnet. Die Zahl der Normalpersonen ist in der Tabelle angegeben

	EDV [ml]	EDVI [ml/m^2]	ESV [ml]	ESVI [ml/m^2]	SV [ml]	SVI [ml/m^2]	EF [%]
Linker Ventrikel							
X̄	116	65	48	27	68	38	59
S	23	11	12	6	15	7	6
To	154	82	67	36	92	50	69
Tu	79	47	28	17	44	26	49
Rechter Ventrikel (n = 34)							
X̄	74	40	25	14	49	26	66
S	16	8	7	3	13	6	8
To	100	52	37	19	70	36	79
Tu	48	28	13	9	28	17	54

Tabelle 3. Vergleich der enddiastolischen und endsystolischen Volumenbestimmung des linken Ventrikels sowie der Ejektionsfraktion im Vergleich der 3 Arbeitsgruppen. Angegeben sind die Mittelwerte mit der Standardabweichung sowie die berechneten Grenzbereiche mit Hilfe der Toleranzgrenzen

| | | | EDV/ml | | ESV/ml | | EF/% | |
			$\overline{X} \pm S$	T	$\overline{X} \pm S$	T	$\overline{X} \pm S$	T
Hahn et al. 1982	n = 22		100 ± 29	152	35 ± 17	67	66 ± 10	48
Wahr et al. 1983	n = 52	M	124 ± 26	163	38 ± 13	66	69	53
		F	92 ± 17	128	32 ± 10	53	65	51
Erbel et al. 1982	n = 55	M	126 ± 18	157	34 ± 12	58	59 ± 6	49
		F	98 ± 134	134	29 ± 10	50	58 ± 7	46

Normalwerte des linken Ventrikels

Auffällig war der deutliche Unterschied in den Werten zwischen Männern und Frauen, der allein durch die Korrektur in bezug auf die Körperoberfläche reduziert werden konnte. Eine geringe Differenz blieb jedoch bestehen. Die Ventrikel bei Frauen waren kleiner und die Auswurffraktion geringer. Ähnliche Ergebnisse berichteten auch Wahr et al. (1983).

Der Vergleich dieser Werte mit Angaben in der Literatur – es werden wie für die eigenen Ergebnisse auch hier die Toleranzgrenzen berechnet – zeigt, daß z. B. mit den Ergebnissen von Wahr et al. (1983) für das enddiastolische und endsystolische Volumen bezüglich der Mittelwerte und der Grenzwerte eine gute Übereinstimmung besteht (Tabelle 3). Für alle Publikationen ergab sich als Grenzwert für die Ejektionsfraktion ein Wert deutlich unter 55%, d. h. unter dem allgemein gültigen Grenzwert für die Kineventrikulographie. Ähnliche Befunde werden auch für eine andere nicht-invasive Methode, die Szintigraphie, berichtet. In der Aufstellung zeigt sich, daß auch hier der Grenzwert der Ejektionsfraktion unter 55% liegt. Die größte Bedeutung kommt der Publikation von Zaret et al. (1984) zu, die einen Grenzwert von 50% bei 1200 analysierten Normalpersonen ergibt.

Basierend auf aufgestellten Normalwerten konnte unsere Arbeitsgruppe kürzlich die Sensitivität und Spezifität der Methode im Vergleich zur Kineventrikulographie prospektiv (Erbel et al. 1985 b) und retrospektiv (Erbel et al. 1984 b) erarbeiten. Für die Auswurffraktion errechnete sich bei der prospektiven Studie (n=71) eine Sensitivität von 93% und bei der retrospektiven Studie (n=110) von 83%.

Volumenbestimmung des rechten Ventrikels

Für den rechten Ventrikel wurde die Volumina nach der Subtraktionsmethode berechnet (Tabelle 2). Für diese Volumenbestimmung wurde an Herzmodellen wie auch an isolierten Herzen eine gute Übereinstimmung zum wahren Volumen festgestellt (Erbel et al. 1984 a; Krebs et al. 1982).

Vergleich zwischen Volumenberechnung und Durchmesserbestimmung

Um die Frage zu klären, ob mit Hilfe der Durchmesserbestimmung im Vierkammerblick ein vergrößerter linker Ventrikel auch ohne Volumenbestimmung zuverlässig erkannt werden kann, wurde bei 44 Patienten (22 Patienten mit Herzklappenfehlern und 22 Patienten mit dilativer Kardiomyopathie) sowohl der diastolische als auch der systolische Durchmesser des linken Ventrikels aus dem Vierkammerblick bestimmt und dem enddiastolischen und endsystolischen Volumen des linken Ventrikels gegenübergestellt. Die Volumenbestimmung erfolgte computergestützt nach der früher schon beschriebenen Scheibchensummationsmethode aus dem Vierkammerblick.

In Abb. 3 ist der Normalbereich, begrenzt durch die Toleranzgrenzen, eingezeichnet. Es ist zu erkennen, daß bei allen Patienten eine richtige Einordnung erfolgte, d. h. eine enddiastolische Vergrößerung des Volumens wurde durch die enddiastolische Durchmesserbestimmung alleine zuverlässig erkannt. Auch für die Bestimmung des endsystolischen Durchmessers trifft diese Aussage zu. Wie Abb. 4 aufweist, ist eine Fehlbestimmung nur bei einem Patienten erfolgt. Hier war das endsystolische Volumen im Normbereich, der endsystolische Durchmesser als pathologisch angegeben worden.

Da die Ejektionsfraktion des linken Ventrikels eine wesentliche prognostische Größe darstellt, wurde auch hierfür der Vergleich zur prozentualen Durchmesserverkürzung aufgestellt (Abb. 5). Es ist zu erkennen, daß auch mit der Bestimmung der prozentualen Durchmesserverkürzung eine reduzierte Ejektionsfraktion zuverlässig erkannt werden kann.

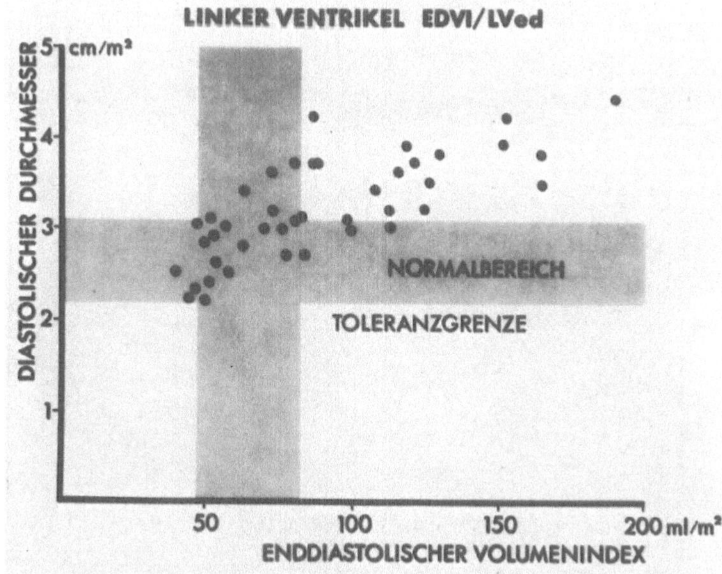

Abb. 3. Vergleich des enddiastolischen Volumens mit dem enddiastolischen Durchmesser des linken Ventrikels, bezogen auf die Körperoberfläche, bei 44 Patienten mit Herzklappenfehlern (n = 22) und dilativer Kardiomyopathie (n = 22). Eingezeichnet ist der Normbereich, begrenzt durch die Toleranzgrenzen, für beide Parameter. Das Volumen wurde nach der Scheibchensummationsmethode berechnet, der Durchmesser aus dem Vierkammerschnitt bestimmt

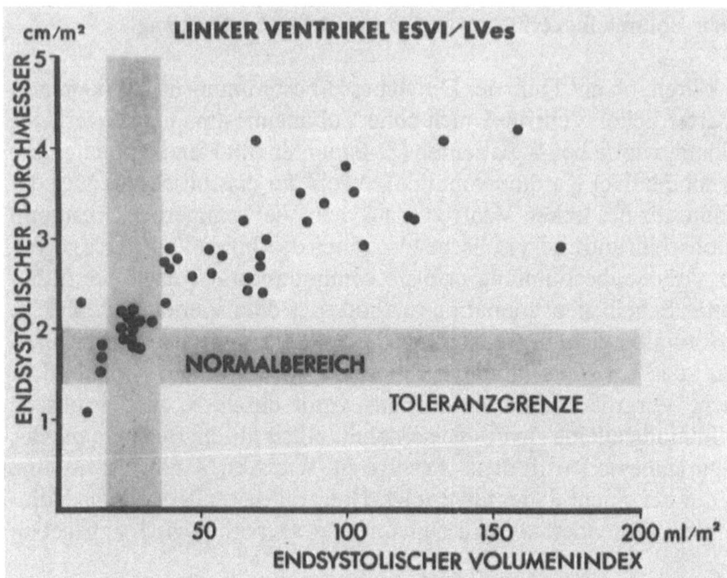

Abb. 4. Vergleich des endsystolischen Volumenindex mit dem endsystolischen Durchmesser des linken Ventrikels, bezogen auf die Körperoberfläche, bei Patienten mit Herzklappenfehlern (n = 22) und dilativer Kardiomyopathie (n = 22). Das Volumen des linken Ventrikels wurde nach der Scheibchensummationsmethode, der Durchmesser aus dem apikalen Vierkammerschnitt bestimmt

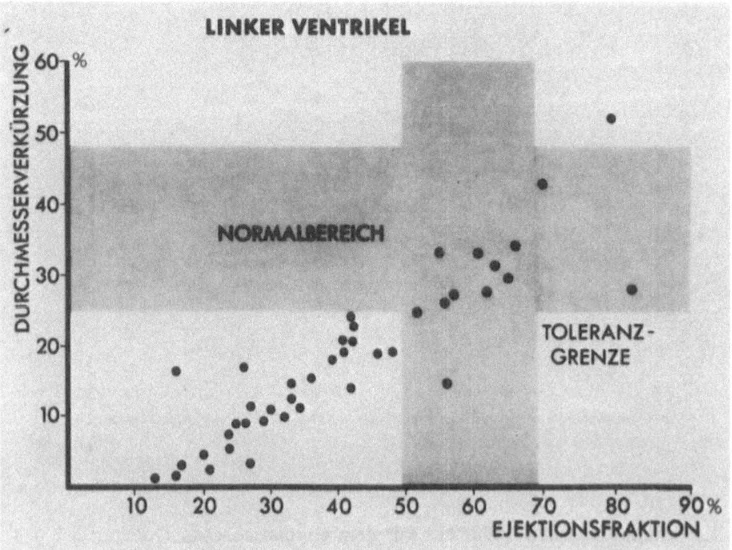

Abb. 5. Vergleich der Ejektionsfraktion mit der prozentualen Durchmesserverkürzung des linken Ventrikels, bestimmt bei Patienten mit Herzklappenfehlern (n = 22) und dilativer Kardiomyopathie (n = 22). Eingezeichnet ist der Normbereich, begrenzt durch die Toleranzgrenzen

Abb. 6. Vergleich der prozentualen Durchmesserverkürzung und der Ejektionsfraktion des rechten Ventrikels, bestimmt bei 29 Patienten mit Hinterwandinfarkt. Der Durchmesser des rechten Ventrikels wurde aus dem apikalen Vierkammerschnitt, die Ejektionsfraktion aus dem Volumina des rechten Ventrikels berechnet und nach der Subtraktionsmethode bestimmt. Eingezeichnet sind die Toleranzgrenzen für beide Parameter. Mit Kreisen markiert sind die Patienten, die klinisch, elektrokardiographisch und hämodynamisch die Zeichen der rechtsventrikulären Funktionsstörung aufweisen

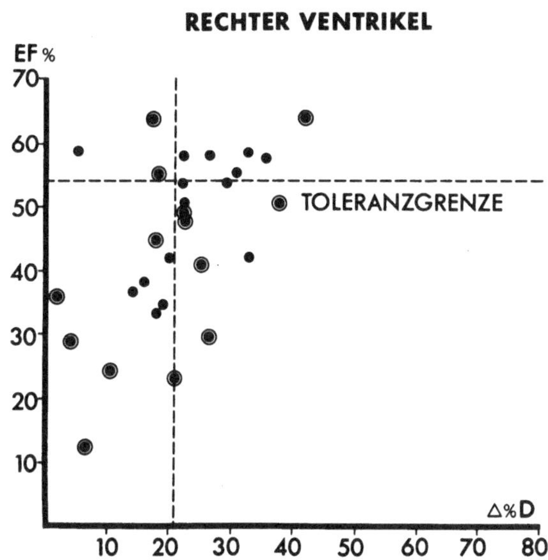

Eine rechtsventrikuläre Beteiligung wird bei Hinterwandinfarkten in bis zu 40% der Fälle beobachtet. In 5–10% der Fälle entwickelt sich ein typischer, klinisch faßbarer Rechtsherzinfarkt. Da die Erkennung des Rechtsherzinfarkts große therapeutische Konsequenzen für den Patienten hat, wurde die Frage überprüft, ob für die Größenbestimmung des rechten Ventrikels die Auswertung des Durchmessers ausreicht oder ob das Volumen bestimmt werden muß. Hierzu wurde bei 29 Patienten mit Hinterwandinfarkt und rechtsventrikulärer Beteiligung der Durchmesser des linken Ventrikels enddiastolisch und endsystolisch bestimmt, daraus die prozentuale Durchmesserverkürzung errechnet und der Ejektionsfraktion, berechnet aus der Subtraktionsmethode, gegenübergestellt. Wie aus Abb. 6 deutlich wird, lag bei 7 Patienten der Durchmesser im Normbereich, die Berechnung der Ejektionsfraktion wies jedoch eine niedrigere und damit eine reduzierte Funktion des rechten Ventrikels auf. Mit Kreisen gekennzeichnet sind die Patienten, bei denen klinisch, hämodynamisch und elektrokardiographisch zusätzlich eine Rechtsherzbeteiligung nachgewiesen werden konnte. Dies bedeutet, daß durch alleinige Durchmesserbestimmung und Berechnung der Durchmesserverkürzung bei diesen Patienten eine Reduktion der Funktion des Ventrikels nicht aufgedeckt wurde.

Wählt man statt der Durchmesserbestimmung die prozentuale Flächenverkürzung, so ergibt sich schon ein wesentlich besseres Bild (Abb. 7). Falsch-positive Werte ergaben sich für die Austreibungsfraktion nur im Grenzbereich bei 2 Patienten, und eine falsch-positive Wertung der prozentualen Flächenverkürzung ergab sich nur bei 5 Patienten, wobei 3 Patienten die typischen klinischen elektrokardiographischen und hämodynamischen Zeichen der Rechtsherzbeteiligung aufwiesen. Daraus folgt, daß mit Hilfe der prozentualen Flächenverkürzung anstelle der Durchmesserverkürzung die Ergebnisse verbessert werden können.

Aus den Ergebnissen ist zu folgern, daß bei Vorliegen einer regionalen Funktionsstörung des linken und auch rechten Ventrikels auf eine Volumenbestimmung nicht

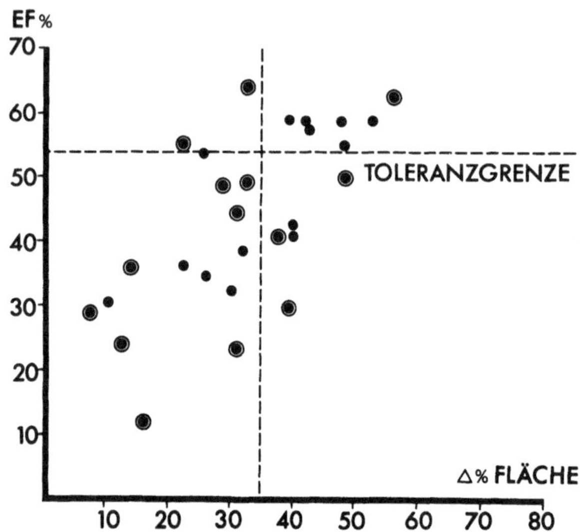

Abb. 7. Vergleich der prozentualen Flächenverkürzung und der Austreibungsfraktion des rechten Ventrikels bei 29 Patienten mit Hinterwandinfarkt. Die prozentuale Flächenverkürzung wurde aus den enddiastolischen/endsystolischen Flächen des rechten Ventrikels im apikalen Vierkammerschnitt und die Ejektionsfraktion nach der Subtraktionsmethode errechnet. Eingezeichnet sind die Toleranzgrenzen für beide Parameter. Mit Kreisen markiert sind die Patienten, die klinisch, elektrokardiographisch und hämodynamisch die Zeichen der rechtsventrikulären Funktionsstörung aufweisen

verzichtet werden kann. Denn bei Hinterwandinfarkten findet sich eine Bewegungsstörung der Vorderwand des rechten Ventrikels und bei Vorderwandinfarkten eine Bewegungsstörung im Spitzenbereich des rechten Ventrikels.

Schlußfolgerungen

Die Befunde zeigen, daß für die zweidimensionale Echokardiographie aufgestellte Normalwerte die Möglichkeit der Klassifizierung individueller Befunde ergeben. Berechnungen der Sensitivität und Spezifität im Vergleich zu anderen Methoden werden möglich. Vergleiche mit bisher publizierten Daten wiesen eine vielversprechende Übereinstimmung auf, die die Wertigkeit der Echokardiographie als nichtinvasive Methode unterstreichen. Während bei fehlender regionaler Wandbewegungsstörung des linken und rechten Ventrikels die Durchmesserbestimmung zur Klassifizierung ausreicht, ist bei koronarer Herzerkrankung eine Volumenbestimmung zur Erkennung einer Funktionsstörung unumgänglich.

Literatur

Erbel R, Schweizer P (1980) Diagnostischer Stellenwert der Echokardiographie bei der koronaren Herzerkrankung – I. M-mode Echokardiographie. Z Kardiol 69: 391–397
Erbel R, Schweizer P (1982) Normal values for apical two-dimensional echocardiography. Ultrasound Med Biol 8 [Suppl] 1: 52
Erbel R, Schweizer P, Henn G, Meyer J, Effert S (1982) Apikale zweidimensionale Echokardiographie – Normalwerte für die monoplane und biplane Bestimmung der Volumina und der Ejektionsfraktion des linken Ventrikels. Dtsch med Wochenschr 107: 1872–1877

Erbel R, Schweizer P, Lambertz H, Henn G, Meyer J, Krebs W, Effert S (1983) Echoventriculography – A simultaneous analysis of two-dimensional echocardiography and cineventriculography. Circulation 67: 205–215

Erbel R, Krebs W, Maßberg I, Schweizer P, Richter HA, Meyer J, Effert S (1984a) New method for right ventricular volume determination by two-dimensional echocardiography. IEEE Comp Cardiol 53–56

Erbel R, Schweizer P, Krebs W, Meyer J, Effert S (1984b) Sensitivity and specificity of two-dimensional echocardiography in detection of impaired left ventricular function. Eur Heart J 5: 477–489

Erbel R, Schweizer P, Meyer J, Krebs W, Yalkinoglu Ö, Effert S (1985a) Sensitivity of cross-sectional echocardiography in detection of impaired global and regional left ventricular function. Prospective study. Int J Cardiol 7: 375–389

Erbel R, Henkel B, Ostländer C, Clas W, Brennecke R, Meyer J (1985b) Normalwerte für die zweidimensionale Echokardiographie. Dtsch med Wschr 110, 4: 123–128

French WJ, Garner D, Hockett D, Laks MM (1982) Ejection fraction derived using dye dilution and angiographic methods. Am Heart J 104: 104–108

Hahn B, Bohn J, Strauer BE (1982) Funktionsbeurteilung des Herzens mittels zweidimensionaler Echokardiographie: Vergleichende Untersuchungen zur Cineangiographie und Erstellung von Normalwerten für Erwachsenen. Z Kardiol 71: 445–451

Kasper W, Meinertz TH (1981) Stellenwert der Echokardiographie in der nicht invasiven Diagnostik der akuten Lungenembolie. Dtsch Med Wochenschr 106: 829–834

Krebs W, Erbel R, Schweizer P, Richter HA, Henn G, Maßberg I, Meyer J, Effert S (1982) Volumenbestimmung des rechten Ventrikels mit Hilfe der Subtraktionsmethode – Eine vergleichende zweidimensionale echokardiographische und röntgenologische Studie an Herzmodellen. Z Kardiol 71: 413–420

Schnittger J, Grodon EP, Fitzgerald PJ, Popp RL (1983) Standardized intracardiac measurements of two-dimensional echocardiography. J Am Coll Cardiol 2: 934

Triulzi M, Gillan LD, Gentile F, Newell JB, Weyman AE (1984) Normal adult cross-sectional echocardiographic values: Linear dimensions and chamber areas. Echocardiography 1: 403–426

Wahr DW, Wang YS, Schiller NB (1983) Left ventricular volumes determined by two-dimensional echocardiography in a normal adult population. J Am Coll Cardiol 2: 863

Weyman AE (1982) Cross-sectional echocardiography. Lea & Febiger, Philadelphia

Zaret BL, Buttler A, Berger HJ, Bodenheimer MM, Borer JS, Brochien M, Hugenholtz PG et al. (1984) Report of the Joint International Society and Federation of Cardiology/World Health Organization Task Force on Nuclear Cardiology. Circulation 70: 768 A.

Herzchirurgische Eingriffe
ohne vorherige Katheterdiagnostik

H. Oelert, H.-J. Schäfers, R. Hetzer, W. Daniel

Einleitung

M-mode- und zweidimensionale Echokardiographie haben seit ihrer Einführung in
die kardiologische Diagnostik einen umfassenden Anwendungsbereich erhalten und
sind bei entsprechendem Vertrauen in ihre Aussagekraft auch für den Herzchirurgen
nicht mehr wegdenkbar. Sie können, wenn es um die Beurteilung des klinisch im
Vordergrund stehenden Vitiums geht, in vielen Fällen nicht nur die richtige Diagnose
liefern, sondern geben auch direkt die Indikation zum operativen Eingreifen ab.
Lediglich aufgrund der Tatsache, daß hämodynamische Meßwerte fehlen und
Berechnungen zur Einschätzung von Operationsrisiko und grenzwertiger Begleitvi-
tien nicht durchgeführt werden können, ist sie gegenwärtig noch eine die Herzkatheterdiagnostik im wesentlichen begleitende Untersuchungsmethode.
Ungeachtet dessen liefert die Echokardiographie in vielen Fällen für das operative
Vorgehen entscheidende Hinweise, wenn z.B. von Struktur und Funktion der
erkrankten Herzklappe ihre Rekonstruktion oder ihr Ersatz abhängig ist (Feigenbaum 1981) oder Thromben aus Herzhöhlen ausgeräumt werden müssen (De Maria
et al. 1979; Effert u. Domanig 1959; Meltzer et al. 1979; Takamoto et al. 1985). Bei
der koronaren Herzkrankheit kann durch die Echokardiographie die globale und
regionale Myokardkontraktilität zumindest semiquantitativ beurteilt werden (Erbel
1983, 1984, 1985). Sie ist aber nicht in der Lage, Information über Lokalisation und
Schweregrad einer Koronarstenose zu geben, die der Revaskularisation bedarf.
Unsere Erfahrungen mit Herzoperationen ohne vorherige Katheterdiagnostik
erstrecken sich im wesentlichen auf Herzklappenerkrankungen wegen bakterieller
Endokarditis und auf das Vorhofmyxom. In geringerem Maße liegen Erfahrungen
über die akute Lungenembolie und die Funktionsstörung implantierter Herzklappenprothesen vor. Möglicherweise sind aber auch Klappenleiden junger Kranker, bei
denen die Wahrscheinlichkeit einer koronaren Herzkrankheit gering ist, allein auf
der Grundlage der echokardiographischen Diagnose zu operieren, wie z.B. die
Aortenstenose bei bivalvulärer Klappenanlage und entsprechender Symptomatik.
Demgegenüber ist bei Patienten über 65 Jahre, die keine Beschwerden von Seiten der
koronaren Herzkrankheit haben, das Vertrauen in die Symptomfreiheit und in Bela-
stungstests weder groß genug noch durch entsprechende Vergleichsuntersuchungen
bisher gewährleistet, so daß man zum Ausschluß einer begleitenden koronaren
Herzkrankheit auf die Katheteruntersuchung gegenwärtig noch nicht verzichten
kann.

Bakterielle Endokarditis

Für die Diagnostik der bakteriellen Endokarditis ist die Echokardiographie in ganz besonderer Weise geeignet (s. Beitrag Daniel u. Nellessen, S. 195; Daniel et al. 1984; Pfeiffer et al. 1984). Schon im eindimensionalen Verfahren (Abb. 1a), besser aber noch in der zweidimensionalen Aufzeichnung (Abb. 1b), sind die den Klappen

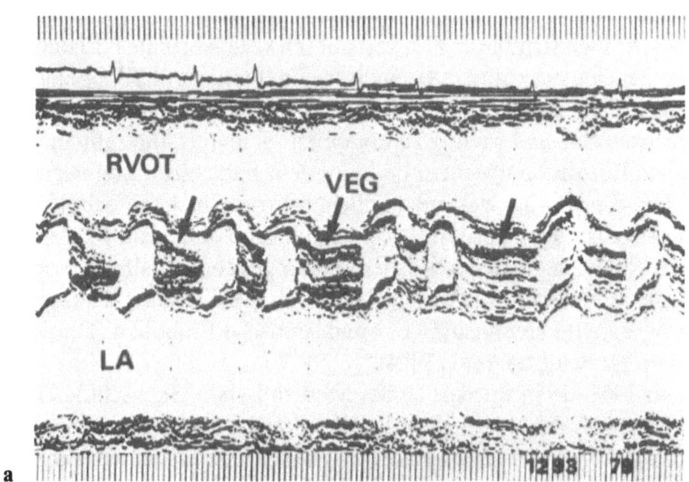

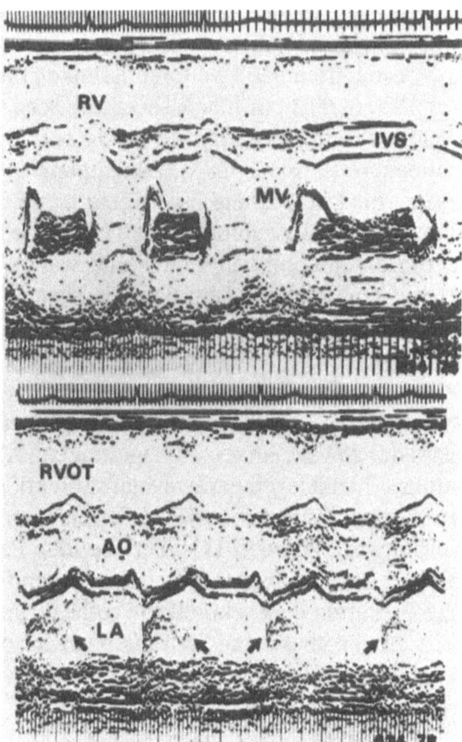

Abb. 1a, b. Echokardiographisch sichtbare Auflagerungen. **a** An der Aortenklappe bei bakterieller Endokarditis; **b** bei bakterieller Endokarditis der Mitralklappe

anhaftenden Vegetationen gut faßbar. Das gilt für alle vier Herzklappen, setzt aber voraus, daß die Auflagerungen größer als 2 mm im Durchmesser sind.

Zwischen 34 und 84%, durchschnittlich aber 70% der Patienten mit bakterieller Endokarditis zeigen echokardiographisch sichtbare Vegetationen (Daniel et al. 1984; Daniel u. Nellessen 1985; Hetzer et al. 1984). Bei guter Darstellung besteht in ca. 10% der Verdacht und in ca. 20% können Vegetationen, Destruktionen oder flottierende Segelanteile nicht aufgezeigt werden.

Flatterwellen des vorderen Mitsralsegels bzw. der vorzeitige Mitralklappenschluß geben einen sichtbaren Hinweis auf schwere Aorteninsuffizienz als Folge von perakuter Segeldestruktion, z. B. auch traumatisch, oder Klappenausriß. Auch Abszedierungen im Aortenanulus bis hin zur Anulusdeshiszenz sind echokardiographisch nachweisbar und wichtig zu erkennen; denn intraoperativ müssen sie zur Verhütung eines Rezidivs aufgesucht und in jedem Fall chirurgisch verschlossen werden.

Über die Akuität des entzündlichen Prozesses kann echokardiographisch indessen nichts ausgesagt werden. Die Befunde sind daher nur in Verbindung mit der Klinik von Relevanz, rechtfertigen dann aber gegebenenfalls eine operative Therapie ohne weitere invasive Abklärung. Die beiden klassischen Bedingungen hierfür sind die progrediente Herzinsuffizienz und septische Embolien (Daniel et al. 1984; Hetzer et al. 1984; Schlüter et al. 1984).

Von 1968–1983 wurden an der Medizinischen Hochschule Hannover 128 Patienten mit primär aktiver, infektiöser Herzklappenendokarditis operiert (s. auch Hetzer et al. 1984); 101 waren Männer, 27 Frauen. Das Alter schwankte zwischen 15 und 68 Jahren und betrug im Mittel 53,6 Jahre. Die im Vordergrund stehenden Operationsindikationen waren progrediente Herzinsuffizienz bei 108 Patienten und septische Embolien bei 13 Patienten. Nierenversagen, totaler Herzblock und intraktable Infektion bestimmten bei 7 weiteren Kranken das operative Vorgehen.

Vor 1980 in 60%, in jüngeren Jahren sehr viel seltener, reichte die Bestätigung der Diagnose durch Echokardiographie aus. Die Operation bestand 76mal im Aortenklappenersatz, 19mal im Mitralklappenersatz, 21mal im Aorten- und Mitralklappenersatz, 7mal im Aortenklappenersatz und der Mitralrekonstruktion, 4mal im Dreiklappenersatz und einmal in der Trikuspidalrekonstruktion. Die Gesamtsterblichkeit betrug durchschnittlich 13,3% und war beim Aortenklappenersatz mit 10,5% am niedrigsten und beim Mitralklappenersatz mit 16% am höchsten. Bezogen auf den Grad der Herzinsuffizienz stellte sich heraus, daß von 81 Patienten in kreislaufstabilem Zustand 7,4% verstarben gegenüber 22,2% von 27 Patienten, die im kardiogenen Schock zur Operation kamen.

98mal war der Erkrankungsprozeß allein auf die Herzklappe selbst bezogen und hatte entweder zu vegetativen Auflagerungen (Abb. 2a, b), Segelzerstörung oder beidem geführt. 30mal lagen paravalvuläre Infektionen mit Anulusdehiszenz oder subanulären Abszessen im Aortenwurzelbereich, nur in einem Ausnahmefall am Mitralklappenring vor. Von den 111 überlebenden Patienten waren 97 oder 87,4% über eine mittlere Beobachtungszeit von 3,9 Jahren frei von einem Infektionsrezidiv. 14 oder 12,6% erlitten eine sekundäre Protheseninfektion. Demgegenüber betrug die Inzidenz der Prothesenendokarditis nach Klappenersatz wegen nichtinfektiöser Klappenleiden im gleichen Zeitraum 1,3% (35 von 2600 Patienten).

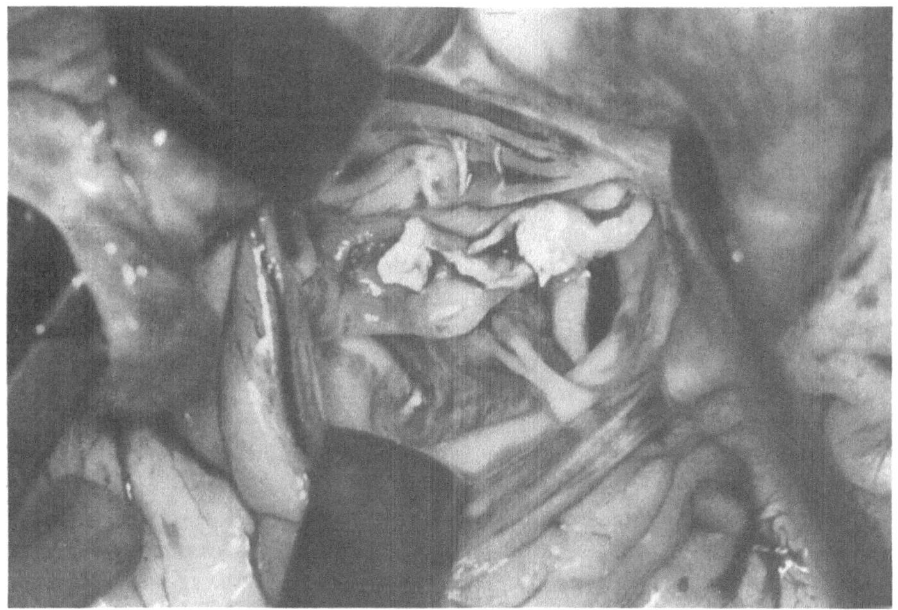

a

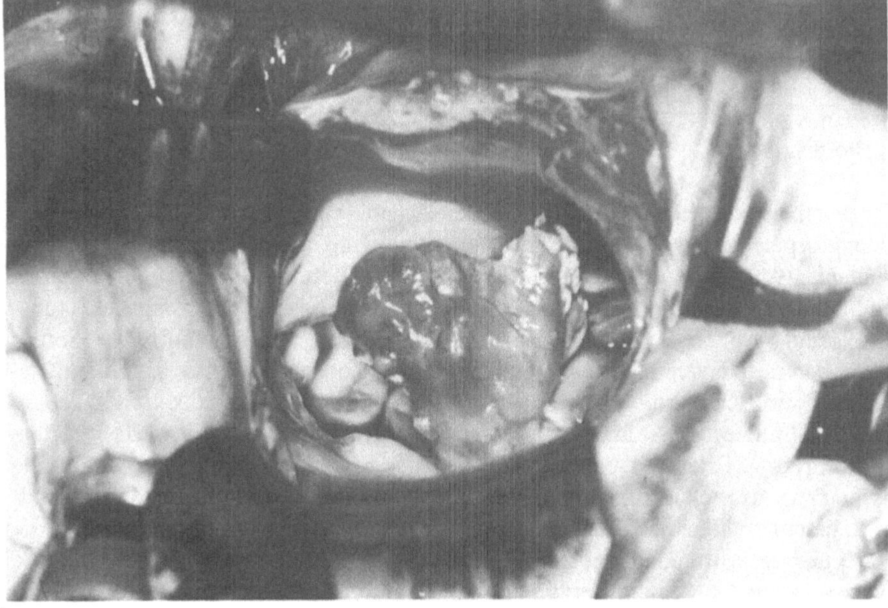

b

Abb. 2a, b. Intraoperativer Befund bakterieller Vegetationen. **a** An der Aortenklappe; **b** an der Mitralklappe

Prothesenendokarditis

Die Indikation zur Reoperation wegen Prothesenendokarditis deckt sich mit derjenigen der Endokarditis nativer Herzklappen. Demgegenüber ist die Sicherung der Diagnose durch Echokardiographie aber wesentlich schwieriger. Die Erkennung von Funktionsstörungen an Herzklappenprothesen ist mit Hilfe der konventionellen Echokardiographie häufig nicht möglich, und unsicher bleibt oft auch die Erfassung von Vegetationen (Efron u. Popp 1983; Kotler et al. 1983). Die Ösophagusechokardiographie scheint diesbezüglich eine erhebliche Verbesserung darzustellen (Hofmann et al. 1984; s. Beitrag Nellessen u. Daniel, S. 203). Ganz allgemein gilt, daß dann, wenn Vegetationen erfaßt werden, auch Prothesenmalfunktionen vorliegen. Eine Ausnahme bilden große, pendelnde Vegetationen, die Rückschluß auf das Vorliegen einer mykotischen Endokarditis erlauben, differentialdiagnostisch aber in erster Linie von Vorhofthromben abgegrenzt werden müssen. Fehler in der echokardiographischen Beurteilung können auftreten, da Bügel- oder Haltevorrichtungen des Verschlußkörpers Fremdechos abgeben.
Im gleichen Zeitraum wie zuvor wurden an der Medizinischen Hochschule Hannover 49 Patienten mit Prothesenendokarditis reoperiert. Das Alter schwankte zwischen 15 und 68 Jahren und betrug im Mittel 44,8 Jahre. Die im Vordergrund stehenden Operationsindikationen waren wiederum progrediente Herzinsuffizienz oder kardiogener Schock sowie die intraktable Infektion. Im vergangenen Jahr wurden alle 7 Patienten allein auf der Grundlage der klinischen und echokardiographischen Diagnostik reoperiert. Die Befunde an den infizierten Klappenprothesen waren außer paravalvulärer Lecks Vegetationen, Klappenthrombosen und Biosegeldestruktionen. Nur 57% der Patienten überlebten im Mittel 3,7 Jahre ohne ein Infektionsrezidiv.

Vorhofmyxom

Überlegen ist die Echokardiographie der Angiographie bei der Erkennung von Fremdkörpern im Herzen. Die Treffsicherheit wird mit ca. 90% angegeben (Effert u. Domanig 1959; Feigenbaum 1981). Falsch positive Befunde können in erster Linie durch Fehlinterpretation normaler anatomischer Strukturen (Papillarmuskel, Trabekel) erzeugt werden, vor allem auch im Bereich des rechten Ventrikels. Sofern Thromben im Herzen im Zusammenhang mit der koronaren Herzkrankheit auftreten, wird die Echokardiographie niemals allein die Operationsindikation abgeben. Um so mehr liefert sie sie aber bei anderen raumfordernden Prozessen, wie z. B. dem Vorhofmyxom (Effert u. Domanig 1959; Ennker et al. 1983; Feigenbaum 1981). Eine rasche Diagnosestellung und darauffolgende Operation ist für Patienten mit Vorhofmyxomen unerläßlich, weil nach Auftreten der ersten Symptome infolge wachsender Verlegung des Mitralklappenostiums oder Tumorembolien eine schlechte Prognose zu erwarten ist. Aus einem Bericht aus dem Jahre 1979 geht hervor (Bulkley 1979), daß vor 1960 die Diagnose eines Vorhofmyxoms zu Lebzeiten des Patienten nur in 18% der Fälle, nach 1960 allerdings schon in 77% gestellt werden konnte. Diese häufigere Diagnosestellung war ganz wesentlich auf den erhöhten Einsatz der Herzkatheteruntersuchung zurückzuführen. Inzwischen wurde diese invasive Untersu-

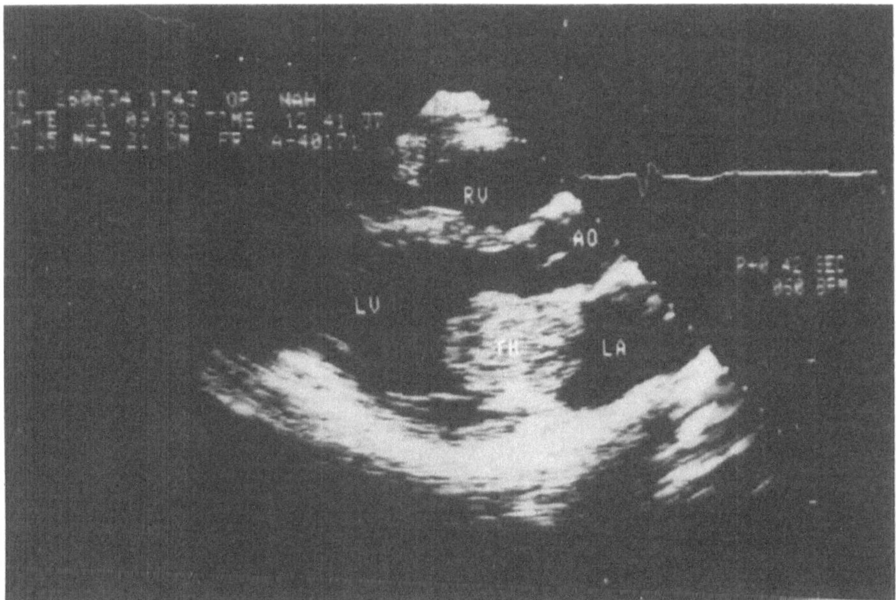

Abb. 3. Darstellung einer Vorhofmyxoms durch 2D-Echokardiographie

chungsmethode von der nichtinvasiven der Echokardiographie abgelöst, weil sie nicht nur risikofrei, sondern auch in der Erfassung des Tumors einfacher und selbst in Kliniken, die nicht mit einem Herzkatheterlabor ausgerüstet sind, möglich ist. In den meisten Fällen erlaubt bereits die M-mode-Echokardiographie die korrekte Diagnose des Vorhofmyxoms intravital zu stellen. Lediglich in Fällen, in denen der Tumor der Vorhofwand fest anhaftet und immobil ist, kann, weil der Tumor nicht durch die Mitralklappe prolabiert und das Mitralklappenechokardiogramm normal erscheint, die richtige Diagnose verfehlt werden. In diesen Fällen erscheint die zweidimensionale Echokardiographie der M-mode-Technik eindeutig überlegen (Abb. 3). Weitere Gründe für Fehlinterpretationen können bei Patienten mit Mitralklappenprolaps oder nicht-bakteriellen Thromben bzw. mitralklappenendokarditischen Veränderungen auftauchen, die manchmal den mit der M-mode-Echokardiographie erhobenen Befund des Vorhoftumors nachahmen.

Unsere Erfahrungen mit dem linksatrialen Myxom (s. auch Erbel 1984) erstreckt sich auf 38 Patienten, die zwischen 1974 und 1984 operiert worden sind. Das Alter schwankte zwischen 26 und 72 Jahren und betrug im Mittel 50,5 Jahre. Unter den klinischen Zeichen führte die Dyspnoe bei 87% der Kranken, gefolgt von Arrhythmien in 49% und Tumorembolien in 6% der Fälle. Präoperativ konnte die Diagnose durch das Echokardiogramm in allen Fällen korrekt gestellt werden. Schon das M-mode-Bild (Abb. 4) zeigte die typische Wolke von Tumorechos hinter dem anterioren Mitralklappensegel, das in Diastole kurz nach dem Öffnen der Mitralklappe aufscheint. Zwar wurden vereinzelt Patienten zum Ausschluß begleitender Vitien oder einer Koronarsklerose zusätzlich katheterisiert, jedoch ergaben sich für das operative Vorgehen daraus keine weiteren Konsequenzen. Bei der Operation wurde der Tumor

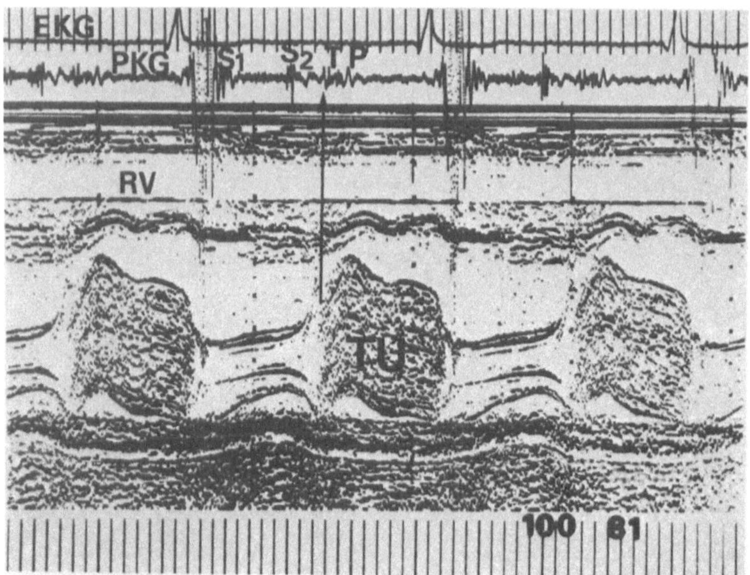

Abb. 4.   Darstellung eines Vorhofmyxoms durch M-mode-Echokardiographie

in aller Regel transatrial und durch das Vorhofseptum erreicht und unter Resektion seiner Anheftungsstelle am Foramen ovale oder der linksatrialen Vorhofwand total entfernt. Die Tumorgröße reichte von 30–100 mm Durchmesser, das Gewicht lag zwischen 4,8 und 125 g. Alle Patienten überlebten den Eingriff und sind bis heute rezidivfrei, was ebenfalls durch regelmäßige echokardiographische Kontrolluntersuchungen sichergestellt werden konnte.

Akute Lungenembolie

Im weiteren möchte ich anhand des Beispiels einer akuten Lungenembolie auf Wert und Aussagekraft der *transoesophagealen Echokardiographie* eingehen. Ein 56jähriger Patient erlitt im Zusammenhang mit der stationären Behandlung nach Herzinfarkt rezidivierende Lungenembolien. Im Ösophagusechokardiogramm (Abb. 5) wurde die Diagnose eines dem Vorhofseptum nach beiden Seiten hin anhaftenden und sich hin und her bewegenden Fremdkörpers gestellt und aus der drohenden Emboliegefahr die Indikation zu dessen Entfernung abgeleitet. Intraoperativ fand sich ein Sattelthrombus, der in einer Vorhofseptumlücke festhakte. Der Thrombus wurde entfernt und die Vorhofkommunikation mit Dacronflicken geschlossen. Die vor Entlassung durchgeführte Phlebographie zeigte eine alte, in Organisation befindliche Beinvenenthrombose, die außer durch Antikoagulation nicht weiter behandlungsbedürftig erschien. Eine akute Verschlechterung am 9. postoperativen Tag konnte im Kontrollechokardiogramm durch neuangesiedelte Thrombenmassen im Herzen und in der A. pulmonalis erklärt werden. Noch während der nichtinvasiven Untersuchung zeigte sich eine Fortbewegung des Thrombus aus der rechten Herz-

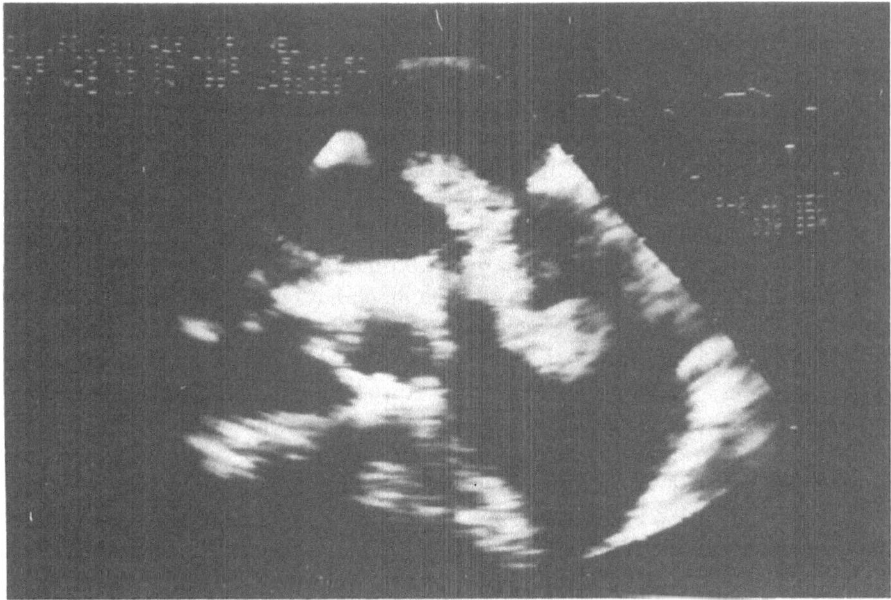

Abb. 5. Nachweis eines in einer Vorhofseptumlücke festhakenden Thrombus durch transösophageale Echokardiographie (drohende paradoxe Embolie)

kammer in die Pulmonalarterie, so daß erneut, diesmal im kardiogenen Schock, die Reintervention durchgeführt werden mußte. Hierbei fanden sich außer einer massiven Lungenembolie Thrombenansammlungen sowohl im rechten Vorhof und Ventrikel als auch an der linken Herzkammerinnenwand. Nach Entfernen aller embolisch verschleppten oder infarktbedingten Thromben wurde die rechte V. iliaca in der gleichen Operation thrombektomiert und die V. femoralis an ihrer Einmündung unterbunden. Der postoperative Verlauf war komplikationslos und ist bis heute rezidivfrei.

An diesem Beispiel zeigt sich eindringlich die hohe Aussagekraft der transösophagealen Echokardiographie und zwar nicht nur bei der Stellung der Erstdiagnose einer drohenden paradoxen Embolie, sondern auch später, als sie die rezidivierende Embolie in der Pulmonalarterie nachzuweisen in der Lage war. Ihre besondere Bedeutung erhielt sie zu beiden Gelegenheiten dadurch, daß kein Aufschub einer dringlich durchzuführenden Operation erforderlich war.

Klappenfehler und koronare Herzkrankheit

Abschließend möchte ich auf einige vorläufige Ergebnisse einer retrospektiven Untersuchung eingehen, in der bei Patienten über 65 Jahre mit operationsbedürftigen Herzklappenfehlern der Frage einer gleichzeitig bestehenden und operationsbedürftigen koronaren Herzkrankheit nachgegangen wurde. Während die Operationsbedürftigkeit des Vitiums durch Klinik und Echokardiographie hinreichend belegt war, wurde aus der Herzkatheterdiagnostik außer einer Sicherung der Indikation Information über den Grad der koronaren Herzkrankheit gewonnen.

Zwischen 1982 und 1984 wurden 91 Patienten über 65 Jahre wegen erworbener Herzklappenfehler operiert. 40 waren männlichen und 51 weiblichen Geschlechts. 85 Patienten oder 93% befanden sich im Stadium III oder IV entsprechend der NYHA-Klassifikation. 62 Patienten hatten ein Aortenvitium, 14 ein Mitralklappen- und 15 ein Zwei- oder Mehrklappenleiden. Durch die Herzkatheteruntersuchung (Tabelle) wurde bei 57 Patienten (63%) keine, bei 18 Patienten (20%) eine mäßige und bei 16 Patienten (17%) eine schwere koronare Herzkrankheit festgestellt. 43 Patienten klagten über Angina pectoris, von ihnen hatten 22 keine koronare Herzkrankheit. Demgegenüber wiesen von 48 Patienten ohne Angina pectoris-Beschwerden insgesamt 13 die morphologischen Zeichen einer koronaren Herzkrankheit auf. Verteilt auf die verschiedenen Vitien hatten von 62 Patienten mit Aortenklappenleiden 30 eine Angina pectoris-Symptomatik und 15 davon keine koronare Herzkrankheit. Von den 32 Patienten ohne Angina pectoris lag bei insgesamt 12 Kranken eine koronare Herzkrankheit vor. Unter den 8 Patienten mit Mitralklappenfehlern und Angina pectoris hatten insgesamt 5 eine mehr oder weniger deutliche Koronarsklerose. Ihnen gegenüber hatten alle 6 Patienten ohne koronare Herzkrankheit auch keine Angina pectoris-Symptomatik. Ähnlich verhielt es sich bei den Mehrfachvitien, bei denen 2 der 6 Patienten mit Angina pectoris eine leichte koronare Herzkrankheit hatten, dagegen keiner der 9 Patienten ohne Angina pectoris eine Koronarsklerose aufwies.

Alle Patienten mit signifikanter Koronarstenose wurden revaskularisiert, 13 von 62 mit Aortenklappen- und 3 von 14 mit Mitralklappenleiden.

Die Ergebnisse zusammenfassend und wertend (Tabelle 1) haben 13 von 48 Patienten mit Herzklappenfehlern und ohne Angina pectoris eine koronare Herzkrankheit gehabt, von denen 5 wegen signifikanter Stenosen revaskularisiert worden sind. Nimmt man die 21 Patienten mit koronarer Herzkrankheit und Angina pectoris-Symptomatik hinzu, von denen 11 mit signifikanten Stenosen revaskularisiert worden sind, so hatten 34 von 91 Patienten oder 37,4% eine koronare Herzkrankheit und bedurften in 47% dieses speziellen und 18% des gesamten Kollektivs der gleichzeitigen Behandlung durch aortokoronaren Venenbypass.

Diese Ergebnisse unterstützen die Befunde anderer (Mulch et al. 1985), daß Patienten über 65 Jahre außer in Notfallsituationen nicht ohne Herzkatheterdiagnostik zum Ausschluß einer begleitenden koronaren Herzkrankheit operiert werden sollten.

Tabelle 1. Häufigkeit der klinischen und angiographischen Zeichen einer koronaren Herzkrankheit (KHK) bei Patienten über 65 Jahre mit operationsbedürftigen Herzklappenfehlern

	Keine KHK	Leichte KHK	Schwere KHK	Gesamt
Angina pectoris	22	10	11	43
Keine Angina pectoris	35	8	5	48
Gesamt	57	18	16	91

Literatur

Bulkley BH (1979) Atrial myxomas: A fifty year review. Am Heart J 97: 639

Daniel W, Mügge A, Gahl K, Lichtlen PR (1984) Echokardiographische Diagnostik der infektiösen Endokarditis. In: Gahl K (Hrsg) Infektiöse Endokarditis. Steinkopff, Darmstadt, S 108–132

DeMaria AN, Bommer W, Neumann A, Grehl T, Weinort L, DeNardo S, Amsterdam E, Mason DT (1979) Left ventricular thrombi identified bei cross-sectional echocardiography. Ann Intern Med 90: 14

Effert S, Domanig E (1959) The diagnosis of intraatrial tumors and thrombi by the ultrasound method. Gen Med Mon 4: 1

Efron M, Popp RL (1983) Two-dimensional echocardiographic assessment of bioprosthetic valve dysfunction and infective endocarditis. J Am Coll Cardiol 2: 597–606

Ennker J, Daniel W, Doehring W, Oelert H (1983) Surgical experience with left atrial myxomas. Herz 8: 227–233

Erbel R (1983) Funktionsdiagnostik des linken Ventrikels mittels zweidimensionaler Echokardiographie. Steinkopff, Darmstadt

Erbel R (1984) Sensitivity and specifity of two-dimensional echocardiography in detection of impaired left ventricular function Eur heart J 5: 477–489

Erbel R (1985) Funktionsdiagnostik des linken Ventrikels. In: Grube E (Hrsg) Zweidimensionale Echokardiographie. Thieme, Stuttgart New York

Feigenbaum H (1981) Echocardiography, 3rd edn. Lea & Febiger, Philadelphia

Hetzer R, Deyerling W, Borst HG (1984) Herzklappenchirurgie bei aktiver, infektiöser Endokarditis. In: Gahl K (Hrsg) Infektiöse Endokarditis. Steinkopff, Darmstadt, S 148–176

Hofmann T, Kasper W, Meinertz T, Volk B, Lin K, Just H (1984) Transoesophageale Echokardiographie bei kardiologischen Notfällen. Intensivmedizin 21: 213

Kotler MN, Mintz GS, Panidis I, Morganroth J, Segal BL, Ross J (1983) Noninvasive Evaluation of Normal and Abnormal Prosthetic Valve Function J Am Coll Cardiol 2: 151–173

Meltzer, RS, Guthaner D, Rakowski H, Popp RL, Martin RP (1979) Diagnosis of left ventricular thrombi by two dimensional echocardiography. Br Heart J 42: 261

Mulch J, Herlein FW, Scheld HH Herzklappenersatz und Myocardrevaskularisation Symposion Herzerkrankungen, Rotenburg/Fulda 27. 2.–2. 3. 1985

Pfeiffer C, Erbel R, Henkel B, Meyer J (1984) Nachweis akuter Endokarditiden und Aortendissektionen durch transoesophageale Echokardiographie. Verh Dtsch Ges Inn Med 90: 1406–1408

Schlüter M, Thier W, Hinrichs A, Kremer P, Siglow V, Hanrath P (1984) Klinischer Einsatz der transoesophagealen Echokardiographie. Dtsch Med Wochenschr 109: 722–727

Takamoto T, Kim D, Murie P et al (1985) Comparative recognition of left ventricular thrombi by echocardiography and cineangiography. Br Heart J 53: 36–42

Kardiochirurgische Eingriffe ohne invasive Diagnostik: Untersuchungen zum möglichen Beitrag der Echokardiographie

G. Sold, V. Wiegand, U. Tebbe, A. T. Trompler, A. Vogt, H. Kreuzer

Verbunden mit klinischer Untersuchung, EKG und Thoraxröntgenaufnahme eröffnen ein- und zweidimensionale Echokardiographie eine Vielzahl diagnostischer Möglichkeiten. Veränderungen im Bereich des Endokards, des Myokards und Perikards können beurteilt werden. Bezieht man geschwindigkeitstreue, spektraltechnische Doppler-Echosysteme in diese Untersuchungen mit ein, lassen sich morphologische durch funktionelle Aussagen ergänzen; hämodynamische Schlußfolgerungen lassen sich in größerem Umfang als bisher ziehen (Pearlman et al. 1983).

Entscheidungen zu einem kardiochirurgischen Eingriff ohne vorangegangene Katheteruntersuchung setzen voraus, daß allein nichtinvasiv gewonnene Diagnosen qualitativ und quantitativ korrekt und vollständig sind. Der vorgesehene Eingriff muß zuverlässig festgelegt, begleitende, ihn modifizierende Veränderungen müssen nachgewiesen oder ausgeschlossen werden können. Nur dann können nichtinvasive an die Stelle invasiver präoperativer Verfahren treten.

Ziel einer prospektiven, gegenwärtig in Göttingen durchgeführten Studie ist es zu prüfen, wie zuverlässig nichtinvasiv getroffene diagnostisch-therapeutische Entscheidungen sind, wie häufig sie durch Katheterisierung und Angiokardiographie verändert werden und welche Rolle die Echokardiographie bei ihnen spielt.

Patienten

Über einen Zeitraum von bislang sechs Monaten wurden alle Patienten einbezogen, bei denen erstens im Rahmen eines stationären Aufenthalts eine Rechts- und/oder Linksherzkatheterisierung vorgesehen wurde und bei denen zweitens angeborene oder erworbene Erkrankungen, nicht jedoch nur eine koronare Herzkrankheit zu diskutieren waren. Es handelte sich um 141 Patienten (74 Frauen, 67 Männer) im Alter von 17 bis 74 Jahren, bimodal verteilt ($\overline{X}$ 50,7 ± 12,9 S.E.). In 93 Fällen lagen valvuläre, in 14 myokardiale Erkrankungen vor, angeborene Fehlbildungen bestanden bei 18 Patienten. Die übrigen hatten prothetische Herzklappen oder andere Veränderungen, in vier Fällen konnte man eine kardiale Erkrankung ausschließen (Tabelle 1). Zahlreiche Patienten wiesen mehrere Veränderungen auf, sekundäre/assoziierte Diagnosen ergaben sich in 28% der Fälle (39/141).

Tabelle 1. Primäre Diagnosen (n = 141)

	n	[%]
Aortenklappenerkrankungen	36	26
(AS = 10, AI = 12, AS/AI = 14)		
Mitralklappenerkrankungen	30	21
(MS = 11, MI = 3, MS/MI = 16)		
Mehrklappenerkrankungen	27	19
(AV/MV = 21, MV/TV = 4, AV/MV/TV = 2)		
Kardiomyopathien	14	10
(DCM/LCM = 13, HCM = 1)		
Angeborene Fehlbildungen	18	13
(ASD = 7, VSD = 4, DAP = 2, MVP = 2,		
AA = 1, AVF = 1, CT = 1)		
Andere Erkrankungen	12	8
(PRV = 7, AH = 1, CA = 1, KHK = 1,		
LSB = 1, PH = 1)		
Ohne kardiale Erkrankung	4	3

AA: Aortenatresie. AH: arterielle Hypertonie. AI: Aorteninsuffizienz. AS: Aortenstenose. ASD: Vorhofseptumdefekt. AV: Aortenklappenfehler. AVF: arterio-venöse Fistel. CA: Carcinoid-Syndrom. CT: Cor triatriatum. DAP: Ductus arteriosus persistens. DCM: dilatative Kardiomyopathie. HCM: hypertrophische Kardiomyopathie. KHK: koronare Herzerkrankung. LCM: latente Kardiomyopathie. LSB: Linksschenkelblock. MI: Mitralinsuffizienz. MS: Mitralstenose. MV: Mitralklappenfehler. MVP: Mitralsegelprolaps. PH: pulmonalvaskuläre Hypertonie. PRV: prothetische Herzklappe. TV: Trikuspidalklappenfehler. VSD: Ventrikelseptumdefekt

Methodik

Alle Patienten wurden zunächst klinisch untersucht, EKG, Thorax Röntgenaufnahmen und gegebenenfalls Phono/Mechanokardiogramme wurden in üblicher Weise angefertigt. Mit einem integrierten Gerätesystem (Irex III-B, Kontron/Roche; Frequenz des Schallkopfs 2,5 MHz) wurden von parasternal der linksseitige Längsschnitt, anschließend Transversalschnitte in Höhe der Papillarmuskeln, der Mitralklappe und der Aortenwurzel aufgezeichnet. Unter zweidimensionaler Kontrolle wurden M-mode-Echogramme registriert, danach apikale Vier- und Dreikammerebene überprüft. Für die Doppler-technischen Messungen wurde ein Modul verwendet mit einer Frequenz von 2,0 MHz. Die sonographische Meßzelle war bis in eine Tiefe von 13,5 cm zu verschieben. Mit einer Pulsrepetitionsrate von 8,6 kHz für Eindringtiefen < 8 cm und 5,7 kHz für Tiefen > 8 cm konnten Geschwindigkeiten bis zu 3,4 m/s im schallkopfnäheren, bis zu 2,2 m/s im schallkopfferneren Bereich aufgezeichnet werden. Bei kontinuierlicher Schallemission konnten Geschwindigkeiten bis zu 6,0 m/s erfaßt werden. Abhängig von der klinischen Fragestellung, von ein- oder zweidimensional-echographisch auffälligen Befunden wurden mit dem Meßstrahl oder der Meßzelle Strukturen aufgesucht, die von Interesse waren. Unter zweidimensionaler Bildführung wurden diese stromauf- und - abwärts untersucht.
Anamnestische Angaben, klinische Befunde, EKG und Thoraxaufnahme wurden zusammenfassend beurteilt, ein-/zweidimensional-echographische und Dopplertechnisch erhobene Befunde wurden nach vorgegebenen Kriterien bewertet (Hatle

1984; Pearlman et al. 1983; Sold 1985; Trompler et al. 1984). Zwischen vier möglichen diagnostisch-therapeutischen Entscheidungen war nun zu wählen:
1. Diagnose klar, keine Katheteruntersuchung erforderlich, konservatives Vorgehen angezeigt;
2. Diagnose klar, keine Katheteruntersuchung erforderlich, operative Therapie angezeigt;
3. Diagnose qualitativ und/oder quantitativ unklar, Einschwemmkatheteruntersuchung erforderlich;
4. Diagnose qualitativ/quantitativ unklar, Rechts- und/oder Linksherzkatheterisierung erforderlich.

Unabhängig von dieser Zuordnung wurden alle Patienten invasiv untersucht; nichtinvasiv und invasiv getroffene Entscheidungen wurden anschließend verglichen. Zu statistischen Aussagen dienten übliche Verfahren.

Ergebnisse

Bei 83 Patienten des vorliegenden Kollektivs schienen nichtinvasive Untersuchungen ausreichend, um therapeutische Entscheidungen zu treffen. In 9 Fällen wurde eine Einschwemmkatheteruntersuchung, in 49 eine – meist elektive – Rechts-/Linksherzkatheterisierung für notwendig erachtet (Tabelle 2). Gründe für invasive Untersuchungen waren Unsicherheiten über die vorliegende Grunderkrankung bei zwei Patienten, in 40 Fällen sollte die Katheterisierung den hämodynamischen Schweregrad festlegen. Bei 16 Patienten sollte die (partielle) Katheteruntersuchung dem Ausschluß oder dem Nachweis von Veränderungen dienen, welche das therapeutische Vorgehen hätten beeinflussen können, z. B. eine zusätzlich zu einer Klappenerkrankung vermutete KHK (Tabelle 3).

Tabelle 2. Diagnostisches bzw. therapeutisches Vorgehen nach nichtinvasiver Diagnostik (n = 141)

	n	[%]
Keine Katheteruntersuchung, konservativ	37	26
Keine Katheteruntersuchung, operativ	46	33
Einschwemmkatheteruntersuchung	9	6
Rechts-/Linksherzkatheteruntersuchung	49	35

Tabelle 3. Gründe für invasive Untersuchungen

	EK		RHK/LHK	
	n	[%]	n	[%]
Festlegung der Grunderkrankung	1	11	1	2
Festlegung des Schweregrads	8	89	32	65
Festlegung zusätzlicher Veränderungen	0	0	16	33
Gesamt	9	100	49	100

(EK Einschwemmkatheteruntersuchung, RHK/LHK Rechts-/Linksherzkatheteruntersuchung)

Tabelle 4. Korrekte/inkorrekte diagnostische und therapeutische Entscheidungen

Strategisches Vorgehen	Diagnose korrekt vollständig		Therapeut. Diskrepanzen			
	n	[%]	n	[%]	n	[%]
Keine Katheteruntersuchung, konservativ (n = 37)	34	92	30	81	1	3
Keine Katheteruntersuchung, operativ (n = 46)	46	100	41	89	2	4
Einschwemmkatheteruntersuchung (n = 9)	9	100	9	100	0	0
Rechts-/Linksherzkatheteruntersuchung (n = 49)	47	96	47	96	1	2
Gesamt	136	96	127	90	4	3

Bei diesem Vorgehen waren 96% der Diagnosen qualitativ (und semiquantitativ) korrekt (Tabelle 4), bei Patienten ohne Katheterisierung nicht seltener als mit Einschwemmkatheter- oder Rechts-/Linksherzkatheteruntersuchung (p>0,10). Die Diagnosen waren vollständig bei 127 Patienten, in 71 von 83 Fällen (86%) allein nichtinvasiv, bei Patienten mit elektiver Kathetcruntersuchung in 97% (56/58; p < 0,05). Hinsichtlich des therapeutischen Vorgehens ergaben sich diskrepante Entscheidungen in vier Fällen (3%).

Eine koronare Gefäßerkrankung fand sich bei 20 Patienten. Als primäre Diagnose, verbunden mit einer schwer beeinträchtigten ventrikulären Globalfunktion, ergab sie sich in einem Fall (Tabelle 1). Bei allen anderen Patienten stellte sie einen zusätzlichen Befund dar (Tabelle 5), in 16 Fällen wiesen Stenokardien und/oder EKG-Veränderungen darauf hin. Eine aortokoronare Bypassoperation wurde bei 12 dieser Patienten vorgeschlagen, Stenokardien bestanden hier in 10 Fällen. Weitere Veränderungen, nur teilweise nichtinvasiv diagnostiziert, betrafen Koronaranomalien, sekundäre (relative) oder kongenitale Fehlbildungen begleitende Insuffizienzen, myokardiale Veränderungen oder einen Mitralsegelprolaps im Ventrikulogramm. Ein Patient mit einer Aortenatresie hatte eine signifikante Aortenstenose, bei guter Kollateralisation stand diese klinisch im Vordergrund; neben einer kongenital korrigierten Transposition lagen hämodynamisch geringergradige Veränderungen in weiteren fünf Fällen vor.

Tabelle 5. Sekundäre/assoziierte Veränderungen

Koronare Herzerkrankung	19 (16)	Compliancestörung	1 (0)	Periphere Pulmonalstenose*	1 (0)
Koronaranomalien	2 (0)	Mitralsegelprolaps	2 (0)	Sinus-Valsalva-Perforation*	1 (0)
Begleitende Insuffizienzen	17 (16)	Aortenstenose	1 (1)	Korrigierte Transposition	1 (1)
Hypertoniebedingte Hypertrophie	4 (4)	Aortenisthmusstenose*	1 (0)	Transponierte Pulmonalvene	1 (0)
Linksventrikuläre Dysfunktion	3 (3)	Pulmonalstenose*	1 (0)		

* Hämodynamisch geringgradig. In Klammern: korrekt identifiziert

Diskrepante therapeutische Entscheidungen betrafen vier Patienten:

1. Bei einer älteren Patientin mit dekompensierter schwerer Aortenstenose und mäßiggradiger Mitralregurgitation wurde nur eine Koronarographie (die unauffällig war) und ein Aortenklappenersatz vorgesehen anstelle eines Doppelklappenersatzes, wie er sich nach der Linksherzkatheterisierung ergab.
2. Bei einer Patientin mit einer nicht ganz reinen Mitralstenose des Schweregrads III wurde ein Klappenersatz anstelle einer Kommissurotomie,
3. im Falle einer hypertrophisch-obstruktiven Kardiomyopathie ein konservatives Vorgehen anstelle eines operativen vorgeschlagen.
4. Nichtinvasiv wurde für einen Klappenersatz entschieden im Falle einer Patientin, bei der neben einer Mitralregurgitation des Grads III eine ausgeprägte Störung der linksventrikulären Globalfunktion bestand, invasiv gedeutet als Ausdruck einer primären Kardiomyopathie.

Insgesamt wurden kardiochirurgische Eingriffe bei 83 Patienten (59%) veranlaßt, in einem Fall wurde eine periphere, hämodynamisch bedeutsame A.-V.-Verbindung embolisiert. Allein nichtinvasiv waren korrekte therapeutische Entscheidungen bei 81 Patienten zu treffen (57%; Tabelle 6), hier brachte die anschließende Katheteruntersuchung keine weiterführende Information. Mit Einbeziehung auch der Einschwemmkathetertechnik lagen korrekte therapeutische Entscheidungen bei 90 Patienten vor (64%), in den übrigen Fällen (in 36%) waren sie inkorrekt oder bedurften der Ergänzung durch Rechts-/Linksherzkatheteruntersuchung und/oder Angiokardiographie. Mehrklappenfehler waren dabei in der Tendenz weniger oft (in 41%) als Erkrankungen von nur einer Klappe zu beurteilen (mit 59 und 70%), mit zusätzlicher Einschwemmkatheteruntersuchung war über Mitralvitien in 83% korrekt zu entscheiden.

Befunde der ein-/zweidimensionalen, verbunden mit der Doppler-Echokardiographie führten bei 96 Patienten (68%) zu Änderungen der qualitativen oder quantitativen Diagnose; sie betrafen vorwiegend Patienten, bei denen eine Herzkatheteruntersuchung nicht erforderlich schien (p < 0,01; Tabelle 7). Diese Befunde bestimmten oder veränderten das therapeutische Vorgehen bei 64 Patienten (45%), in den übrigen Fällen erforderten therapeutische Entscheidungen invasive oder lediglich konventionelle Untersuchungsverfahren.

Tabelle 6. Korrekte therapeutische Entscheidungen

Korrekte therapeutische Entscheidungen	Allein nichtinvasiv		Mit Einschwemmkatheter		Hiervon operativ
	n	[%]	n	[%]	n
Mitralklappenerkrankungen	18/30	60	25/30	83	18/22/25
Aortenklappenerkrankungen	21/36	58	21/36	58	12/12/26
Mehrklappenerkrankungen	11/27	41	11/27	41	8/ 8/21
Kardiomyopathien	12/14	86	13/14	93	0/ 0/ 1
Angeborene Fehlbildungen	9/18	50	9/18	50	4/ 4/ 8
Andere Erkrankungen	6/12	50	7/12	58	2/ 2/ 3
Ohne kardiale Erkrankung	4/ 4	100	4/ 4	100	0/ 0/ 0
Gesamt	81/141	57	90/141	64	44/48/84

Tabelle 7. Beitrag der zweidimensionalen Echokardiographie

Strategisches Vorgehen	Diagnostisch relevant		Therapeutisch relevant	
	n	[%]	n	[%]
Keine Katheteruntersuchung, konservativ (n = 37)	31	84	29	78
Keine Katheteruntersuchung, operativ (n = 46)	42	91	31	67
Einschwemmkatheteruntersuchung (n = 9)	2	32	0	0
Rechts-/Linksherzkatheteruntersuchung (n = 49)	21	43	4	8
Gesamt	96/141	68	64/141	45

Diskussion

Obgleich zur diagnostischen Sicherheit nichtinvasiver Verfahren bereits Untersuchungen vorliegen (Alpert et al. 1980; Hall et al. 1983; Sutton et al. 1981) – sie sprechen dafür, daß therapeutische, insbesondere operative Entscheidungen in vielen Fällen ohne vorangegangene Katheterisierung getroffen werden können –, bleiben zahlreiche Fragen offen. Mögliche Schlußfolgerungen sind Gegenstand der wissenschaftlichen Diskussion (Brandenburg 1981; Effron et al. 1983; Roberts 1982). Die hier vorliegende Untersuchung sollte einige dieser Fragen zu beantworten suchen, sie sollte neben der zweidimensionalen Echokardiographie auch die spektrale Doppler-Technik mit einbeziehen. Die bislang vorliegenden Daten stützen dabei die Vermutung, daß in der Tat zahlreiche, üblicherweise invasiven Maßnahmen vorbehaltene Fragestellungen nichtinvasiv zu beantworten sind. Weitere Überlegungen könnten nach Abschluß der Studie erfolgen.

Unter den Bedingungen der vorliegenden Untersuchung schienen diagnostisch-therapeutische Entscheidungen bei 59% der Patienten aufgrund nichtinvasiver Daten allein zu fällen sein, häufiger als Angaben von Alpert et al. (45%; p < 0,05) zufolge, denen nur die eindimensionale Echotechnik zur Verfügung stand. Eine vollständige Katheteruntersuchung war von jenen Autoren häufiger vorzunehmen, unterschiedliche therapeutische Entscheidungen betrafen drei Patienten. Hall et al. (1983) beschränkten sich auf valvuläre Erkrankungen. Sie untersuchten Patienten, bei denen ein Klappenersatz klinisch zu diskutieren war, hämodynamisch weniger bedeutsame Veränderungen schieden differentialdiagnostisch weitgehend aus. Alle ihre Patienten wurden eindimensional-, 61% von ihnen auch zweidimensional-echographisch untersucht. Vergleichbar den obengenannten Daten wurden 58% der Entscheidungen als nichtinvasiv zu treffen eingestuft, sie waren in allen Fällen korrekt. Unsicherheiten über den Schweregrad der Veränderungen betrafen auch hier Mitralvitien seltener als Erkrankungen anderer oder mehrerer Herzklappen, eine koronare Gefäßerkrankung wiesen 18 Patienten auf.

Bezogen auf den Beitrag der ein-/zweidimensionalen, Doppler-technische Analysen einbeziehenden Echokardiographie liegen keine vergleichenden Untersuchungen vor. Abhängig von der klinischen Fragestellung werden bildgebend-echographische (bei dilatativer Kardiomyopathie, bei Mitralstenose) oder Doppler-technische Daten (bei valvulären Insuffizienzen, bei Aortenstenose) von größerem Nutzen sein, abhängig auch von der Bedeutung, welche man konventionellen diagnostischen Verfahren wie der Phono-/Mechanokardiographie zum Beispiel zuerkennt.

Die vorliegende Studie wurde unterstützt aus Mitteln der DFG (SFB 89, Kardiologie).

Literatur

Alpert JS, Sloss LJ, Cohn PF, Grossman W (1980) The diagnostic accuracy of combined clinical and noninvasive cardiac evaluation: comparison with findings at cardiac catheterization. Cathet Cardiovasc Diagn 6: 359–370

Brandenburg RO (1981) No more routine catheterization for valvular heart disease? N Engl J Med 305: 1277–1278

Effron MK, Alderman EL, Popp RL (1983) Preoperative invasive testing in mitral stenosis: indications based on assessment of diagnostic yield. Am J Cardiol 51: 1116–1121

Hall RJC, Kadushi OA, Evemy K (1983) Need for cardiac catheterisation in assessment of patients for valve surgery. Br Heart J 49: 268–275

Hatle L (1984) Maximal blood flow velocities – haemodynamic data obtained noninvasively with CW Doppler. Ultrasound Med Biol 10: 225–239

Pearlman AS, Scoblionko DP, Sahl AK (1983) Assessment of valvular heart disease by Doppler echocardiography. Clin Cardiol 6: 573–587

Roberts WC (1982) No cardiac catheterization before cardiac valve replacement – a mistake. Am Heart J 103: 930–933

Sold G (1985) Zweidimensionale Echokardiographie. Urban & Schwarzenberg, München Wien Baltimore

Sutton MGSJ, Sutton MSJ, Oldershaw P, Sacchetti R, Paneth M, Lennox SC, Gibson RV, Gibson DG (1981) Valve replacement without preoperative catheterization. N Engl J Med 305: 1233–1239

Trompler AT, Sold G, Kreuzer H (1984) Assessment of left sided valvular heart disease with Doppler-echocardiography: prospective comparison versus cardiac catheterization. 4th Internat. Congress on Echocardiology, AISC, Verona

Kontrastechokardiographie

Aktueller Stand der Entwicklung von Kontrastmitteln für die Echokardiographie

T. Fritzsch, W. Mützel, L. Lange

Seit den Untersuchungen von Gramiak u. Shah im Jahre 1968 hat sich die Kontrast-echokardiographie zu einem festen Bestandteil in der kardiologischen Diagnostik entwickelt.

Seit bekannt ist, daß Gasbläschen, die durch eine Injektion in die Blutbahn gebracht werden, zu Kontrasteffekten führen, werden Gase und gasproduzierende Substanzen sowie durch Schütteln mit Luft versetzte Lösungen als Kontrastmittel eingesetzt. Nach peripher-venöser Injektion wird jedoch in der Regel nur die rechte Seite des Herzens erreicht, da die Gasbläschen in den Kapillaren der Lunge resorbiert werden (nicht lungenkapillargängige Ultraschallkontrastmittel). Für die Kontrastierung des linken Herzens ist eine direkte Injektion in die zu kontrastierende Herzhöhle notwendig, solange ein lungenkapillargängiges Ultraschallkontrastmittel nicht zur Verfügung steht.

Nicht lungenkapillargängige Ultraschallkontrastmittel

Als Kontrastmittel werden u. a. geschüttelte Cardio-green-, Salz- und Saccharidlösungen, geschüttelte visköse Lösungen wie Plasmaexpander und Röntgenkontrastmittel, gasproduzierende Lösungen wie 0,3- bis 3%ige H_2O_2-Lösungen, Kohlendioxyd oder auch frischaufgezogenes Eigenblut verwendet (Gramiak 1982). Obwohl mit diesen Kontrastmitteln eine diagnostisch verwertbare Kontrastintensität erzielt werden kann, zeigen sich Mängel in der Homogenität und Reproduzierbarkeit des Kontrasteffekts. Der Grund dafür ist v. a. in der schlecht beeinflußbaren Größe und Zahl der das Herz erreichenden Gasbläschen zu sehen. Darüber hinaus sind diese Kontrastmittel für die Patienten nicht unbedenklich (Lee u. Ginzton 1983).

Zukünftige Möglichkeit: SH U 454

Um diese Probleme zu überwinden, wurde bei Schering das neue Ultraschallkontrastmittel SH U 454 entwickelt. Hier sind die Gasbläschen in präformierter Größe an lösliche Saccharidmikropartikel gebunden. Die Mikropartikel werden vor Gebrauch in einer entsprechenden Menge Diluent suspendiert und als Suspension periphervenös injiziert. Unmittelbar nach der Injektion beginnen die Partikel (Mediandurchmesser 3 µm, 99% < 12 µm) sich aufzulösen.

Bläschengröße

Bei diesem Lösungsprozeß werden die Bläschen an das Blut abgegeben und spätestens im Kapillarbett der Lunge aufgelöst.

Die Größenverteilung der Bläschen wurde mit einem elektronischen Zählgerät (Fa. Kratel, Partoscope F) bestimmt. Aus diesen Messungen ergibt sich ein Medianwert der Bläschengröße von ca. 3 μm; 97% sind kleiner als 7 μm. Das Gasvolumen in 1 ml

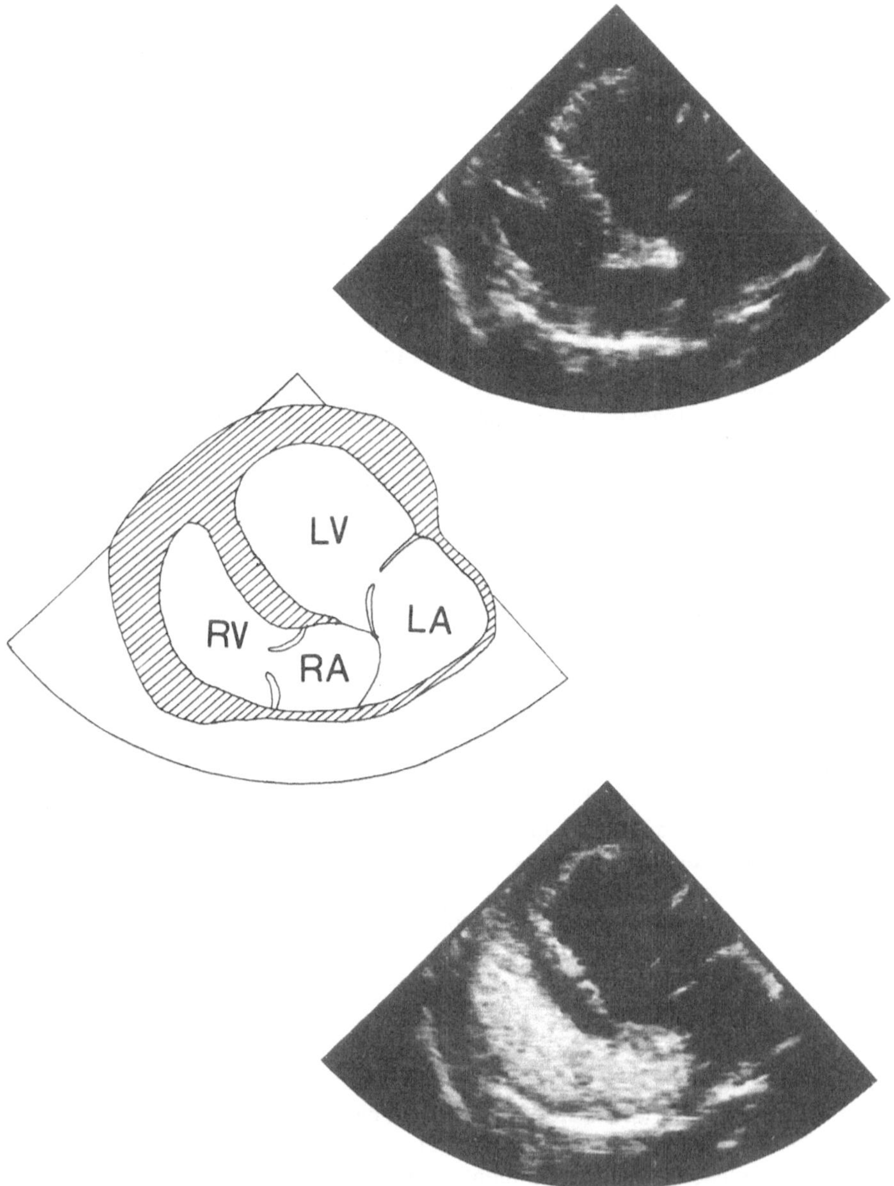

Abb. 1. Echokontrast im rechten Herzen des Hundes nach peripher-venöser Gabe von 2 ml SH U 454 mit 300 mg Mikropartikeln/ml Suspension

der Suspension beträgt 20 µl, d. h. die diagnostische Einzeldosis beim Menschen, die maximal 4–8 ml der Suspension beträgt, enthält 80–160 µl Gas.

Durch die Vehikelfunktion der Mikropartikel ist es möglich, die Gasbläschen nach peripher-venöser Bolusinjektion bis zum rechten Herzen zu transportieren, ohne daß sich ein nennenswerter Teil vorher auflöst. Die große Anzahl und geringe Größe der Bläschen führt immer zu einer homogenen Kontrastierung von rechtem Ventrikel und Vorhof (Abb. 1).

Da die Mikropartikel so hergestellt werden, daß pro Gewichtseinheit eine gleichbleibende Gasmenge enthalten ist, wird eine hohe Reproduzierbarkeit des Kontrasteffekts erreicht.

Vergleich von SH U 454 mit anderen Ultraschallkontrastmitteln

In tierexperimentellen Untersuchungen konnte die Überlegenheit von SH U 454 gegenüber anderen z. Z. verwendeten Ultraschallkontrastmitteln bestätigt werden (Smith et al. 1984). In einer Studie erhielten 10 Hunde in randomisierter Folge je 3 Injektionen von 2 ml verschiedener Kontrastmittel , die in üblicher Weise hergestellt wurden (Lange et al. in Vorbereitung, Fritzsch et al. 1984). Anschließend wurde der Kontrast videodensitometrisch ausgewertet (Abb. 2). Die Säulen stellen die Mittelwerte und die einfache Standardabweichung der videodensitometrisch ermittelten maximalen Kontrastintensitäten dar. Deutlich ist die stärkere Kontrastintensität von SH U 454 gegenüber den verglichenen „Handmethoden".

Die außerdem erkennbare deutlich geringere Standardabweichung bei SH U 454 ist ein Nachweis der größeren Reproduzierbarkeit des Kontrasts. Hinzu kommt, daß die Kontrastintensität mit SH U 454 dosisabhängig variiert werden kann. Durch Verän-

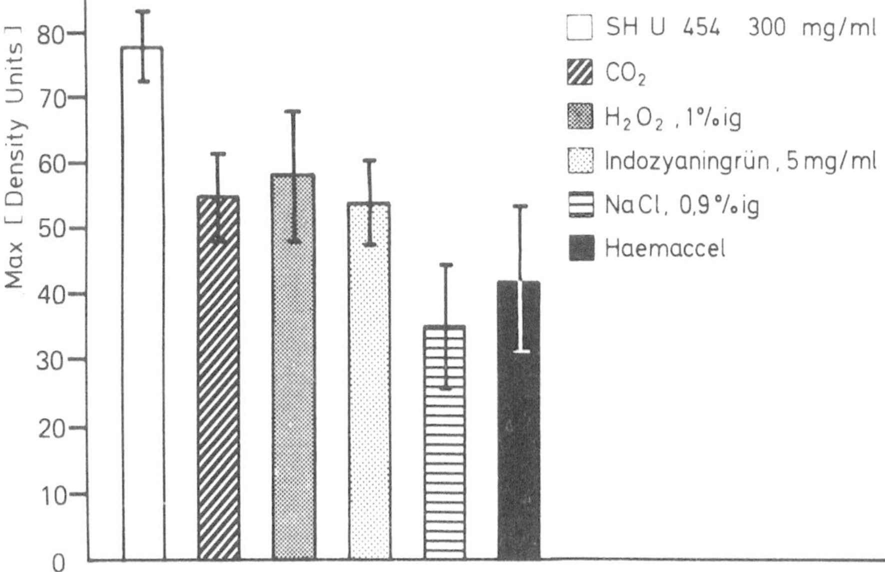

Abb. 2. Videodensitometrisch ermittelte maximale Echokontrastintensitäten im rechten Ventrikel nach peripher-venöser Injektion von 2 ml verschiedener Kontrastmittel (jeweils 3 Injektionen bei 10 Hunden in randomisierter Folge). Angegeben sind Mittelwert und einfache Standardabweichung

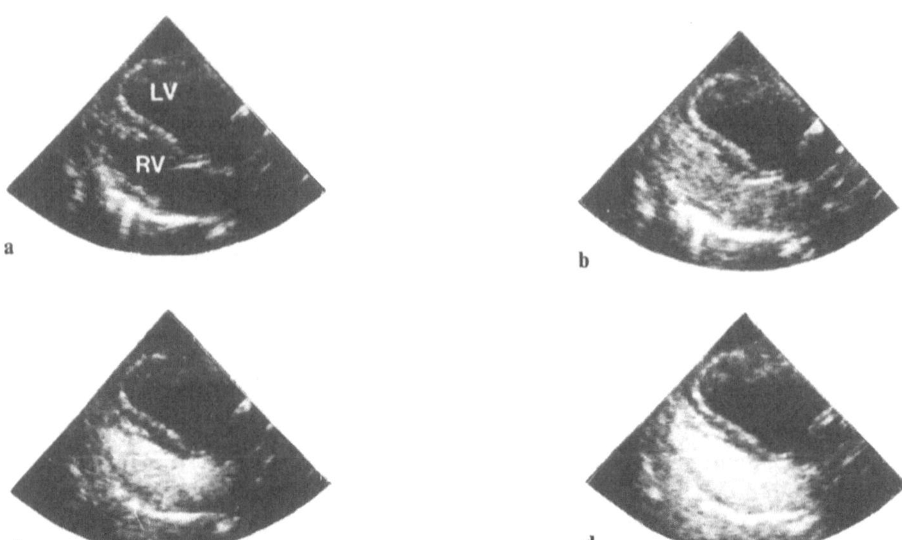

Abb. 3a–d. Dosisabhängigkeit des Rechtsherzkontrasts von SH U 454 (Hund). Konzentration der Suspension: **b** 100, **c** 200, **d** 300 mg Mikropartikel/ml, **a** vor Kontrast

derung der Konzentration der Mikropartikel wird die Bläschenkonzentration und damit die Kontrastintensität der Suspension an die jeweilige Fragestellung angepaßt. Die Abb. 3 gibt ein Beispiel für den dosisabhängigen Rechtsherzkontrast bei Hunden (Beagle). Jeweils 2 ml des Kontrastmittels mit den angegebenen Konzentrationen wurden peripher-venös injiziert. Mit steigender Konzentration kommt es zu einer deutlichen Anhebung der Kontrastintensität.

Toxikologische Untersuchungen

Da die heute verwendeten Ultraschallkontrastmittel toxikologisch nicht untersucht wurden, sind sie von keiner Gesundheitsbehörde zugelassen. Die Injektion von Gasbläschen unbekannter Zahl und Größe beinhaltet jedoch ein Embolierisiko, besonders nach Übertritt der Substanz in das arterielle System, beispielsweise bei Shuntvitia.
Nach einer Untersuchung von Bommer et al. (1984) liegt die Nebenwirkungsrate im Bereich von 0,1%. Diese Zahl beruht auf einer Umfrage bei 363 echokardiographisch arbeitenden Kardiologen. Diese Nebenwirkungsrate ist abhängig von der Zusammensetzung des untersuchten Patientenkollektivs. So berichten Lee u. Ginzton (1983) über eine zerebrale Ischämie nach Injektion von geschüttelter Cardio-green-lösung bei einer Patientin mit Vorhofseptumdefekt.
Aus diesen Gründen wurden mit SH U 454 umfangreiche toxikologische Untersuchungen nach den Richtlinien der Gesundheitsbehörde durchgeführt, die neben der allgemeinen Verträglichkeit besonders das Risiko von Mikroembolien durch Partikel oder Gasbläschen klären sollten (Fritzsch et al. in Vorbereitung).
So wurde SH U 454 in der 2- bis 30fachen Humantagesdosis Hunden und Affen über 17 Tage hinweg i.v. gegeben. Hierbei wurden keine klinischen, laborchemischen oder histologischen Veränderungen beobachtet.

Bei herzgesunden Hunden führten 10 linksventrikuläre Injektionen von SH U 454 in der 30fachen Humantagesdosis im Abstand von 3 min zu keinen Nebenwirkungen. Intensive histologische Untersuchungen von Gehirn, Herz und Lunge gaben keinen Hinweis auf Embolisierungen. Auch zusätzliche pharmakologische Untersuchungen an Tiermodellen mit kritischer Koronarstenose und akuter Herzinsuffizienz dokumentieren die gute Verträglichkeit der Substanz.

Mit dem Kontrastmittel SH U 454 steht daher erstmals eine Substanz zur Verfügung, die neben guter Kontrastgebung mit hoher Reproduzierbarkeit auch sicher in der Anwendung ist. Inzwischen sind die tierexperimentellen Untersuchungen durch die klinischen Prüfungen der Phase I und II bestätigt worden.

Lungenkapillargängige Ultraschallkontrastmittel

Für die Kontrastierung des linken Herzens nach peripherer-venöser Injektion eignen sich die bisher genannten Ultraschallkontrastmittel nicht. Die in ihnen enthaltenen Gasbläschen können das Lungenkapillarbett nicht überwinden.

Da der Durchmesser der Lungenkapillaren nicht größer als 8 µm ist, werden größere Bläschen wie von einem Sieb zurückgehalten. Bläschen mit einem Durchmesser von weniger als 8 µm haben eine zu geringe Lebensdauer und werden spätestens im Lungenkapillarbett resorbiert. Nach Yang et al. (1971) löst sich ein 8 µm großes Stickstoffbläschen im Blut in 190 ms, andere Gase wie O_2 und CO_2 oder kleinere Bläschen entsprechend schneller. Diese Zeit reicht nicht aus, die Passage von den Lungenkapillaren zum linken Vorhof, die etwa 2 s dauert, zu überstehen (Tickner u. Meltzer 1982).

Vor diesem Hintergrund werden unterschiedliche Wege zur Kontrastierung des linken Herzens nach intravenöser Injektion beschritten, zum einen wird die Injektionstechnik modifiziert, zum anderen kommen Kontrastmittel mit verändertem Wirkungsmechanismus zur Anwendung.

Katheterinjektion

Die Veränderung der Injektionstechnik bedingt dabei ein erhöhtes Maß an Invasivität. So wird unter Verwendung der auch für den Rechtsherzkontrast benutzten Substanzen über einen Katheter entweder direkt in den Ventrikel oder Vorhof injiziert, oder es werden über einen in der Pulmonalarterie liegenden Katheter die Bläschen durch das Kapillarbett der Lunge hindurchgedrückt (Reale et al. 1980). Diese Methode ist heute jedoch weitgehend verlassen, da sie sehr invasiv ist und teilweise Nebenwirkungen zeigte (Serruys et al. 1982).

Ultraschallkontrastmittel

Da normalerweise selbst ein kapillargängiges Gasbläschen nach intravenöser Injektion, wie eben ausgeführt, das arterielle System nicht erreichen kann, wird versucht, die Bläschen vor dem Auflösen zu schützen.

Linksherzkontrast durch oberflächenaktive Stoffe

Dies kann z. B. durch die Verwendung von oberflächenaktiven Stoffen geschehen. Durch die Herabsetzung der Oberflächenspannung an der Grenzfläche zwischen Gas und Blut wird die Löslichkeit reduziert. Entsprechende Untersuchungen von Bommer et al. (1981) und Valdes-Cruz et al. (1982) zeigen, daß solche Stoffe, die in vitro zur größten Reduktion der Oberflächenspannung führen, auch im Tierexperiment die besten linksventrikulären Kontraste geben. Zu dieser Gruppe gehört eine große Zahl biologisch kompatibler Substanzen, wie z. B. Lezithine, DMSO, Pluronic oder auch Propylenglykol.
Die linksventrikuläre Kontrastgebung ist mit diesen Kontrastmitteln aber ungenügend, da es nicht zu einer homogenen Füllung der Höhlen des linken Herzens kommt.

Linksherzkontrast durch verkapselte Gase

Eine weitere Möglichkeit ist, Gase in eine feste Hüllschicht zu verpacken. Diese Hüllen können aus Zucker oder anderen löslichen Stoffen bestehen, die in einer kapillargängigen Größe hergestellt werden. Nach peripher-venöser Injektion transportieren sie die Gasbläschen bis ins linke Herz, wo sie sich auflösen und dabei die Bläschen freisetzen (Bommer et al. 1980; Meltzer et al. 1984; Klig et al. 1984). Diese an sich sehr elegante Methode stellt höchste Ansprüche an die Herstellung.

Linksherzkontrast durch fluorierte Kohlenwasserstoffe

Auf einer völlig anderen Basis beruht der Wirkmechanismus der fluorierten Kohlenwasserstoffe. Diese Emulsionen wurden als Blutersatzmittel entwickelt und können große Mengen Sauerstoff binden. Obwohl in japanischen und amerikanischen Arbeiten linksventrikuläre Kontraste und sogar Kontrastanhebungen im Myokard nach intravenöser Injektion beschrieben wurden (Matsuda et al. 1983; Mattrey u. Andre 1984), konnten diese Befunde in eigenen Untersuchungen nicht bestätigt werden. Nach peripher-venöser Injektion von Fluosol konnten nur einzelne Bläschen im linken Vorhof nachgewiesen werden. Diese Beobachtungen bestätigen das Ergebnis von Untersuchungen von Valdes-Cruz et al. (1982). Die nicht völlig abgeklärte Toxizität sowie die Halbwertszeit von bis zu 900 Tagen (Pfannkuch u. Schnoy 1979) lassen z. Z. eine breite diagnostische Anwendung der fluorierten Kohlenwasserstoffe eher als unwahrscheinlich erscheinen.

Linksherzkontrast durch Lipide

Als weitere Möglichkeit wird die Stabilisierung der Bläschen durch Fette angegeben. Hier kommen Injektionslösungen zur parenteralen Ernährung, wie z. B. Intralipid oder Lipofundin zum Einsatz (Valdes-Cruz et al. 1982). Die linksherzkontrastgebenden Eigenschaften nach intravenöser Injektion konnten in eigenen Untersuchungen nicht bestätigt werden.

Zukünftige Entwicklung lungenkapillargängiger Kontrastmittel

Aufgrund der eigenen Erfahrungen mit SH U 454 war es schließlich möglich, die Mikrogasbläschen so zu stabilisieren, daß sie die Lungenstrombahn passieren konnten. Hiermit kann dann der linke Ventrikel reproduzierbar homogen angefärbt werden. Die neue Entwicklung besteht wie SH U 454 aus löslichen Mikropartikeln, die vor Gebrauch suspendiert werden. Der Mediandurchmesser dieser Partikel ist kleiner als der von SH U 454 und beträgt nur 2 µm; 100% der Mikropartikel sind kleiner als 8 µm. Dieses Kontrastmittel wird peripher-venös wie SH U 454 als Bolus injiziert.

Tierexperimentelle Untersuchungen an Affen und Hunden zeigten post injectionem zunächst eine starke Kontrastierung des rechten Herzens. Nach der Lungenpassage erscheint im linken Herzen Kontrast, wobei der Kontrast auf der rechten Seite noch nicht verschwunden ist (Abb. 4). Nachdem der Rechtsherzkontrast ausgewaschen ist, hält die Anfärbung der linken Seite für mehrere Herzschläge (ca. 10 s) an. Dabei läßt sich das Myokard klar von der Herzhöhle abgrenzen, und die Herzhöhlen sind homogen gefüllt. Die Abb. 5 zeigt ein typisches Beispiel für die Kontrastgebung am Hundherzen nach Injektion von 2 ml des Kontrastmittels.

Der Kontrasteffekt ist wie bei SH U 454 dosisabhängig (Abb. 5). Durch die Zugabe unterschiedlicher Mengen Suspensionsmittel zu den Mikropartikeln kann die Kontrastgebung verändert werden.

Bisher gibt es keine Hinweise auf Unverträglichkeitserscheinungen, die eine zukünftige Anwendung beim Menschen behindern würden. Die bisherigen Arbeiten sind

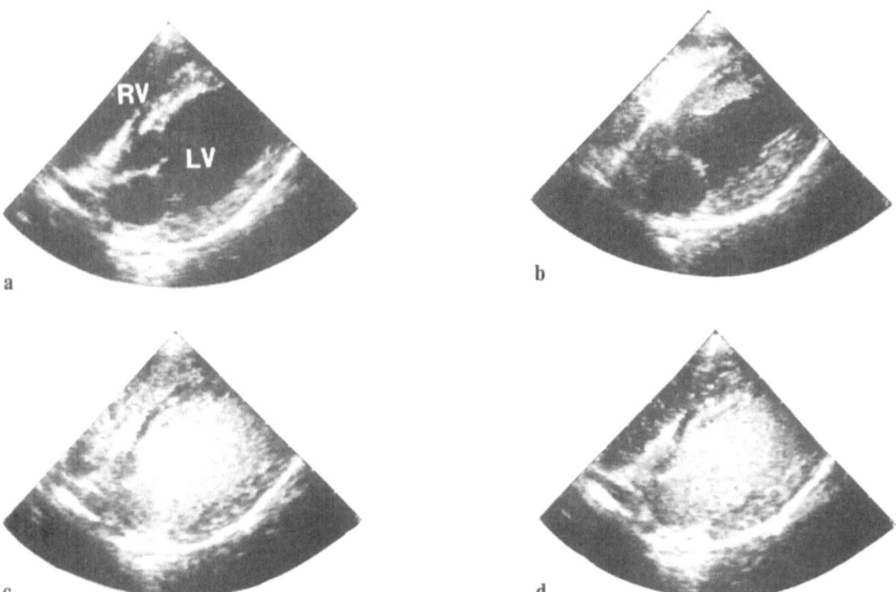

Abb. 4a–d. Verschiedene Phasen des Echokontrasts nach peripher-venöser Injektion von 2 ml Kontrastmittel (Hund), **a** vor Kontrast, **b** Rechtsherzkontrast, **c** Kontrast auf der venösen und arteriellen Seite, **d** Linksherzkontrast

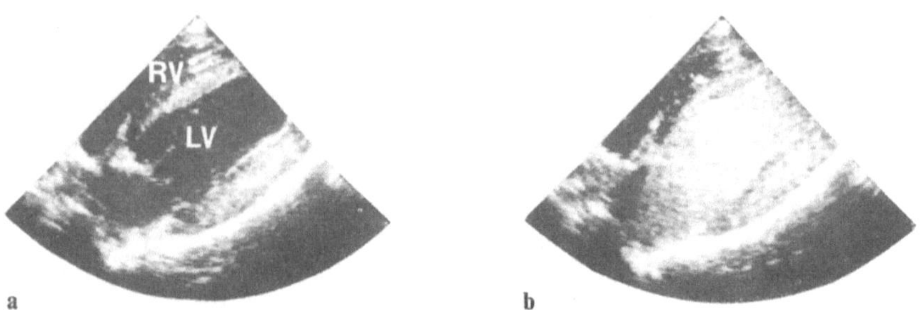

Abb. 5a, b. Linksherzkontrast nach peripher-venöser Injektion am Hund, **a** vor Kontrast, **b** 2 ml, 400 mg Mikropartikel/ml Suspension

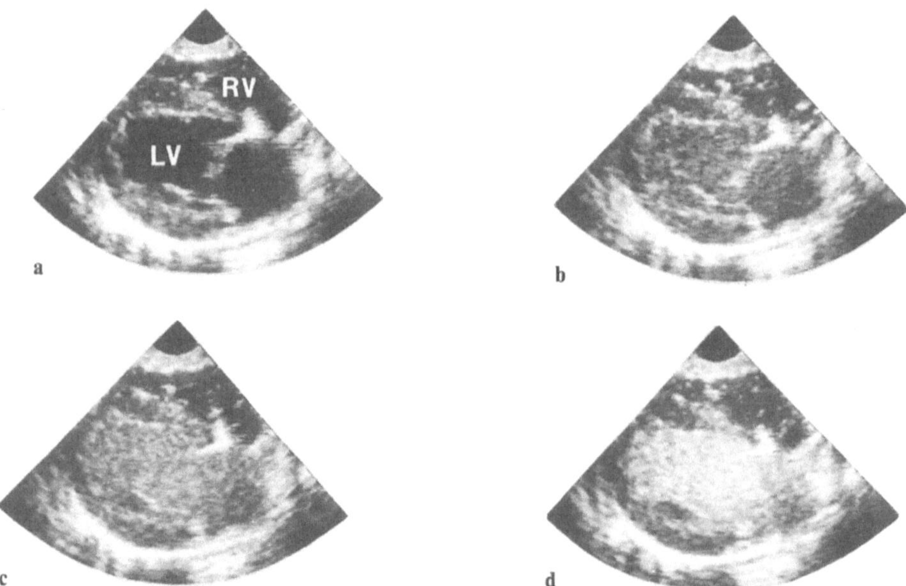

Abb. 6a–d. Dosisabhängigkeit des Linksherzkontrasts (Hund). Injektion von 2 ml des Kontrastmittels mit **b** 200, **c** 300, **d** 400 mg Mikropartikel/ml Suspension, **a** vor Kontrast

aber nur als erster Schritt anzusehen. Umfangreiche toxikologische und pharmakologische Untersuchungen sind noch nötig, bevor die erste Injektion am Menschen durchgeführt werden kann.

Literatur

Bommer WJ Tickner EG, Rasor J, Grehl T, Mason DT, DeMaria AN (1980) Development of a new echocardiographic contrast agent capable of pulmonary transmission and left heart opacification following peripheral venous injection. Circulation [Suppl III] 62: 34

Bommer WJ, Miller L, Takeda P (1981) Contrast echocardiography: Pulmonary transmission and myocardial perfusion imaging using surfactant stabilized microbubbles. Circulation 64: 203

Bommer WJ, Shah PM, Allen H, Meltzer R, Kisslo J (1984) The safety of contrast echocardiography: Report of the committee on contrast echocardiography for the American Society of echocardiography. J Am Coll Cardiol 3: 6–13

Fritzsch T, Lange L, Schartl M, Hilmann J, Rasor J, Reiser J (1984) The characteristics of the new safe non-lung-crossing echocontrast agent SH U 454 for reproducible and homogeneous opacification of blood and myocardium (Abstract). Eur Heart J [Suppl 1] 5: 197

Fritzsch T, Schöbel C, Bhagarva AS, El Khater AR, Lange L (in Vorbereitung) Toxicological investigations on SH U 454, a new contrast agent for echocardiography.

Gramiak R (1982) Contrast agents for diagnostic ultrasound. In: Meltzer RS, Roelandt J (eds) Contrast echocardiography. Nijhoff, The Hague Boston London, pp 17–24

Gramiak R, Shah PM (1968) Echocardiography of the aortic root. Invest Radiology 3: 356–366

Klig V, Teichholz LE, Meltzer RS (1984) A precision microbubble generator for contrast echo work (Abstracts of the 57th scientific sessions). Circulation 70/4

Lange L, Hilman J, Mützel W, Kubowicz G, Fritzsch T (in Vorbereitung) Right-heart echocontrast in the anaesthetized dog after i.v. injection of SH U 454 (II).

Lee F, Ginzton L (1983) A central nervous system complication of contrast echocardiography. J Clin Ultrasound 11: 292–294

Matsuda M, Kuwako K, Sugishita Y, Ito I, Akatsuka T (1983) Contrast echocardiography of the left heart by intravenous injection of perfluorochemical emulsion. J Cardiogr 13: 1021–1028

Mattrey RF, Andre MP (1984) Ultrasonic enhancement of myocardial infarction with perfluorcarbon compounds in dogs. Am J Cardiol 54/1: 206–210

Meltzer RS, Klig V, Teichholz LE (1984) Precision microbubbles as an echocardiographic contrast agent (Abstract). Circulation [Suppl 2] 70: 292

Pfannkuch F, Schnoy N (1979) Verbleib des blutgastransportierenden Fluorkohlenwasserstoffes Fluorcarbon-43 im Organismus bei parenteraler Anwendung im Tierversuch. Anaesthesist 28: 511–516

Reale A, Pizzuto F, Giaffre PA et al. (1980) Contrast echocardiography: Transmission of echoes to the left heart across the pulmonary vascular bed. Eur Heart J 1: 101

Serruys PW, Meltzer RS, McGhie J, Roelandt J (1982) Factors affecting the success of attaining left heart echocontrast after pulmonary wedge injections. In: Meltzer RS, Roelandt J (eds) Contrast echocardiography. Nijhoff, The Hague Boston London, pp 97–114

Smith MD, Kwan OL, Reiser HJ, DeMaria A (1984) Superior intensity and reproducibility of SH U 454, a new right heart contrast agent. J Am Coll Cardiol 3: 992–998

Tickner EG, Meltzer RS (1982) Why capillary beds remove ultrasonic contrast. In: Meltzer RS, Roelandt J (eds) Contrast echocardiography. Nijhoff, The Hague Boston London, pp 25–29

Valdes-Cruz LM, Sahn DJ, Horowitz S et al. (1982) Left ventricular opacification by intravenous injection of safe echocontrast agents: Comparative studies in animals and initial human trials (Abstract). Circulation [Suppl 2] 66: 28

Yang WJ, Echigo R, Wotten DR, Hwang JB (1971) Experimental studies of the dissolution of gas bubbles in whole blood and plasma. J Biochem 4: 119–125

Quantitative Beurteilung der Myokardperfusion mittels Kontrastechokardiographie

M. Schartl, V. Miszalok, C. Heidelmeyer, H. Hoerkens

Myokardiale Perfusionsdefekte lassen sich mittels zweidimensionaler Echokardiographie anhand regionaler Wandbewegungsstörungen oder an einer fehlenden systolischen Wanddickenzunahme identifizieren (O'Boyle et al. 1983). Eine neues echokardiographisches Verfahren zur Darstellung der Myokardperfusion ist die Kontrastechokardiographie, d. h. die arterielle oder intrakoronare Injektion von Ultraschallkontrastmitteln zur Anhebung der Echointensität im Myokard (Bommer et al. 1981; Schartl et al. 1984). Das Ziel der vorliegenden Studie war es nachzuweisen, inwieweit mit der myokardialen Kontrastechokardiographie Perfusionsdefekte nach komplettem Verschluß einer Koronararterie qualitativ und quantitativ sicher nachweisbar sind. Außerdem sollte überprüft werden, inwieweit der zeitliche Verlauf des Kontrasteffekts im Myokard eine Aussage hinsichtlich der myokardialen Durchblutung erlaubt.

Material und Methode

Das verwendete Ultraschallkontrastmittel (SH U 454) besteht aus Saccharidmikropartikeln, die in einem Diluent durch kurzes kräftiges Schütteln suspendiert werden. Dadurch entstehen saccharidstabilisierte feinste Luftbläschen mit einer durchschnittlichen Größe von 3,0 µm, wobei 97% < 7,0 µm sind. Die in dieser Untersuchungsreihe verwendete Konzentration der Mikropartikel betrug 200 mg/ml Suspension, entsprechend einer Luftmenge von 10 µl/ml Suspension. Pro Einzelinjektion wurden 4 ml innerhalb von 2 s in die Aortenwurzel injiziert.

Die Untersuchungen erfolgten an 12 narkotisierten Hunden mit geschlossenem Thorax in einer stabilen Rechtsseitenlage. Der Transducer des Ultraschallgeräts (Hewlett-Packard) wurde von unten auf die rechte Thoraxwand im 4. oder 5. Interkostalraum aufgesetzt. Nach Aufsuchen der kurzen Achse des linken Ventrikels in Höhe Papillarmuskulatur wurde der Transducer am Untersuchungstisch fixiert. Nach subjektiv optimaler Geräteeinstellung blieb diese bis zum Untersuchungsende unverändert. Die Injektion des Kontrastmittels erfolgte durch einen endständig verschlossenen PVC-Katheter mit 4 seitlichen Löchern in die Aortenwurzel. Mit einem speziell geformten 7-F-Katheter konnte von der A. carotis sinister das linke Koronarostium sondiert werden und durch das Katheterlumen ein 2- bzw. 4-F-Fogarty-Katheter in den R. circumflexus zur Gefäßokklusion vorgeschoben werden.

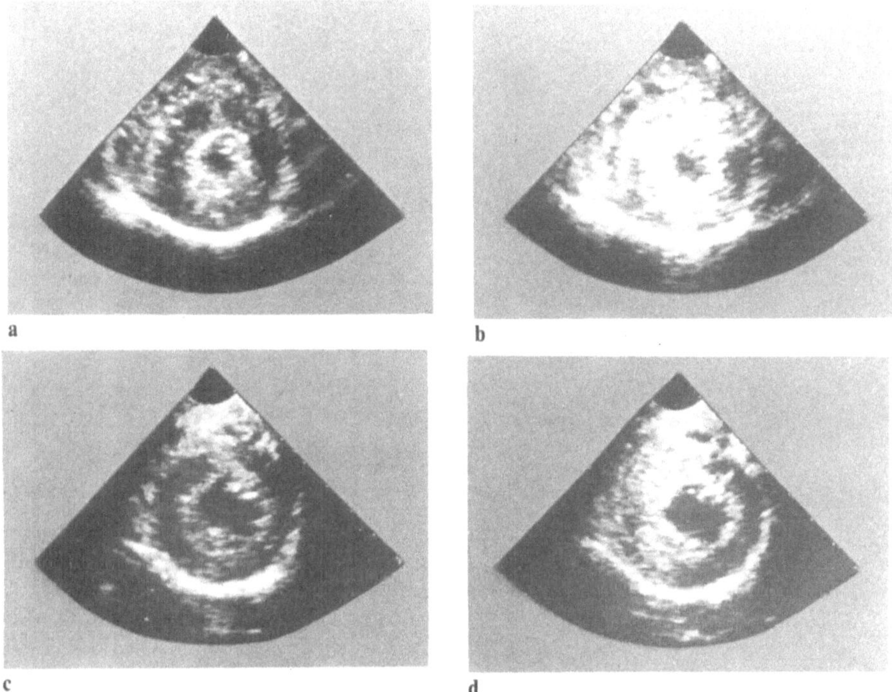

Abb. 1a–d. Darstellung zweier myokardialer Perfusionsdefekte **a, c** vor und **b, d** nach Kontrast-mittelinjektion

Nach komplettem Versuchsaufbau erfolgte zunächst eine Kontrastmittelinjektion unter normalen myokardialen Perfusionsbedingungen. Im Anschluß daran erhielten die Tiere 0,3 mg/kg Körpergewicht Dipyridamol zur Anhebung des myokardialen Blutflusses; 5 min nach dieser Injektion erfolgte unter den Bedingungen einer maximalen Koronardilatation eine erneute Kontrastmittelinjektion. 30 min nach der Injektion von Dipyridamol wurde die linke Koronararterie unter röntgenologischer Kontrolle sondiert, der Fogarty-Katheter in den R. circumflexus vorgeschoben und der Ballon vorsichtig entfaltet. Der totale Gefäßverschluß wurde durch eine Röntgenkontrastmittelinjektion über den Koronarkatheter überprüft. Anschließend erfolgte wiederum eine Ultraschallkontrastmittelinjektion zur Darstellung des myokardialen Perfusionsdefekts (Abb. 1). Am Ende der Untersuchung wurde den Tieren simultan 2%ige Evans-Blaulösung und eine gesättigte KCl-Lösung zur morphologischen Markierung des Perfusionsdefekts injiziert.

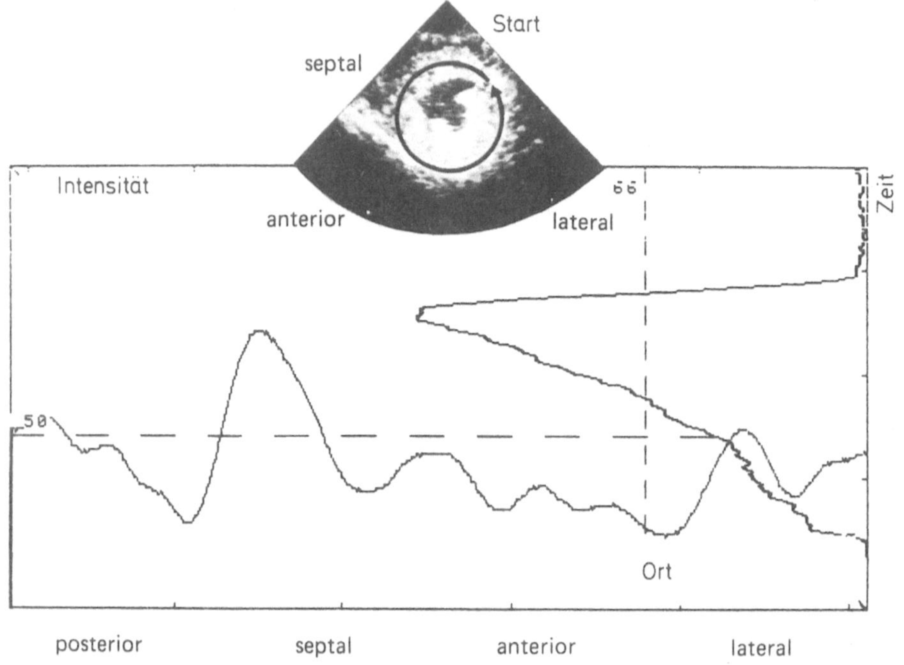

Abb. 2. Originalkurve der Echointensität in Abhängigkeit des Ortes (horizontale Linie) und zeitlicher Verlauf des Kontrasteffekts (vertikale Kurve)

Digitale Bildverarbeitung

Zur Beschreibung des örtlichen und zeitlichen Verlaufs des Kontrasteffekts im Myokard bedienten wir uns der digitalen Bildverarbeitung. Als Rechner wurde das Image-Processing-System IPS 2 der Fa. Kontron-Bildanalyse verwendet. Mit diesem Computer ist eine Bildfolge von 128 Bildern speicherbar. Es hat sich gezeigt, daß eine Einziehungsfrequenz von 5 Bildern/s eine optimale zeitliche und örtliche Auflösung des Kontrasteffekts im Myokard bietet. Um das starke hochfrequente Rauschen des Echorohbildes zu vermindern, wird zunächst die gesamte Bildfolge einer Low-pass-Filterung unterzogen. Die zuverlässigste, wenn auch arbeitsreichste Methode der Myokardidentifizierung ist die manuelle Eingabe. Mit Hilfe eines Digitizers wird ein Cursor in jedem Bild in einer geschlossenen Linie in der Mitte des Myokards geführt (Abb. 2). Es ist wichtig, diesen Vorgang immer an einer bestimmten, auf allen Bildern identifizierbaren Stelle zu beginnen und zu beenden. Die mit dem Cursor manuell abgefahrene Myokardlinie wird als Koordinatenfolge gespeichert. Die gesamte Koordinatenfolge wird dann linear auf eine Länge von genau 512 Pixel gestreckt bzw. gestaucht. Die errechnete Strecke ist also immer gleich lang, wodurch wechselnde Kontraktionszustände des Herzens ausgeglichen werden. Die Helligkeitswerte (Echointensitäten) entlang dieser Strecke werden dann als eine Zeile eines neuen synthetischen Bildes aufgefaßt und sind dort wieder bildlich als Grauwerte repräsentiert (Abb. 3).

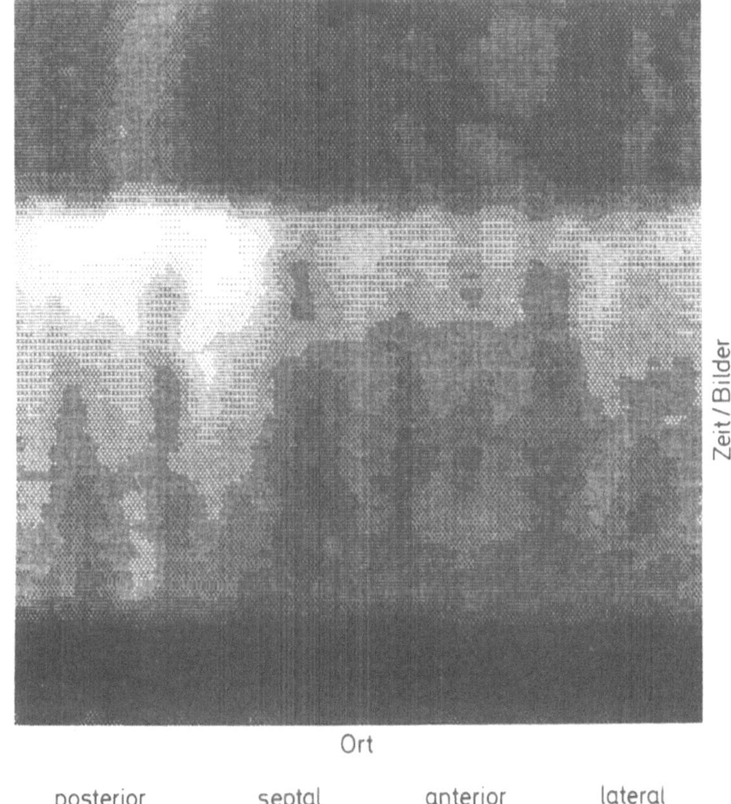

Abb. 3. CPTI (Condensed-position-time-image): Das obere, dunklere Drittel entspricht der Zeit vor Einstrom des Kontrastmittels. Anschließend ist die Zeit des unmittelbaren Auftretens des Kontrastmittels bis zur Auswaschung sichtbar. Man erkennt die Inhomogenität des Kontrasteffekts im Myokard

Dieses synthetische Bild (CPTI = Condensed-position-time-image) ist dann wie jedes andere Bild den üblichen Bildverarbeitungsprozessen zugänglich. Das CPTI besteht aus 2 Abschnitten:
1. aus der Zeit vor Einstrom des Kontrastmittels (oberer Anteil) und
2. der Zeit unmittelbar ab erstem Auftauchen des Kontrastmittels bis zur Auswaschung (unterer Anteil).

Aus dem 1. Anteil wird durch horizontale zeilenweise Addition und Mittelung ein Leerwert gebildet und vom gesamten CPTI subtrahiert. Dadurch entfernt man einen beträchtlichen Teil der nur aufnahmetechnisch bedingten Artefakte, und es bleiben im 2. Abschnitt nur diejenigen Anteile als helle Stellen sichtbar, an denen Kontrastmittel echokardiographisch wirksam geworden ist. Addiert man spaltenweise die Helligkeitswerte des CPTI und normiert sie (vertikale Mittelwertbildung), so erhält man die Kurve der mittleren Echoaktivität entlang des Myokards (s. Abb. 2).

Im Idealfall würde ein homogen perfundiertes Myokard eine horizontale Gerade ergeben. Enthält das Myokard einen Perfusionsdefekt, so fällt die Kurve auf Null ab,

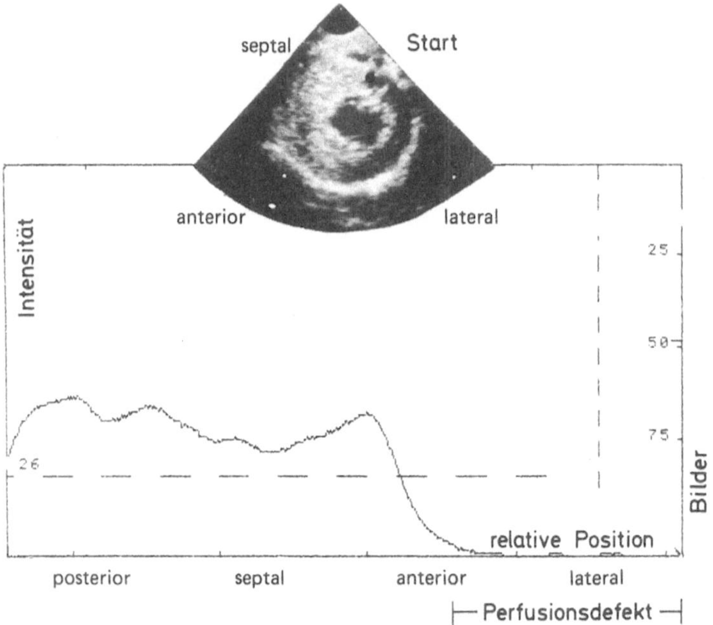

Abb. 4. Identifizierung eines lateralen Perfusionsdefekts nach Verschluß des R. circumflexus mittels digitaler Bildverarbeitung. Man erkennt, daß die Intensitätskurve auf Null abfällt

und die Perfusionsdefektgröße läßt sich genau lokalisieren und das prozentuale zirkumferenzielle Ausmaß der Perfusionsdefektgröße berechnen (Abb. 4). Addiert man zeilenweise die Helligkeitswerte des CPTI und normiert sie (horizontale Mittelwertbildung), so erhält man die Kurve des zeitlichen Verlaufs der Echointensität im Gesamtmyokard (s. Abb. 2). Diese Kurve zeigt die Anflutung und den Zeitverlauf des Abstroms des Kontrasteffekts. Aus diesen Kurven kann dann die Halbwertszeit ($t_{1/2}$) des Kontrasteffekts im Myokard berechnet werden.

Wandbewegungsanalyse

Zur Beurteilung des Ausmaßes der regionalen Wandbewegungsstörung wurde eine radiale Wandbewegungsanalyse mit fixiertem Referenzpunkt durchgeführt. In der kurzen Achse des linken Ventrikels diente der Flächenschwerpunkt als Referenzpunkt oder sog. imaginäres Zentrum, auf das die systolische Einwärtsbewegung des Ventrikels zuläuft. Ausgehend vom Referenzpunkt wurden auf der Basis eines Polarkoordinatensystems mit einem konstanten Winkel Radianten über die diastolische und systolische Kontur gelegt, und die Fläche zwischen den Radianten und der Ventrikelkontur wurde berechnet. Auf diese Art wurde die echokardiographische Schnittebene des linken Ventrikels in 36 Flächensegmente unterteilt und die systolische Verkleinerung eines Flächensegments in Prozent als Äquivalent der Wandbewegung berechnet. Das Ausmaß der zirkumferenziellen Wandbewegungsstörung wurde

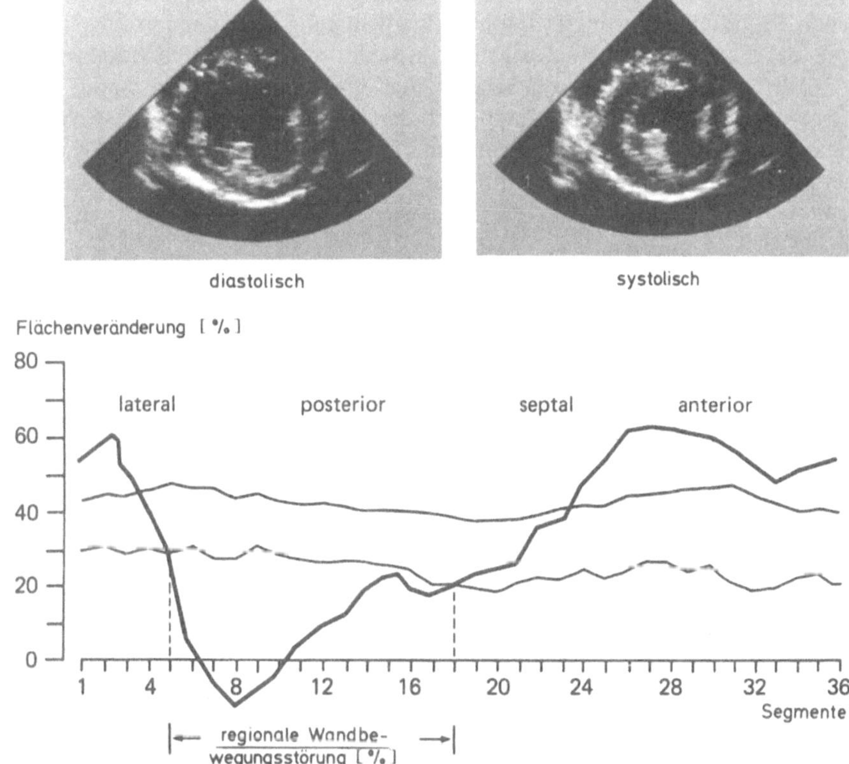

Abb. 5. Beispiel für die quantitative Beurteilung einer regionalen Wandbewegungsstörung nach Verschluß des R. circumflexus. Man erkennt den Bereich, wo die Originalkurve den Normbereich überschreitet

auf der Basis von Normalwerten für die regionale Wandbewegung berechnet. Für jedes einzelne der 36 Flächensegmente wurde überprüft, ob die systolische Flächenverkleinerung außerhalb der unteren Toleranzgrenze lag, und falls dieses der Fall war, das Verhalten des Segments als pathologisch identifiziert. Die Summe aller sich pathologisch verhaltenden Segmente wurde in Prozent der Gesamtzahl der Segmente angegeben und beschreibt das zirkumferenzielle Ausmaß der regionalen Wandbewegungsstörung in einer Schnittebene des linken Ventrikels (Abb. 5).

Morphologie

Zur pathologischen Aufarbeitung wurde das Herz im Abstand von ca. 0,8 cm vom Apex zur Basis transversal in Scheiben geschnitten und fotografiert. Die in vivo bestimmte Zone der Minderperfusion ließ sich anhand der fehlenden Anfärbung mit Evans-Blau gut erkennen. Die Größe der Perfusionsdefekte wurde planimetrisch für jede Scheibe bestimmt und in Prozent der gesamten Myokardfläche einer Scheibe angegeben. Die Zuordnung der pathologisch-anatomischen und echokardiographischen Schnittebene erfolgte unter Berücksichtigung ventrikulärer Fixpunkte, wie z. B. der Papillarmuskulatur oder des Ansatzes des rechten Ventrikels am linken Ventrikel. Da nur in den seltensten Fällen eine eindeutige Zuordnung von einer pathologisch-anatomischen Scheibe zu der echokardiographischen Schnittebene gelang, wurde jeweils der Mittelwert von 2 pathologisch-anatomischen Scheiben, die der echokardiographischen Schnittebene am ähnlichsten waren, gebildet.

Ergebnisse

Zwischen der kontrastechokardiographisch und pathologisch-anatomisch bestimmten Perfusionsdefektgröße bestand eine signifikante lineare Korrelation vor $r = 0{,}88$ mit einem Standardfehler der echokardiographischen Schätzung von 5,7% (Abb. 6). Die Regressionsgerade verläuft in etwa parallel zur Identitätslinie. Auch zwischen dem zirkumferenziellen Ausmaß der regionalen Wandbewegungsstörung und der morphologischen Perfusionsdefektgröße bestand eine signifikante lineare Korrelation von $r = 0{,}85$ mit einem Standardfehler der echokardiographischen Schätzung von 6,2% (Tabelle 1). In einem Fall konnte morphologisch und mittels Kontrastechokardiographie ein kleiner, ca. 1 cm · 1 cm großer Perfusionsdefekt nachgewiesen werden, ohne daß mittels regionaler Wandbewegungsanalyse eine Wandbewegungsstörung nachweisbar war.

Zur Beurteilung der Reproduzierbarkeit wurden sowohl für die kontrastechokardiographischen Untersuchungsergebnisse als auch für die regionalen Wandbewegungsanalysen die Inter- und Intraobservervariabilität bestimmt. Es wurden die Korrelationskoeffizienten, die mittleren Differenzen und der 95%ige Vertrauensbereich für

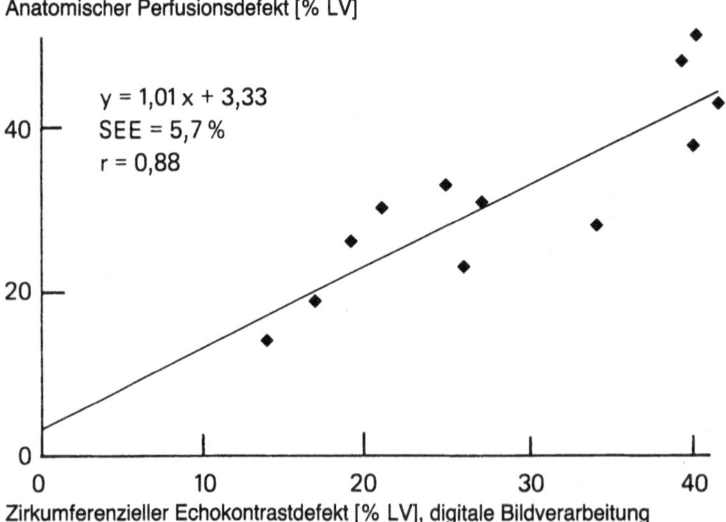

Abb. 6. Regressionsgerade zwischen der pathologisch-anatomisch bestimmten Perfusionsdefektgröße und der mittels Kontrastechokardiographie bestimmten Perfusionsdefektgröße

Tabelle 1. Vergleich zwischen der morphologischen Perfusionsdefektgröße, der Perfusionsdefektgröße im Kontrastechokardiogramm und dem Ausmaß der regionalen Wandbewegungsstörung. Angegeben sind die Regressionsgerade, die Standardabweichung der echokardiographischen Schätzung (SEE) und der Korrelationskoeffizient (r)

	Regression	SEE [%]	r
Perfusionsdefekt / Perfusionsdefekt (Morphologie) LV (Kontrastecho) LV	$y = 1,01 \times + 3,33$	5,7	0,88
Perfusionsdefekt / Wandbewegungstörung (Morphologie) LV	$y = 0,71 \times + 10,50$	6,2	0,85

Tabelle 2. Inter- und Intraobservervariabilität für die Bestimmung der Perfusionsdefektgröße mittels Kontrastechokardiographie und regionaler Wandbewegungsanalyse. Angegeben sind die mittlere Differenz, der 95%ige Vertrauensbereich für den Mittelwert und der Korrelationskoeffizient

	Mittlere Differenz	95%iger Vertrauensbereich	Korrelationskoeffizient
Echokontrastdefekt % LV			
– interobserver	– 1,2	– 3,0–0,5	0,94
– intraobserver	1,4	– 3,1–1,3	0,97
Wandbewegungsstörung % LV			
– interobserver	2,3	– 3,8–0,6	0,97
– intraobserver	2,5	– 4,5–0,6	0,91

den Mittelwert berechnet. Die Vertrauensbereiche spiegeln dabei die Ergebnisse des t-Tests für verbundene Stichproben bezüglich der Nullhypothese wider, welche besagt, daß die Differenz zwischen 2 Beobachtungen Null beträgt. Ist die Null nicht in den Vertrauensbereich eingeschlossen, wird die Nullhypothese abgelehnt. Wie aus Tabelle 2 ersichtlich, ist die Reproduzierbarkeit der Befundung für beide Methoden gewährleistet. Gemessen am kleineren 95%igen Vertrauensintervall für den Mittelwert und den höheren Korrelationskoeffizienten ist die Inter- und Intraobservervariabilität für die kontrastechokardiographischen Ergebnisse niedriger als für die Ergebnisse der regionalen Wandbewegungsanalyse.

Für das Gesamtmyokard betrug die Halbwertszeit ($t_{1/2}$) des Kontrasteffekts 6,59 ± 1,58 s (Tabelle 3). Die Halbwertszeit in den einzelnen Myokardabschnitten lag in der

Tabelle 3. Halbwertszeit des Kontrasteffekts für das gesamte Myokard und in den einzelnen Myokardabschnitten sowie mittlere Differenz für 12 Injektionen mit dem 95%igen Vertrauensbereich für den Mittelwert

	$t_{1/2}$ [s]	Mittlere Differenz	95%iger Vertrauensbereich
Myokardareal			
– total	6,59 ± 1,58	– 0,21	– 1,58–1,16
– posterior	6,69 ± 1,55	– 0,75	– 1,99–1,90
– septal	7,36 ± 2,65	0,47	– 2,17–1,22
– anterior	7,27 ± 2,46	– 0,15	– 1,65–1,62
– lateral	5,58 ± 2,17	0,27	– 1,85–2,39

gleichen Größenordnung. Die mittlere Differenz zwischen 2 Injektionen, geprüft an 12 Tieren, betrug für das gesamte Myokard 0,21 s. Gemessen am 95%igen Vertrauensbereich für den Mittelwert erkennt man, daß im Einzelfall zwischen 2 Kontrastmittelinjektionen beim gleicher Tier Unterschiede bis zu 2 s in der Beurteilung der Halbwertszeit auftreten können.

Nach maximaler Koronardilatation mit Dipyridamol betrug die Halbwertszeit im gesamten Myokard 7,89 ± 0,96 s und unterschied sich nicht signifikant von der Halbswertszeit unter normalen Perfusionsbedingungen.

Diskussion

Die vorliegenden Untersuchungen zeigen, daß es nach Injektion von SH U 454 in die Aortenwurzel zu einer Zunahme der Echointensität im gesamten Myokard kommt und daß sich nach komplettem Verschluß eines Koronargefäßes myokardiale Perfusionsdefekte aufgrund der fehlenden Echokontrastanhebung qualitativ und quantitativ sicher nachweisen lassen.

Der eigentliche Ultraschallkontrasteffekt wird durch kleine Luftbläschen, die in der Lösung enthalten sind, verursacht. Das neue Ultraschallkontrastmittel SH U 454 hat sich hinsichtlich der Reproduzierbarkeit des Kontrasteffekts gegenüber den herkömmlichen Kontrastmitteln als überlegen erwiesen (Smith et al. 1984). Eingehende toxikologische Prüfungen haben eine gute Verträglichkeit dieser Substanz sowohl nach intravenöser als auch linksventrikulärer Applikation ergeben. Histologisch konnten nach arterieller Applikation keine Mikroembolien im Gehirn nachgewiesen werden, so daß man erwarten kann, daß auch keine Mikroinfarkte des Herzens auftreten. Da die mittlere Bläschengröße 3,0 µm beträgt, kann man davon ausgehen, daß die Luftbläschen die Kapillarstrombahn nahezu ungehindert passieren können (Feinstein et al. 1984). Da nach aortaler Applikation keine wesentlichen hämodynamischen oder ischämischen Veränderungen beobachtet werden konnten, ist dieses Ultraschallkontrastmittel speziell für myokardiale Perfusionsstudien besonders gut geeignet (Schartl et al. 1984).

Zwischen der morphologischen Perfusionsdefektgröße und der kontrastechokardiographisch bestimmten Perfusionsdefektgröße bzw. dem Ausmaß der regionalen Wandbewegungsstörung bestand ein signifikanter linearer Zusammenhang. Für die Kontrastechokardiographie war der Korrelationskoeffizient höher und der Standardfehler der echokardiographischen Schätzung kleiner als für die Wandbewegungsanalyse. Außerdem konnte – wenn auch nur in einem Fall – ein kleiner morphologischer Perfusionsdefekt kontrastechokardiographisch, aber nicht mittels Wandbewegungsanalyse, nachgewiesen werden. Das bedeutet, daß die myokardiale Kontrastechokardiographie in der Beurteilung von Perfusionsdefektgrößen der Wandbewegungsanalyse überlegen ist. Die mittels digitaler Bildverarbeitung bestimmte kontrastechokardiographische Perfusionsdefektgröße erfaßt nur die zirkumferenzielle und nicht die transmurale Ausdehnung des morphologischen Perfusionsdefekts. Dadurch kann es zu deutlichen Abweichungen zwischen beiden Methoden kommen. Auch mittels regionaler Wandbewegungsanalyse wird nur die zirkumferenzielle und nicht die transmurale Ausdehnung eines Perfusionsdefekts erfaßt. Bei planimetrischer Auswertung der myokardialen Kontrastdefekte wird sowohl die transmurale als auch zirkumferenzielle Ausdehnung der Perfusionsdefekte erfaßt. Deshalb erhält man auch mit einem planimetrischen Auswertungsverfahren einen besseren Zusammenhang zwischen den morphologischen Befunden und den kontrastechokardiographischen Ergebnissen (Schartl et al. 1984; Armstrong et al. 1983).

Der Vorteil der Kontrastechokardiographie besteht in der direkten Darstellung der Perfusionsdefekte, während mittels Wandbewegungsanalyse nur indirekt über die funktionelle Auswirkung der Minderperfusion die Defektgröße ermittelt werden kann. Beide Verfahren sind aber letztlich primär Marker der Myokardperfusion und nicht der Myokardnekrose. Dies muß berücksichtigt werden, wenn man eines der beiden Verfahren zur Beurteilung infarktreduzierender medikamentöser Maßnahmen, wie z. B. einer Rekanalisation eines Koronargefäßes mit Streptokinase, benutzen will.

Die Halbwertszeit des Kontrasteffekts im Myokard betrug durchschnittlich 6,5 s. Dieser Wert ist mit der Bestimmung der mittleren Durchflußzeit des Herzmuskels mittels Farbstoffverdünnungskurven vergleichbar (Hirche u. Lochner 1962). Nach maximaler Koronardilatation und Anhebung des myokardialen Blutflusses konnte keine Änderung der Halbwertszeit des Kontrasteffekts nachgewiesen werden. Im Gegensatz dazu konnte von Ten Cate et al. (1984) ein Zusammenhang zwischen der Halbwertszeit und dem koronaren Blutfluß beobachtet werden.

Diese unterschiedlichen Ergebnisse weisen darauf hin, daß sicherlich noch nicht alle Probleme der Quantifizierung des Kontrasteffekts von Ultraschallkontrastmitteln gelöst sind. So benötigen wir nähere Kenntnisse darüber, inwieweit die Messungen durch Eigenschaften des Transducers, die Geräteeinstellung und die Bildverarbeitung innerhalb der Geräte, beeinflußt werden. Unklar ist auch, ob die Halbwertszeit des Kontrasteffekts die myokardiale Perfusion am besten charakterisiert.

Die myokardiale Kontrastechokardiographie ist eine hochinteressante Methode, da es durch sie möglich wird, gleichzeitig die myokardiale Perfusion und Funktion zu beurteilen. So kann diese Methode bereits heute in tierexperimentellen Untersuchungen zur Beurteilung der Perfusionsdefektgröße vor und nach therapeutischer Intervention eingesetzt werden. Aufgrund der guten Verträglichkeit in tierexperimentellen Untersuchungen kann man erwarten, daß diese Methode in absehbarer Zeit auch beim Menschen im Rahmen von einer Herzkatheteruntersuchung eingesetzt werden kann.

Literatur

Armstrong WF, West RS, Mueller TM, Dillon JC, Feigenbaum H (1983) Assessment of location and size of myocardial infarction with contrast-enhanced echocardiography. J Am Coll Cardiol 2: 63–69

Bommer WJ, Rasor J, Tickner G et al. (1981) Quantitative regional myocardial perfusion scanning with contrast echocardiography. Am J Cardiol 47: 403

Feinstein SB, Shah PM, Bing RJ et al. (1984) Microbubble dynamics visualized in the intact capillary circulation. J Am Coll Cardiol 3: 595–600

Hirche HJ, Lochner W (1962) Messung der Durchblutung und der Blutfülle des coronaren Gefäßbettes mit der Teststoffinjektionsmethode am narkotisierten Hund bei geschlossenem Thorax. Plügers Arch 274: 624–632

O'Boyle JE, Parisi AF, Nieminen M, Kloner RA, Khuri S (1983) Quantitative detection of regional left ventricular contraction abnormalities by 2-dimensional echocardiography. Am J Cardiol 51: 1732

Schartl M, Fritzsch T, Friedmann W, Lange L (1984) Quantifizierung myokardialer Perfusionsdefekte mittels zweidimensionaler Kontrastechokardiographie. Z Kardiol 73: 560–567
Smith MD, Kwan OL, Reiser HJ, De Maria AN (1984) Superior intensity and reproducibility of
SHU-454, a new right heart contrast agent. J Am Coll Cardiol 3: 992
Ten Cate FJ, Drury JK, Meerbaum S, Noordsy J, Feinstein S, Shah PM, Corday E (1984) Myocardial
contrast two-dimensional echocardiography: Experimental examination at different coronary flow
levels. J Am Coll Cardiol 3: 1219–1226

Infarktgrößenbestimmung mittels Kontrastecho und Analyse der regionalen Wandbewegung

H. Störger, N. Reifart, S. Khuri, M. Kaltenbach

Zusammenfassung

Die Injektion von Wasserstoffperoxyd (H_2O_2) in die Aortenwurzel bewirkt beim Hund eine echokardiographisch (2D-Echokardiographie) sichtbare Kontrastierung des Myokards und eine Kontrastaussparung bei Perfusionsunterbrechung.
Zur Infarktgrößenbeurteilung mittels 2D-Echokardiographie wurden bei 9 Hunden vor der Okklusion einer Kranzarterie und 6 h danach ca. 2,5 ml 0,3%iges H_2O_2 aortal injiziert, die Kontrastaussparung (KA) planimetriert und die regionale Kontraktion (RK) in der kurzen Ventrikelachse nach einem aus 48 Radianten bestehenden Modell quantifiziert. Die Ergebnisse wurden dem mittels Triphenyltetrazoliumchlorid identifizierten Infarktareal (TTC) gegenübergestellt.
Zwischen histochemisch bestimmter Infarktgröße und Kontrastaussparung bestand eine enge Korrelation von r = 0,98.
Mittels Analyse der regionalen Wandbewegung wurde bei ebenfalls guter Korrelation (r = 0,88) das Ausmaß des Infarkts um etwa 10% überschätzt.

Einleitung

In letzter Zeit wurde die 2D-Echokardiographie zunehmend bei Patienten mit akutem Myokardinfarkt eingesetzt. Vergleiche zwischen dem Ausmaß von Wandbewegungsstörungen, Thalliumspeicherdefekten (Nixon et al. 1980) und postmortalen Untersuchungen (Weiss et al. 1981) deuten auf eine gute Übereinstimmung zwischen Infarktgröße und Wandbewegungsstörung hin. Ein Teil der Autoren berichtet, daß die Ausdehnung der Wandbewegungsstörung die Infarktgröße überragt (Lieberman et al. 1981; Nieminen et al. 1982; Waytt et al. 1981). Durch Anwendung der myokardialen Kontrastechokardiographie in einer morphologisch und echokardiographisch definierten Ebene kann die Perfusionsstörung direkt dargestellt werden (Bommer et al. 1979; DeMaria et al. 1980; Armstrong et al. 1982a, b; Gross et al. 1982; Parisi et al. 1982; Gaffney et al. 1982; Kemper et al. 1983). Ziel der vorliegenden Untersuchung war es festzustellen, wie die durch Hydrogenperoxyd markierte myokardiale Perfusionsstörung mit der Ausdehnung der Wandbewegungsstörung und der histochemisch bestimmten Infarktgröße übereinstimmt.

Die Arbeit wurde durch die Paul-Martini-Stiftung gefördert

Material und Methode

Über eine linksseitige Thorakotomie wurde bei 9 Hunden der R. interventricularis anterior (6mal) oder der R. circumflexus (3mal) distal des 1. diagonalen bzw. marginalen Astes freigelegt. Über eine zusätzliche rechtsseitige Thorakotomie wurde ein mechanischer Schallkopf (3,5 MHz) direkt unter den rechten Ventrikel plaziert und fixiert. Der linke Ventrikel wurde in der kurzen Achse in Höhe der Papillarmuskeln dargestellt. Das Versorgungsgebiet einer Kranzarterie ließ sich durch kurzfristige Probeokklusion anhand der Verfärbung in seiner Ausdehnung abschätzen. Dann wurden intramyokardiale pH-Elektroden im Randgebiet im Abstand von 3–5 mm so implantiert, daß sie als Echoreflexe an der Ventrikelzirkumferenz sichtbar wurden und so eine reproduzierbare Anlotung der Schnittebene erlaubten (Abb. 1 und 2). Nach Ligatur der Kranzarterie wurden im Verlauf von 6–6,5h wiederholt Kontrastinjektionen in die Aortenwurzel vorgenommen und auf Videoband registriert. Die Injektion bestand aus 1–2 ml 0,3%igem Hydrogenperoxyd (H_2O_2), das mit 3–4 ml Blut unmittelbar vor Anwendung aufgeschäumt wurde. Nach 6–6,5h wurden die Herzen entnommen, der linke Ventrikel vom rechten Ventrikel und von den Vorhöfen freipräpariert und in kalter Kochsalzlösung gespült. Anschließend wurde er in flüssigem Freongas tiefgefroren und beginnend von der Herzspitze parallel zu der AV-Klappenebene in 5 mm dicke Scheiben geschnitten. Die pH-Elektroden erlaubten, die dem Echoschnittbild entsprechende Scheibe zu identifizieren. Zur Abgrenzung des Infarkts wurden sie in einer Tetraphenyltetrazoliumchlorid(TTC)-Lösung bei 37°C über 15 min inkubiert und danach 20 s in gepufferte Formalinlösung zur Verstärkung des Färbekontrasts eingetaucht (Lie et al. 1975). Anschließend wurden von diesen gefärbten Myokardscheiben über einer Glasplatte Zeichnungen auf durchsichtigen Azetatfolien zur Quantifizierung angefertigt und zusätzlich fotografiert (Abb. 3).

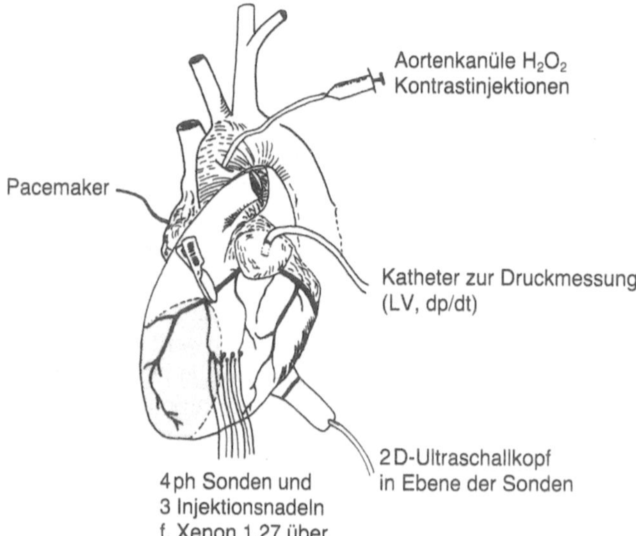

Abb. 1. Schematische Darstellung des Versuchsaufbaus. (Hier Okklusion des R. interventricularis anterior)

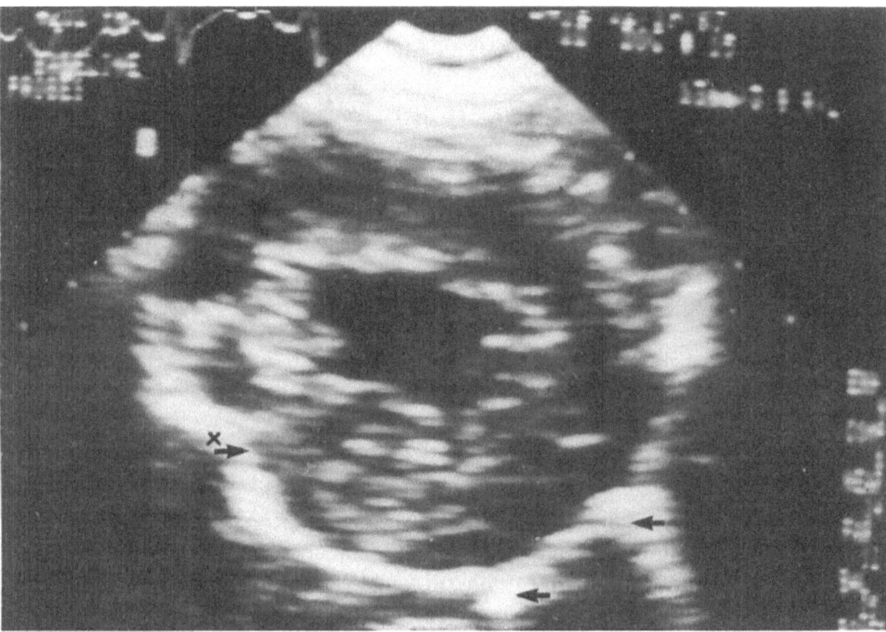

Abb. 2. 2D-Darstellung des linken Ventrikels in der kurzen Achse mit den implantierten intramyokardialen pH-Elektroden (→). Die mit X gekennzeichnete Elektrode wird gerade eingestochen

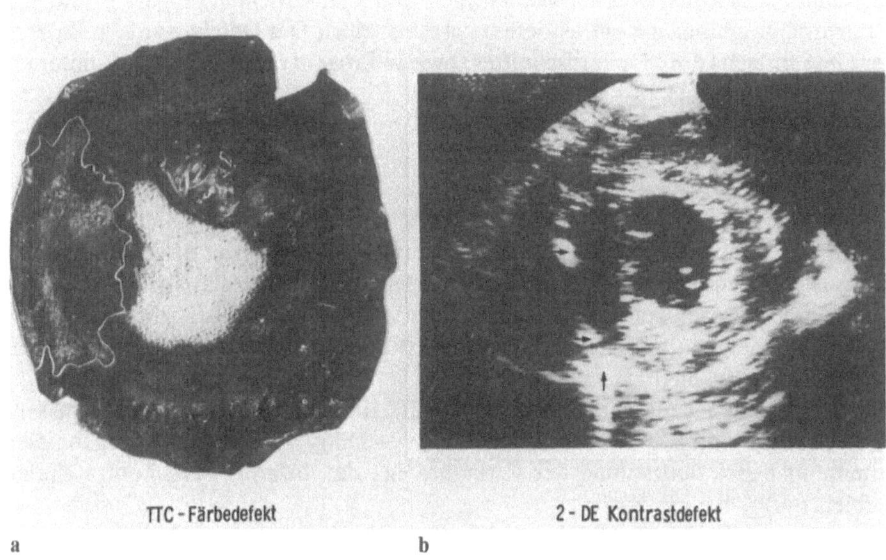

Abb. 3a, b. Beispiel eines histochemisch markierten Infarktareals (TTC-Färbedefekt) und **b** des korrespondierenden echokardiographisch dargestellten Kontrastdefekts (H_2O_2). Die Ausdehnung wurde jeweils in Prozent der Gesamtfläche oder Gesamtzirkumferenz der Ventrikelquerschnittsfläche errechnet

Tabelle 1. Einzelwerte von Kontrastdefekt, histochemischem Infarktareal und Ausmaß der regionalen Kontraktionsstörungen (in Prozent der Gesamtzirkumferenz) bei Ligation des R. circumflexus *(LCX)* bzw. des R. interventricularis anterior *(LAD)*.

Ligation	Hund	Kontrastdefekt (KA)		Infarktareal (TTC)		regionale Kontraktionsstörung (RK)
		$[\% \text{ cm}^2]$	$[\% \text{ circ}]$	$[\% \text{ cm}^2]$	$[\% \text{ circ}]$	$[\% \text{ circ}]$
LCX	1	28,8	26,6	26,0	25,9	36,0
LCX	2	27,1	24,6	28,2	23,5	30,3
LCX	3	19,4	22,9	23,7	21,94	25,8
LAD	4	25,4	28,7	29,3	29,3	33,8
LAD	5	18,3	21,8	22,6	23,6	20,2
LAD	6	24,6	22,6	23,0	21,4	29,0
LAD	7	68,0	66,3	60,3	59,7	49,8
LAD	8	22,7	23,7	20,1	22,3	26,8
LAD	9	8,8	10,4	8,4	9,1	13,0

Die regionale Wandbewegung wurde durch 2 Untersucher unabhängig voneinander nach einem 48-Radianten-Modell analysiert und quantifiziert. Hierbei wurden Endokard und Epikard in Diastole und Systole mit einem Lichtgriffel nachgefahren. Der Rechner bestimmt die Flächenschwerpunkte, die Flächenhalbierende und zieht die Radianten ein. In dem von uns verwendeten Modell werden Rotation und Translation von Herzachse bzw. Flächenschwerpunkt ausgeglichen. Die Sektoren bzw. Wandabschnitte, die nach Okklusion eine Funktionseinbuße von mehr als 25% aufwiesen, wurden als pathologisch definiert. Die Dysfunktion der Wandbewegung wird als prozentuale Dysfunktion der gesamten Ventrikelzirkumferenz (%circ) berechnet. Zusätzlich wurden die Flächen der anatomischen Präparate und der echokardiographischen Kontrastdefekte planimetriert. Der Defekt wurde in Prozent der Gesamtfläche des Myokardschnittes sowie in Prozent der Ventrikelzirkumferenz berechnet (Tabelle 1).

Ergebnisse

Bis zu 6 Injektionen der beschriebenen Wasserstoffperoxyd-Blut-Mixtur haben keinen wesentlichen Effekt auf Herzfrequenz, Blutdruck und kardiale Irritabilität. Die Variabilität zwischen den Ergebnissen der beiden Untersucher bezüglich der Größe des Kontrastdefekts und der Wandbewegungsstörung ist mit einem Korrelationskoeffizienten von 0,94 niedrig.

Der Vergleich von Kontrastaussparung und TTC-Infarktareal in cm^2 ergibt eine sehr gute Übereinstimmung ohne gerichtete Abweichung. Zu ähnlichen Ergebnissen kommt man bei Beurteilung der Zirkumferenz des Infarkt- bzw. kontrastfreien Gebiets (Abb. 4).

Die regionale Kontraktionsstörung in Prozent der Zirkumferenz überragt dagegen die Infarktgröße, weist aber mit r = 0,88 eine gute Korrelation auf (Abb. 5). Zu ähnlichen Befunden führt der Vergleich zwischen Dysfunktion und Kontrasteinsparung, d. h. der Infarkt bzw. Perfusionsdefekt ist noch von einer echokardiographisch erfaßbaren funktionsgestörten Randzone umgeben.

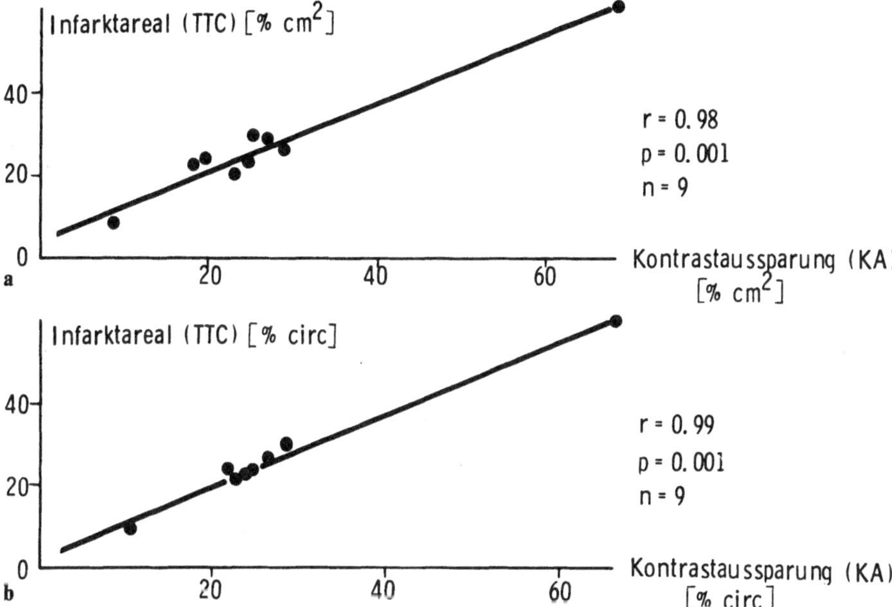

Abb. 4a, b. Korrelation zwischen histochemischem Infarktareal *(TTC)* und echokardiographischer Kontrastaussparung *(KA)*, gemessen **a** in Prozent der Gesamtmyokardfläche (%cm²), **b** in Prozent der Ventrikelzirkumferenz (%circ)

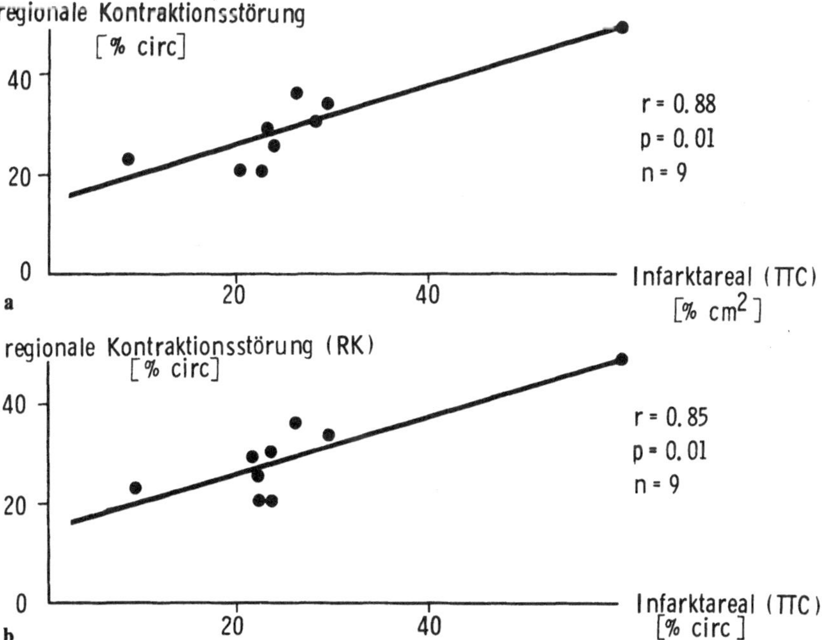

Abb. 5a, b. Korrelation zwischen Ausmaß der regionalen Kontraktionsstörung in Prozent der Ventrikelzirkumferenz und Ausdehnung des histochemischen Infarktareals *(TTC)* **a** in Prozent der Gesamtmyokardfläche [%cm²], **b** in Prozent der Ventrikelzirkumferenz [%circ]

Diskussion

Die myokardiale Kontrastechokardiographie erlaubt erstmals eine exakte Real-time-Beurteilung der regionalen myokardialen Perfusion und Kontraktion in vivo. Hiermit lassen sich experimentelle Infarkte lokalisieren, und die Ausdehnung läßt sich gut erfassen. Auch die echokardiographisch sichtbare Wandbewegungsstörung korreliert gut mit der Infarktgröße, reicht jedoch etwas über die Infarktgrenzen hinaus. Diese Beobachtung wurde auch von anderen Untersuchern bestätigt (Lieberman et al. 1981; Nieminen et al. 1982; Waytt et al. 1981).
In der vorliegenden Untersuchung wurde eine sehr hohe Übereinstimmung zwischen Echokontrastdefekt und histochemischem Infarktareal erzielt. Meist waren nicht nur die Größe, sondern auch die nicht selten bizarre Form der Infarktfläche identisch. Die Diskrepanz zu manchen Arbeiten mit geringerer Übereinstimmung liegt an der durch Myokardmarker bedingten hervorragenden Reproduzierbarkeit der Schallebene in unserer Studie. Dies gestattet auch, antiischämische Interventionen zur Beeinflussung der Infarktgröße echokardiographisch zu untersuchen. Neuere Echokontrastmittel scheinen dabei die Handhabung zu vereinfachen und die Darstellungsqualität zu verbessern.

Literatur

Armstrong WF, Mueller TM, Feigenbaum H, Dillon JC (1982a) Contrast enhanced echocardiography with hydrogen peroxide for localization of myocardial infarction. Circulation [Suppl 2] 66: 256
Armstrong WF, Mueller TM, Kinney EL, Tichner EG, Dillon JC, Feigenbaum H (1982b) Assessment of myocardial perfusion abnormalities with contrast enhanced two-dimensional echocardiography. Circulation 66: 166
Bommer WJ, Mason DT, DeMaria AN (1979) Studies in contrast echocardiography: Development of new agents with superior reproducibility and transmission through lungs. Circulation [Suppl 2] 60: 17
DeMaria AN, Bommer WJ, Riggs K, Dijee A, Koewn M, Ling Kwan O, Mason DT (1980) Echocardiographic visualization of myocardial perfusion by left heart and intracoronary injections of echocontrast agents. Circulation [Suppl 2] 62: 143
Gaffney FA, Lin JC, Peshock RM, Buja LM (1982) Hydrogen peroxide: A new reliable 2D echocardiographic contrast agent. Am J Cardiol 49: 955
Gross CM, Wann LS, Hurley SE (1982) Evaluation of myocardial perfusion by contrast echocardiography using hydrogen peroxide. Circulation [Suppl 2] 66: 28
Kemper AJ, O'Boyle JE, Sharma S, Cohen CA, Kloner RA, Khuri SF, Parisi AF (1983) Hydrogen peroxide contrast-enhanced two-dimensional echocardiography: Real-time in vivo delineation of regional myocardial perfusion. Circulation 68: 603
Lie JT, Pairolero PC, Holley KE, Titius JL (1975) Macroscopic enzyme mapping of large homogeneous experimental myocardial infarcts of predictable size and location in dogs. J Thorac Cardiovasc Surg 69: 599
Lieberman AN, Weiss JL, Jugdutt BI et al. (1981) Two-dimensional echocardiography and infarct size: Relationship of regional wall motion and thickening to the extent of myocardial infarction in the dog. Circulation 63: 739
Nieminen M, Parisi AF, O'Boyle JE, Folland ED, Khuri S, Kloner RA (1982) Serial evaluation of myocardial thickening and thinning in acute experimental myocardial infarction: Identification and quantitation using two-dimensional echocardiography. Circulation 66: 174
Nixon JV, Narahara KA, Smitherman TC (1980) Estimation of myocardial involvement in patients with acute myocardial infarction by two-dimensional echocardiography. Circulation 62: 1248

Parisi AF, Nieminen M, O'Boyle JE et al. (1982) Enhanced detection of the evolution of tissue changes after acute myocardial infarction using color-encoded two-dimensional echocardiography. Circulation 66: 764
Waytt HL, Meerbaum S, Heng MK, Rit J, Gueret P, Corday E (1981) Experimental evaluation of the extend of myocardial dyssynergy and infarct size by 2-D echocardiography. Circulation 63: 607
Weiss JL, Bulkley BH, Hutchins GM, Mason SJ (1981) Two-dimensional echocardiographic recognition of myocardial injury in man: Comparison with postmortem studies. Circulation 63: 401

Linksseitige 2D-Kontrastechokardiographie zur Diagnose der Aorten- und Mitralklappeninsuffizienz

R. Engberding, E. Most, W. Grosse-Heitmeyer, U. S. Müller, B. Frase

Die Technik der Kontrastechokardiographie des rechten Herzens stellt eine Routine-methode bei der Diagnostik von Shuntvitia und der Trikuspidalklappeninsuffizienz dar (Kronik 1982; Roelandt und Meltzer 1982; Wessel u. Heintzen 1983). Der Kontrasteffekt wird durch makroskopisch nicht sichtbare Gasbläschen hervorgeru-fen, die durch Schütteln einer Injektionsflüssigkeit und bei ihrer raschen Injektion durch eine enge Kanüle erzeugt werden. Die während einer Linksherzkatheterisie-rung durchgeführte Echokardiographie zur Identifikation einer Aorten- und Mitral-klappeninsuffizienz wurde für die M-mode-Technik von Kerber et al. (1974) beschrie-ben. Bei Schwangeren wurde in Fallbeschreibungen über den Einsatz der 2D-Kon-trastechokardiographie in der Diagnostik einer Herzklappeninsuffizienz des linken Herzens berichtet (Elkayam et al. 1983; Meltzer et al. 1981).
Die bisherigen Erfahrungen mit der Kontrastechokardiographie belegen die Schwie-rigkeit quantitativer Analysen, weil sich zwar die Injektionstechnik, nicht jedoch der Kontrasteffekt standardisieren läßt (Meltzer et al. 1983). Wir prüften deshalb, inwie-weit durch linksventrikuläre Kontrastechokardiographie eine Beurteilung des Schwe-regrades von Aorten- und Mitralklappeninsuffizienzen zuverlässig möglich ist.

Methodik

Bei 15 konsekutiven Patienten erfolgten während der Linksherzkatheterisierung zweidimensionale echokardiographische Untersuchungen mit einem elektronischen Sektorscanner (Varian C 3400 R, 2,25 MHz-Schallkopf). Die Indikation zur Links-herzkatheterisierung bestand bei 10 Patienten (8 Männer, 2 Frauen; Alter 42,9 ± 10,1 Jahre) zur Graduierung einer Aortenklappeninsuffizienz und bei 5 Patienten (3 Män-ner, 2 Frauen; Alter 46,4 ± 18,4 Jahre) zur Schweregradbestimmung einer Mitral-klappeninsuffizienz. Die Herzkatheteruntersuchung wurde über den femoralen Zugang durchgeführt, wobei in der Regel zunächst eine Kineangiographie in 30°–RAO – und in lateraler Projektion nach Injektion eines Röntgenkontrastmittels in die Aortenwurzel bzw. in den linken Ventrikel und ein Koronarangiogramm angefertigt wurden. Nach weitgehender Normalisierung von eventuellen Frequenz- und Druckänderungen folgten die kontrastechokardiographischen Untersuchungen. Hierzu wurde unter Röntgenkontrolle darauf geachtet, daß sich die Spitze des Pigtail-katheters in möglichst gleicher Position im Vergleich zur Röntgenkontrastuntersu-chung befand. Im apikalen Zwei- bzw. Vierkammerblick, im RAO-Äquivalent und in der parasternalen langen Achse wurden mehrere Injektionen von 10 ml geschüttelter 0,9%iger NaCl-Lösung bzw. 9 ml 0,9%iger NaCl-Lösung und 1 ml Cardiogreen (5 mg) im Bolus von Hand durchgeführt, nachdem sichtbare Luft vorher sorgfältig entfernt wurde. Anschließend erfolgte, in der Regel mittels Hochdruckinjektionsspritze, bei den Patienten mit Aortenklappeninsuffizienz die Applikation von 50 ml 0,9%iger NaCl-Lösung mit einem Flow von 25 ml/s und in den Fällen von Mitralklappeninsuffizienz die Injektion von 36 ml mit einem Flow von 14 ml/s. Die Echokardiogramme wurden auf einem Videoband (0,5 Zoll, JVC-Rekorder) gespeichert. Die Auswertung der Kineangiogramme erfolgte unabhängig voneinander durch 2 Untersucher nach den in der Übersicht definierten Kriterien.

Schweregradeinteilung im Kineangiogramm

Aortenklappeninsuffizienz

 I. Sehr kleiner Kontrastmittelreflux mit sofortiger Auswaschung. LV nicht voll angefärbt.
 II. Volle Anfärbung des LV mit kurzer Verweildauer (3–4 Zyklen). KM-Dichte im LV geringer als in der Aorta.
 III. Volle Anfärbung des LV mit Verweildauer von > 5 Zyklen. KM-Dichte im LV und in der Aorta gleich.
 IV. Massive Anfärbung des LV mit stärkerer KM-Dichte als in der Aorta. Verweildauer > 10 Zyklen.

Mitralklappeninsuffizienz

 I. Unvollständige KM-Füllung des linken Vorhofs (LA) nach Darstellung der thorakalen Aorta mit sofortiger Auswaschung.
 II. Vollständige Anfärbung des LA während Darstellung der thorakalen Aorta. KM-Dichte im LA geringer als im LV.
 III. Vollständige, dauerhafte Anfärbung des LA mit gleicher Dichte wie im LV.
 IV. Massive Anfärbung des LA mit KM-Rückfluß in die Pulmonalvenen. KM-Dichte im LA stärker als im LV.

Die Beurteilung der Echokardiogramme wurde durch 2 weitere Untersucher durchgeführt. Zur Bewertung wurde die Anzahl der Herzzyklen mit Microbubbles im linken Ventrikel bzw. linken Vorhof und die Verteilung der Anfärbung herangezogen. Bei Abweichungen der Beurteilung durch die Untersucher wurde eine weitere Bewertung mit anschließender Festlegung des Schweregrades vorgenommen.

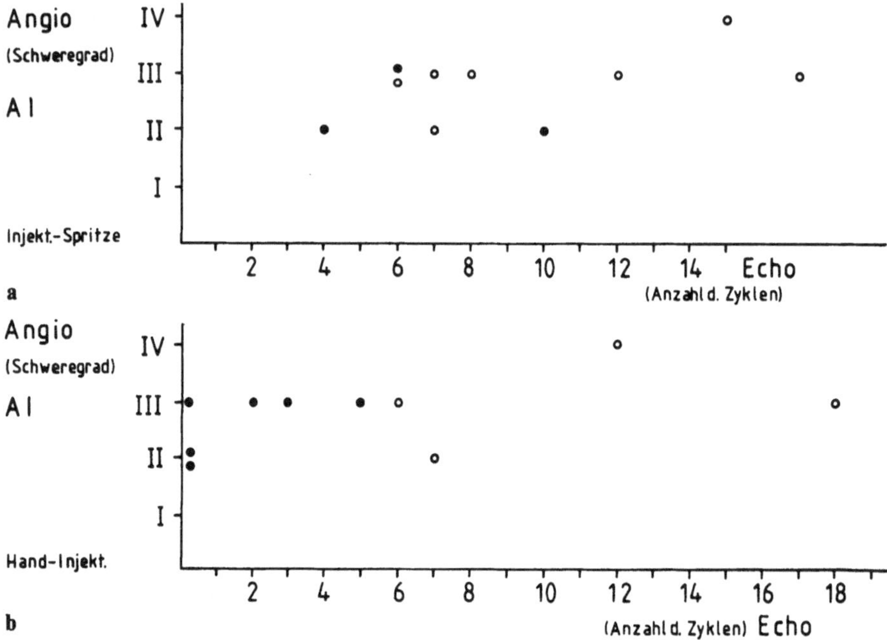

Abb. 1a, b. Vergleich des angiographischen Schweregrades einer Aorteninsuffizienz und der Anzahl der Herzzyklen mit Microbubbles im linken Vorhof **a** nach Aortenwurzelinjektion von 10 ml 0,9%iger NaCl-Lösung oder 9 ml 0,9%igem NaCl + 1 ml Cardiogreen, **b** nach Injektion von 50 ml 0,9%iger NaCl-Lösung mittels Hochdruckinjektionsspritze. Bei Injektion von Hand war in 3 Fällen keine und in weiteren 3 Fällen eine unvollständige Ventrikelanfärbung zu erzielen. (● = Herzzyklen mit nicht vollständiger, ○ = Zyklen mit vollständiger Ventrikelkontrastierung)

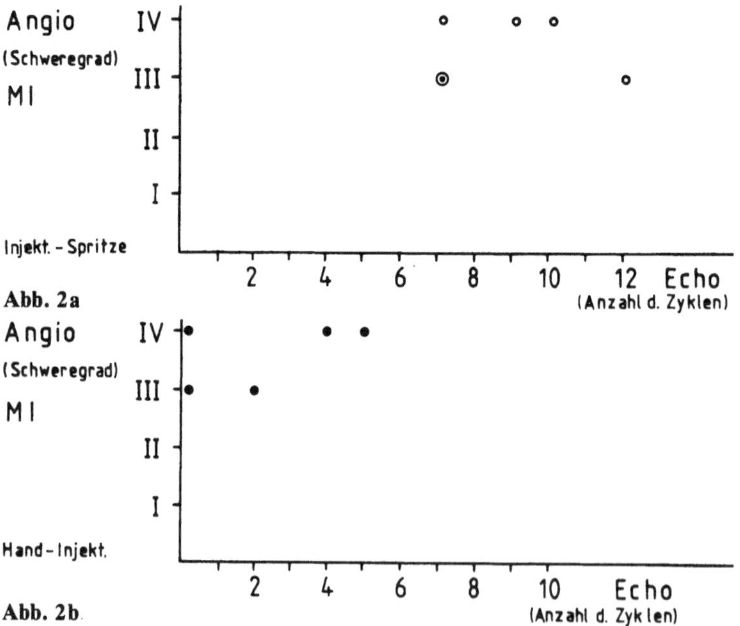

Ergebnisse

Die Bolusinjektion von 10 ml 0,9%iger NaCl-Lösung mit oder ohne Zusatz von 5 mg Cardiogreen ergab in verschiedenen Ebenen bei 3 von 10 Patienten mit Aortenklappeninsuffizienz (Grad II und III) und 2 von 5 Patienten mit Mitralinsuffizienz (Grad III und IV) keinen oder nur einen geringen Kontrasteffekt beim Austritt der Injektionsflüssigkeit aus dem Katheter (Abb. 1 und 2). In diesen Fällen war kein sichtbarer

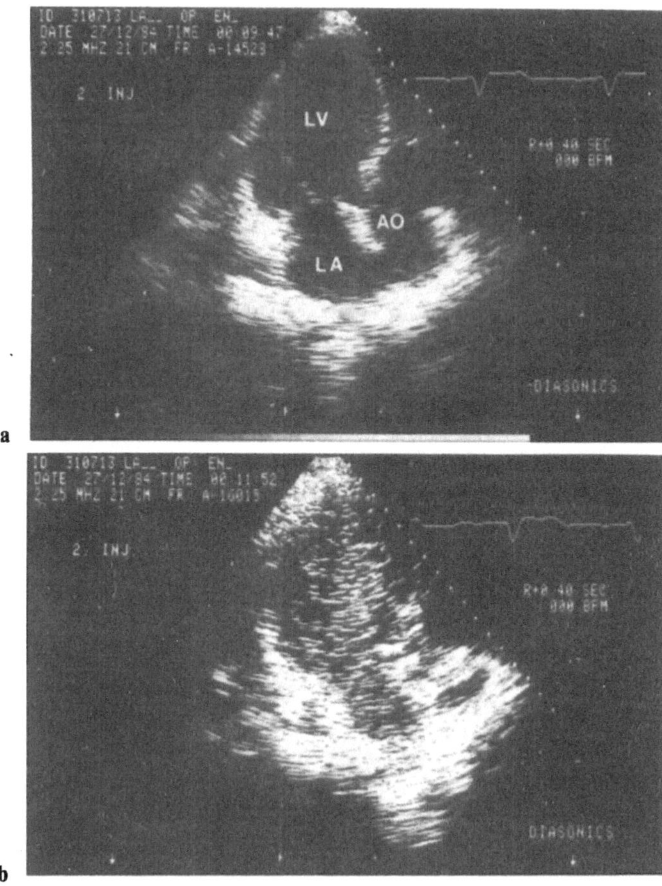

Abb. 3a, b. Echokardiogramm im RAO-Äquivalent bei Mitralklappeninsuffizienz **a** vor und **b** nach Injektion von Echokontrastmittel in den linken Ventrikel *(LV)*. Vollständige Anfärbung des linken Vorhofes *(LA)* mit gleicher Kontrastierung wie im Ventrikel. *(Ao Aorta)*

Abb. 2a, b. Vergleich des angiographischen Schweregrades einer Mitralinsuffizienz und der Anzahl der Herzzyklen mit Microbubbles im linken Vorhof **a** nach Ventrikelinjektion von 10 ml 0,9%iger NaCl-Lösung oder 9 ml NaCl-Lösung + 1 ml Cardiogreen, **b** nach Injektion von 36 ml 0,9%iger NaCl-Lösung mittels Hochdruckinjektionsspritze. Bei Injektion von Hand war in 2 Fällen keine und bei weiteren 3 Patienten eine unvollständige Vorhofanfärbung zu erzielen. (● = Herzzyklen mit nicht vollständiger, ○ = Zyklen mit vollständiger Vorhofkontrastierung und gleicher Dichte wie im Ventrikel, ⊙ = geringere Dichte als im Ventrikel)

Übertritt von Microbubbles über die insuffiziente Klappe zu erkennen. In 3 der 7 Fälle mit Aorteninsuffizienz, bei denen ein Kontrasteffekt erzeugt wurde, und bei allen 3 Patienten mit Mitralinsuffizienz und Kontrasteffekt war jedoch keine den gesamten Ventrikel oder Vorhof ausfüllende Kontrastierung zu erreichen, obwohl die Schweregrade III und IV vorlagen. Nach Injektion mittels Hochdruckinjektionsspritze erfolgte in allen Fällen ein beurteilbarer Kontrasteffekt. Bei 4 Patienten mit Mitralinsuffizienz (3 Patienten Schweregrad IV und 1 Patient Grad III) war die Kontrastanfärbung des linken Vorhofs und des Ventrikels gleich (Abb. 3).

Bei Aorteninsuffizienz war eine den gesamten Ventrikel vollständig ausfüllende Kontrastanfärbung in 1 Fall vom Schweregrad IV, in 5 Fällen vom Grad III und in 1 Fall vom Grad II zu beobachten (Abb. 4). Die Anzahl der Herzzyklen mit vollständiger Kontrastierung betrug bei 2 Patienten mit Grad III und bei 1 Patienten mit Grad IV mindestens 5. Diese Beobachtungen führten zu einer echokardiographischen Schweregradeinteilung, die in folgender Übersicht aufgeführt ist.

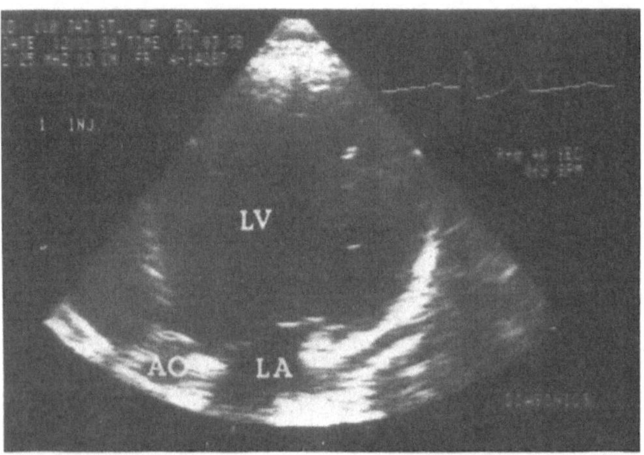

a

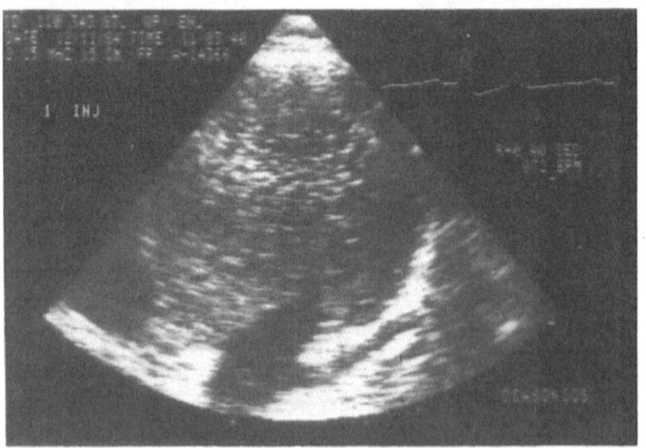

b

Abb. 4a, b. Echokardiogramm in einem RAO-Äquivalent bei Aortenklappeninsuffizienz **a** vor und **b** nach Injektion von Echokontrastmittel in die Aortenwurzel. Vollständige Anfärbung des linken Ventrikels *(LV)*. Fehlende Kontrastdarstellung im linken Vorhof *(LA)* bei intakter Mitralklappe. *(Ao* Aorta)

Schweregradeinteilung im Echokardiogramm

Aortenklappeninsuffizienz

I. Wenige Microbubbles im LV. Keine vollständige Anfärbung. Kurze Verweildauer < 3 Zyklen.

II. Keine vollständige Anfärbung des LV mit Verweildauer > 3 Zyklen.

III. Komplette Anfärbung des LV über < 5 Zyklen mit Gesamtverweildauer < 10 Zyklen.

IV. Vollständige Anfärbung des LV über > 5 Zyklen mit Gesamtverweildauer von > 10 Zyklen.

Mitralklappeninsuffizienz

I. u. II. Keine vollständige Anfärbung des LA.

III. Vollständige Anfärbung des LA mit geringerer Dichte als LV.

IV. Vollständige Anfärbung des LA mit gleicher Dichte wie LV über > 3 Zyklen. Gesamtverweildauer von > 5 Zyklen.

Der Vergleich der angiographischen und echokardiographischen Schweregrade ist in den Abb. 5 und 6 dargestellt.

Nebenwirkungen wurden bei keinem der 15 Patienten beobachtet.

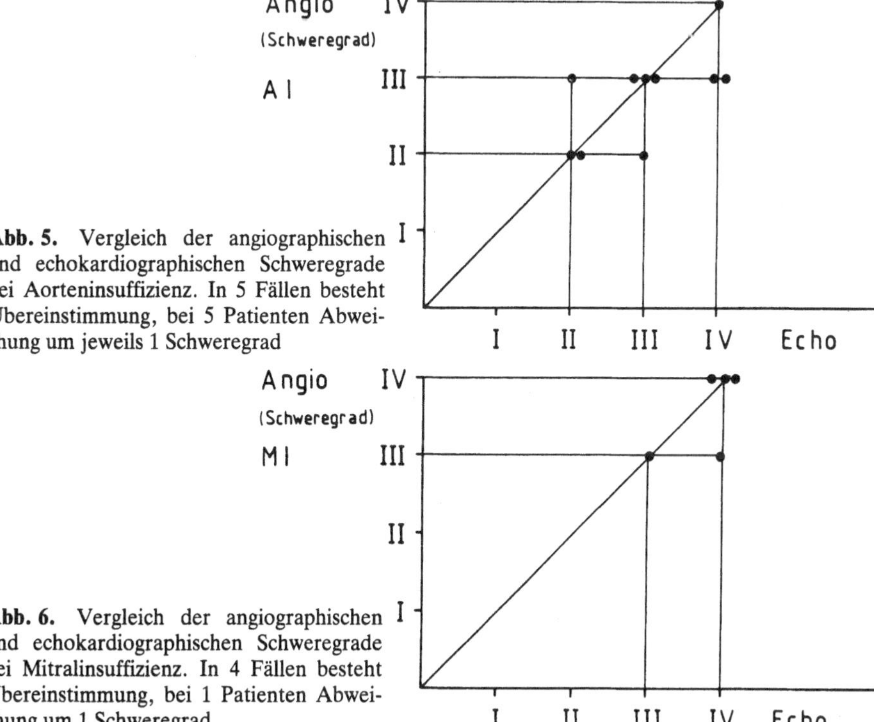

Abb. 5. Vergleich der angiographischen und echokardiographischen Schweregrade bei Aorteninsuffizienz. In 5 Fällen besteht Übereinstimmung, bei 5 Patienten Abweichung um jeweils 1 Schweregrad

Abb. 6. Vergleich der angiographischen und echokardiographischen Schweregrade bei Mitralinsuffizienz. In 4 Fällen besteht Übereinstimmung, bei 1 Patienten Abweichung um 1 Schweregrad

Diskussion

In unserem Krankengut ergab die 2D-Echokardiographie nach Injektion vom 10 ml 0,9%iger NaCl-Lösung oder 9 ml 0,9%iger NaCl-Lösung und 1 ml Cardiogreen von Hand im Bolus gespritzt inkonstante Kontrasteffekte im linken Ventrikel nach Aortenwurzelinjektion bzw. im linken Vorhof nach Injektion in den linken Ventrikel, obwohl bei den multiplen Injektionen auf eine möglichst gleiche Technik geachtet wurde. Bei 3 Patienten mit Aortenklappeninsuffizienz vom Grad II und III und bei 2 Patienten mit schwerer Mitralinsuffizienz war bei Handinjektion wegen eines nicht ausreichenden Kontrasteffekts keine Schlußunfähigkeit der entsprechenden Klappe nachzuweisen. Eine Ursache für die inkonstante Kontrastierung könnte darin liegen, daß der Austritt der Injektionsflüssigkeit aus einem Pigtailkatheter zu einer geringeren Bildung von Microbubbles führt, als dies bei einem endständigen Katheter mit möglichst engem Lumen der Fall ist. Melzer et al. (1981) erzielten bei jeder Injektion vom 5 ml Dextrose (5%ig) einen ausreichenden Kontrasteffekt. In ihrer Untersuchung kam ein Lehman-Katheter zur Anwendung. Reid et al. (1983) fanden in ihrer kontrastechokardiographischen Studie bei der Identifikation der Aortenklappeninsuffizienz eine Sensitivität und Spezifität von 100%. Sie injizierten jeweils 10 ml 2,5%ige Dextroselösung von Hand. In der Beurteilung der Mitralklappeninsuffizienz ergaben sich in der Studie von Reid et al. (1983) eine Sensitivität von 84% und eine Spezifität von 89%. Die im Vergleich zu unseren Ergebnissen deutlich besseren Befunde bei Injektion von 10 ml Echokontrastmittel im Bolus von Hand erklären sich möglicherweise aus der Verwendung eines anderen Kathetertyps und aus dem unterschiedlichen Patientengut. Reid et al. (1983) konnten bei allen 35 Patienten, die hinsichtlich einer Aortenklappeninsuffizienz untersucht wurden, und bei 54 von 59 Patienten, bei denen eine Mitralinsuffizienz ausgeschlossen werden sollte, technisch adäquate Kontrastechokardiogramme erstellen. Angaben über den verwendeten Kathetertyp fehlen.

Bei Injektion einer 0,9%igen NaCl-Lösung mit einer der Röntgenkontrastuntersuchung vergleichbaren Flüssigkeitsmenge und vergleichbarem Flow war in unseren Untersuchungen der Kontrasteffekt durchweg konstanter als bei Applikation von 10 ml Echokontrastmittel von Hand. Der Nachteil dieser Injektionstechnik besteht – besonders bei Ventrikelinjektion – darin, daß während Injektion in einem höheren Maße mit katheterbedingter ventrikulärer Extrasystolie zu rechnen ist, die die Beurteilung der Mitralklappeninsuffizienz erschweren und eine Wiederholung der Injektion erforderlich machen kann. Als weiterer Nachteil ist die größere Flüssigkeitsmenge im Vergleich zur Handinjektion zu nennen. Die besseren Kontrasteffekte bei Injektion mit der Hochdruckinjektionsspritze erlauben eine genauere Zuordnung zwischen dem echokardiographischen Befund und dem Schweregrad in der Kineangiographie. In allen Fällen der schweren Mitralklappeninsuffizienz war eine homogene, dem Ventrikel entsprechende Vorhofanfärbung nachzuweisen. Dieses Kontrastmuster war ebenfalls bei den Schweregraden III und IV einer Aortenklappeninsuffizienz zu beobachten. Während die echokardiographische Schweregradeinteilung bei der Mitralklappeninsuffizienz durch den Vergleich der Kontrastanfärbung im linken Ventrikel und Vorhof erfolgen kann, muß bei der Beurteilung der Aorteninsuffizienz die Anzahl der Herzzyklen mit vollständiger Ventrikelkontrastierung berücksichtgt werden, weil die Aorta häufig nicht darzustellen ist. In unseren Fällen mit Aorteninsuffizienz war die Kontrastanfärbung in der Aorta nur bei 3 Patienten zu bewerten.

Zusammenfassend zeigen unsere vorläufigen Ergebnisse, daß durch linksseitige Kontrastechokardiographie eine semiquantitative Beurteilung des Schweregrades einer Aorten- und Mitralklappeninsuffizienz erfolgen kann. Die Methode kann in Fällen mit Kontraindikation zur Röntgenkontrastuntersuchung und dem Verdacht auf eine höhergradige Klappeninsuffizienz des linken Herzens entscheidende Informationen liefern. Als Voraussetzung muß jedoch neben einer adäquaten Schallbarkeit der Patienten auch ein ausreichender Kontrasteffekt beim Austritt der Injektionsflüssigkeit aus dem Katheter vorhanden sein. In unseren Untersuchungen war eine bessere Kontrastierung unter Verwendung einer Hochdruckinjektionsspritze zu erreichen als bei Bolusinjektion von Hand. Die Entwicklung neuer Echokontrastmittel mit gut reproduzierbaren Kontrasteffekten könnte die Treffsicherheit der Methode erhöhen.

Literatur

Croft CH, Lipscomb K, Mathis K et al. (1984) Limitations of qualitative angiographic grading in aortic or mitral regurgitation. Am J Cardiol 53: 1593–1598

Elkayam U, Kawanishi D, Reid CL, Chandraratna PAN, Gleicher N, Rahimtoola SH (1983) Contrast echocardiography to reduce ionizing radiation associated with cardiac catheterization during pregnancy. Am J Cardiol 52: 213–214

Kerber RE, Kioschos JM, Lauer RM (1974) Use of an ultrasonic contrast method in the diagnosis of valvular regurgitation and intracardiac shunts. Am J Cardiol 34: 722–727

Kronik G (1982) Diagnosis of intraatrial communications by contrast echocardiography. In: Hanrath P, Bleifeldt W, Souquet J (eds) Cardiovascular diagnosis by ultrasound. Nijhoff, Den Haag London, p 22

Meltzer RS, Serruys PW, McGhie J, Hugenholtz PG, Roelandt J (1981) Cardiac catheterization under echocardiographic control in a pregnant woman. Am J Med 71: 481–484

Meltzer RS, Vered Z, Roelandt J, Neufeld HN (1983) Systematic analysis of contrast echocardiograms. Am J Cardiol 52: 375–380

Reid CL, Kawanishi DT, McKay CR, Elkayam U, Rahimtoola SH, Chandraratna PAN (1983) Accuracy of evaluation of the presence and severity of aortic and mitral regurgitation by contrast 2-dimensional echocardiography. Am J Cardiol 52: 519–524

Roelandt J, Meltzer RS (1982) Contrast echocardiography of the right and left heart. In: Hanrath P, Bleifeld W, Souquet J (eds) Cardiovascular diagnosis by ultrasound. Nijhoff, Den Haag London, p 1

Wessel A, Heintzen PH (1983) Kontrastechokardiographie – Grenzen und Möglichkeiten in der kardiologischen Diagnostik. Ultraschall Med 4: 237–242

Echoventrikulographie mittels Gelifundol anstelle der Kineventrikulographie

G. Schreiner, S. Mohr-Kahaly, R. Erbel, J. Meyer

Einführung

Die Kontrastechokardiographie hat sich in den letzten Jahren als wichtige Methode etabliert und eine breite klinische Anwendung gefunden, vorwiegend in der Diagnostik von angeborenen Herzfehlern mit Shunt als auch zum Nachweis einer Trikuspidalinsuffizienz (Meltzer u. Roelandt 1982). Die Echoventrikulographie, d. h. die Injektion von Echokontrastmittel in den linken Ventrikel, ist an das invasive Vorgehen einer Herzkatheteruntersuchung gebunden und somit in der klinischen Anwendung begrenzt (Roelandt et al. 1982). In einer simultanen Untersuchung von Echoventrikulographie und Kineventrikulographie konnte andererseits gezeigt werden, daß die Echoventrikulographie gleichfalls zur quantitativen Beurteilung der linksventrikulären Funktion geeignet ist (Erbel et al. 1983a).

Als Ultraschallkontrastmittel werden am häufigsten physiologische Kochsalzlösung, Glukose und Indozyaningrün verwendet. 1982 berichteten Ernst u. Cikeš erstmals über die Anwendung von Gelifundol als Echokontrastmittel. Hierbei handelt es sich um eine 5,5%ige Gelatinelösung, die als kolloidales Plasmaersatzmittel im Handel zur Verfügung steht. Die Zusammensetzung der Lösung ist Tabelle 1 zu entnehmen. In der klinischen Anwendung als Echokontrastmittel hat sich Gelifundol durch die gute und homogene Kontrastierung zur Darstellung von Strukturen im kleinen Kreislaufsystem und zur Shuntdiagnostik bewährt (Erbel et al. 1983b).

Wir berichten im folgenden über unsere Erfahrungen bei der Injektion von Gelifundol in die linke Herzkammer und die Aortenwurzel.

Tabelle 1. Zusammensetzung von Gelifundol, einem handelsüblichen kolloidalen Plasmaersatzmittel

1000 ml enthalten	g		mval	g
Oxypolygelatine	55,00	Na^+	145[a]	3,34
Natriumchlorid	5,84	Ca^{++}	1	0,02
Natriumhydrogenkarbonat	2,52	Cl^-	10,0	3,55
Äthylendiamintetraessigsäure (Dinatriumsalz)	0,19		30	1,83
Kalziumchlorid	0,07	HCO_3^-		

[a] davon 0,34 g = 15 mval/l proteingebunden

Patienten und Methoden

In einem 1. Teil unserer Untersuchungen wurden die Verträglichkeit und die hämodynamischen Effekte der Injektion von Gelifundol in den linken Ventrikel und die
Aortenwurzel untersucht. Hierbei handelte es sich um 22 Patienten mit koronarer
Herzkrankheit, die 4 Wochen nach Myokardinfarkt zur Herzkatheteruntersuchung
kamen. Bei 8 Patienten wurden die hämodynamischen Veränderungen mittels Tipmanometer gemessen. Es wurde jeweils 1 ml Gelifundol im Bolus in den linken
Ventrikel und in die Aortenwurzel injiziert sowie kontinuierlich EKG, linksventrikulärer Druck und die Kontraktilitätsindizes dp/dt_{max} sowie dp/dt_{min} registriert. In der
Regel erfolgten jeweils 3 Injektionen von Gelifundol. In einem 2. Teil unserer
Untersuchungen wurde die Echoventrikulographie mit Gelifundol bei Patienten mit
kritischen Aortenfehlern zur Beurteilung der linksventrikulären Funktion eingesetzt.
Untersucht wurden 13 Patienten. Bei 4 Patienten mit erheblich reduzierter Kammer-
funktion erfolgte nur eine Echoventrikulographie, bei den übrigen 9 Patienten zusätzlich eine konventionelle Kineventrikulographie. Während der Injektion von je 1 ml
Gelifundol in den linken Ventrikel und die Aortenwurzel wurden apikale Echokardiogramme aufgezeichnet. Enddiastolisches und endsystolisches Volumen sowie die
Ejektionsfraktion wurden nach einer Scheibchensummationsmethode berechnet und
mit den Ergebnissen der Kineventrikulographie verglichen.

Ergebnisse

Nebenwirkungen

Bei der Untersuchung der Patienten mit koronarer Herzkrankheit wurden bei der
Injektion von Gelifundol in den linken Ventrikel und die Aortenwurzel keine subjek-
tiven Nebenwirkungen beobachtet. Bei einem Patienten mit schwerer Aorteninsuffizienz trat bei der Injektion in die Aortenwurzel kurzfristig ein Schwindelgefühl und
Flimmern vor den Augen auf. Weitere unerwünschte Wirkungen konnten nicht
beobachtet werden, v. a. keine passageren neurologischen Ausfälle, wie vereinzelt
berichtet wurde (Bommer et al. 1984).

Hämodynamik

Die Abb. 1 zeigt eine repräsentative Registrierung während der Injektion von Gelifundol in den linken Ventrikel. Es ist erkennbar, daß es unmittelbar mit der Injektion
zu einem leichten Anstieg des linksventrikulären Drucks kommt. Die Kontraktilitätsparameter dp/dt_{max} und dp/dt_{min} bleiben unbeeinflußt.
Die Abb. 2 zeigt noch einmal die Veränderungen des linksventrikulären enddiastolischen Drucks bei 8 Patienten während 5 konsekutiver Herzaktionen. Es ist erkennbar, daß sich der enddiastolische Druck innerhalb von 2 Herzaktionen nach der
Injektion wieder normalisiert.

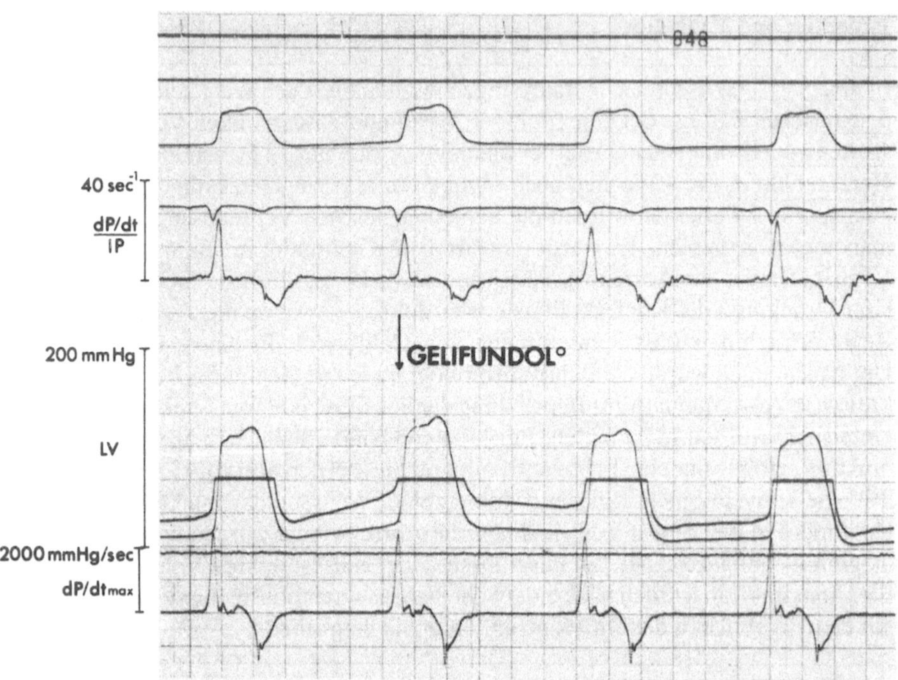

Abb. 1. Kontinuierliche Registrierung des linksventrikulären Drucks *(LV)* und der Kontraktilitätsindizes mittels Tipmanometer während Gelifundolinjektion in den linken Ventrikel

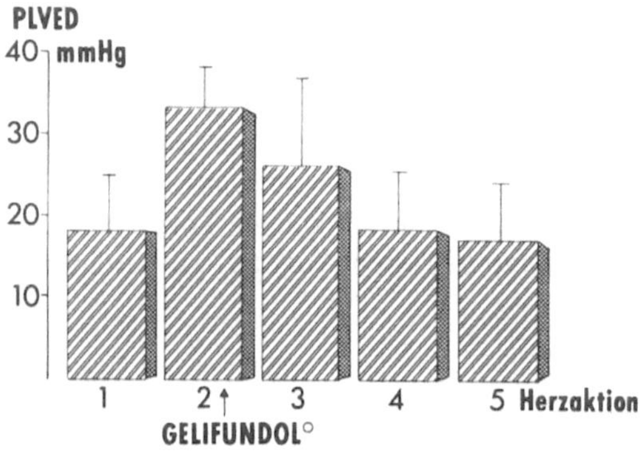

Abb. 2. Veränderung des linksventrikulären enddiastolischen Drucks *PLVED* während der Injektion von 1 ml Gelifundol in den linken Ventrikel ($\overline{x} \pm s_{\overline{x}}$)

Ventrikelvolumen/Ejektionsfraktion

Die Berechnung der Ventrikelvolumina zeigte bei den Patienten mit Aortenfehlern eine deutliche Unterschätzung durch die Echoventrikulographie gegenüber der Kineventrikulographie. Für die Ejektionsfraktionen ergab sich eine gute Übereinstimmung beider Methoden, 68 ± 11,5% in der Kineventrikulographie gegenüber 64 ± 8,5% in der Echoventrikulographie. Die Ergebnisse sind in Abb. 3 graphisch gegenübergestellt.

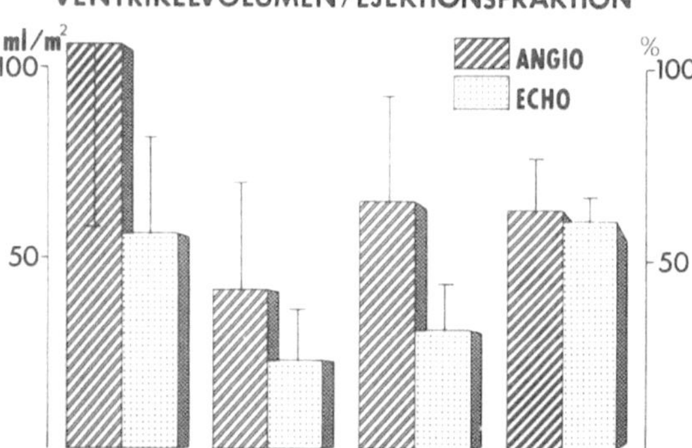

Abb. 3. Volumenindizes und Ejektionsfraktion bei 9 Patienten mit kritischen Aortenfehlern. Vergleich Kineventrikulographie/ Echoventrikulographie. EDVI = endodiastolischer Volumenindex, ESVI = endsystolischer Volumenindex, SVI = Schlagvolumenindex, EF = Ejektionsfraktion

Diskussion

Die Echoventrikulographie mit Gelifundol erscheint aufgrund unserer bisherigen Erfahrungen an einem ausgewählten Patientengut als risikoarme Methode, die alternativ zur Kineventrikulographie zur Beurteilung der linksventrikulären Funktion eingesetzt werden kann. Die Kineventrikulographie ist mit einem Risiko von ca. 1% schwerer Komplikationen durch das Röntgenkontrastmittel belastet (Braunwald u. Swan 1968) und führt insbesondere bei Patienten mit eingeschränkter linksventrikulärer Funktion zu hämodynamischer Verschlechterung. Demgegenüber hat sich die Kontrastechokardiographie als risikoarme Methode erwiesen. In einer kürzlich erschienenen Übersicht der Amerikanischen Gesellschaft für Echokardiographie wurde nur über 32 unerwünschte Nebeneffekte bei insgesamt 51 180 Untersuchungen (= 0,063 %) berichtet (Bommer et al. 1984). Alle Nebenwirkungen waren reversibel. Einschränkend muß jedoch darauf hingewiesen werden, daß es sich in der überwiegenden Mehrzahl um periphere venöse Kontrastmittelinjektionen handelte.
Bei unseren Untersuchungen sahen wir bei der Kontrastmittelgabe in den linken Ventrikel und in die Aortenwurzel nur in einem Fall eine flüchtige Schwindelsymptomatik. Die hämodynamischen Messungen mit Tipmanometer zeigten keine Beeinflussung der Kontraktilitätsparameter durch die Gelifundolinjektion, so daß ein myokardialer Nebeneffekt wie bei Röntgenkontrastmitteln ausgeschlossen werden konnte. Die Anhebung des linksventrikulären Drucks zum Zeitpunkt der Injektion muß als methodisch bedingt angesehen werden. Bei dem zur Messung verwendeten Pigtailtipmanometer liegen die Austrittsöffnungen an der Katheterspitze unmittelbar neben dem Tipmanometer, so daß eine unmittelbare Beeinflussung des Druckwandlers durch die Bolusinjektion anzunehmen ist.
Die Injektion von Gelifundol führte zuverlässig zu reproduzierbaren und homogenen Kontrasteffekten; besonders die Erkennung des Endokards war nach Injektion in die Aortenwurzel bei den Patienten mit Aortenfehlern entscheidend verbessert (Abb. 4 und 5). Hierdurch können die linksventrikulären Funktionsparameter zuverlässig mit guter Reproduzierbarkeit bestimmt werden (Erbel 1983). Die deutliche Unterschätzung der Volumina durch die Echoventrikulographie gegenüber der Kineventrikulo-

                                    G. Schreiner, S. Mohr-Kahaly, R. Erbel, J. Meyer

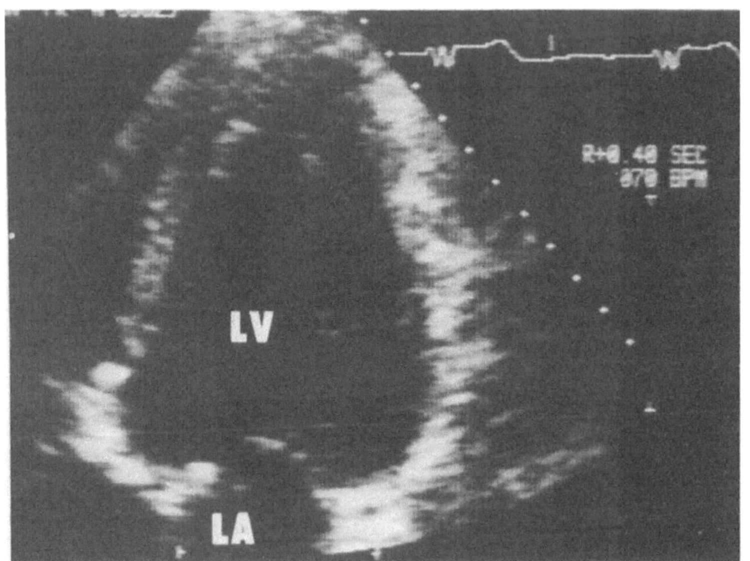

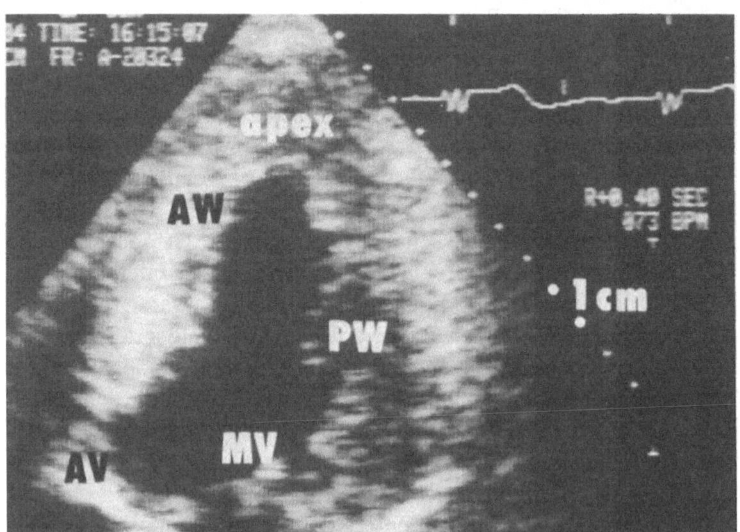

Abb. 4a, b. Echoventrikulogramm eines Patienten mit kombiniertem Aortenvitium (**a** enddiastolisches, **b** endsystolisches Bild). Deutliche myokardiale Anfärbung mit guter Endokarderkennung nach Auswaschen des Kontrastmittels aus dem linken Ventrikel

graphie ist methodisch begründet und allgemein bekannt (Erbel 1983). Für die klinisch und präoperativ prognostisch wichtige Ejektionsfraktion zeigte sich eine gute Übereinstimmung beider Methoden, 68 ± 11,5% in der Kineventrikulographie gegenüber 64 ± 8,5% in der Echoventrikulographie.

Zusammenfassend erscheint die Echoventrikulographie mit Gelifundol zur quantitativen Analyse der linksventrikulären Funktion geeignet. Sie stellt insbesondere bei

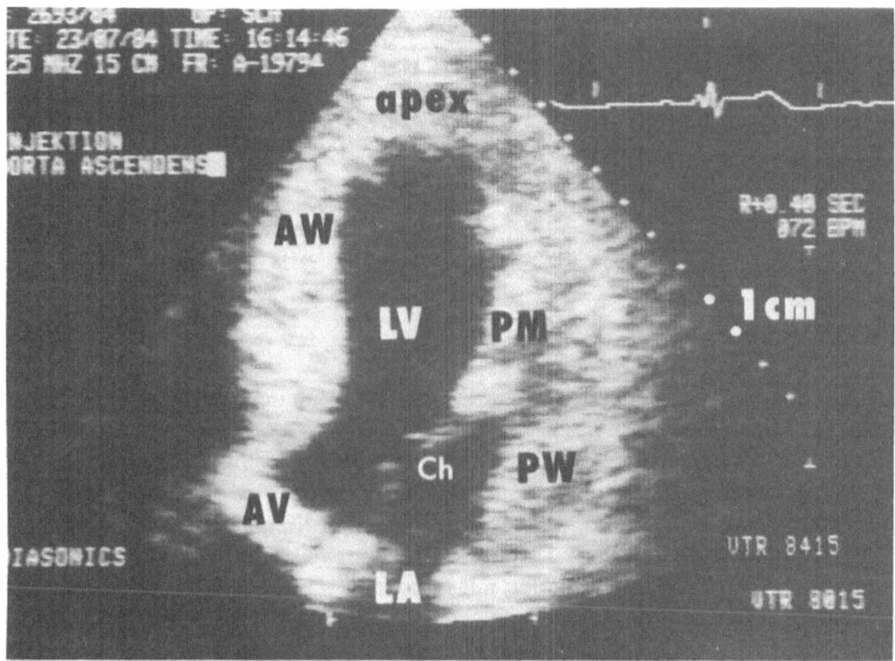

Abb. 5.   Deutliche myokardiale Anfärbung mit guter Endokardabgrenzung nach Injektion von 1 ml Gelifundol in die Aortenwurzel

Patienten mit schlechter Ventrikelfunktion (z. B. Aortenstenose) eine risikoarme Alternative zur Kineventrikulographie dar. Ein negativ inotroper Effekt durch das Kontrastmittel muß nicht gefürchtet werden. Als weitere Indikationen können Niereninsuffizienz und Kontrastmittelallergie gelten.

Literatur

Bommer WJ, Shah P, Allen H et al; (1984) Contrast echocardiography. Report of the American Society of echocardiography. P.O. Box 2598, Raleigh NC 27602
Braunwald E, Swan HJC (1968) Cooperative study on cardiac catheterization. Circulation [Suppl 3] 37: 1
Erbel R (1983) Funktionsdiagnostik des linken Ventrikels mittels zweidimensionaler Echokardiographie. Steinkopff, Darmstadt
Erbel R, Schweizer P, Lambertz H et al. (1983a) Echoventriculography – a simultaneous analysis of two-dimensional echocardiography and cineventriculography. Circulation 67: 205–215
Erbel R, Schweizer P, Lambertz H et al. (1983b) Stellenwert der zweidimensionalen echokardiographischen Diagnostik bei Komplikationen des akuten Myokardinfarktes. Z Kardiol 72: 135–146
Ernst A, Cikes I (1982) Polygelin coloid solution as a new echocardiographic contrast agent. Ultrasound Med Biol [Suppl 1] 8: 52
Meltzer RS, Roelandt J (1982) Contrast echocardiography. Nijhoff, The Hague Boston London
Roelandt J, Meltzer RS, Serruys PW (1982) Contrast echocardiography of the left ventricle. In: Meltzer RS, Roelandt J (eds) Contrast echocardiography. Nijhoff, The Hague Boston London, p 72–85

Kontrastechokardiographie zur Verlaufsbeurteilung der Trikuspidalklappendysfunktion bei Herzinsuffizienz

H. Lambertz

Eine funktionelle Trikuspidalinsuffizienz ist auf eine unzureichende systolische Verkürzung des Klappenringes bei schlecht kontrahierendem rechten Ventrikel zurückzuführen. Ursachen hierfür sind eine Dilatation des rechten Ventrikels infolge einer seit längerer Zeit bestehenden pulmonalen Hypertonie oder eine direkte Schädigung des rechten Herzens wie nach Infarzierung der rechten Kammer (Friedberg 1972). Der klinische Nachweis einer Trikuspidalinsuffizienz erweist sich häufig als schwierig. Neben klinisch eindeutigen Befunden mit typischem positiven Venenpuls, systolischer Leberpulsation, entsprechendem Auskultationsbefund mit der von Carvallo beschriebenen inspiratorischen Intensitätszunahme sowie einem röntgenologisch vergrößertem rechten Vorhof werden leichte bis mittelschwere Formen nicht immer erkannt. Bei Mitralstenose und sekundärer Trikuspidalinsuffizienz mit deutlicher Rechtsherzhypertrophie und Herzrotation im Uhrzeigersinn kann das Trikuspidalgeräusch bis zur Herzspitze hörbar werden und fälschlicherweise für das Geräusch einer Mitralinsuffizienz gehalten werden.

Nachdem in vorausgegangenen Studien der Stellenwert der Kontrastechokardiographie in der Erkennung einer Trikuspidalinsuffizienz dargelegt wurde (Klicpera et al. 1979; Lambertz et al. 1982; Meltzer et al. 1981) soll jetzt untersucht werden, wie häufig Patienten mit global dekompensierter Herzinsuffizienz eine Trikuspidalinsuffizienz aufweisen. Die echokardiographischen und klinischen Untersuchungsbefunde vor und nach Rekompensation der Herzinsuffizienz wurden verglichen. Außerdem wurde eine detaillierte Bewegungsanalyse des Trikuspidalanulus im apikalen Vierkammerblick durchgeführt (Lambertz et al. 1984a). Es wurde untersucht, welcher der kleinste Minimaldurchmesser des Trikuspidalklappenanulus ist, der für eine funktionelle Trikuspidalinsuffizienz verantwortlich ist, und ab welcher Anulusverkürzung eine solche auftritt.

Methodik

Patienten

61 Frauen und 43 Männer im mittleren Alter von 61 $\pm$ 13 Jahren wurden klinisch und innerhalb der ersten 12 h nach Krankenhausaufnahme echokardiographisch untersucht, 31 Patienten litten an einer Herzinsuffizienz vom Schweregrad III NYHA, und 73 Patienten wiesen eine Herzinsuffizienz vom Schweregrad IV auf. Bei 54 Patienten

lag ein dekompensiertes kombiniertes Mitralvitium und bei 11 Patienten ein schweres Aortenvitium vor. Bei 13 Patienten bestand eine fortgeschrittene koronare Herzerkrankung, und bei 3 Patienten lag eine primäre pulmonale Hypertonie vor. 23 Patienten litten an einer dilatativen Kardiomyopathie. Alle Patienten wurden bei Krankenhausaufnahme sowie nach klinisch eindeutiger Rekompensation der Herzinsuffizienz (im Durchschnitt nach 31 ± 5 Tagen) klinisch und echokardiographisch untersucht. Bei der klinischen Untersuchung wurde speziell auf die direkten und indirekten Zeichen einer Trikuspidalinsuffizienz geachtet. Ein Kontrollkollektiv von 44 Männern und 20 Frauen (mittleres Alter 57 ± 6 Jahre) wurde zum Ausschluß einer koronaren Herzerkrankung koronarographiert; hier zeigte sich aber ein unauffälliger Befund. Diese Patienten wurden nach 29 ± 4 Tagen erneut ambulant einbestellt und nachuntersucht.

Echokardiographien

Die Aufzeichnung des ein- und zweidimensionalen Echokardiogramms erfolgte mittels eines elektronischen 84°-phased-array-sector-scanner. Die untere Hohlvene wurde bei rechtssubkostaler Schallkopfposition in ihrer Längsachse dargestellt. Der Querdurchmesser und die Pulsation wurden unterhalb der Einmündung der Lebervenen gemessen. Zum Nachweis von Mikrokavitationen wurde die Einmündung der oberen Lebervene angelotet. Alle Aufzeichnungen erfolgten in Exspiration und anschließend in Inspiration. Das Pulsationsverhalten und die inspiratorische Durchmesserabnahme wurden berechnet und die Werte aus 7 Herz- bzw. 3 Atemzyklen gemittelt (Lambertz et al. 1982). Die Ergebnisse wurden auf die Körperoberfläche bezogen, und die Angaben erfolgten in mm/m². Zur Kontrasterzeugung wurden 5 ml Gelifundol nach stärkerem Schütteln über eine Armvene als Bolus injiziert.
Alle Injektionen wurden durch den gleichen Untersucher über einen 5,1 cm langen, 18-G-Teflonkatheter vorgenommen. Zur semiquantitativen Beurteilung des Schweregrads der Trikuspidalinsuffizienz wurde eine systolische Verweildauer der Mikrokavitationen in der unteren Hohlvene in Herzzyklen gezählt (Lambertz et al. 1982). Bei der direkten Beschallung der Trikuspidalklappe waren die Patienten in Linksseitenlage. Bei parasternaler Anlottechnik wurde speziell auf eine systolische, gegen den rechten Vorhof gerichtete Strömung geachtet (Bonzel et al. 1981). Patienten mit Trikuspidalstenose oder verdickten Trikuspidalsegeln wurden in dieser Studie nicht berücksichtigt. Bei apikaler Schallkopfposition wurde der rechte Vorhof im Vierkammerstandardblick dargestellt. Die Fläche des rechten Vorhofs wurde rechnergestützt planimetrisch aus dem endsystolischen sowie enddiastolischen Standbild berechnet (Abb. 1). Der Durchmesser des Trikuspiadalanulus wurde zwischen dem Ansatz des anterioren und septalen Trikuspidalsegels ausgemessen; bei Patienten im Sinusrhythmus wurde der größte Durchmesser nach dem Ende der P-Welle im EKG gemessen und bei Patienten mit Vorhofflimmern zu Beginn der Ventrikelsystole; der kleinste Durchmesser wurde zu Beginn der Mesosystole 160 ms nach der Q-Zacke im EKG ausgemessen. Die Berechnung der Anulusverkürzungsfraktion wurde nach folgender Formel vorgenommen: $\text{Anulus}_{max} - \text{Anulus}_{min}/\text{Anulus}_{max} \cdot 100 = \%$ (Lambertz et al. 1984a). Die Meßdaten von 2 unabhängigen Untersuchungen wurden gemittelt. Bei Patienten im Sinusrhythmus wurden die Werte aus 3 konsekutiven Herzaktionen

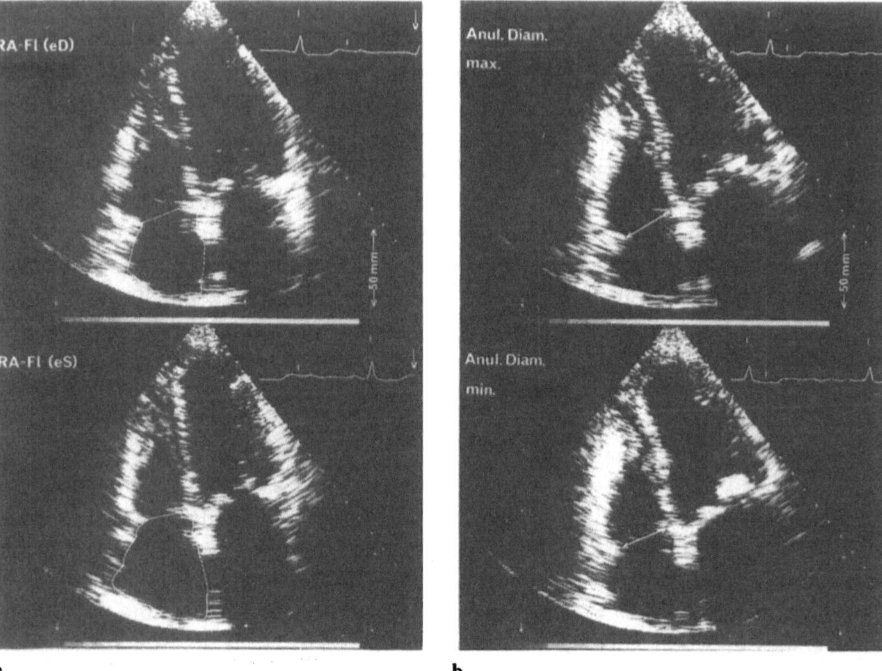

Abb. 1a, b. **a** Planimetrische Berechnung der rechtsatrialen Fläche *(RA-Fl)* aus dem apikalen Vierkammerechoschnittbild bei einem Patienten mit Vorhofflimmern *(eD* = enddiastolisch, *eS* = endsystolisch). Der Ansatz des vorderen und des septalen Trikuspidalsegels sowie eine Drop-out-Lücke im interatrialen Septum wurden jeweils mit einer Geraden verbunden. **b** Durchmesserbestimmung des Trikuspidalanulus *(Anul. Diam)* beim gleichen Patienten zwischen dem Ansatz des anterioren und des septalen Trikuspidalsegels

gemittelt. Bei Patienten mit Vorhofflimmern wurden 7 konsekutive Herzzyklen berücksichtigt und die Werte gemittelt.

Herzkatheteruntersuchung

Bei 37 Patienten wurde im Anschluß an die Echokardiographie eine Herzkatheteruntersuchung angeschlossen. Die V. femoralis wurde in üblicher Weise nach der Seldinger-Technik sondiert und die Drücke im rechten Herzen in In- und Exspiration gemessen. Eine Rechtsherzkatheteruntersuchung wurde bei 23 Patienten vor Krankenhausentlassung wiederholt.

Ergebnisse

Klinischer Nachweis einer Trikuspidalinsuffizienz

Drei Patienten (10%) mit einer Herzinsuffizienz III NYHA und 31 Patienten (42%) mit dem Schweregrad IV NYHA wiesen klinische Zeichen einer Trikuspidalinsuffizienz auf. Nach 31 ± 5 Tagen ließ sich eine Trikuspidalinsuffizienz nur noch bei 7 Patienten feststellen.

Morphometrische Analyse der unteren Hohlvene

Der Querdurchmesser der unteren Hohlvene betrug im Kontrollkollektiv 8,0 ± 0,4 mm/m^2 (Mittelwert ± SEM) und nach 31 ± 5 Tagen 8,5 ± 0,8 mm/m^2. Patienten mit schwerer Herzinsuffizienz wiesen mit 14 ± 0,8 mm/m^2 signifikant höhere Querdurchmesser auf (p < 0,001). Nach Rekompensation betrug der Querdurchmesser 12 ± 0,9 mm/m^2 (p < 0,01). Das Pultationsverhalten war initial deutlich herabgesetzt und betrug bei Aufnahme 3,6 ± 0,5% und nach Behandlung der Herzinsuffizienz 6 ± 1% (p < 0,05). Die Patienten des Kontrollkollektivs zeigten bei der 1. und 2. Untersuchung keine signifikanten Unterschiede. Ähnliche Ergebnisse zeigt die inspiratorische Durchmesseränderung des Gefäßes, die bei Patienten mit Herzinsuffizienz von 16 ± 3% auf 26 ± 4% stieg (p < 0,02) und in der Kontrollgruppe konstant blieb.

Kontrastechokardiographie

Die untere Hohlvene und der Übergang zum rechten Vorhof konnten bei rechtssubkostaler Schallkopfposition bei allen Patienten mit guter Bildqualität dargestellt werden. Die direkte Beschallung der Trikuspidalklappe von links parasternal aus gelang nur bei 112 Patienten. In 56 Fällen war dies wegen Thoraxdeformation, Adipositas oder Lungenemphysem technisch nicht möglich. Bei Krankenhausaufnahme bestand bei 60 der 104 herzinsuffizienten Patienten ein den v-Wellen synchrones Anfärbemuster der unteren Hohlvene als Ausdruck einer Trikuspidalinsuffizienz. 18 Patienten zeigten ein den a-Wellen synchrones Anfärbemuster, 7 Patienten herzzyklusunabhängige Anfärbungen, und bei 19 Patienten wurden inital keine Mikrokavitationen in der unteren Hohlvene gesehen. Nach Behandlung der Herzinsuffizienz bestand bei 36 Patienten eine Trikuspidalinsuffizienz fort, 16 Patienten zeigten ein den a-Wellen synchrones und 11 Patienten ein herzzyklusunabhängiges Anfärbemuster (Abb. 2). Im Kontrollkollektiv wurde in keinem Fall, weder initial noch nach 24 ± 4 Tagen, eine Anfärbung der unteren Hohlvene nach peripherer Kontrasterzeugung festgestellt. Die Änderungen des Trikuspidalanulusdurchmessers und seiner Verkürzungsfraktion zeigt Abb. 3.

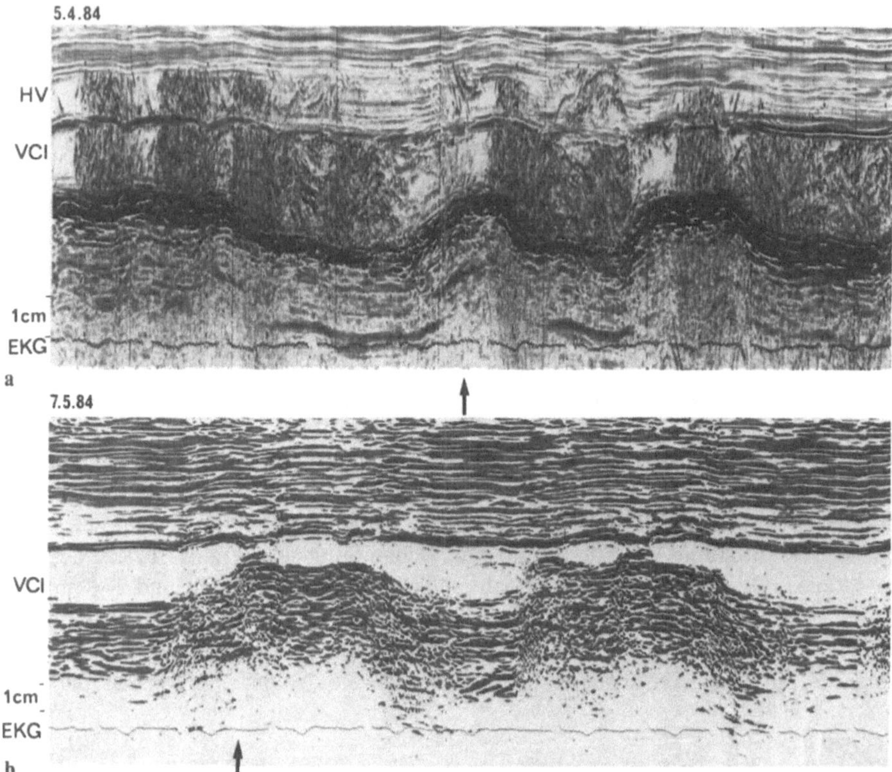

Abb. 2a, b. Eine typische den v-Wellen synchrone Anfärbung der V. cava inferior *(VCI)* als Ausdruck einer Trikuspidalinsuffizienz mit systolischem Reflux der Mikrokavitationen bis in die Lebervenen *(HV)*. **a** In Inspiration ist die Durchmesseränderung des Gefäßes bei erhöhten Druckwerten im rechten Vorhof nur angedeutet. **b** Nach Behandlung der Herzinsuffizienz erkennt man eine deutliche Durchmesserabnahme des Gefäßes und ein fast vollständiges Kollabieren in Inspiration

Hämodynamik

Bei 37 Patienten wurde unmittelbar nach Krankenhausaufnahme eine Rechtsherzkatheteruntersuchung durchgeführt; bei 23 von ihnen lag echokardiographisch eine Trikuspidalinsuffizienz vor, 14 Patienten wiesen keine Klappeninsuffizienz auf. Der rechtsatriale Mitteldruck betrug beim Patientenkollektiv initial 15 ± 1 mmHg und fiel nach Behandlung auf 10 ± 1 mmHg ab ($p < 0,001$). Bei 96% der Patienten mit echokardiographisch nachgewiesener Trikuspidalinsuffizienz kam es bei tiefer Inspiration zu einem deutlichen Anstieg der v-Welle in der Vorhofdruckkurve auf $+ 87 \pm 8\%$, im Mittel um $+ 13 \pm 4$ mm Hg. Bei 46% der Patienten ohne Nachweis einer Trikuspidalinsuffizienz im Kontrastechokardiogramm konnte ebenfalls ein Anstieg um $+ 63 \pm 11\%$ beobachtet werden.

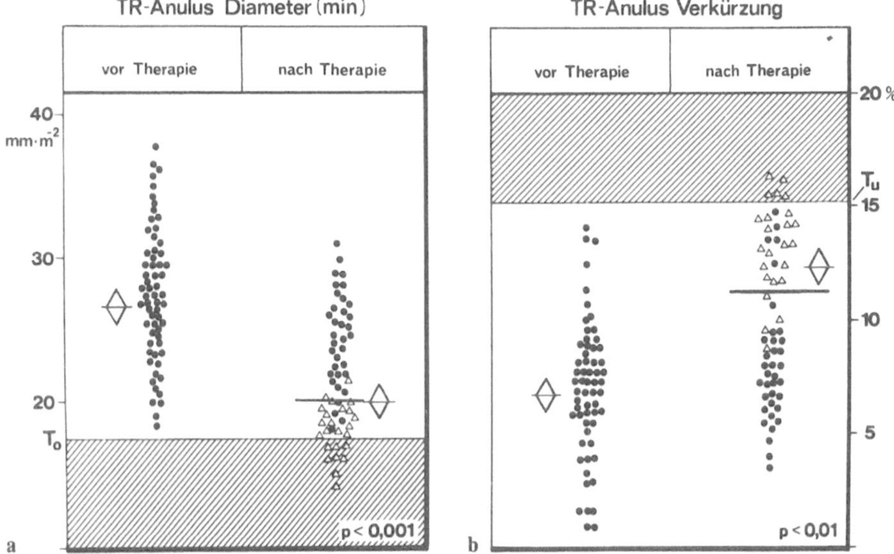

Abb. 3a, b. Änderung des Trikuspidalanulusdurchmessers (**a**) und **b** der Trikuspidalanulusverkürzung nach Rekompensation der Herzinsuffizienz. *min* = kleinster Anulusdurchmesser, T₀ = obere Toleranzgrenze, Tᵤ = untere Toleranzgrenze der Normalbereiche (schraffiert dargestellt), △ = Patienten, bei denen nach Therapie keine Trikuspidalinsuffizienz mehr nachgewiesen wurde, ● = Patienten mit persistierender Trikuspidalinsuffizienz nach eingeleiteter Therapie der Herzinsuffizienz. Als empfindlicher echokardiographischer Parameter für den Hinweis einer Trikuspidalinsuffizienz eignen sich ein minimaler Anulusdurchmesser von > 20 mm/m² und eine herabgesetzte prozentuale Anulusverkürzung von < 11%.

Diskussion

Die hohe Sensitivität und Spezifität der Kontrastechokardiographie in der Erkennung einer Trikuspidalinsuffizienz wurde in vorausgegangenen Arbeiten dargelegt (Klicpera et al. 1979; Lambertz et al. 1982; Lieppe et al. 1978; Meltzer et al. 1981; Wise et al. 1981). Als nicht belastendes Untersuchungsverfahren wurde die Kontrastdarstellung des rechten Herzens zusätzlich zur routinemäßigen echokardiographischen Untersuchung in der Ursachenklärung der Herzinsuffizienz bei unseren Patienten eingesetzt. Ein ausreichender Kontrasteffekt konnte bei allen Patienten erzielt werden (Ernst und Cikes 1983). Unsere Ergebnisse zeigen, wie häufig ein schweres Mitralvitium und eine fortgeschrittene dilatative Kardiomyopathie gleichzeitig mit einer Trikuspidalinsuffizienz auftritt. Allerdings wurde in 22% der Fälle mit positivem Nachweis einer Trikuspidalinsuffizienz nur eine leichte Form nachgewiesen. Durch die klinische Untersuchung wurde die Klappeninsuffizienz nur 34mal (57%) richtig erkannt. Da die Kontrastdarstellung ebenfalls eine semiquantitative Schweregradeinteilung ermöglicht, wurde die Frage untersucht, ob jeweils nur eine leichte Insuffizienzform klinisch unerkannt blieb. Bei den 47 Patienten mit mittelschwerer oder schwerer Insuffizienz blieb diese klinisch 6mal unerkannt.

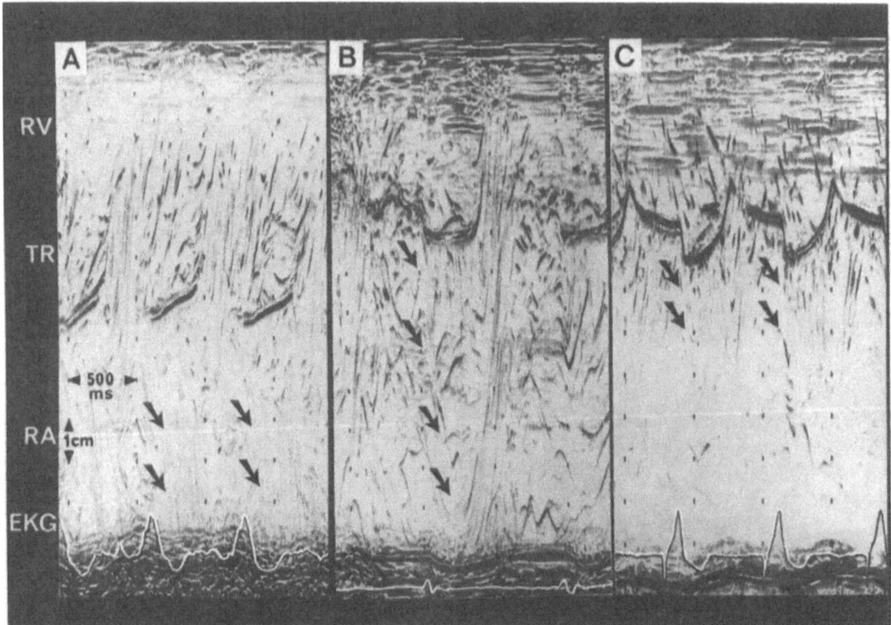

Abb. 4. Direkte M-mode-Aufzeichnung der Trikuspidalklappe *(TR)* bei links parasternaler Schallkopfpositionierung. Man erkennt während der Systole in den rechten Vorhof *(RA)* zurückströmende Mikrokavitationen (mit Pfeil gekennzeichnet) als Ausdruck einer Trikuspidalinsuffizienz. *RV =* rechter Ventrikel. Mit der Angiographie und durch Beschallung der unteren Hohlvene wurde bei den 3 Patienten eine mittelschwere Trikuspidalinsuffizienz nachgewiesen. Das unterschiedliche Erscheinungsmuster der Mikrokavitationen im rechten Vorhof unmittelbar unterhalb des Vorhofdaches (A) oder isoliert oberhalb der Trikuspidalebene (C) ist auf einen unterschiedlichen exzentrischen Reflux und eine unterschiedlich angewinkelte Anlotebene zurückzuführen.

Dies war der Fall, wenn ein dekompensiertes Mitralvitium mit ausgeprägter Rechtsherzhypertrophie und Herzrotation im Uhrzeigersinn vorlag und das Trikuspidalgeräusch bis zur Herzspitze hörbar wurde und fälschlicherweise für das Geräusch einer Mitralinsuffizienz gehalten wurde. Unserer Ansicht nach eignet sich die direkte Beschallung der Trikuspidalklappe bei parasternaler Schallkopfpositionierung nicht zur Beurteilung des Schweregrades einer Trikuspidalinsuffizienz (Abb. 4). Bei nicht klappenmittigem Reflux und tangentialer Schallrichtung können die Mikrokavitationen „vor" oder „hinter" der Anlotebene in den rechten Vorhof zurückfließen und so unerkannt bleiben. Der Schweregrad einer Trikuspidalinsuffizienz wird somit unterschätzt.

Als empfindlicher echokardiographischer Parameter für den Hinweis einer Trikuspidalinsuffizienz eigneten sich ein minimaler Anulusdurchmesser von $> 20\,mm/m^2$ im apikalen Vierkammerblickbild und eine herabgesetzte prozentuale Anulusverkürzung von $< 11\%$. Wenn beide Parameter gleichzeitig berücksichtigt wurden, betrug ihre Sensitivität in der Erkennung einer funktionellen Trikuspidalinsuffizienz 93%, die Spezifität 95% und die voraussagbare Genauigkeit 93%. In gelagerten Fällen, bei

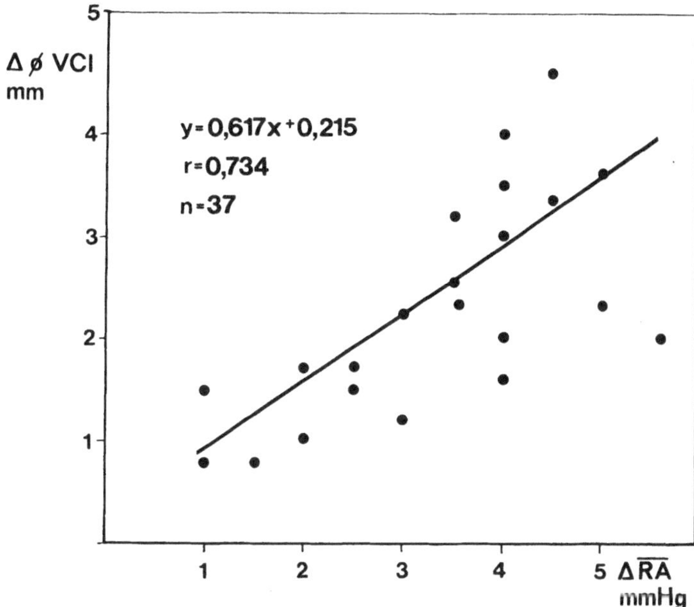

Abb. 5. Das Ansprechen auf eine eingeleitete Therapie der Herzinsuffizienz mit Abnahme des zentral-venösen Poolings kann durch ein Ausmessen der unteren Hohlvene im Echokardiogramm schnell und einfach nachgewiesen werden, d. h. es besteht eine Korrelation zwischen der Abnahme des RA-Drucks und der Abnahme des Querdurchmessers der unteren Hohlvene

denen eine periphere Kontrastinjektion nicht möglich war, konnte durch ein Ausmessen des Anulusdurchmessers und durch die Berechnung der prozentualen Verkürzungsfraktion auf das Vorliegen einer Trikuspidalinsuffizienz geschlossen werden. Simon et al. (1980) wiesen auf den Zusammenhang einer herabgesetzten prozentualen Verkürzung des Trikuspidalanulus und eine Trikuspidalinsuffizienz hin. Ubago et al. (1983) gaben in einer kineangiographischen Untersuchung den kleinsten Durchmesser des Anulus, ab welchem mit einer Insuffizienz zu rechnen ist mit 27 mm/m^2 an; die Werte liegen also leicht höher als unsere Ergebnisse. Dies ist auf die unterschiedliche Untersuchungsmethode (Erbel 1983) und die unterschiedliche Untersuchungsebene zurückzuführen.

Die morphometrische Änderung der unteren Hohlvenen ermöglicht ein schnelles Objektivieren des Ansprechens auf eine medikamentöse Therapie der Herzinsuffizienz. Wie aus Abb. 5 ersichtlich ist, steht die Änderung des mittleren rechten Vorhofdrucks in direkter Beziehung zur Durchmesserabnahme der unteren Hohlvene. Die echokardiographische Analyse der unteren Hohlvene erlaubt somit eine verwertbare Aussage bezüglich des Ansprechens auf eine eingeleitete Behandlung der Herzinsuffizienz.

Das Ausmaß der Druckerhöhung im rechten Vorhof stand bei unseren Patienten in keinem direkten Verhältnis zum Schweregrad der Klappeninsuffizienz. Die zu erwartenden überhöhten v-Wellen, die von mehreren Arbeitsgruppen als sensitiv für das Vorliegen einer Trikuspidalinsuffizienz angegeben werden, können trotz erheblicher

Insuffizienz der Trikuspidalklappe fehlen; die Größe des rechten Ventrikels, das Ausmaß der Erweiterung der unteren Hohlvene und das Herzminutenvolumen sind hier von entscheidender Bedeutung (Carpentier et al. 1974). Andererseits fanden wir in 8 Fällen eine ausgeprägte Hepatomegalie ohne bestehende Zeichen der Trikuspidalinsuffizienz. Bei diesen Patienten lag jeweils eine den a-Wellen synchrone Anfärbung der unteren Hohlvene als Ausdruck einer pulmonalen Drucksteigerung vor.

Bei der Rechtsherzkatheteruntersuchung kam es bei allen Patienten mit echokardiographisch nachgewiesener Trikuspidalinsuffizienz in Inspiration zu einem deutlichen Anstieg der v-Welle in der Vorhofdruckkurve; zwei Drittel aller Patienten mit Herzinsuffizienz und intakter Trikuspidalklappe wiesen dieses Zeichen, das nicht spezifisch für eine Klappeninsuffizienz ist, ebenfalls auf. Unsere Ergebnisse stimmen diesbezüglich mit den Mitteilungen von Cairns et al. (1968) und Carpentier et al. (1974) überein, die eine überhöhte v-Welle in Inspiration auch bei isoliertem schlechten Funktionszustand des rechten Ventrikels beobachten konnten (s. auch Friedberg 1972; Hansing und Rowe 1972).

Unsere Ergebnisse zeigen somit eine deutliche Überlegenheit der Echokardiographie gegenüber der klinischen Untersuchung und der Druckmessung im rechten Herzen bei der Erkennung einer Trikuspidalinsuffizienz. Ob Patienten mit schwerer Herzinsuffizienz auf eine eingeleitete medikamentöse Behandlung ansprechen, kann schnell und sicher durch ein echokardiographisches Ausmessen der unteren Hohlvene geklärt werden. In gelagerten Fällen kann durch das Ausmessen des Anulusdurchmessers und die Berechnung der prozentualen Verkürzungsfraktion auf das Vorliegen einer Trikuspidalinsuffizienz geschlossen werden.

Literatur

Bonzel T, Fassbender D, Bogunovic N, Trieb G, Gleichmann U (1981) Analysis of right heart blood flow from contrast patterns on the echocardiogram. In: Rijsterborgh H (ed) Echocardiology. Nijhoff, The Hague Boston London, 255–262

Cairns KB, Kloster FE, Bristow JD, Lees MH, Griswold HE (1968) Problems in the hemodynamic diagnosis of tricuspid insufficiency. Am Heart J 75: 173

Carpentier A, Deloche A, Hanania G, Forman J, Sellier P, Piwnica A, Dubost C (1974) Surgical management of acquired tricuspid valve disease. J Thorac Cardiovasc Surg 67/1: 53–65

Erbel R (1983) Funktionsdiagnostik des linken Ventrikels mittels zweidimensionaler Echokardiographie. Steinkopff, Darmstadt

Ernst A, Cikes I (1983) Polygelin coloid solution as a new echocardiographic contrast agent. In: Lancee CT (ed) Ultrasonoor bulletin. Bohn, Scheltema & Holkema, Utrecht Antwerpen, p 66

Friedberg CK (1972) Erkrankungen des Herzens. Thieme, Stuttgart

Hansing CE, Rowe GG (1972) Tricuspid insufficiency, Circulation 45: 793

Klicpera M, Mlczoch J, Kaliman J, Kaindl F (1979) Nachweis von Trikuspidalinsuffizienz mittels 1- und 2-D-Kontrastechokardiographie. Z Kardiol 68: 276

Lambertz H, Schweizer P, Erbel R, Meyer J, Effert S (1982) Stellenwert der Kontrastechokardiographie in der Erkennung einer Trikuspidalinsuffizienz. Z Kardiol 71: 771–778

Lambertz H, Braun C, Krebs W, Effert S (1984a) Größenbestimmung des rechten Vorhofes mittels zweidimensionaler Echokardiographie. Z Kardiol 73: 393–398

Lambertz H, Sechtem U, Braun C, Soeding S, Krebs W (1984b) Größenbestimmung des rechten Vorhofes bei Patienten mit pulmonaler Hypertonie mittels zweidimensionaler Echokardiographie. Z Kardiol 73: 646–653

Lieppe W, Behar V, Scallion R, Kisslo J (1978) Detection of tricuspid regurgitation with two-dimensional echocardiography and peripheral vein injections. Circulation 57: 128
Meltzer R, Hoogenhuyze D von, Serruys P, Haalebos M, Hugenholtz PG, Roelandt J (1981) Diagnosis of tricuspid regurgitation by contrast echocardiography. Circulation 63: 1093
Perloff JK (1967) Auscultatory and phonocardiographic manifestation of pulmonary hypertension. Prog Cardiovasc Dis 9: 303
Simon R, Oelert H, Borst HG, Lichtlen PR (1980) Influence of mitral valve surgery on tricuspid incompetence concomitant with mitral valve disease, Circulation [Suppl 1] 62: 152–157
Ubago JL, Figueroa A, Ochoteco A, Colman T, Duran RM, Duran CG (1983) Analysis of the amount of tricuspid valve annular dilatation reguired to produce functional tricuspid regurgitation. Am J Cardiol 52: 155–158
Wise M, Myers S, Fraker T, Stewart J, Kisslo J (1981) Contrast M-mode ultrasonography of the inferior vena cava. Circulation 63: 1100

Quantitative Kontrast-M-mode-Echokardiographie: prinzipielle Gesichtspunkte, klinische Relevanz

A. M. Zeiher, T. Bonzel, H. Wollschläger, H. Just

Die Methode der Kontrastechokardiographie wurde erstmals von Gramiak et al. 1968 zur Identifizierung kardialer Strukturen beschrieben. Sie beruht auf der ausgeprägten Reflexion der Ultraschallwellen durch peripher injizierte mikrofeine Lufteinschlüsse, die „Mikrokavitationen" (Meltzer et al. 1980). Die kontrastechographische Darstellung intrakardialer Flußverhältnisse erwies sich insbesondere von Nutzen zur qualitativen Erfassung von Klappeninsuffizienzen (Meltzer et al. 1981) und Rechts-links-Shunts (Valdes-Cruz et al. 1976).
Eine quantitative Analyse kontrastechokardiographischer Flußlinien wurde erstmals von Bonzel et al. 1981 versucht. In jüngster Zeit veröffentlichte Studien bestätigten, daß die aus den Kontrastflußlinien ermittelten Flußgeschwindigkeiten sehr eng sowohl mit invasiv gemessenen Flußgeschwindigkeiten (Shiina et al. 1981) als auch mit sonographisch gewonnenen Flußgeschwindigkeiten (Doppler) der roten Blutkörperchen korrelierten (Levine et al. 1984).

Patienten und Methode

Trikuspidalklappe

Die Kontrastechokardiogramme von insgesamt 80 Patienten wurden quantitativ ausgewertet. 22 Patienten wiesen einen kardialen Normalbefund auf, während bei 58 Patienten unterschiedliche organische Herzerkrankungen vorlagen. Davon hatten 23 Patienten eine rechtsventrikuläre Funktionsstörung mit Erhöhung des rechtsventrikulären enddiastolischen Drucks (RVEDP) > 6 mm Hg und Sinusrhythmus, 20 Patienten ebenfalls einen RVEDP >6 mm Hg, aber gleichzeitig Vorhofflimmern, während bei 15 Patienten ein Vorhofseptumdefekt mit mehr als 30% Links-rechts-Shunt bei normaler rechtsventrikulärer Funktion (RVEDP < 6 mm Hg) bestand.

Pulmonalklappe

Die Kontrastechokardiogramme von 66 Patienten wurden quantitativ ausgewertet. 21 Patienten hatten einen kardialen Normalbefund, 21 Patienten eine präkapilläre pulmonale Hypertonie mit pulmonalarteriellem Mitteldruck $p_{AP(m)}$ > 20 mm Hg, 10 Patienten einen hämodynamisch wirksamen Vorhofseptumdefekt und 14 weitere

Patienten diverse organische Herzerkrankungen mit normalem Pulmonalarterien-druck.

Echokardiographie

Die M-mode-Echokardiogramme wurden mit einem nicht fokusierten Schallkopf (2,5 MHz) mit 100 mm/s Registriergeschwindigkeit und simultaner EKG-Erfassung aufgezeichnet. Die Patienten befanden sich in Linksseitenlage.
Kontrasttechnik: Mikrokavitationen wurden durch heftiges Schütteln einer Mischung aus 25 mg Indozyaninfarbstoff mit 20 ml Kochsalzlösung hergestellt. 6–8 ml dieser Lösung wurden dann in eine periphere Armvene injiziert.

Trikuspidalklappendarstellung

Die Trikuspidalklappe wurde bei linksparasternaler Schallkopfposition vom 3. oder 4. Interkostalraum aus angelotet. Die Spitze des anterioren Trikuspidalklappensegels diente als Referenzpunkt auf Höhe der Klappenebene. Der Schallstrahl wurde so ausgerichtet, daß die steilste anteriore Bewegung des Klappensegels zu Beginn der Diastole erfaßt wurde. Nach Injektion der Kontrastlösung waren dann nur noch geringfügige Modifizierungen der Transducerrichtung notwendig, um die längsten Kontrastflußlinien aufzuzeichnen.

Pulmonalklappendarstellung

Die Pulmonalklappe wurde vom 3. oder 4. Interkostalraum linksparasternal aus angelotet. Als Referenzpunkt auf Höhe der Klappenebene diente die rascheste posteriore Bewegung der posterioren Pulmonalklappentasche. Besondere Sorgfalt wurde darauf verwandt, daß sich distal der Klappe keine echogebenden Strukturen darstellten als Zeichen dafür, daß der Ultraschallstrahl parallel zum rechtsventrikulären Ausflußtrakt in den Pulmonalarterienhauptstamm verlief. Mit Hilfe dieser Transducerausrichtung wurden die längsten linearen systolischen Flußlinien erfaßt.

Quantitative Analyse der Kontrastechogramme

Die Flußgeschwindigkeiten wurden durch Ermittlung der Steigung einzelner Fluß-linien durch Anlegen einer Tangente innerhalb eines definierten Meßbereichs berechnet. Die Steigung dieser Tangente entspricht der Extrapolation der Bewegung einer Mikrokavitation innerhalb des intrakardialen Blutflusses zu einem bestimmten Zeitpunkt.

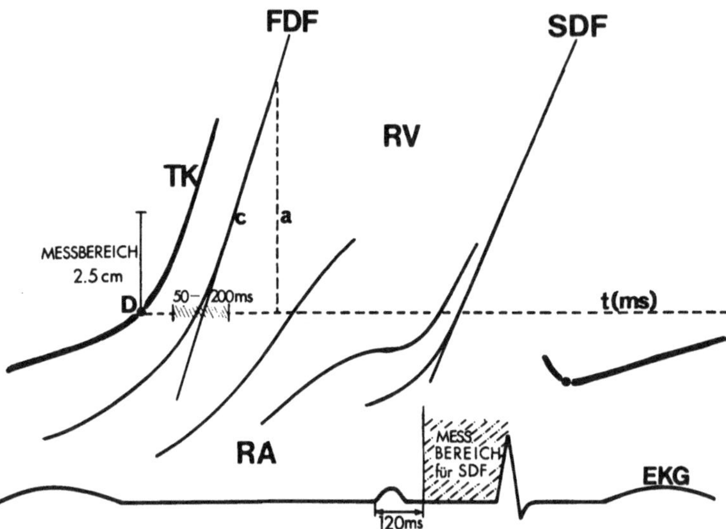

Abb. 1. Kontrastechographische Flußgeschwindigkeitsermittlung an der Trikuspidalklappe

Trikuspidalklappe

Die Abb. 1 verdeutlicht schematisch die kontrastechographische Flußgeschwindig-keitsermittlung an der Trikuspidalklappe: Innerhalb eines definierten Zeitraums 50–200 ms nach der Trikuspidalklappenöffnung (D) wurde die frühdiastolische maxi-male Einflußgeschwindigkeit (FDF_{max}) durch Anlegen einer Tangente (c) an die steilste Flußlinie innerhalb eines Meßbereichs bis 2,5 cm distal der Klappenebene ermittelt. Die Senkrechte (a) zur Zeitachse (t) führt dann zur Bildung eines recht-winkligen Dreiecks, in dem a die Distanz in Millimeter, t die Dauer in Sekunden und c die Extrapolation der schnellsten Bewegung einer individuellen Mikrokavitation darstellt. Der Geschwindigkeitsvektor dieser Mikrokavitation ist damit definiert als das Verhältnis a:t (mm/s).

In vergleichbarer Weise wurde innerhalb eines Zeitraums von 120 ms nach der P-Welle und vor dem R-Zackengipfel im EKG die spätdiastolische maximale Flußge-schwindigkeit (SDF_{max}) als Ausdruck der vorhofkontraktionsinduzierten aktiven Fül-lungsphase ermittelt.

Aus dem Verhältnis FDF_{max}/SDF_{max} wurde ein diastolischer Flußgeschwindigkeits-index gebildet.

Pulmonalklappe

Die Ermittlung der Flußgeschwindigkeiten erfolgte analog zur Meßmethode an der Trikuspidalklappe. Da jedoch an der Pulmonalklappe der Blutströmungsvektor vom Transducer weg gerichtet ist, ziehen die Kontrastflußlinien in posteriorer Richtung über die Pulmonalklappe in den Pulmonalarterienhauptstamm (vgl. Abb. 2). Die

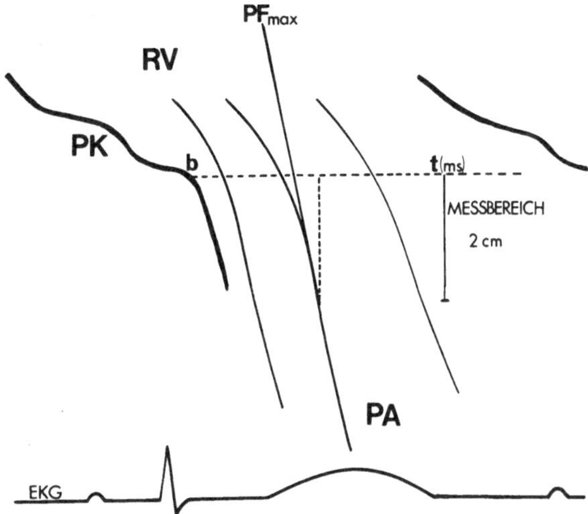

Abb. 2. Kontrastechographische Flußgeschwindigkeitsermittlung an der Pulmonalklappe

Steigung der steilsten Flußlinien während der Austreibungsphase wurde innerhalb eines Meßbereichs von 2 cm distal der Klappenebene berechnet. Die Flußgeschwindigkeitsberechnungen aus 5–7 Herzaktionen wurden gemittelt.

Ergebnisse

Trikuspidalklappe

Die Abb. 3 zeigt das Kontrastlinienflußmuster an der Trikuspidalklappe bei einer Normalperson. Mit der Klappenöffnung kommt es frühdiastolisch zu einer Flußgeschwindigkeitszunahme, ausgedrückt durch einen Anstieg in der Steilheit der Flußlinien, die vom rechten Vorhof (RA) in den rechten Ventrikel (RV) ziehen. Nach mesodiastolischer Flußreduktion zeigt sich spätdiastolisch erneut eine Flußgeschwindigkeitszunahme, die der vorhofkontraktionsinduzierten aktiven diastolischen Füllungsphase entspricht. Während der Systole sind keine einheitlich gerichteten Flußlinien im rechten Vorhof sichtbar.
Flußgeschwindigkeiten: Die Länge aller ausgewerteten Flußlinien betrug 3,0 ± 0,4 cm (Mittelwert ± 1 Standardabweichung).
Die Flußgeschwindigkeiten für die einzelnen Gruppen sind in Tabelle 1 aufgeführt. FDF_{max} lag bei Normalpersonen zwischen 301–703 mm/s. Im Vergleich zu den Normalpersonen wiesen die Patienten mit Vorhofseptumdefekt im Durchschnitt signifikant höhere FDF_{max} ($p < 0,05$) auf, während die Patienten mit RVEDP > 6 mm Hg niedrigere FDF_{max} ($p < 0,02$) als die Normalpersonen hatten.
Dagegen war SDF_{max} bei Patienten mit RVEDP > 6 mm Hg und Sinusrhythmus im Mittel signifikant höher ($p < 0,05$) als bei den Patienten mit normalem rechtsventrikulärem Druck.

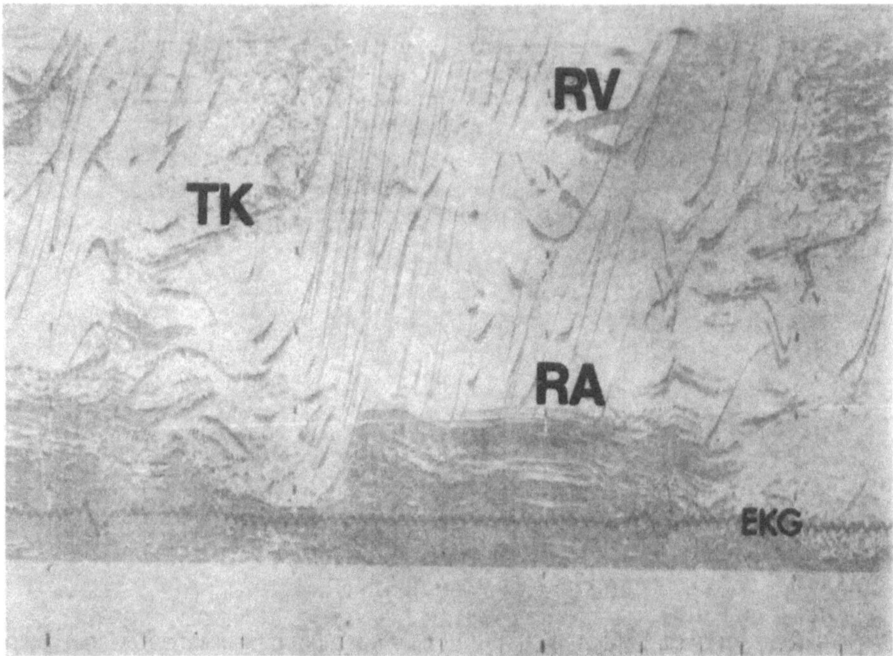

Abb. 3. Kontrastechokardiogramm an der Trikuspidalklappe bei einer Normalperson. *RA* rechter Vorhof, *RV* rechter Ventrikel

Tabelle 1. Maximale früh- (FDF_{max}) und spätdiastolische (SDF_{max}) Flußgeschwindigkeiten an der Trikuspidalklappe in mm/s (Mittelwert ± 1 SD)

Gruppe	n	FDF_{max}	SDF_{max}
I[a]	22	456 ± 86	285 ± 67
II[b]	23	379 ± 98[e]	389 ± 103[f]
III[c]	20	431 ± 109	$\varnothing$
IV[d]	15	569 ± 99[f]	304 ± 92

[a] Normalpersonen
[b] Patienten mit RVEDP > 6 mm Hg und Sinusrhythmus
[c] Patienten mit RVEDP > 6 mm Hg und Vorhofflimmern
[d] Patienten mit Vorhofseptumdefekt mit > 30 % Links-rechts-Shunt
[e] $p < 0,02$
[f] $p < 0,05$ vs. Gruppe I

SDF_{max} konnte bei Patienten mit Vorhofflimmern aufgrund der fehlenden Vorhofkontraktion nicht ermittelt werden.

Der diastolische Flußgeschwindigkeitsindex (FDF_{max}/SDF_{max}) lag bei Normalpersonen mit 1,65 ± 0,39 und bei Patienten mit normaler rechtsventrikulärer Funktion mit 1,73 ± 0,38 signifikant höher ($p < 0,001$) als bei Patienten mit RVEDP > 6 mm Hg mit 1,11 ± 0,29.

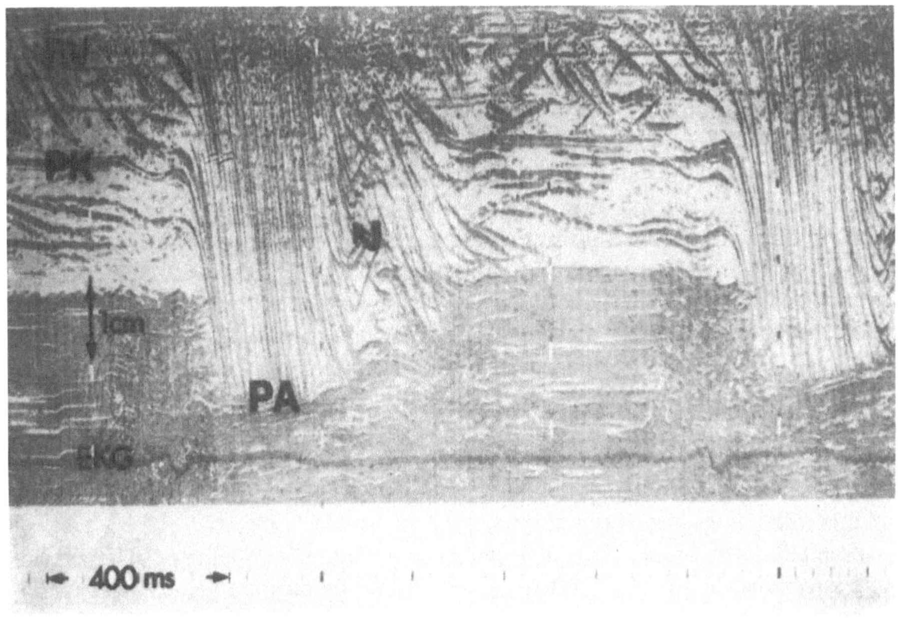

Abb. 4. Normales Kontrastechokardiogramm an der Pulmonalklappe

Pulmonalklappe

Die Abb. 4 zeigt das Kontrastflußlinienmuster einer Normalperson an der Pulmonalklappe. Mit der Klappenöffnung kommt es zu einer Flußgeschwindigkeitsbeschleuni-
gung (gebogener Pfeil) bis zu einem mesosystolischen Flußgeschwindigkeitsmaxi-
mum, gefolgt von einer Flußgeschwindigkeitsreduktion mit Auftreten von Turbulenzen im Bereich der Pulmonalklappe in der späten Systole (gewinkelter Pfeil).
Die Länge aller ausgewerteten Kontrastflußlinien an der Pulmonalklappe betrug
2,8 ± 0,4 cm.
Flußgeschwindigkeiten. PF_{max} lag bei Normalpersonen zwischen 531 mm/s–814 mm/s,
im Mittel bei 644 ± 90 mm/s. Die Patienten mit hämodynamisch wirksamem Vorhofseptumdefekt wiesen im Mittel signifikant (p < 0,05) höhere PF_{max} mit 859 ± 193 mm/
s auf, während bei Patienten mit reduzierter kardialer Förderleistung (Herzindex <
2,5 l/min/m^2) PF_{max} mit 413 ± 91 mm/s signifikant niedriger (p < 0,02) als bei
Normalpersonen war.
20 von 21 Patienten mit pulmonaler Hypertonie hatten das Maximum der Flußgeschwindigkeit bereits in der frühen Systole erreicht, während dagegen 44 von 45
Probanden mit normalem Pulmonalarteriendruck die höchsten Austreibungsge-
schwindigkeiten in der Mesosystole aufwiesen.

Diskussion

Aufgrund des hohen zeitlichen Auflösungsvermögens der M-mode-Echographie lassen sich nach peripherer Injektion von Mikrokavitationen individuelle intrakardiale Kontrastflußlinien darstellen. Die Steigung dieser Flußlinien entspricht dem Geschwindigkeitsvektor einzelner Mikrokavitationen in bezug auf den Ultraschalltransducer.

Zur Ermittlung absoluter Blutflußgeschwindigkeiten ist eine parallele Ausrichtung des Ultraschallstrahls zur Hauptblutflußrichtung zu fordern. Die Länge einer individuellen Flußlinie wird zum einen von der Geschwindigkeit, zum anderen von der Dauer der Bewegung einer einzelnen Mikrokavitation innerhalb des Schallstrahls bestimmt. Je länger daher eine kontinuierliche Flußlinie dargestellt werden kann, desto paralleler verlaufen Schallstrahl und Flußrichtung. Shiina et al. (1981) demonstrierten, daß eine individuelle Kontrastflußlinie für eine korrekte Flußgeschwindigkeitsermittlung eine Mindestlänge von 1,5 cm aufweisen muß. Wir legten als Mindestmaß 2,0 cm als Voraussetzung für eine quantitative Analyse einer linearen Kontrastflußlinie fest.

Insgesamt konnten wir bei 74 % aller untersuchten Patienten qualitativ ausreichende Kontrastechokardiogramme registrieren, wobei die Erfolgsrate an der Trikuspidalklappe geringfügig höher lag als an der Pulmonalklappe. Mit zunehmender Rechtsherzbelastung wird zwar die echographische Darstellung rechtsventrikulärer Strukturen erleichtert, jedoch führt gleichzeitig die veränderte kardiale Geometrie zum Auftreten von turbulenten Strömungen, wodurch die Erfassung kontinuierlicher linearer Kontrastflußlinien erschwert wird.

In der Regel waren mehrere Kontrastmittelinjektionen und geringfügige Korrekturen der Transducerposition notwendig, um optimale Flußmuster mit den längstmöglichen Flußlinien registrieren zu können.

Wir verwendeten eine Indozyaninkochsalzlösung als Kontrastmittel, da die Mikrokavitationen aufgrund der oberflächenspannungsaktiven Eigenschaften des Farbstoffs länger persistieren als bei Benutzung von reiner Kochsalzlösung (Meltzer et al. 1980).

Trikuspidalklappe

Unsere Ergebnisse zeigen, daß ein vermehrter transtrikuspidaler Blutfluß bei Patienten mit Links-rechts-Shunt auf Vorhofebene zu einer deutlich höheren frühdiastolischen Einstromgeschwindigkeit führt. Demgegenüber weisen Patienten mit rechtsventrikulärer Dysfunktion gegenüber Normalpersonen und Patienten mit normaler rechtsventrikulärer Funktion signifikant niedrigere frühdiastolische Flußgeschwindigkeiten an der Trikuspidalklappe als Folge der reduzierten myokardialen Dehnbarkeit bei rechtsventrikulärer enddiastolischer Druckerhöhung auf (Braunwald 1964; Levine 1972). Darüber hinaus reflektiert die signifikant höhere spätdiastolische Flußgeschwindigkeit bei diesen Patienten die Akzentuierung der Vorhoftransportfunktion bei gestörter Ventrikelfunktion mit enddiastolischer Druckerhöhung (Suga 1974; Hamby et al. 1983). Besonders augenfällig wird diese Zunahme des Anteils der vorhofkontraktionsinduzierten spätdiastolischen Ventrikelfüllung bei der Bildung des diastolischen Flußgeschwindigkeitsindexes.

Einschränkend ist jedoch festzuhalten, daß der Anteil der aktiven Füllungsphase an der diastolischen Ventrikelfüllung nicht nur vom Druckgradienten selbst, sondern auch vom Zeitpunkt der Vorhofkontraktion abhängt (Corday u. Lang 1978). Insbesondere bei Herzfrequenzen über 90/min ist eine Trennung zwischen frühdiastolischer passiver und spätdiastolischer aktiver Füllungsphase nicht mehr möglich (Hammermeister u. Warbasse 1974).

Pulmonalklappe

Unsere kontrastechographisch ermittelten Flußgeschwindigkeiten an der Pulmonalklappe zeigten eine sehr enge Übereinstimmung mit invasiv gewonnenen Flußgeschwindigkeiten (Mason et al. 1970) sowie mit jüngt veröffentlichten sonographischen Flußgeschwindigkeitsmessungen (Doppler) im Pulmonalarterienhauptstamm (Gardin et al. 1984; Grenadier et al. 1984). Dies bestätigt, daß die quantitative Analyse kontrastechographischer Flußlinien eine zuverlässige nichtinvasive Messung intrakardialer Flußgeschwindigkeiten erlaubt.

Die maximale Flußgeschwindigkeit an der Pulmonalklappe erlaubt zwar Rückschlüsse auf die kardiale Auswurfleistung (Loepky et al. 1984), jedoch ergab sich in unseren Untersuchungen nur eine lockere Beziehung (r = 0,74) zum Herzindex, da die maximale Flußgeschwindigkeit nicht nur vom Schlagvolumen allein, sondern insbesondere auch vom myokardialen Kontraktionszustand und von Größe und Form der Ausflußbahn abhängt.

Dagegen ist das Erreichen der maximalen Flußgeschwindigkeit in der frühen Systole ein sehr sensitives Zeichen für das Vorliegen einer pulmonal-arteriellen Drucksteigerung (Zeiher et al. 1984). Ursächlich hierfür ist die rasche Beschleunigung der Blutsäule in der frühen Austreibungsphase bei Druckbelastung des rechten Ventrikels (Ghighnone et al. 1984), gefolgt von einer frühzeitigen Abnahme der Flußgeschwindigkeit aufgrund der reduzierten Kapazität (Reuben 1971) und vermehrten Impedanz (Milnor et al. 1969) des Lungengefäßbettes bei pulmonaler Hypertonie verantwortlich.

Zusammenfassung

Die quantitative Kontrast-M-mode-Echokardiographie ist bei einem hohen Prozentsatz erwachsener Patienten unter klinischen Bedingungen mit ausreichender Genauigkeit durchführbar. Diese nichtinvasive Methode liefert wichtige Informationen über die kardiale Hämodynamik unter Nutzung echokardiographischer Standardausrüstung. Die Ergebnisse sind vergleichbar mit denen der Dopplerechographie. Ein wesentlicher Nachteil besteht jedoch darin, daß die Methode auf das rechte Herz beschränkt bleibt, da derzeit keine lungenkapillargängigen Kontrastmittel verfügbar sind. Darüber hinaus ist die Dopplerechographie weniger zeitaufwendig und bedarf nicht der peripheren Injektion des Kontrastmittels. Einen Vorteil gegenüber der Dopplerechographie bildet jedoch die simultane Darstellung anatomischer und flußdynamischer Verhältnisse mit Hilfe der Kontrastechokardiographie.

Literatur

Bonzel T, Fassbender D, Bogunovic N, Trieb G, Gleichmann U (1981) Analysis of right heart blood flow from contrast patterns on the echocardiogram. In: Rijsterburg H (ed) Echocardiology. Nijhoff, Den Haag, pp 255–262

Braunwald E (1964) Hemodynamic significance of atrial systole. Am J Med 37: 665–669

Corday E, Lang TW (1978) Altered physiology associated with cardiac arrythmias. In: Hurst JW (ed) The heart. McGraw-Hill, New York, p 630

Gardin JM, Burn CS, Childs WJ, Henry WL (1984) Evaluation of blood flow velocity in the ascending aorta and main pulmonary artery of normal subjects by Doppler echocardiography. Am Heart J 107: 310–319

Ghighnone M, Girling L, Prewitt RM (1984) Effect of increased pulmonary vascular resistance on right ventricular systolic performance in dogs. Am J Physiol 246: H339–H343

Gramiak R, Shah PM (1968) Echocardiography of the aortic root. Invest Radiology 3: 356–366

Grenadier E, Lima CO, Allen HD, Sahn DJ, Barron JV, Valdes-Cruz LM, Goldberg SJ (1984) Normal intracardiac and great vessel Doppler flow velocities in infants and children. J Am Coll Cardiol 4: 343–350

Hamby RI, Noble WJ, Murphy DH, Hoffmann I (1983) Atrial transport function in coronary artery disease: Relation to left ventricular function. J Am Coll Cardiol 1: 1011–1017

Hammermeister KE, Warbasse JR (1974) The rate of change of left ventricular volume in man. Diastolic events in health and disease. Circulation 49/2: 739–747

Levine HJ (1972) Compliance of the left ventricle. Circulation 46: 423–426

Levine RA, Teichholz LE, Goldman ME, Steinmetz MY, Baker M, Meltzer RS (1984) Microbubbles have intracardiac velocities similar to those of red blood cells. J Am Coll Cardiol 3: 28–33

Loeppky JA, Hoekenga DE, Greene ER, Luft UC (1984) Comparison of noninvasive pulsed Doppler and Fick measurements of stroke volume in cardiac patients. Am Heart J 107: 339–346

Mason DT, Gabe IT, Mills CJ, Gault JH, Ross J, Braunwald E, Shillingford JP (1970) Application of the catheter tip electromagnetic velocity probe in the study of the central circulation in man. Am J Med 49: 465–471

Meltzer RS, Tickner EG, Sahines TP, Popp RL (1980) The source of ultrasound contrast effect. J Clin Ultrasound 8: 121–127

Meltzer RS, Van Hoogenhuyze D, Serruys PW, Haalebos MMP, Hugenholtz PG, Roelandt J (1981) Diagnosis of tricuspid regurgitation by contrast echocardiography. Circulation 63: 1093–1099

Milnor WR, Conti CR, Lewis KB, O'Rourke MF (1969) Pulmonary arterial pulse wave velocity and impedance in man. Circ Res 25: 637–649

Reuben SR (1971) Compliance of the human pulmonary arterial system in disease. Circ Res 29: 40–50

Shiina A, Kondo K, Nakasone Y, Tsuchiya M, Yaginuma S, Hosoda S (1981) Contrast echocardiographic evaluation of changes in flow velocity in the right side of the heart. Circulation 63: 1408–1416

Suga H (1974) Importance of atrial compliance in cardiac performance. Circ Res 35: 39–43

Valdes-Cruz LM, Pieroni DR, Roland JM, Varghese PJ (1976) Echocardiographic detection of intracardiac right-to-left shunts following peripheral venous injections. Circulation 54: 558–562

Zeiher A, Bonzel T, Wollschläger H, Just H (1984) Noninvasive evaluation of pulmonary hypertension by quantitative contrast M-mode echocardiography (Abstract). Eur Heart J 5/1: 62

Transösophageale Echokardiographie

Transösophageale Echokardiographie (TEE) mit Linear arrays

J. A. Bönhof

Nachdem es möglich geworden war, kleine und intrakorporal anwendbare piezoelektrische Wandler herzustellen, wurde neben anderen Anwendungen auch die intra- und transösophageale Applikation zur Untersuchung des Herzens und der großen mediastinalen Gefäße versucht.

Dazu kamen sowohl Doppler-Sonden (Duck et al. 1974) als auch Wandler zur Registrierung im M-mode zum Einsatz (Frazin et al. 1976). Bei den B-Bild-Verfahren wurden mechanische Sektorscanner (Hisanaga u. Hisanaga 1978), sowie elektronische Sektorscanner, sog. Phased arrays (Souquet et al. 1982), benützt. Insbesondere letztere fanden eine immer breitere Verwendung.

Daneben gab es auch Versuche, transösophageal mit Linear arrays zu medizinisch relevanten Informationen zu kommen (DiMagno et al. 1980; Natori et al. 1983; Bönhof et al. 1984).

Uns steht ein Prototyp eines Instruments mit einem Linear array-Schallkopf zur Verfügung. Das Gerät war für die transgastrale und transduodenale Sonographie konzipiert worden. Wir setzen es jedoch fast ausschließlich zur transösophagealen Sonographie ein. Dabei ist die Untersuchung des Herzens (transösophageale Echokardiographie = TEE) und der großen intrathorakalen Gefäße ein Anwendungsschwerpunkt (Bönhof u. Linhart 1984).

Methodik

Geräte und technische Daten

Der verwendete Prototyp besteht aus einem Linear array (Abb. 1) mit 5–7 MHz Nennfrequenz und einer Bildbreite von 3,7 cm, das an der Spitze eines Gastroskops (Pentax FG 28A) montiert ist. Dabei sind alle Funktionen des Endoskops erhalten, lediglich die Abwinkelbarkeit am distalen Ende ist etwas eingeschränkt. Der maximale Instrumentendurchmesser ist 1,6 cm, die Länge der starren Spitze 4,5 cm. Die Eindringtiefe beträgt je nach untersuchter Region 5–10 cm. Die maximale Bildfrequenz ist 30/s. Die Sonde kann mit einem geeigneten Interface an das Sonoline 8000, das Sonoline SL und an den Imager 2380 (alle von Siemens) angeschlossen werden.

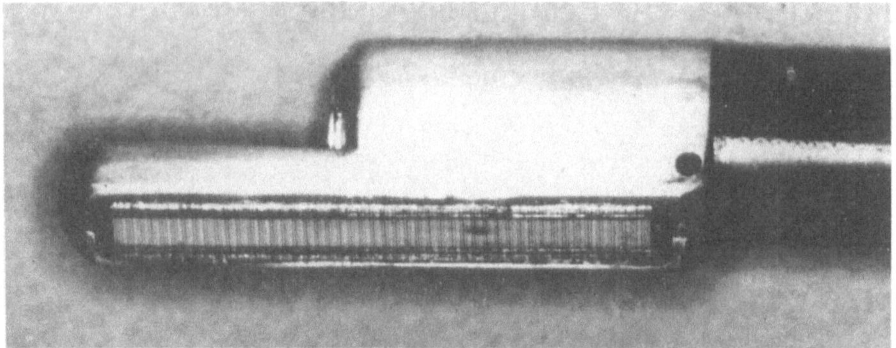

Abb. 1.   Linear array (Prototyp Siemens) an der Spitze eines Pentax-Gastroskops

Vorgehen

Nachdem wir zunächst nur nach ausgiebiger Rachenschleimhautanästhesie untersucht haben, prämedizieren wir nun zusätzlich 10 mg Diazepam i. v. Das Instrument
läßt sich am besten in Linksseitenlage, wie bei der Gastroskopie, einführen.
Die interessierenden Regionen können durch Schieben, Ziehen und Drehen der
Sonde eingestellt werden. Die Ankopplung ist durch die Feuchtigkeit im Ösophagus
gewährleistet und gelingt, falls erforderlich, nach Absaugen der Luft und Kollaps der
Ösophaguswand.
Die Dokumentation erfolgt per Videoband, wobei die gesamte Untersuchung aufgezeichnet wird. Gegebenenfalls erforderliche Fotos werden vom Standbild des Videorecorders gemacht.

Ergebnisse

Was sieht man?

Das Instrumentarium und Vorgehen ermöglicht die transösophageale Darstellung
von Teilen des Herzens sowie die Sonographie der großen Gefäße im Mediastinum.
So kann der linke (Abb. 2) und der rechte Vorhof, die Aorten- (Abb. 3a, b) und
Mitralklappe (Abb. 4), die Aorta ascendens, der Aortenbogen sowie die Aorta
descendens abgebildet werden. Auch der Truncus pulmonalis bzw. die A. pulmonalis
dextra sind darstellbar.
Zusätzlich kann man den Abgang der rechten und linken Koronararterie, die
Abgänge der Interkostalarterien, die Abgänge vom Aortenbogen und auch die
V. azygos bzw. V. cava inferior sehen.

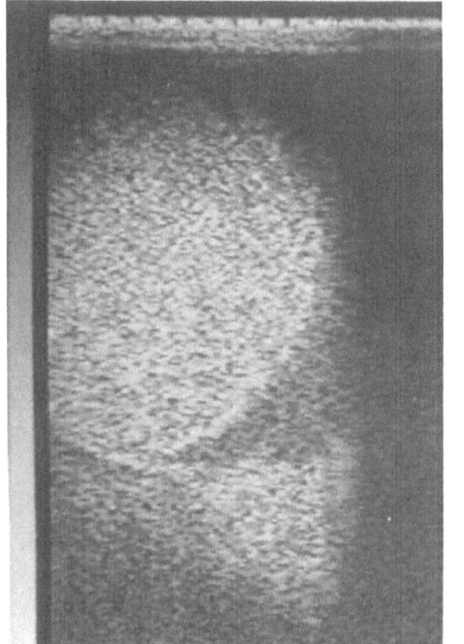

Abb. 2. Myxom im linken Vorhof

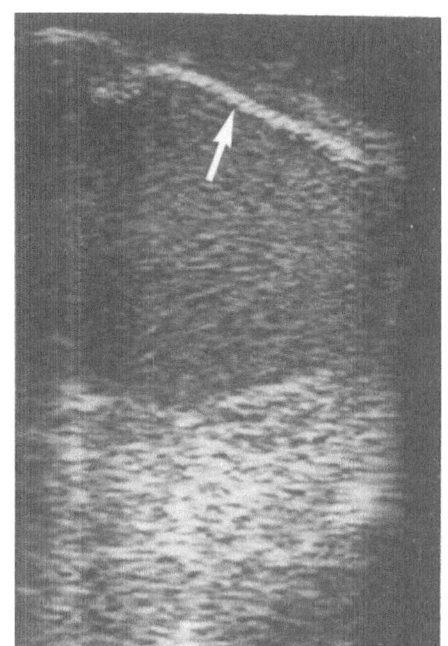

Abb. 4. Geschlossene Mitralklappe (⇕)

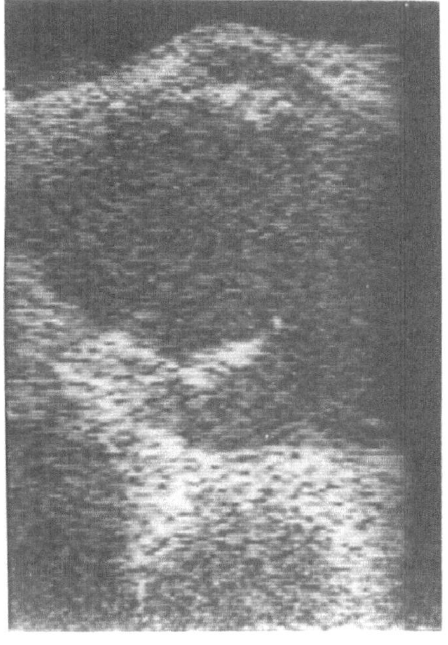

a

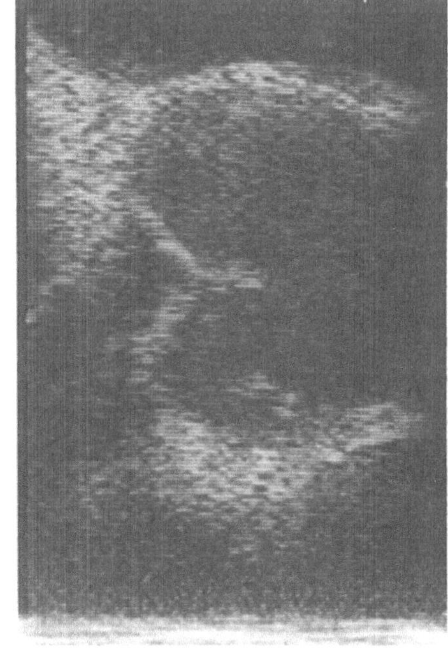

b

Abb. 3a, b. **a** Geöffnete Aortenklappe, **b** geschlossene Aortenklappe bei der TEE mit Linear array

Tabelle 1. Vorzüge unseres Linear array-Systems bei der TEE

Vorteile	Prinzipielle	Spezielle
An einfache Sonographiegeräte adaptierbar	×	
Einfache Bedienung	×	
Hohe Bildqualität im Nahfeld	×	×
Hohe Auflösung (räumlich, zeitlich, Grauwerte)	×	×
Robustes Instrument	×	×
Absaugung und Spülung		×
Optik		×
Abwinkelbare(r) Sondenspitze (Schallkopf)		×

Diskussion

Vor- und Nachteile der Linear arrays bei der TEE

Wie an den Beispielen erkennbar und aus der Beschreibung der Geräte und Vorgehensweise zu entnehmen, hat unser Instrumentarium bei der transösophagealen Untersuchung des Herzens Vor- und Nachteile. Einige dieser Plus- und Minuspunkte sind prinzipieller Art und dem Linear array-System eigen, andere sind spezielle Vorzüge bzw. Nachteile dieses bestimmten Prototyps (s. Tabellen 1 und 2).

Aus den Tabellen 1 und 2 kann man ableiten, wo welche Verbesserungen und Änderungen möglich und nötig sind, um ein Linear array-Gerät zu erhalten, das für die TEE optimiert ist. In der folgenden Übersicht sind die entsprechenden Punkte aufgelistet.

Merkmale, die ein Linear array zur TEE haben muß

1. Erforderlich:	2. Vorteilhaft:
Mittlere Graustufenauflösung,	An einfache Sonographiegeräte anschließbar,
hohe zeitliche Auflösung („frame rate"),	einfache Bedienung,
ausreichende Bildbreite (mindestens 3,5 cm),	hohe Bildqualität im Nahfeld, hohe Auflösung,
Absaugung,	robustes Instrument, (Optik),
Eindringtiefe bis 12–15 cm.	große Bildbreite, dünne Sonde, abwinkelbare Sondenspitze.

Linear arrays im Vergleich mit anderen Scannern

Um eine Bewertung der Linear arrays bei der TEE nicht nur aufgrund der genannten Vor- und Nachteile, sondern auch im Vergleich mit anderen Verfahren

Tabelle 2. Nachteile unseres Linear array-Systems bei der TEE

Nachteile	Prinzipielle	Spezielle
Bildebene kaum von der Ösophaguslängsachse abweichend einstellbar	×	
Dicke der Sondenspitze (1,6 cm)		×
Länge der starren Spitze (4,5 cm)	×	
Begrenzte Bildbreite (3,7 cm)	×	
Begrenzte Eindringtiefe (5–10 cm)		×
Sonogrammabmessungen für viele kardiale Strukturen zu klein (3,7×7 cm)	×	×

vornehmen zu können, ist es nützlich, einige grundsätzliche Erwägungen über die 3 heute möglichen transösophageal anwendbaren B-Bild-Techniken mit einzubeziehen. Die dazu relevanten Gesichtspunkte sind in Tabelle 3 vereinfacht zusammengefaßt.

Schlußfolgerungen

Wägt man die Vor- und Nachteile der verschiedenen B-Bild-Verfahren, die zur TEE z. Z. eingesetzt werden, gegeneinander ab, so hat die Phased array-Technik z. Z. die

Tabelle 3. Vergleich Sektor- und Linearscanner bei der TEE

Sektorscanner				Linearscanner	
Mechanische		Phased arrays		Linear arrays	
⊕	⊖	⊕	⊖	⊕	⊖
Kreisrunde Wandler: Schallkeulen mit geringen „side lobes" — An einfache Geräte anschließbar — Hohe Nennfrequenzen möglich	Intrakorporal bewegte Teile — Schlechtes Bild im Nahfeld — Nur Horizontalschnitte	Keine mechanisch bewegten Teile — Elektronische Fokussierung möglich — Kleine Wandler — Scanebene kann gut variiert werden	Aufwendige Elektronik erforderlich — Ungünstige Schallkeulenform — Schlechtes Bild im Nahfeld — Nur niedrige bis mittlere Nennfrequenzen möglich	Keine mechanisch bewegten Teile — An einfache Sonographiegeräte anschließbar — Relativ günstige Schallkeulenform — Elektronische Fokussierung möglich — Gutes Bild im Nahfeld — Hohe Nennfrequenzen möglich	Starrer Sondenteil limitiert Bildbreite — Kaum Änderung der Scanebene möglich: nur Longitudinalschnitte

meisten Pluspunkte. Sie ist bis heute auch am stärksten gefördert und am weitesten entwickelt worden.

Dennoch, es kann auch mit anderen TEE-Gerätetypen, so z. B. mit Linear arrays, untersucht werden. Letztere sind jedoch z. Z. besser für die transösophageale Sonographie von mediastinalen Raumforderungen geeignet.

Literatur

Bönhof JA, Linhart P (1984) Transösophageale mediastinale Sonographie – Herz und Gefäße. Verh Dtsch Ges Inn Med 90: 1403–1405

Bönhof, JA, Frank K, Gruner HJ, Linhart P (1984) Transösophageale mediastinale Sonographie. In: Lutz H, Reichel L (Hrsg) Ultraschalldiagnostik 83. Thieme, Stuttgart New York, S 471–472

DiMagno EP, Buxton JL, Regan PT, Hattery RR, Wilson DA, Suarez JR, Green PS (1980) The ultrasonic endoscope: Preliminary human studies (Abstract). Gastroenterology 78: 1157

Duck FA, Hodson CJ, Tomlin PJ (1974) An esophageal doppler probe for aortic flow velocity monitoring. Ultrasound Med Biol 1: 233–241

Frazin L, Talano JV, Stephanides L, Loeb HS, Kopel L, Gunnar RM (1976) Esophageal echocardiography. Circulation 54: 102–108

Hisanaga K, Hisanaga A (1978) A new real-time sector scanning system of ultra-wide angle and real-time recording of entire adult cardiac images: Transesophagus and trans-chest-wall methods. In: White DN, Lyons EA (eds) Ultrasound in medicine, vol 4. Plenum, New York, pp 391–402

Natori H, Tamaki S, Jzumi S, Joshita Y, Kira S (1983) Clinical application of ultrasound endoscope using linear array transducer for transesophageal ultrasonographic diagnosis of the disease of the mediastinum. In: Lerski RA, Morley P (eds) Ultrasound '82. Pergamon, Oxford New York, pp 339–343

Souquet J, Hanrath P, Zitelli L, Kremer P, Langenstein BA, Schlüter M (1982) Transesophageal phased array for imaging the heart. IEEE Trans Biomed Eng 29: 707

Transösophageale Echokardiographie zur Diagnostik von Erkrankungen der Aorten- und Mitralklappe

C. Pfeiffer, R. Erbel, H. Stern, G. Schreiner, B. Henkel, S. Rohmann,
J. Meyer

Aufgrund von Thoraxdeformitäten, Adipositas, insbesondere Lungenemphysem, ist die Beurteilung der Funktion und der Struktur der Aorten- und Mitralklappe sowie der Trikuspidalklappe in vielen Fällen limitiert. Die Schwierigkeiten fallen besonders auf, wenn eine detaillierte Analyse, z. B. bei der Frage nach Vegetationen bei bestehender Endokarditis, notwendig ist.

Die Einführung der transösophagealen Echokardiographie hat ein „neues Fenster" geöffnet. Durch die Nähe (Abstand 4–5 bzw. 6–7 cm) zur Mitral- und Aortenklappe sowie zur Trikuspidalklappe gelingt eine Darstellung mit sehr hoher Auflösung. Im folgenden soll auf Normalbefunde und pathologische Veränderungen der Klappen eingegangen werden.

Methoden

Im Zeitraum von 2 Jahren wurden im Echokardiographielabor der II. Medizinischen Klinik und Poliklinik der Johannes-Gutenberg-Universität Mainz 8700 Patienten untersucht. Die transthorakale Echokardiographie erfolgte mit einer Sonde von 2,5 oder 3,5 MHz, angeschlossen an einen elektronischen Sektorscanner (V 3400 R bzw. CV 60, Sonotron, Diasonics). Die Anlotung erfolgt in Linksseitenlage bei parasternaler oder apikaler, in Rückenlage bei suprasternaler oder subkostaler Schallrichtung. Die Aufzeichnung erfolgte auf VHS-Videokassetten (JVC, Japan). Die Dokumentation wurde auf „hard copies" vorgenommen.

Für die transösophageale Anlotung wurde ein von Hanrath et al. entwickeltes Echoskop verwandt (Hanrath et al. 1981; Schlüter et al. 1984). An einem flexiblen Gastroskop (12 mm) wurde die Seitenblickoptik durch Ultraschallkristalle ersetzt. Es handelt sich um 32 Kristalle, die nach dem Phased-array-Prinzip angesteuert werden. Die Frequenz beträgt 3,5 MHz. Nach Rachenanästhesie mit Xylocainspray erfolgte im nüchternen Zustand und nach Ausschluß von Schluckbeschwerden die Sondierung in Linksseitenlage. Ein venöser Zugang wurde vorbereitet, Atropin lag zur Injektion bereit, die bei Bradykardie grundsätzlich vorab erfolgte.

Die Dokumentation der transösophagealen Echokardiogramme erfolgte wie bei den transthorakalen Bildern.

Ergebnisse

Bei 241 von 8700 Patienten (2,7%) wurde die Indikation zur transösophagealen Echokardiographie gesehen. Bei 10 von diesen Patienten (4%) war eine Sondierung aufgrund starker Würgereize nicht möglich. Nebenwirkungen wurden bei 2 Patienten beobachtet: 1 Patient zeigte einen passageren AV-Block I° und 1 Patient erlitt einen Asthmaanfall.

Aortenklappe

Die Aortenklappe ist normalerweise trikuspidal angelegt und wird in einer Entfernung des Echoskops von ca. 25–30 cm von den Zähnen meist im Fünfkammerblick angelotet (Abb. 1). In 2 Fällen (1%) wurde eine vierzipflige Aortenklappe entdeckt (Abb. 2). Die bikuspidale Anlage wird häufiger (1,2%) entdeckt (Abb. 3). Eine Degeneration und Sklerose sowie aufgepfropfte Endokarditiden werden gerade bei diesen Klappen beobachtet.
Veränderungen bei rheumatischen Aortenvitien sind meist so ausgeprägt, daß eine nähere Differenzierung nicht gelingt und die transösophageale Echokardiographie nur begrenzt zusätzlich Informationen bietet. Sicher kann differenziert werden, ob eine einwandfreie Öffnung und Schließung vorliegt.

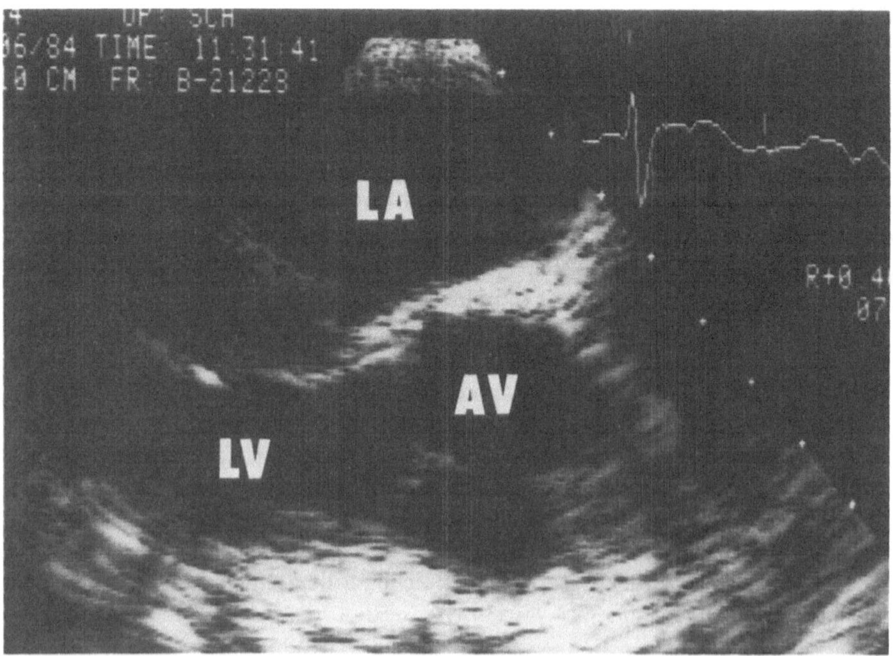

Abb. 1. Darstellung der trikuspidalen Aortenklappe mittels transösophagealer Echokardiographie. *LA/LV* = linker Vorhof / linker Ventrikel, *AV* = Aortenklappe

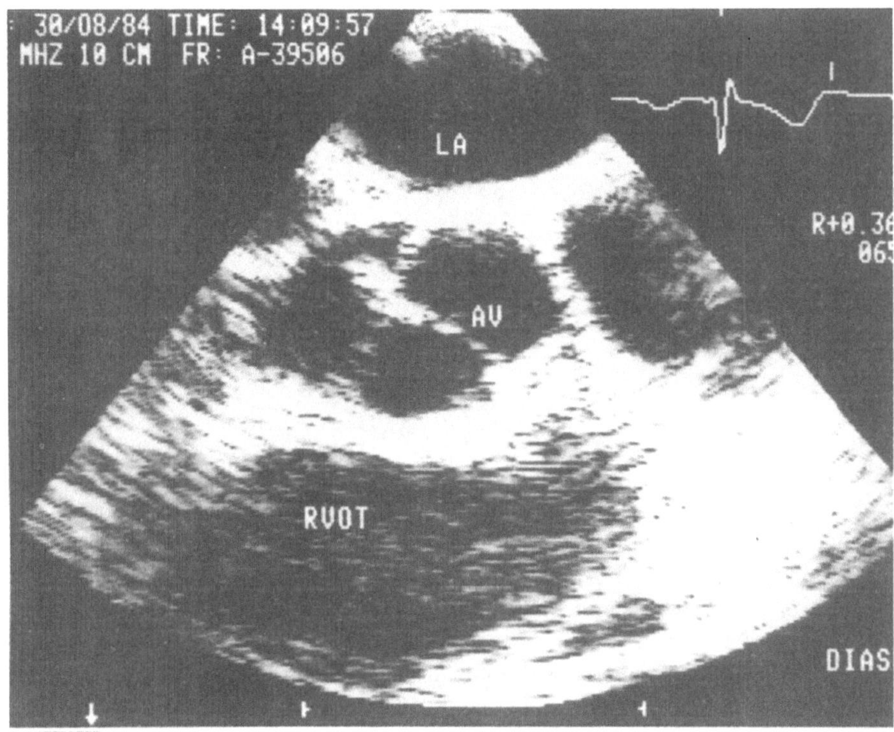

Abb. 2. Transösophageale echokardiographische Darstellung einer vierzipfligen Aortenklappe. *LA* = linker Vorhof, *AV* = Aortenklappe, *RVOT* – rechtsventrikulärer Ausflußtrakt

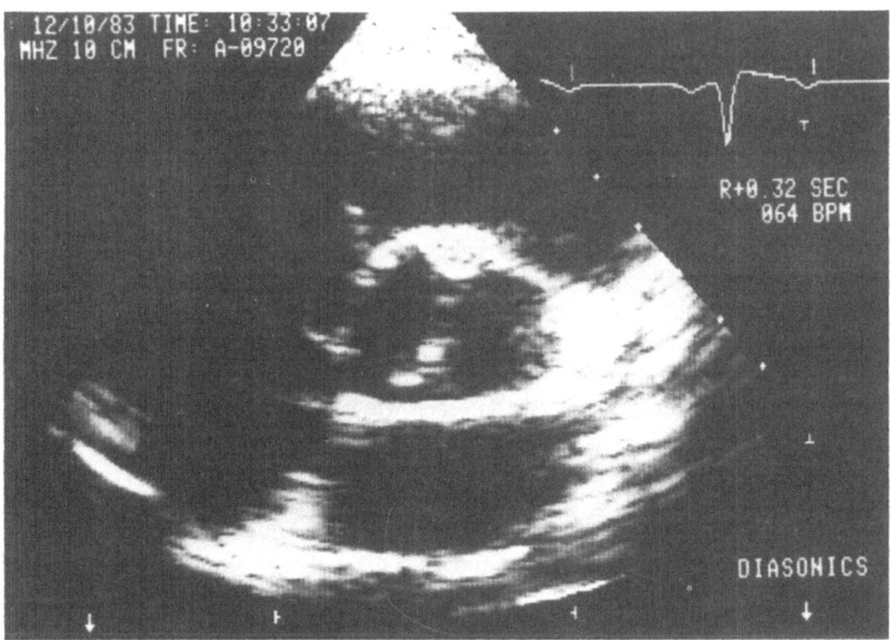

Abb. 3. Bikuspidale Aortenklappe mit leichter Prolabierung in der Diastole

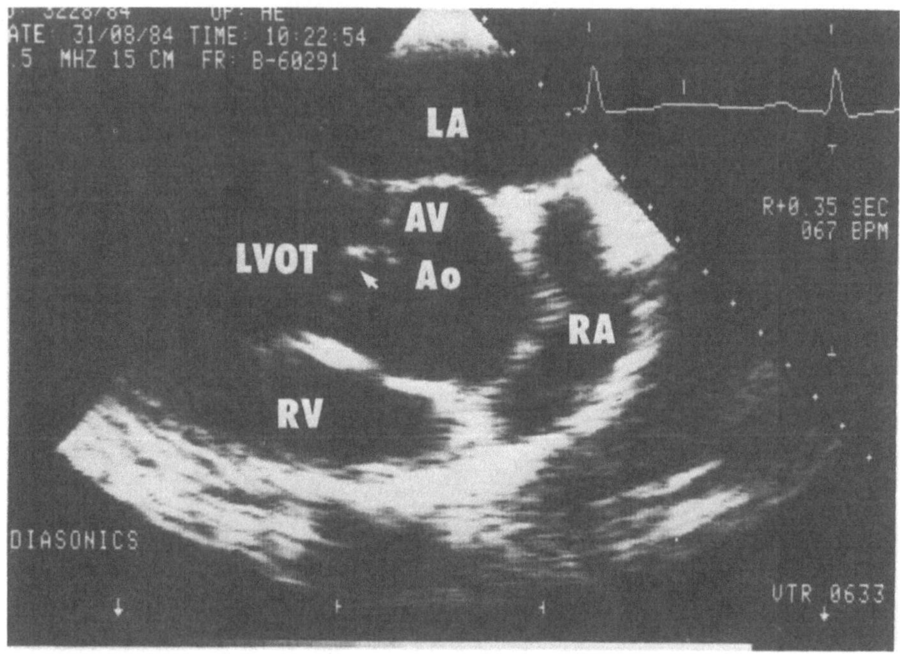

Abb. 4. Nachweis eines Aortenklappenprolaps mittels transösophagealer Echokardiographie. *LA* = linker Vorhof, *LVOT* = linksventrikulärer Ausflußtrakt, *RA/RV* = rechter Vorhof/rechter Ventrikel, *AV* = Aortenklappe, *Ao* = Aorta

Bei 10–15% der Patienten, bei denen bei Verdacht auf Endokarditis transthorakal keine Vegetation nachgewiesen werden kann, können transösophageal Zusatzechos als Hinweis auf Vegetationen der Aortenklappe nachgewiesen werden.

Bei 31 Patienten (12,8%) wurde ein Aortenklappenprolaps festgestellt (Abb. 4), der nur in seltenen Fällen in der transthorakalen Echokardiographie beschrieben wurde (10%). In 9 Fällen (29%) lag zusätzlich ein Mitral-, in 4 Fällen (13%) auch ein Trikuspidalklappenprolaps vor. In 18 Fällen (58%) war der Prolaps so ausgeprägt, daß eine Aorteninsuffizienz, meist leichten Schweregrades, resultierte. Bei 3 Patienten bestand zusätzlich eine Aortenektasie. Vegetationen wurden 5mal beobachtet (Pfeiffer et al. 1984a, b).

In 3 Fällen wurde sogar ein Aneurysma der Aortenklappe nachgewiesen, was transthorakal nur als Verdickung des Aortensegels wie bei einer Vegetation imponierte.

Mitralklappe

Die Mitralklappe wird axial angelotet und stellt sich mit dem größeren vorderen und kleineren hinteren Mitralsegel glatt begrenzt und klar schließend dar (Abb. 5). Die Anlotung wird am besten im Vierkammerblick vorgenommen. Zur besseren räumlichen Orientierung wurde in Abb. 5 zusätzlich ein computertomographisches Bild mit

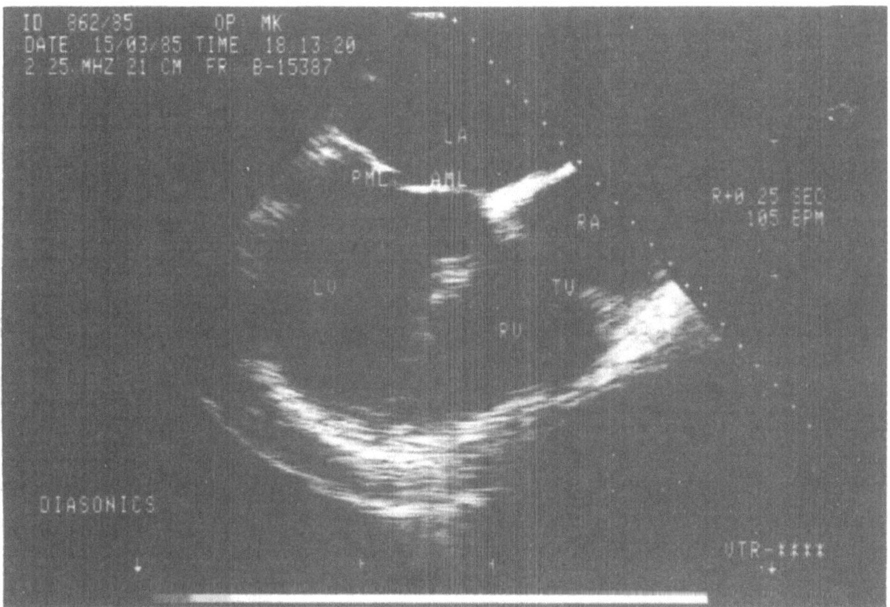

Abb. 5. Normale Mitralklappe mit großem vorderem Mitralsegel *(AM)* und kleinerem hinterem Mitralsegel *(ML)*, linker Vorhof und Ventrikel *(LA/LV)*, linksventrikulärer Ausflußtrakt *(LVOT)* und Aorta *(Ao)*

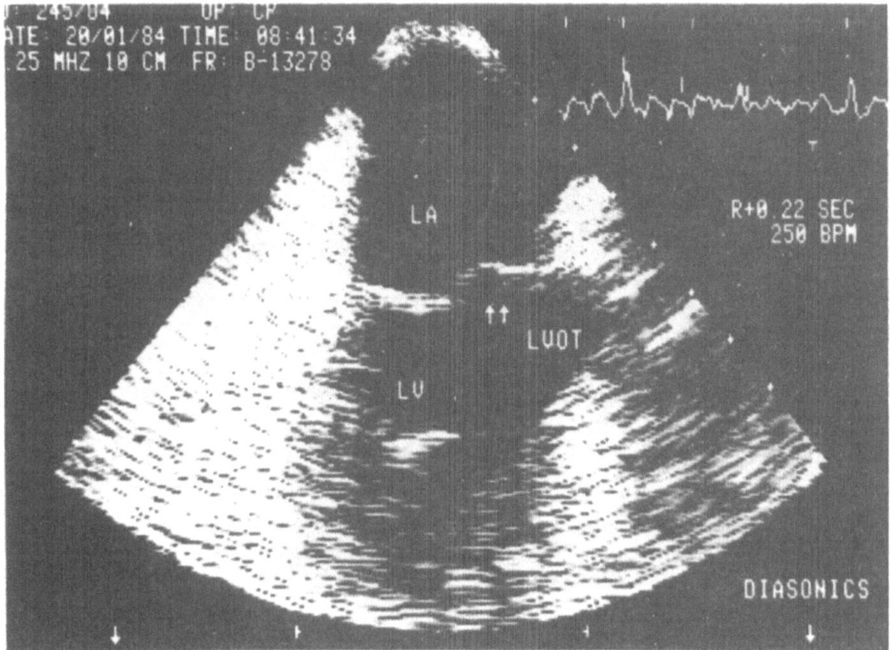

Abb. 6. Prolaps des hinteren und vorderen Mitralsegels *(PML/AML)* LA/LV = linker Vorhof/ linker Ventrikel. Erkennbar ist die deutlich unregelmäßige Strukturierung beider Segel

Tabelle 1. Mitralklappenprolaps

	Betroffenes Segel	MVP + U	MVP + AVP	MVP + TVP	Transthorakal nicht sicher nachgewiesen
Vorderes Segel	32	2	5	4	14
Hinteres Segel	12	2	1	4	9
Beide Segel	20	13	3	5	6
Gesamt	64	18	9	18	29

eingezeichnetem Schallsektor abgebildet. Ein Prolaps des Mitralsegels wurde bei 64 von 81 Patienten mit Mitralklappenerkrankungen, die untersucht wurden, nachgewiesen. Klar trennbar war, welches der beiden Segel prolabierte (Tabelle 1). In 12 Fällen prolabierte das hintere Segel (19 %), in 32 Fällen das vordere Segel (50 %), und in 20 Fällen (31 %) waren beide Segel betroffen (Abb. 6). Insbesondere in Fällen, bei denen transthorakal nicht zu klären war, welches Segel prolabierte, erwies sich die transösophageale Echokardiographie als besonders wertvoll. Der Mitralklappenprolaps selbst war bei 29 von 64 Patienten transthorakal nicht nachgewiesen worden. Es sei hier betont, daß es sich um ein ausgewähltes Krankengut handelt.

In 3 Fällen wurde ein Aneurysma der Mitralis, in 2 Fällen ein Aneurysma des vorderen und in 1 Fall des hinteren Segels diagnostiziert, das als Aneurysma nur in 1 Fall auch transthorakal erkannt worden war (Abb. 7). Insbesondere die Differen-

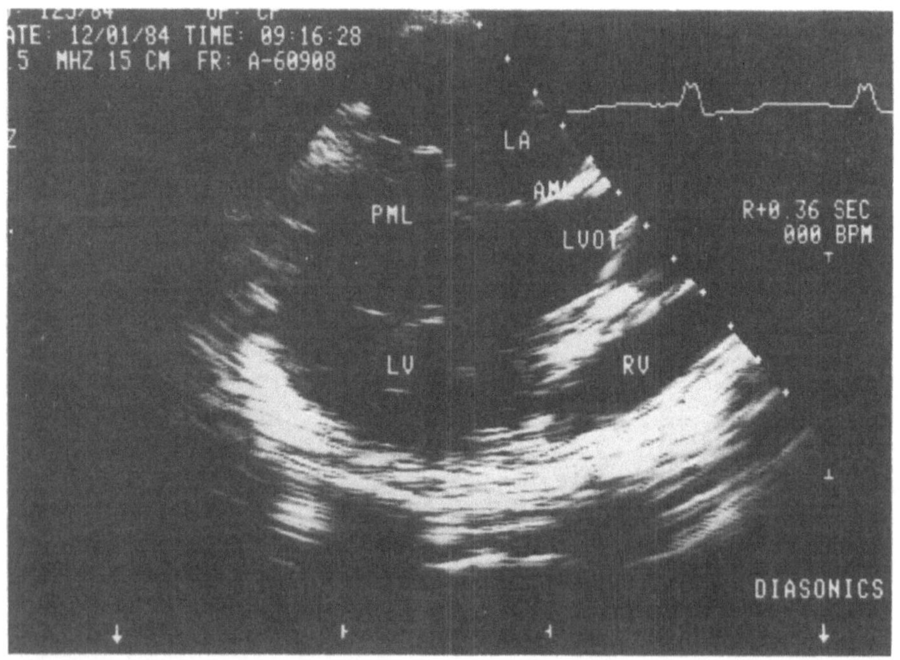

Abb. 7. Aneurysmabildung des hinteren Mitralsegels *(Pfeil)*. Insgesamt stark myxomatös degeneriert gezeichnete Klappe. *AML/PML* = vorderes und hinteres Mitralsegel, *LA/LV* linker Vorhof/linker Ventrikel, *LVOT* = linksventrikulärer Ausflußtrakt

zierung zu Vegetationen bei ausgeprägtem Prolaps fiel in 12 Fällen leichter, da zwischen Klappenanteilen und Vegetationen besser unterschieden werden kann, wobei das Ausmaß der Reflexion ein Unterscheidungskriterium darstellt (Pfeiffer et al. 1984a, b).

Wie bei der Aorteninsuffizienz hilft die transösophageale Echokardiographie auch bei der Mitralinsuffizienz, die Ätiologie weiter abzuklären. Eine Mitralinsuffizienz wurde in 18 von 64 Fällen (28%) beobachtet. Auffallend war, daß in 13 von 18 Fällen ein Mitralprolaps beider Segel bestand. Eine Mitralinsuffizienz mit Prolaps nur eines Segels bestand nur in 2 Fällen beim Prolaps des hinteren Segels und in 3 Fällen beim Prolaps des vorderen Mitralsegels.

Gleichzeitig mit dem Mitralklappenprolaps wurde in 18 Fällen (28%) ein Trikuspidalklappenprolaps nachgewiesen. Ein Prolaps aller Segel fand sich nur in 2 Fällen.

Trikuspidalklappe

Die Trikuspidalklappe liegt bei der transösophagealen Echokardiographie weit vom Schallkopf entfernt und wurde nicht klar axial angelotet. Die Detailerkennung war deutlich schlechter als bei der Mitralklappe. Es gelingt jedoch gut, einen Prolaps nachzuweisen, der bei 20 Patienten, in 18 Fällen verbunden mit einem Mitralklappenprolaps, erkannt wurde (Abb. 8a, b).

Interatriales System

Durch Drehung des Schallkopfes um 50–70° aus dem Vierkammerblick wird das interatriale Septum senkrecht angelotet. Die Detailerkennung ist exzellent. Selbst die Fossa ovalis kann dargestellt werden.

Die Diagnostik des Vorhofseptumdefekts erscheint gerade durch die transösophageale Echokardiographie verbessert worden zu sein (Hanrath et al. 1983). Selbst bisher nur selten transthorakal erkannte Aneurysmen des Vorhofseptums werden in der transösophagealen Echokardiographie häufiger nachgewiesen. Wir konnten in einer Studie bei 1,5% der Patienten ein Aneurysma des Septums transösophageal nachweisen (Schreiner et al. im Druck). Die Aneurysmabildung des Septums ist nicht zwangsläufig mit einem Vorhofseptumdefekt kombiniert. In Abb. 9 ist ein solches Aneurysma dargestellt. Es findet sich z. T. auch ein Flattern des Vorhofseptums, was auf ein offenes Foramen ovale hinweist.

Insbesondere der Nachweis eines Sinus-venosus-Defektes, der transthorakal im Erwachsenenalter nur schwer darstellbar wird, gelingt. Wir konnten dies kürzlich bei einem Patienten mit paradoxer Embolie und Ausbildung eines zerebralen Abszesses nachweisen.

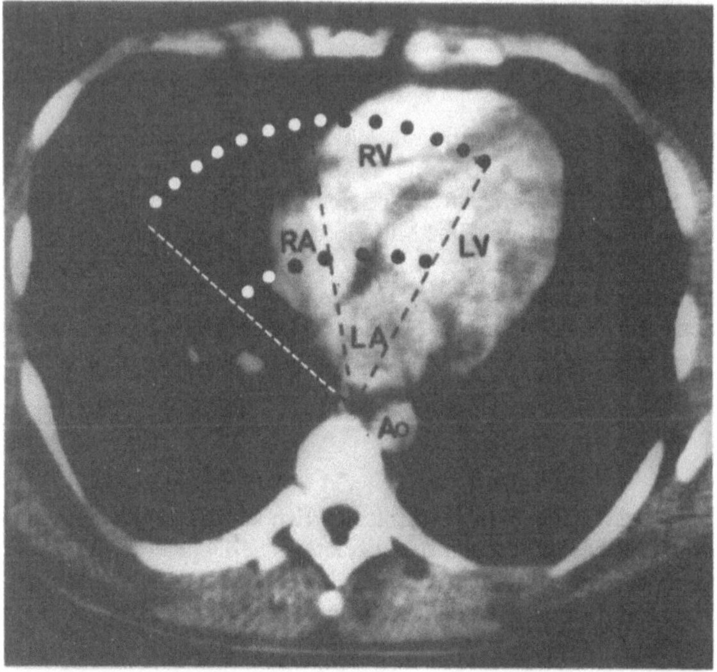

a

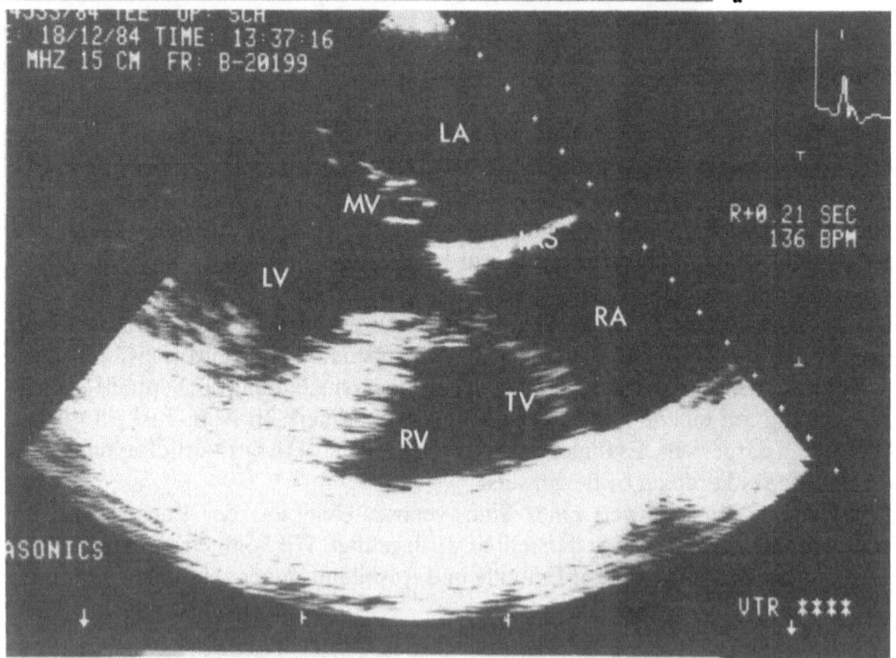

b

Abb. 8a, b.   **a** Computertomographisches Bild mit Darstellung des Vierkammerblicks; eingezeichnet ist die Ösophagussonde mit dem 80°-Schallsektor, **b** Vierkammerschnittdarstellung mit Darstellung eines Prolaps des Trikuspidalklappensegels und des vorderen Mitralsegels. *LA/LV* = linker
Vorhof/Ventrikel, *RA/RV* = rechter Vorhof/Ventrikel, *MV* = Mitralklappe, *TV* = Trikuspidalklappe, *IAS* = interatriales Septum

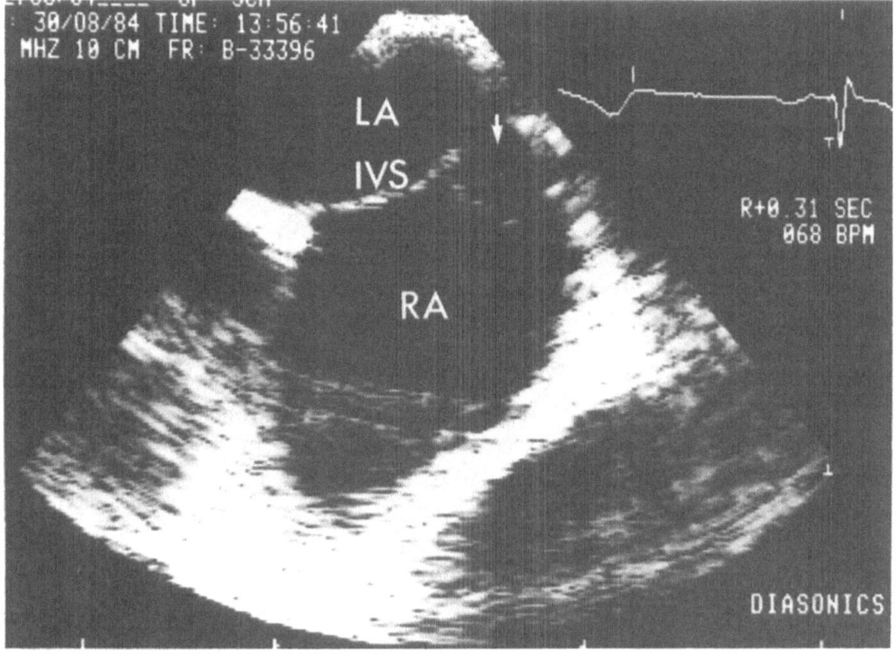

a

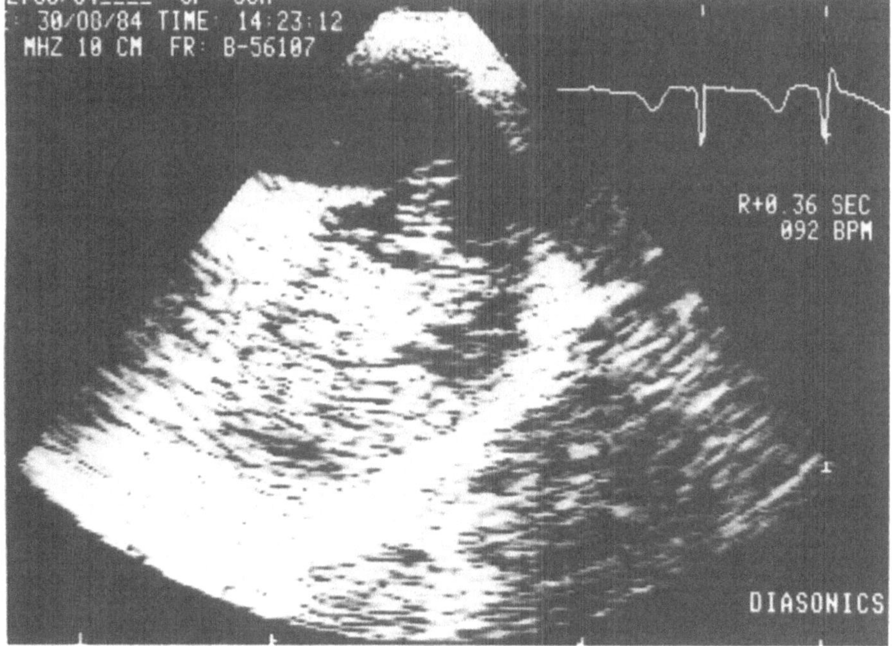

b

Abb. 9a, b. Darstellung eines Aneurysmas (↓) des interatrialen Septums, **a** vor und **b** nach Gelifundolinjektion in den rechten Vorhof

Beurteilung

Die zweidimensionale Echokardiographie hat die diagnostischen Möglichkeiten gegenüber der M-mode-Echokardiographie wesentlich erweitert. Die transösophageale Echokardiographie öffnete ein „neues Fenster" zum Herzen. Besonders die Beurteilung der Aorten-, Mitral- sowie der Trikuspidalklappe und des interatrialen Septums konnte deutlich verbessert werden. Da bei erfolgreicher Sondierung die transösophageale Echokardiographie in nahezu 100% der Fälle mit sehr hohem Auflösungsvermögen eine genaue Darstellung der Mitral- und Aortenklappe ermöglicht, ist eine genaue Beschreibung, z. B. bei einem Prolaps des Segels, einer Aneurysmabildung oder bei Veränderungen durch Vegetationen und nach Endokarditiden sowie bei Abriß der Cordae tendineae, nachweisbar. Selbst Aneurysmabildungen der Klappen sowie des interatrialen Septums werden jetzt nachweisbar. Es scheint, daß die transösophageale Echokardiographie u. a. bei der Abklärung der Ätiologie der Aorten- und Mitralinsuffizienz eine bedeutende diagnostische Rolle spielen kann. Bei Patienten mit zerebraler Embolie werden neue diagnostische Möglichkeiten erschlossen, die bisher nicht vorstellbar waren.

Literatur

Hanrath P, Kremer P, Langenstein BA, Matsumoto M, Bleifeld W (1981) Transösophageale Echocardiographie. Ein neues Verfahren zur dynamischen Ventrikelfunktionsanalyse. Dtsch Med Wochenschr 106: 523–525

Hanrath P, Schlüter M, Langenstein BA, Polster J, Engel S, Kremer P, Krebber HJ (1983) Detection of ostium secundum atrial septal defects by transesophageal cross-sectional echocardiography. Br Heart J 49: 350–358

Pfeiffer C, Erbel R, Henkel B, Meyer J (1984a) Endocarditis, Nachweis durch die transösophageale Echokardiographie. Intensivmed Prax 21: 214

Pfeiffer C, Erbel R, Henkel B, Meyer J (1984b) Nachweis akuter Endokarditiden und Aortendissektionen durch transösophageale Echocardiographie. Verh Dtsch Ges Inn Med 90: 1406–1408

Schlüter M, Hinrichs A, Thier W, Kremer P, Schröder S, Cahalon MK, Hanrath P (1984) Transesophageal two-dimensional echocardiography: Comparison of ultrasonic and anatomic sections. Am J Cardiol 53: 1173–1178

Schreiner P, Erbel R, Henkel B, Meyer J (im Druck) Nachweis von Aneurysmen des Vorhofseptums mit Hilfe der transösophagealen Echokardiographie. Z Kardiol

Ösophagusechokardiographie bei infektiöser Endokarditis

W. G. Daniel, U. Nellessen, B. Nonnast-Daniel, H. Oelert, P. R. Lichtlen

Die Echokardiographie gilt z. Z. als Methode der Wahl zum nichtinvasiven Nachweis von Vegetationen und Klappendestruktionen bei Patienten mit infektiöser Endokarditis (Daniel et al. 1984). In Einzelfällen läßt sich mit Hilfe der transthorakalen Echokardiographie jedoch keine ausreichend gute Darstellungsqualität erzielen, so daß eine verläßliche präoperative Diagnostik der morphologischen Veränderungen an den befallenen Herzklappen unmöglich ist. Bei den Patienten mit unzureichender Bildqualität des konventionellen transthorakalen Echokardiogramms handelt es sich u. a. um Kranke mit ausgeprägtem Emphysem, erheblichem Übergewicht, Thoraxdeformitäten sowie um Patienten in der frühpostoperativen Phase nach einem thoraxchirurgischen Eingriff. Darüber hinaus ist bei vorbestehenden rheumatischen Klappenvitien die Auflösungsqualität des transthorakalen Echokardiogramms häufig zu schlecht, um zusätzliche endokarditische Vegetationen darstellen zu können (Daniel et al. 1984).

Ziel der vorliegenden Untersuchung war es deshalb zu überprüfen, inwieweit die transösophageale zweidimensionale Echokardiographie in der Lage ist, die diagnostische Aussagekraft des transthorakalen Echokardiogramms zu verbessern.

Patienten und Methodik

Es wurden 52 selektionierte Patienten (39 Männer, 13 Frauen; Alter 19–71 Jahre) in die Studie eingeschlossen. Selektionskriterien waren in erster Linie eine mäßige bzw. nicht mögliche echokardiographische Darstellbarkeit bei der transthorakalen Untersuchung sowie in Einzelfällen die Frage nach zusätzlichen intrakardialen Abszessen oder einem Mehrfachklappenbefall. Bei allen 52 Patienten lag eine gesicherte infektiöse Endokarditis vor, mit einem typischen klinischen Krankheitsbild (100%), mit positiven Blutkulturen bei 34 Patienten (65%) sowie mit einem intraoperativen (27 Patienten) und/oder autoptischen (6 Patienten) Nachweis entsprechender Klappenläsionen in insgesamt 31 Fällen (60%). Die 52 Patienten hatten 59 endokarditisch infizierte Herzklappen: in je 21 Fällen handelte es sich um eine Aorten- bzw. Mitralklappenendokarditis, bei 2 Patienten lag eine Trikuspidalklappenendokarditis vor, und bei 15 Patienten war eine Klappenprothese befallen; d. h. bei insgesamt 7 Patienten lag ein Doppelklappenbefall vor.

Alle Patienten wurden zunächst mit Hilfe der konventionellen transthorakalen ein- und zweidimensionalen Technik echokardiographisch untersucht, wobei die üblichen parasternalen, apikalen und subxiphoidalen Schnittebenen zur Anwendung kamen bzw. entsprechende Darstellungen zumindest versucht wurden. Die transösophagealen echokardiographischen Untersuchungen wurden mit Hilfe eines Diasonics-Echoscope (Phased-array-Schallkopf, 3,5 MHz; Sektorwinkel 84°), verbunden mit einem handelsüblichen Sektorscanner (Diasonics 3400 R) unter kontinuierlicher EKG-Überwachung ohne Komplikationen durchgeführt. Die Technik ist an anderer Stelle ausführlich beschrieben (Hanrath et al. 1983; Schlüter et al. 1982, 1984) (s. auch Beitrag Nellessen et al. S. 205, so daß hier auf eine Abhandlung der Details verzichtet werden kann.

Ergebnisse

Transthorakale Echokardiographie

Die Ergebnisse der konventionellen transthorakalen echokardiographischen Untersuchungen sind in Tabelle 1 dargestellt: an 18 Klappen (30,5%) konnten Vegetationen bzw. Segelteilausrisse sicher nachgewiesen werden, an 15 Klappen (25,4%) wurde ein fraglich positiver Befund erhoben, und bei 26 befallenen Klappen (44,1%) gelang im transthorakalen Echokardiogramm kein Nachweis endokarditischer Veränderungen. Als mögliche Ursachen der negativen bzw. fraglich positiven transthorakalen Befunde kamen eine mangelhafte Darstellungsqualität bei Emphysem bzw. Adipositas in 13 Fällen sowie bei Zustand nach einem thoraxchirurgischen Eingriff in weiteren 13 Fällen, ein vorbestehendes rheumatisches Klappenvitium bei 10 Patienten und eine echokardiographische Untersuchung unter maschineller Beatmung bei 2 Patienten in Betracht.

Ösophagusechokardiographie

Im Ösophagusechokardiogramm konnten endokarditische Vegetationen bzw. typische Klappendestruktionen, wie Segelteilausrisse an 54 der 59 befallenen Klappen (91,5%), nachgewiesen werden; entsprechende Beispiele sind in Abb. 1 und 2 darge-

Tabelle 1. Nachweis von Vegetationen bzw. Klappendestruktionen im konventionellen transthorakalen Echo

	Vegetationen/Klappendestruktionen			Klappen
	Positiv	*Fraglich positiv*	*Negativ*	*(n)*
Aortenklappe	8	3	10	21
Mitralklappe	6	6	9	21
Trikuspidalklappe	2	–	–	2
Klappenprothese	2	6	7	15
Gesamt	18	15	26	59
(%)	(30,5)	(25,4)	(44,1)	(100)

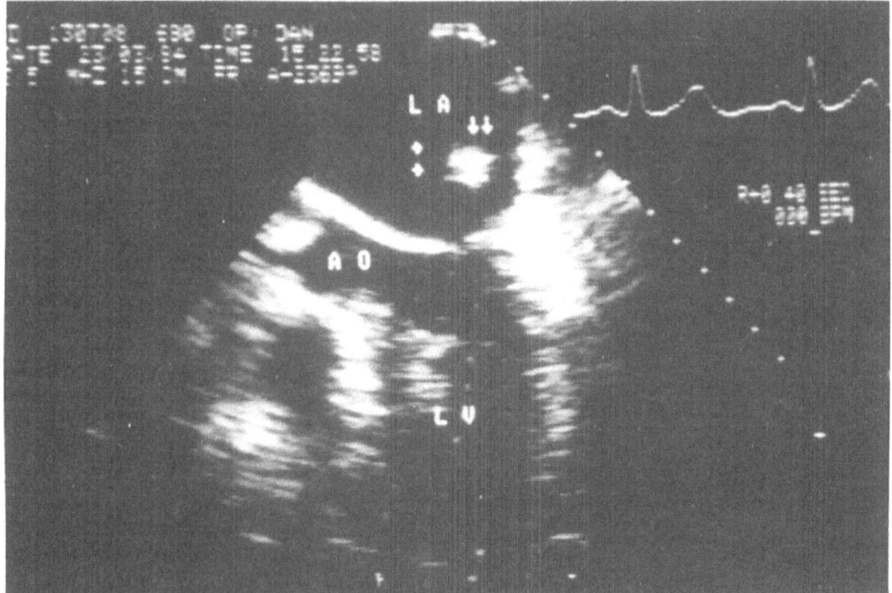

a

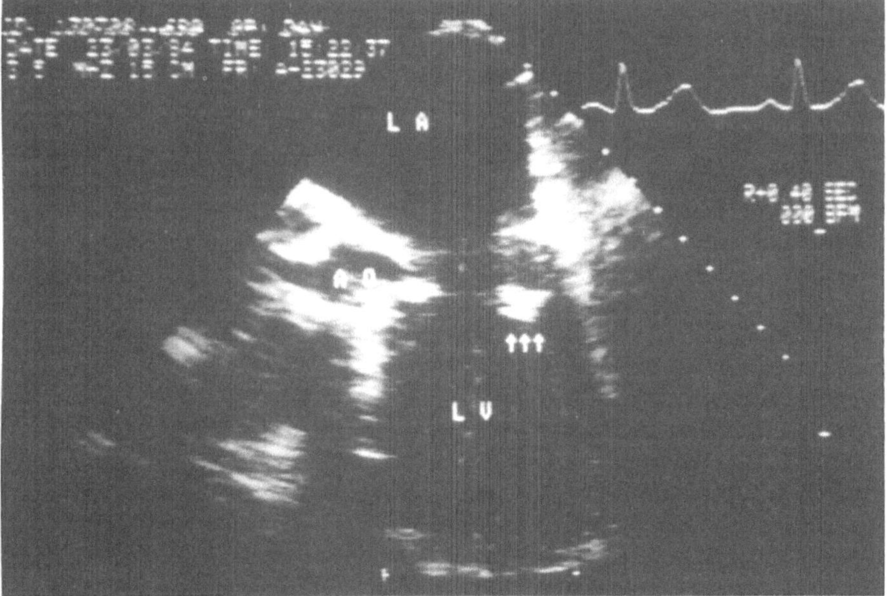

b

Abb. 1a, b. Ösophagusechokardiogramm bei Mitralklappenendokarditis in Systole **a** und **b** Diastole. Die frei pendelnde Vegetation *(Pfeile)* kommt in der Systole im linken Vorhof *(LA)*, in der Diastole im linken Ventrikel *(LV)* zur Darstellung; *AO* = Aortenklappe

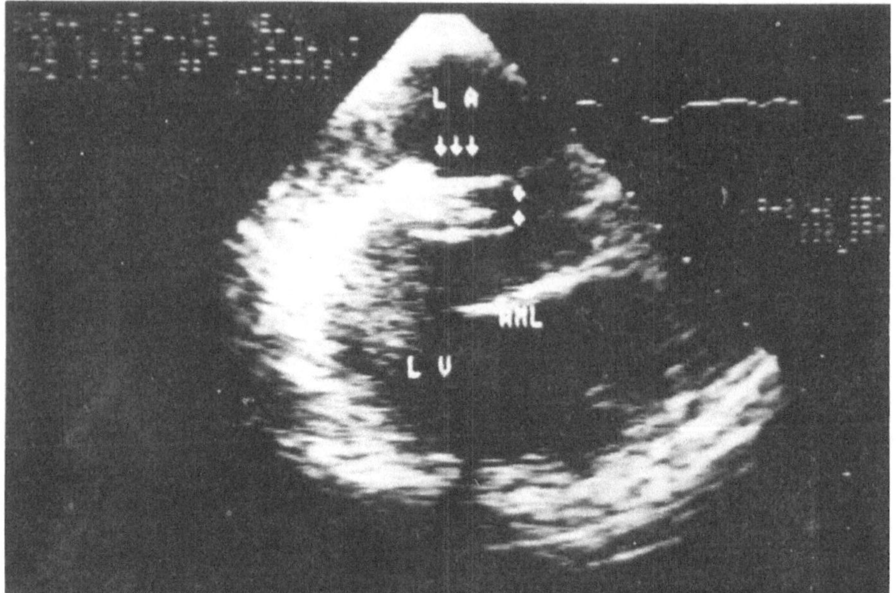

Abb. 2. Ösophagusechokardiogramm einer endokarditischen Vegetation am posterioren Mitralsegel *(Pfeile). LA* = linker Vorhof, *LV* = linker Ventrikel, *AML* = anteriores Mitralsegel

stellt. In 5 Fällen (8,5%) wurde ein fraglich positiver Befund erhoben: bei 3 Patienten mit Mitralklappenendokarditis und gleichzeitiger Aorteninsuffizienz, bei denen ausgeprägte mitrale Flatterwellen die Befundung erschwerten, bei 1 Patienten mit einer Hancock-Bioprothese in Aortenposition sowie bei 1 weiteren Patienten mit Aortenklappenendokarditis auf dem Boden eines vorbestehenden kombinierten Aortenvitiums.

Die Auswertung der Ösophagusechokardiogramme durch 2 voneinander unabhängige Befunder ergab Diskrepanzen in der Beurteilung von 3 der 59 infizierten Klappen entsprechend einer Interobservervariabilität von 5%.

Zusätzlich zu den endokarditischen Veränderungen an den Herzklappen selbst konnten mit Hilfe der Ösophagusechokardiographie ein Abszeß im Bereich des interventrikulären Septums (Abb. 3), ein weiterer Abszeß an der Aortenwurzel (Abb. 4) sowie ein kleiner linksatrialer Thrombus nachgewiesen werden. Alle 3 Befunde wurden intraoperativ bestätigt und waren der transthorakalen echokardiographischen Untersuchung entgangen.

Diskussion

Nach den in der Literatur mitgeteilten Angaben liegt die Häufigkeit des echokardiographischen Nachweises von Vegetationen bzw. Klappendestruktionen bei Patienten mit infektiöser Endokarditis zwischen 34 (Wann et al. 1976) und 84% (Strom et al.

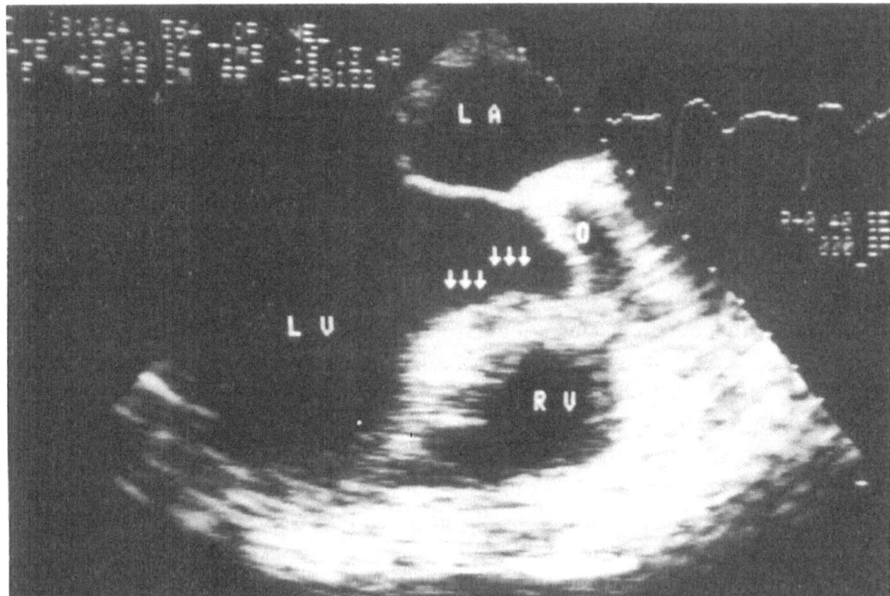

Abb. 3. Ösophagusechokardiogramm eines Patienten mit Aortenklappenendokarditis. Im proximalen interventrikulären Septum zeigt sich ein sehr aufgelockertes Echomuster *(Pfeile);* intraoperativ fanden sich in diesem Bereich Abszeßhöhlen. *LV* = linker Ventrikel, *LA* = linker Vorhof, *RV* = rechter Ventrikel, *AO* = Aortenklappe

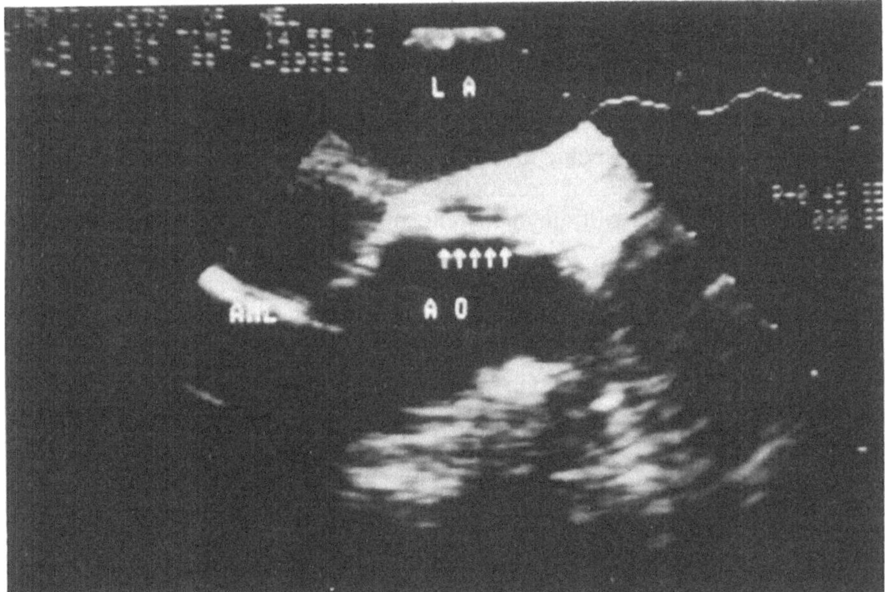

Abb. 4. Ösophagusechokardiogramm eines Patienten mit intraoperativ bestätigtem Aortenwurzelabszeß nach Klappenprothesenendokarditis. Im Bereich der posterioren Aortenwurzel erkennt man das aufgelockerte Echomuster der Abszeßhöhle *(Pfeile). AO* = Aortenwurzel, *LA* = linker Vorhof

1980). Faßt man die zahlenmäßig größten Studien zusammen, so ergibt sich ein mittlerer Vegetationsnachweis von 62,7% (an 447 von 713 erkrankten Klappen) (Daniel et al. 1984). In eigenen Untersuchungen an 207 Patienten mit 235 involvierten Klappen konnten Vegetationen bzw. endokarditische Klappendestruktionen mit Hilfe der ein- und zweidimensionalen Echokardiographie in 74,5% der Fälle sicher nachgewiesen werden (Lichtlen et al. 1984). Vergleicht man diese mit Hilfe der konventionellen transthorakalen Echokardiographie gewonnenen Ergebnisse mit den entsprechenden Zahlen der vorliegenden Studie (30,5% sicher positive Befunde), so wird klar, daß das hier untersuchte Patientenkollektiv hochselektioniert war, d. h. es handelte sich überwiegend um Patienten, bei denen aus den eingangs genannten Gründen lediglich eine qualitativ mäßige oder in Einzelfällen sogar unverwertbare transthorakale echokardiographische Aufzeichnung möglich war. In solchen Fällen erlaubt die Ösophagusechokardiographie aufgrund der direkten Nachbarschaft von Schallkopf und Herz eine klare, von der Thoraxkonfiguration des Patienten unabhängige Aufzeichnungsqualität.

Aufgrund der besseren Auflösung und schärferen Darstellung des ösophagusechokardiographischen Bildes wird ferner der präoperative Nachweis von Abszessen im Bereich des Klappenrings, des interventrikulären Septums oder der Aortenwurzel erleichtert. Im transthorakalen Echokardiogramm ist die korrekte Identifizierung von Abszeßhöhlen, die u. a. für die chirurgische Therapie von großer Bedeutung ist, in der Regel sehr schwierig und zumeist ein seltener Zufallsbefund.

Eine sichere Unterscheidung zwischen endokarditischen Vegetationen und Segelteilausrissen ist auch mit Hilfe der Ösophagusechokardiographie in der Regel nicht möglich. In der vorliegenden Studie fanden sich intraoperativ bzw. bei der Autopsie an 21 Klappen typische Vegetationen, während in 10 anderen Fällen reine Klappendestruktionen mit Segelein- und -ausrissen ohne zusätzliche Vegetationen vorlagen; das echokardiographische Bild war in Einzelfällen nahezu identisch.

Die ösophagusechokardiographische Untersuchung schließt falsch-positive Fehldiagnosen einer infektiösen Klappenendokarditis nicht aus. Bei über 350 mit Hilfe der Ösophagusechokardiographie in unserem Labor untersuchten Patienten wurde bisher in 2 Fällen diesbezüglich eine inkorrekte Diagnose gestellt. Es handelte sich in einem Fall um eine Patientin mit persistierenden Temperaturerhöhungen und schwerer Mitralinsuffizienz nach Mitralklappenrekonstruktion (Abb. 5), bei der sich intraoperativ lediglich eine atypisch rekonstruierte Mitralklappe ohne Vegetationen fand. Bei einem 2. Patienten mit BKS-Beschleunigung und rezidivierenden Fieberschüben bei schwerem kombiniertem Trikuspidal- und Aortenvitium nach früherem Mitralklappenersatz waren im Ösophagusechokardiogramm Fremdechos am Prothesenring gesehen und als endokarditische Vegetationen interpretiert worden. Intraoperativ fand sich jedoch lediglich ein ausgeprägter, nichtinfizierter Pannus am Klappenring bei sonst intakter Prothese.

Zusammenfassung

Die Ösophagusechokardiographie stellt eine wertvolle diagnostische Methode zum Nachweis von Vegetationen und Klappendestruktionen bei infektiöser Endokarditis dar. Bei strenger Indikationsstellung und entsprechender Erfahrung des Untersu-

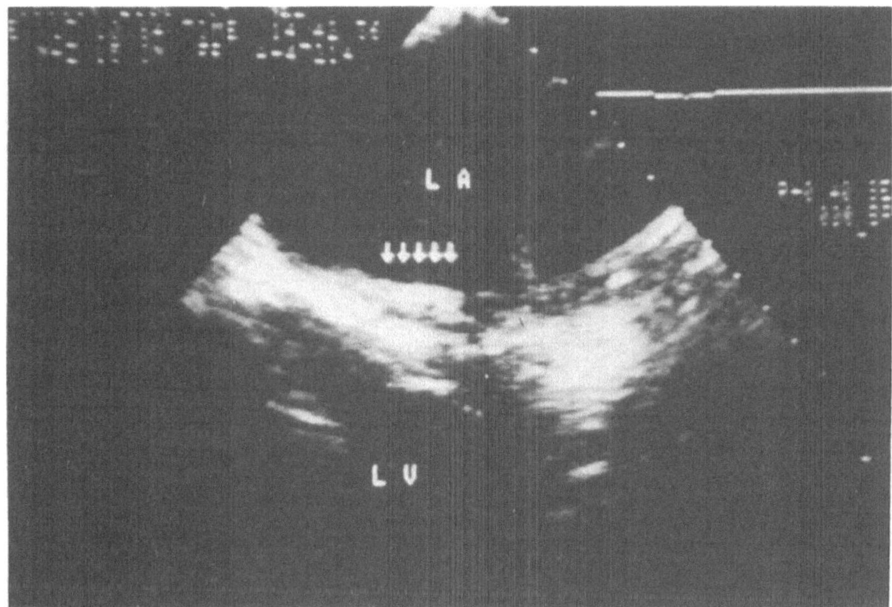

Abb. 5. Ösophagusechokardiogramm einer Patientin mit rezidivierenden Fieberschüben und schwerer Mitralinsuffizienz bei Zustand nach Mitralklappenrekonstruktion. Im Bereich des posterioren Mitralsegels waren echokardiographisch fälschlicherweise endokarditische Vegetationen diagnostiziert worden *(Pfeile)*. Intraoperativ fand sich lediglich eine atypisch rekonstruierte Klappe ohne Anhalt für endokarditische Veränderungen. *LA* = linker Vorhof, *LV* = linker Ventrikel

chers ist das Risiko der Untersuchung vertretbar gering (Nellessen et al. 1985). Im Rahmen der Endokarditisdiagnostik ist die Technik hinsichtlich des Nachweises von Abszessen sowie besonders bei Patienten mit Emphysem, Adipositas, vorbestehenden Klappenvitien, Thoraxdeformitäten oder bei Kranken in der frühpostoperativen Phase bzw. unter maschineller Beatmung, der konventionellen transthorakalen Echokardiographie eindeutig überlegen.

Literatur

Daniel W, Mügge A, Gahl K, Lichtlen PR (1984) Echokardiographische Diagnostik der infektiösen Endokarditis. In: Gahl K (Hrsg) Infektiöse Endokarditis. Steinkopff, Darmstadt, S 108–132

Hanrath P, Schlüter M, Langenstein BA, Polster J, Engel S, Kremer P, Krebber HJ (1983) Detection of ostium secundum atrial septal defects by transoesophageal cross-sectional echocardiography. Br Heart J 49: 350–358

Lichtlen PR, Gahl K, Daniel WG (1984) Infektiöse Endokarditis: Klinik und Diagnostik. Schweiz Med Wochenschr 114: 1566–1575

Nellessen U, Daniel WG, Lichtlen PR (1985) Oesophagusechokardiographie: Erfahrungen anhand von 235 Untersuchungen (Abstract). Z Kardiol [Suppl 3] 74: 111

Schlüter M, Langenstein BA, Polster J, Kremer P, Souquet J, Engel S, Hanrath P (1982) Transoesophageal cross-sectional echocardiography with a phased array transducer system. Technique and initial clinical results. Br Heart J 48: 67–72

Schlüter M, Thier W, Hinrichs A, Kremer P, Siglow V, Hanrath P (1984) Klinischer Einsatz der transoesophagealen Echokardiographie. Dtsch Med Wochenschr 109: 722–727
Strom J, Becker R, Davis R, Matsumoto M, Frishman W, Sonnenblick EH, Frater RWM (1980) Echocardiographic and surgical correlations in bacterial endocarditis (Abstract). Circulation [Suppl 1] 1: 164
Wann LS, Dillon JC, Weyman AE, Feigenbaum H (1976) Echocardiography in bacterial endocarditis. N Engl J Med 295: 135–139

Nachweis einer Malfunktion von Herzklappenprothesen mittels zweidimensionaler transösophagealer Echokardiographie

U. Nellessen, W. G. Daniel, H. Hecker, R. Hetzer, J. Schleberger, P. R. Lichtlen

Einleitung

Die konventionelle, transthorakale ein- und zweidimensionale Echokardiographie hat unter den nichtinvasiven Untersuchungsverfahren eine große Bedeutung bei der Funktionsbeurteilung von Herzklappenprothesen erlangt (Bonchek 1981; Schapira et al. 1979). Zur echokardiographischen Diagnose einer Prothesenmalfunktion ist allerdings eine gute Darstellungsqualität erforderlich, eine Bedingung, die bei vielen Patienten zumindest postoperativ nur schwer erfüllt werden kann. Ferner ist bei Lungenemphysem, Adipositas, Thoraxdeformation sowie bei beatmeten Patienten die echokardiographische Beurteilung der Prothesenfunktion häufig erschwert, gelegentlich sogar unmöglich. Diese sich nachteilig auf die Qualität des Echokardiogramms auswirkenden anatomischen Veränderungen können bei Anwendung der transösophagealen Echokardiographie umgangen werden. Das Fehlen jeglicher „anatomischer Hindernisse" zwischen Ösophagus und Herz ermöglicht eine präzise Darstellung bestimmter kardialer Strukturen, unabhängig vom jeweiligen Zustand des Patienten. Ziel der vorliegenden Untersuchung war es zu überprüfen, ob und in welchem Ausmaß die transösophageale Echokardiographie der konventionellen transthorakalen Methode hinsichtlich des Nachweises bzw. Ausschlusses einer Malfunktion mechanischer und biologischer Herzklappenprothesen überlegen ist.

Patientengut und Methodik

Im Rahmen der vorliegenden Studie untersuchten wir 56 selektionierte Patienten, 33 Männer und 23 Frauen, mit einem Durchschnittsalter von 55 Jahren (31–72 Jahre) zum Ausschluß oder unter dem klinischen Verdacht einer Prothesenmalfunktion mit Hilfe der konventionellen transthorakalen sowie der transösophagealen ein- und zweidimensionalen Echokardiographie. Es wurden 13 ambulante und 30 stationäre Patienten untersucht, 12mal erfolgte die Untersuchung auf der Intensivstation und einmal intraoperativ.

Tabelle 1. Prothesentyp, Anzahl und Lokalisation

| Klappentyp | Prothesenanzahl und Lokalisation | | | |
| | Einzelklappenersatz | | Doppelklappenersatz | |
	MKE	AKE	AKE und MKE	total
Biologisch	11	22	9	51
Mechanisch	9	3	1	14
Biologisch und mechanisch			1	2
Total	20	25	11	67

MKE Mitralklappenersatz, *AKE* Aortenklappenersatz

Tabelle 2. Spezifikation der untersuchten Prothesen

Prothesentyp			
Biologisch	Anzahl	Mechanisch	Anzahl
Hancock	20	Starr-Edwards	7
Carpentier-Edwards	8	Lillehey-Kaster	4
Ionescu-Shiley	7	St. Jude Medical	2
Xenomedica	7	Björk-Shiley	2
Meadox	5		
Mitroflow	4		
Vasco-Pericard	1		
Total	52		15

Herzklappenprothesen

Über den Typ der Prothesen, deren Anzahl und Lokalisation bei den einzelnen
Patienten informiert Tabelle 1; die Spezifikation der 52 untersuchten biologischen
und der 15 mechanischen Prothesen geht aus Tabelle 2 hervor.

Echokardiographie

Die Technik der transösophagealen ein- und zweidimensionalen Echokardiographie
wurde bereits von anderen Autoren ausführlich beschrieben (Hanrath et al. 1982).
Unser Vorgehen bei dem hier untersuchten Patientenkollektiv sei deswegen nur kurz
zusammengefaßt:
Wir verwendeten ein Diasonics-Echoscope mit einem Schallkopf vom Phased-array-
Typ (Schallfrequenz 3,4 MHz, Sektorwinkel 84°). Die mit Hilfe dieses Transducers
gewonnenen horizontalen Schnittbilder wurden durch einen handelsüblichen Sektorscanner (Diasonics 3400 R) dargestellt. Voraussetzung für die transösophageale
echokardiographische Untersuchung war eine mindestens 4stündige Nahrungskarenz

des Patienten. Eine Prämedikation (5 mg Valium i. v.) erfolgte einmal. Patienten mit
Verdacht auf Divertikel, Stenosen und besonders Varizen des Ösophagus wurden
von der Untersuchung ausgeschlossen; 2mal wurde die Untersuchung vorzeitig abgebrochen (Salve von ventrikulären Extrasystolen bzw. anhaltender Brechreiz in je 1
Fall); ansonsten verliefen alle Untersuchungen komplikationslos. Bei 46 Patienten
konnte vor der transösophagealen Echokardiographie eine transthorakale Untersuchung durchgeführt werden; in 10 Fällen war dies aufgrund der besonderen
Umstände nicht möglich (Intensivstation, Operationssaal). Die Beurteilung des
transthorakalen und des transösophagealen Echokardiogramms erfolgte durch 2 mit
den beiden unterschiedlichen Ultraschalltechniken vertraute Untersucher, die voneinander unabhängig ihre Befunde erstellten. Dabei wurde sowohl die M-mode-
Aufzeichnung als auch die zweidimensionale Darstellung berücksichtigt. Die Auswertung erfolgte unter 2 verschiedenen Aspekten.

Vergleich der diagnostischen Aussagekraft des transösophagealen und des transthorakalen Echokardiogramms

Zu diesem Zwecke wurden transthorakales und transophageales Echokardiogramm
getrennt beurteilt und die Befunde anschließend verglichen. Die Kriterien der echokardiographischen Diagnose einer Prothesen- bzw. nativen Klappenendokarditis
sowie eines paravalvulären Lecks sind bereits anderweitig ausführlich beschrieben
worden (Alam et al. 1979; Chandraratna u. San Pedro 1978; Daniel 1982), so daß hier
auf ihre Erläuterung verzichtet werden kann. Eine Prothesendegeneration wurde bei
unauffälligem Bewegungsmuster des Kunstklappenringes (keine ruckartigen Bewegungen im Sinne eines paravalvulären Lecks), aber fibrosierten, verplumpten, teilweise auch verkalkt (starke Echoreflexion) erscheinenden Segeln diagnostiziert.

Qualität der echokardiographischen Darstellung von Herzklappenprothesen bei transthorakaler und transösophagealer Anschallung

Das transthorakale wurde mit dem korrespondierenden transösophagealen Echokardiogramm verglichen und unbeachtet eines eventuellen pathologischen Befundes
ausschließlich auf „Vollständigkeit" der echokardiographischen Darstellung des
Klappenersatzes überprüft. Folgende Kategorien der Beurteilbarkeit waren möglich:
1. Nicht beurteilbar: Die Klappenprothese kam überhaupt nicht oder teilweise, dann
   aber nur schemenhaft, zur Darstellung.
2. Eingeschränkt beurteilbar: Die Klappenprothese kam unvollständig zur Darstellung, d.h. lediglich bestimmte Anteile (z.B. einzelne Segel bzw. Scheibe oder
   Klappengerüst) waren klar dargestellt, bzw. die Klappenprothese kam zwar vollständig zur Darstellung (Segel bzw. Scheibe und Gerüst), die Bildqualität war aber
   nur mäßig. In dieser Gruppe können pathologische Veränderungen, wenn sie sehr
   ausgeprägt sind (z.B. große Vegetationen), durchaus diagnostiziert werden, ein
   sicher negativer Befund ist allerdings unmöglich.
3. Sicher beurteilbar (Befund normal oder pathologisch): Die Klappenprothese kam
   vollständig zur Darstellung. Bei biologischen Prothesen sind alle Segel und das
   Klappengerüst präzise dargestellt. Bei mechanischen Prothesen sind die Konturen
   von Scheibe bzw. Diskus sauber umrissen. Die Exkursionen der beweglichen

Klappenanteile (Segel, Scheibe bzw. Diskus) sind eindeutig zu verfolgen. Die Diagnose eines echokardiographisch positiven sowie eines sicher negativen Befundes ist zulässig.

Statistik

Bei der statistischen Analyse kamen der McNemar- sowie der Chi-Quadrattest zur Anwendung; als signifikant galt eine Irrtumswahrscheinlichkeit $< 5\%$.

Ergebnisse

Befunde der transösophagealen Echokardiographie

Tabelle 3 informiert über Indikation und Ergebnisse der transösophagealen echokardiographischen Untersuchung. Der Anteil der wegen mäßiger Darstellungsqualität nur eingeschränkt beurteilbaren Befunde ist in Klammern vermerkt. Bei 3 der 56 untersuchten Patienten konnte das Ösophagusechokardiogramm nicht beurteilt werden: In 2 der oben genannten Fälle (Salve VES, persistierender Brechreiz) wurde die Untersuchung vorzeitig abgebrochen, in einem weiteren ließ die schlechte Aufzeichnungsqualität keine exakte Diagnose zu. Somit wurde bei 21 Patienten die echokardiographische Diagnose einer Prothesenmalfunktion (Endokarditis 5, paravalvuläres Leck 6, Segeldegeneration 6, Abriß eines Sinus-Valsalvae-Patchs 1, Verletzung des Septums durch Anteile des Klappengerüsts 1) bzw. einer nativen Klappenendokarditis (2) gestellt. Die Abb. 1 zeigt eine Prothesenendokarditis einer biologischen Kunstklappe im transösophagealen Echokardiogramm.

Tabelle 3. Befunde der transösophagealen Echokardiographie bei 56 Patienten. (Eingeschränkt beurteilbare Befunde in Klammern)

Klinischer Verdacht	Prothese pathologisch				Prothese unauffällig	Nicht beurteilt	Total
	Endo-karditis	Leck	Degene-ration	Andere			
Endokarditis	5 (1)		1		4[b]		10 (1)
paravalvuläres Leck Protheseninsuffizienz		6[a] (2)	4 (1)	1	4 (3)	2	17 (6)
Low-output				1	14 (3)		15 (3)
Synkope/Embolie			1		2		3
Unklares Fieber					6 (2)		6 (2)
Prothesenstenose					4 (3)	1	5 (3)
Total	5 (1)	6 (2)	6 (1)	2	34 (11)	3	56 (15)

[a] Hierunter ein falsch-positiver Befund
[b] Bei 2 Patienten lag eine Endokarditis der nativen Klappe vor

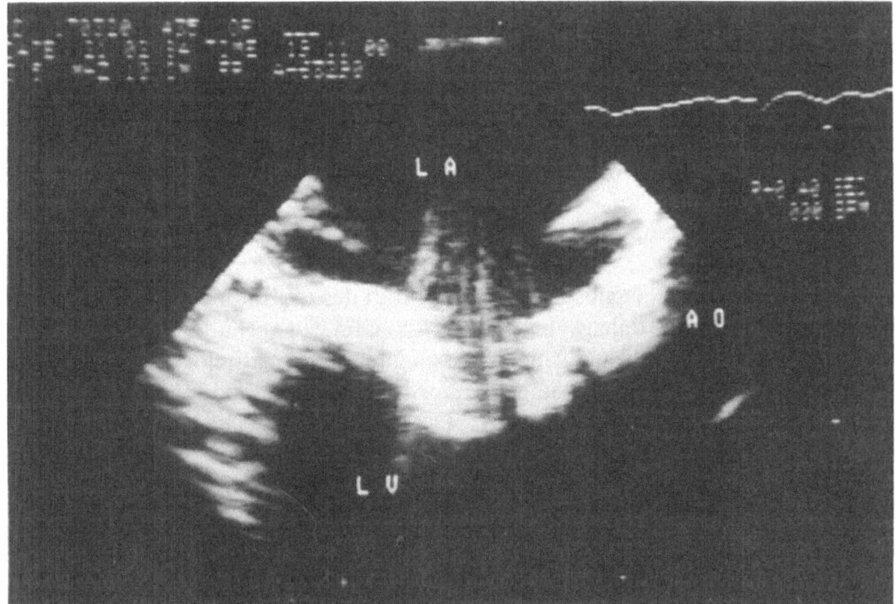

a

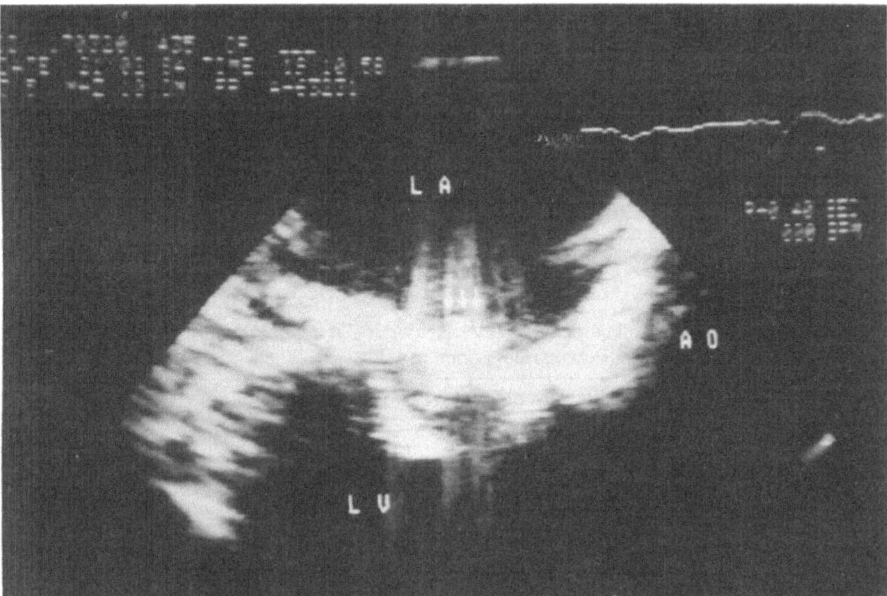

b

Abb. 1a, b. Endokarditis einer biologischen Prothese in Mitralklappenposition. Während in Diastole (**a**) ausgefranste, wollige Strukturen, die dem Stent an der Innenseite anliegen und von den geöffneten Segeln ausgehen, zu erkennen sind, zeigen die systolisch (**b**) geschlossenen Segel massive Vegetationen *(Pfeile)*. *LA* linker Vorhof, *LV* linker Ventrikel, *AO* Aorta

In einem Fall mußte in Kenntnis des Ergebnisses des linksventrikulären Angiogramms von einem falsch-positiven Befund ausgegangen werden. Bei 14 Patienten wurde bisher ein Reklappenersatz vorgenommen, wobei in allen Fällen die echokardiographische Diagnose bestätigt wurde, 3 Patienten verstarben präoperativ (Obduktion in 2 Fällen).

Vergleich zwischen transthorakalem und transösophagealem Echokardiogramm

In Tabelle 4 wurde die diagnostische Aussagekraft des transthorakalen Echokardiogramms der des transösophagealen Echokardiogramms gegenübergestellt. Es wird deutlich, daß ein wesentlicher Anteil (14 von 20 = 70%) pathologisch veränderter Prothesen bei alleiniger Anwendung der transthorakalen Methode einer echokardiographischen Diagnose entgangen wäre. Die Qualität der echokardiographischen Darstellung der Herzklappenprothesen in einer vergleichenden Analyse zwischen transthorakalem und transösophagealem Echokardiogramm verdeutlicht Tabelle 5.

Tabelle 4. Diagnostische Aussagekraft des transösophagealen und des transthorakalen Echokardiogramms

| Echokardiographische | Darstellung | |
Diagnose	Transösophageal	Transthorakal
Endokarditis	7	3
Paravalvuläres Leck	5	1
Degeneration	6	1
Andere	2	1[a]
Total	20	6

[a] Es wurde nur in 1 Fall ein transthorakales Echokardiogramm durchgeführt

Tabelle 5. Aorten- und Mitralklappenersatz. Vergleich der Darstellungsqualität zwischen transösophagealem und transthorakalem Echokardiogramm

| Transthorakales Echokardiogramm | | Transösophageales Echokardiogramm | | | |
| | | Sicher beurteilbar | | Eingeschränkt beurteilbar | Total |
		Befund negativ	Befund positiv		
Sicher beurteilbar	Befund negativ	1	0	0	1
	Befund positiv	0	6	0	6
Eingeschränkt beurteilbar		16	7	18[a]	41
Nicht beurteilbar		5	1	3	9
Total		22	14	21	57

[a] Hierunter 1 nicht beurteilbares Echokardiogramm.

Berücksichtigt wurden alle Patienten, die sowohl transthorakal als auch transösophageal (46 Patienten, 57 Prothesen) untersucht wurden. Die Tabelle 5 zeigt, daß von 36 transösophageal sicher beurteilbaren Prothesen 29 bei Anwendung der transthorakalen Methode nicht (6) bzw. eingeschränkt (23) beurteilbar waren ($p < 0{,}01$ – Test McNemar).

Interobserver variability

Die Analyse der Interobserver variability ergab eine Abweichung der Befundung durch die beiden Auswerter bei 5 von 46 transthorakalen (11%) und 3 von 54 transösophagealen (5,5%) Echokardiogrammen, wobei ausschließlich fraglich positive Befunde kontrovers, d. h. als negativ eingestuft wurden.

Diskussion

Sensitivität, Spezifität und positive Korrektheit

In Unkenntnis des objektiven morphologischen Zustands der echokardiographisch unauffälligen Herzklappenprothesen (nur 3 von 34 echokardiographisch negativen Befunden konnten bisher durch Chirurgie oder Obduktion bestätigt werden) ist eine sinnvolle Aussage über Spezifität und Sensitivität der transösophagealen Echokardiographie nicht möglich. Bestimmt man anhand der 17 chirurgisch (14), durch Obduktion (2) bzw. nur angiographisch (1) überprüften Fälle die positive Korrektheit der Methode (korrekter echokardiographischer Befund/alle anatomisch objektivierten Klappen), so beträgt diese 94% (ein falsch-positiver Befund von 17) und verdeutlicht, daß in unserer Studie die echokardiographische Diagnose einer Prothesenmalfunktion bis auf eine Ausnahme stets der Realität entsprach und somit von hoher Zuverlässigkeit gekennzeichnet war. Hinzu kommt, daß die Interobservervariabilität mit 5,5% akzeptabel niedrig lag.

Diagnostische Aussagekraft der beiden echokardiographischen Methoden

Die dem transthorakalen Echokardiogramm überlegene diagnostische Aussagekraft der transösophagealen Darstellung (s. Tabelle 4 und 5) ist in dieser Deutlichkeit sicherlich nicht allein dem verbesserten sonographischen Zugang zum Herzen, sondern auch der Selektion der Patienten zuzuschreiben. Patienten, deren Klappenfunktion mit Hilfe der transthorakalen Methode sicher beurteilt werden konnte, wurden nur unter ganz bestimmten Fragestellungen, wie z. B. Verdacht auf Abszeßbildung bei Endokarditis, transösophageal untersucht. Allerdings sollte dies nicht darüber hinwegtäuschen, daß gerade in der frühpostoperativen Phase, insbesondere bei beatmeten Patienten auf der Intensivstation, die transthorakale Methode schon sehr früh ihre Grenzen hat.

Risiko der transösophagealen Echokardiographie

Im Gegensatz zur transthorakalen Echokardiographie stellt die transösophageale Methode für den Patienten eine unangenehme und nicht völlig risikofreie Untersuchung dar. Die subjektiv unangenehmen, objektiv aber meist harmlosen Begleiterscheinungen (Brechreiz bei Einführen des Instruments) sollten bei adäquater Indikation durch die erweiterten diagnostischen Aussagen ausgeglichen werden. Genaue Angaben über das Risiko einer Ösophagusverletzung bei echokardiographischer Untersuchung sind unseres Wissens bisher nicht veröffentlicht worden. In der Gastroenterologie wird die Komplikationsrate bei endoskopischer Untersuchung des oberen Verdauungstrakts mit 0,13–0,092% angegeben (Demling 1980). Bei Ausschluß von Patienten mit vermuteten oder bewiesenen Erkrankungen der Speiseröhre – wie es in dieser Studie geschah – erscheint uns das Risiko einer Ösophagusverletzung äußerst gering. Dies gilt nicht für die Auslösung von Rhythmusstörungen, zumal es sich ja größtenteils um kardial schwer erkrankte Patienten handelt. Zur rechtzeitigen Diagnose und eventuellen Einleitung einer Therapie sollten deshalb alle transösophagealen Untersuchungen unter kontinuierlicher EKG-Überwachung durchgeführt werden.

Schlußfolgerung

Unsere Ergebnisse zeigen, daß mit Hilfe der transösophagealen Echokardiographie eine gute echokardiographische Darstellung von Aorten- und/oder Mitralklappenprothesen erreicht werden kann. Die Methode ist insbesondere in solchen Fällen von großem Nutzen, in denen die transthorakale Technik versagt.

Literatur

Alam M, Madrazo AC, Magilligan DJ, Goldstein S (1979) M-mode and two dimensional echocardiographic features of porcine valve dysfunction. Am J Cardiol 43: 502
Bonchek LI (1981) Current status of cardiac valve replacement: Selection of a prosthesis and indications for operation. Am Heart J 101: 96
Chandraratna PAN, San Pedro SB (1978) Echocardiographic features of the normal and malfunctioning porcine xenograft valve. Am Heart J 95: 548
Daniel WG (1982) M-mode echokardiographische Untersuchungen bei Patienten mit infektiöser Endokarditis. Habilitationsschrift, Medizinische Hochschule Hannover
Demling L (1980) Endoskopie und Biopsie von Speiseröhre, Magen und Zwölffingerdarm, 2. Aufl. Schattauer, Stuttgart
Hanrath P, Schlüter M, Thier W, Langenstein BA, Bleifeld W (1982) Clinical implication of transoesophageal echocardiography, present status and future aspects. In: Hanrath P, Bleifeld W, Souquet J (eds) Cardiovascular diagnosis by ultrasound. Nijhoff, The Hague Boston London, p 289
Schapira JN, Martin RP, Fowles RE et al. Two dimensional echocardiographic assessment of patients with bioprosthetic valves. Am J Cardiol 43: 510

Die transösophageale Echokardiographie (TEE) bei Erkrankungen der thorakalen Aorta

N. Börner, C. Pfeiffer, G. Schreiner, D. Steller, R. Erbel, J. Meyer

Mit der konventionellen Echokardiographie können mit parasternaler und suprasternaler Schallkopfapplikation wesentliche Anteile der thorakalen Aorta, v. a. die Aortenwurzel und der Aortenbogen, i. allg. gut abgebildet werden. Die deszendierende Aorta thoracica läßt sich jedoch nur bei einem Teil der Patienten befriedigend einsehen; v. a. bei schlanken Personen kann die Aorta descendens von links parasternal durch das Herz dargestellt werden (Mintz et al. 1979). Bei aneurysmatischer Aussackung oder Pleuraerguß gelingt auch eine Abbildung von dorsal segmentär durch ein interkostales Fenster (Goldberg u. Lehmann 1970). Besonders bei adipösen Patienten oder Lungenemphysem läßt sich häufig keine befriedigende Aussage über die thorakale Aorta treffen. Zudem ist die komplette Gefäßuntersuchung zeitaufwendig (Bubenheimer et al. 1980).

Mit der endoskopischen Sonographie lassen sich die anatomischen und physikalischen Schwierigkeiten der konventionellen Echokardiographie in der Darstellung der thorakalen Aorta einfach überwinden. Die enge anatomische Nachbarschaft von Ösophagus und deszendierender Aorta thoracica erlaubt mit geeigneten, nahfocussierten Schallköpfen eine störungsfreie Gefäßdarstellung. Das von uns eingesetzte flexible Echoskop trägt an der Spitze einen Phased-array-Sektorscanner (3,5 MHz), der horizontale Sektorausschnitte von 84° liefert (Fa. Diasonic). Nach der transösophagealen Herzuntersuchung wird routinemäßig die Aorta durch Rotation des Echoskops nach dorsal aufgesucht. Die Aorta thoracica descendens kommt als runde bis ovale, pulsierende Gefäßscheibe zur Darstellung (Abb. 1). Die räumliche Orientierung erfolgt anhand bekannter anatomischer Strukturen und nach der Untersuchungstiefe gemessen von der unteren Zahnreihe. Der Aortenbogen stellt sich ausschnittweise als ovale Scheibe dar, die Abgänge der supraaortischen Äste lassen sich i. allg. nicht beurteilen. Hier wäre ein Schallkopf wünschenswert, der sich in der Längsachse rotieren läßt. Der Aortenbogen kann bislang mit der konventionellen suprasternalen Echokardiographie besser untersucht werden.

Die transösophageal gemessenen Gefäßdiameter stimmen im wesentlichen mit den transthorakal bestimmten Werten überein (Mintz et al. 1979). Der Durchmesser der normalen Aorta thoracica descendens liegt nach unseren Messungen bei 21 ± 3 mm.

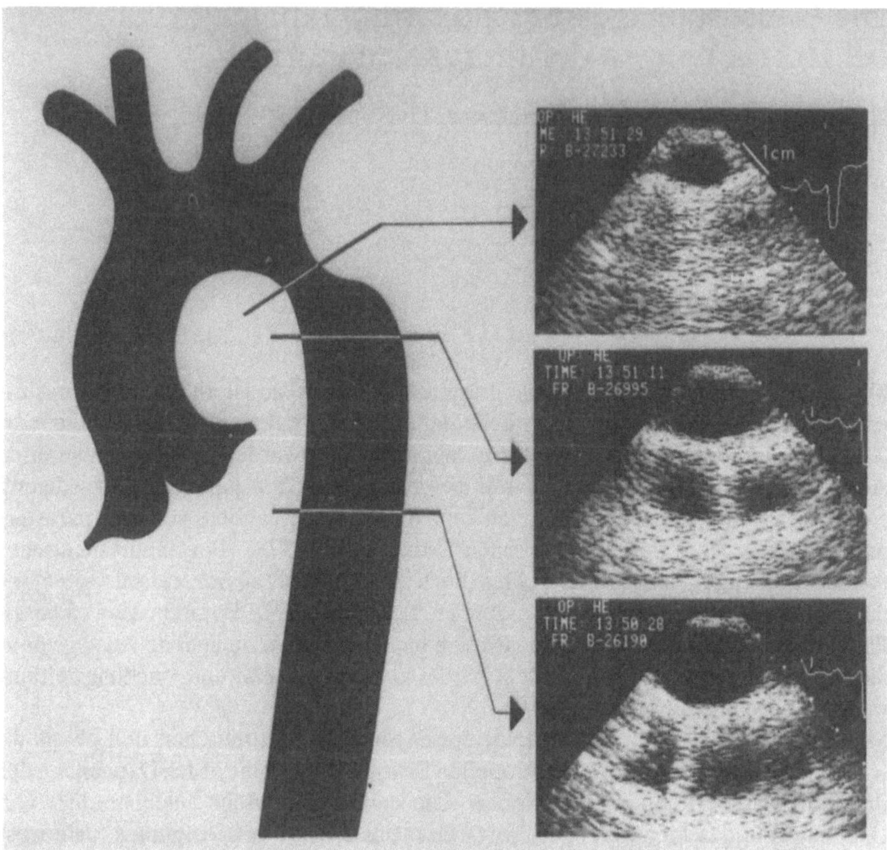

Abb. 1. Aortenisthmusstenose. Der Querschnitt der Aorta im Bereich der Stenose beträgt 1 cm. Die distale thorakale Aorta ist unauffällig

Patienten

Während der letzten 2 Jahre wurden 42 Patienten unter dem Verdacht einer thorokalen Gefäßerkrankung mit der transösophagealen Echotomographie (TEE) untersucht. Die Indikation zur endoskopischen Untersuchung erfolgte überwiegend zur Eingrenzung unklarer Befunde in der konventionellen Echokardiographie. Hierbei handelte es sich überwiegend um technisch schlecht schallbare Patienten (Adipositas, Lungenemphysem) oder fragliche Befunde an der deszendierenden thorakalen Aorta. 24 Patienten hatten eine Aortenektasie bzw. ein Aneurysma, 8 Patienten eine Aortenisthmusstenose, und in 10 Fällen fand sich abschließend eine Aortendissektion bzw. -ruptur.

Aortenektasie/Aneurysma

Die Grenze zwischen Aortendilatation, Ektasie und Aneurysma ist fließend und nicht eindeutig definiert. Nur die ganz umschriebene Dilatation der Aorta läßt sich eindeutig als sakkuläres Aneurysma einstufen. Normalerweise nimmt der Durchmesser der Aorta vom Bulbus bis zur Bifurkation kontinuierlich ab. Eine Weite über 30 mm im Bereich der Descendens ist eindeutig als pathologisch zu werten (Goldberg et al. 1966). Umschriebene Aneurysmen zeigen in der Regel ein stärkeres Maß der Dilatation.

Mit der transösophagealen Echotomographie kann der Durchmesser der aszendierenden und deszendierenden thorakalen Aorta i. allg. exakt bestimmt werden. Bei unseren 24 Patienten mit Aortendilatation lag der Gefäßdurchmesser zwischen 3 und 5 cm. Arteriosklerotische Plaques und parietale Thromben an der Gefäßwand können meist gut lokalisiert werden (Abb. 2). Bei der transösophagealen Bestimmung des Gefäßdurchmessers ist zu beachten, daß die Aortendilatation mit einer Elongation und Schlängelung einhergeht. Durch die fixierte Untersuchungsebene (Trans-

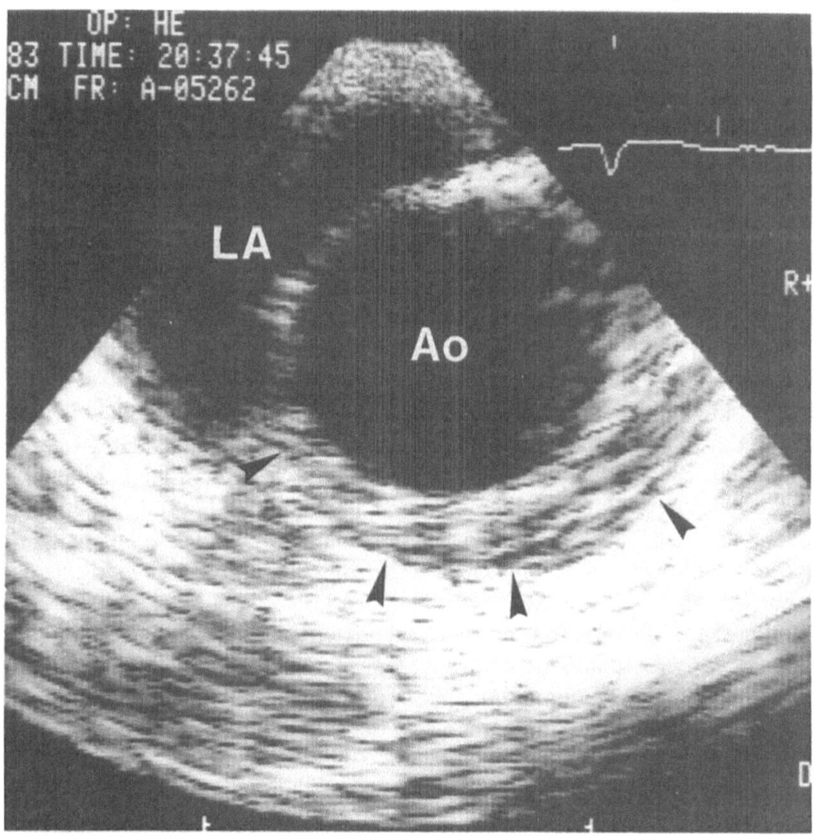

Abb. 2. Thrombosiertes Aneurysma dissecans der aszendierenden Aorta *(Ao)*. Transösophagealer Querschnitt durch den linken Vorhof *(LA)*. Die aszendierende Aorta ist aneurysmatisch erweitert (Durchmesser 6 cm), der ehemalige Dissektionskanal mit Thromben ausgekleidet *(Pfeilköpfe)*

versalschnitte) kommt es zu Schrägschnitten durch das geschlängelte Gefäß und leicht zur Überbewertung des Durchmessers. Gelegentlich wird die Differenzierung zu umschriebenen aneurysmatischen Aussackungen schwierig.

Aortenisthmusstenose

Aortenisthmusstenosen lassen sich mit der konventionellen Echokardiographie i. allg. sicher erfassen (Groh u. Venables 1980; Schweizer et al. 1981). Die transösophageale Untersuchung der Isthmusstenosen bietet insofern eine zusätzliche Information, als die Stenose im Querschnitt abgebildet werden kann (Abb. 1). 8 Patienten mit Coarctatio aortae wurden transösophageal untersucht. In allen Fällen ließ sich der Durchmesser der Stenose exakt bestimmen.

Aortendissektion

Die Aortendissektion ist die häufigste akute thorakale Gefäßerkrankung. Von prognostischer und therapeutischer Bedeutung ist die Klassifikation nach De Bakey in Typ I–III, entsprechend der Lokalisation und Ausdehnung des Dissekats (De Bakey et al. 1955). Die typische Dissektion der Aortenwand verläuft intermedial, die Dissektionsmembran besteht somit normalerweise aus der Intima und etwa $\frac{2}{3}$ der Media (Roberts 1981).

Die Angiographie gilt als Methode der Wahl mit der größten Aussagekraft in der Diagnostik von Aortendissektionen (Arciniegas et al. 1981; Stein u. Steinberg 1968). Den kritisch kranken Patienten mit häufig hohem kardialem Risiko und Nierenfunktionseinschränkung ist jedoch eine Aortographie als primäres Untersuchungsverfahren im Verdachtsfalle nicht immer zuzumuten.

Bei der Computertomographie als sehr viel weniger invasiver Methode mit guter Aussagekraft werden ebenfalls nicht unerhebliche Kontrastmittelmengen notwendig (Gross et al. 1980; Larde et al. 1980).

Mit der konventionellen Echokardiographie lassen sich akute Dissektionen im Bereich der Aorta ascendens und im Bogen meist sicher erfassen (Brown et al. 1975; Miller et al. 1984; Schweizer et al. 1981). Zusätzlich können die kardiale Funktion und die Herzklappen mitbeurteilt werden (Lambertz et al. 1983). Eine Dissektion der deszendierenden thorakalen Aorta (Typ III nach De Bakey) ist echokardiographisch aufgrund der erwähnten technischen Limitierung gelegentlich schwierig zu diagnostizieren (Brown et al. 1975; Schweizer et al. 1981).

27 Patienten, 2 davon aufgrund eines suspekten CT-Befundes, wurden unter dem Verdacht einer Aortendissektion transösophageal untersucht. Nach dem TEE ergab sich in 12 Fällen der Befund einer Aortendissektion. Bei 10 Patienten bestätigten weitere Untersuchungen und der Verlauf die sonographische Diagnose.

Das sonographische Kennzeichen einer Dissektion ist die kräftige reflektierte Dissektionsmembran, die in mehreren Schnitthöhen nachweisbar sein muß (Börner et al. 1984). Im Querschnitt läßt sich i. allg. der Dissektionskanal gut vom „wahren" Aortenlumen abgrenzen. Dabei kann der „Intimazylinder" ganz erheblich komprimiert werden (Abb. 3). In chronischen Dissektionen und disseziierenden Aortenaneurysmen lassen sich häufig parietale Thromben nachweisen.

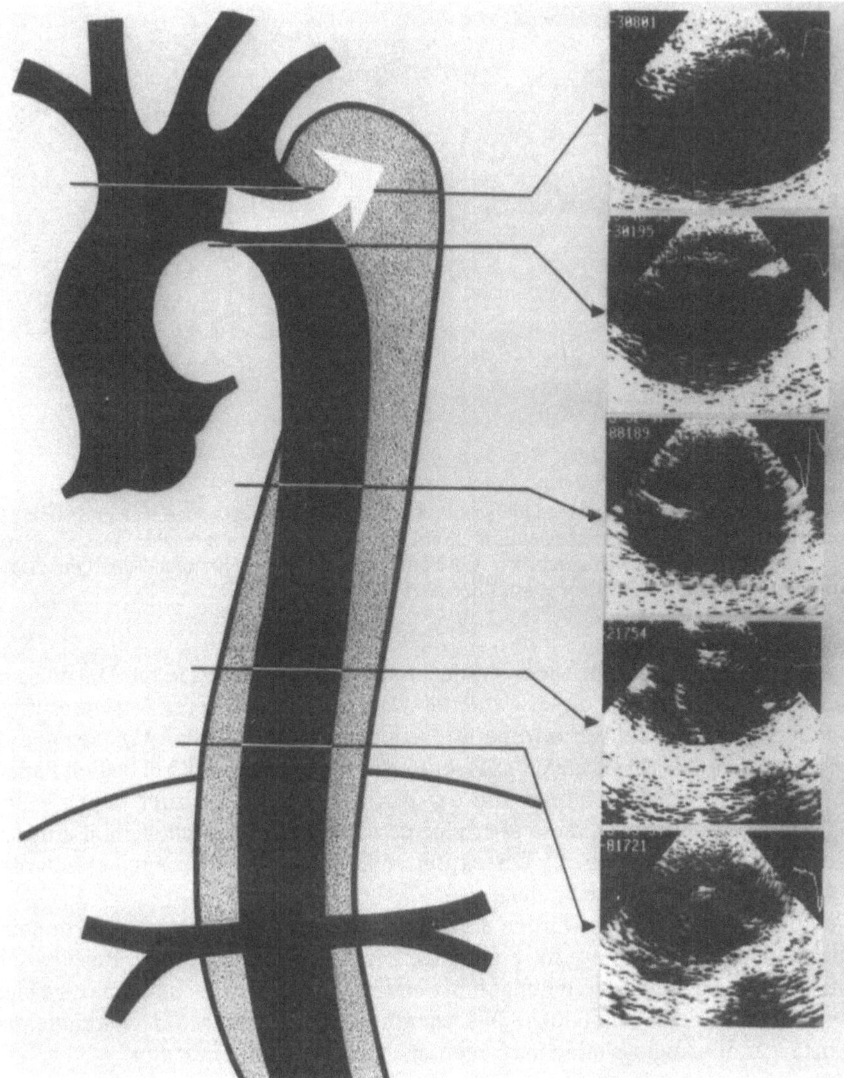

Abb. 3. Aortendissektion Typ III nach De Bakey. Die Dissektionsmembran beginnt am Übergang des Aortenbogens zur deszendierenden thorakalen Aorta. Der fast zirkuläre Dissektionskanal ist bis in Höhe des Diaphragmas zu verfolgen

Bei den 12 Patienten mit Verdacht auf Aortendissektion wurde nach dem sonographischen Befund 3mal eine Dissektion vom Typ I und je 4mal vom Typ II und Typ III diagnostiziert (Abb. 4). Bei einem weiteren Patienten war sonographisch lediglich eine große pulsierende mediastinale Raumforderung sichtbar. Der weitere Verlauf der Erkrankung ergab eine Ruptur der Aorta ascendens mit großer mediastinaler Einblutung. Die ergänzende Diagnostik der 7 Patienten mit Typ-I- und Typ-III-Dissektion bestätigte den sonographischen Befund. Dagegen konnte bei 2 von 4

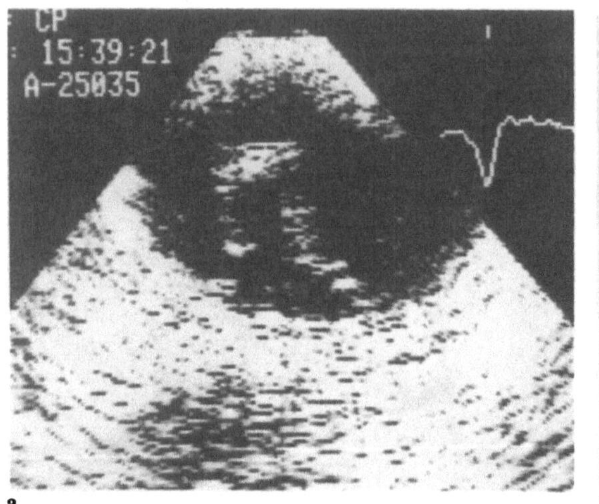
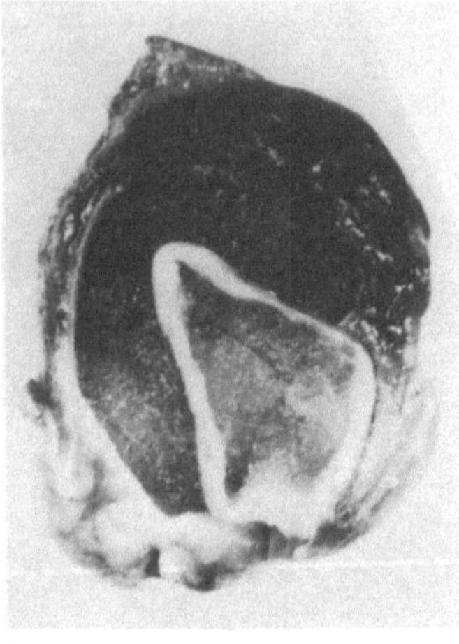

Abb. 4a, b. Aortendissektion. **a** Querschnitt durch die Aorta thoracica/descendens. In dem normal weiten Gefäß ist die Dissektionsmembran kräftig reflektierend gut abgrenzbar. Das ursprüngliche Aortenlumen wird erheblich komprimiert. **b** Pathologisch-anatomischer Querschnitt der Aorta des o. g. Patienten, der infolge einer Ruptur der Aorta verstarb

Patienten mit sonographischem Verdacht auf Typ-II-Dissektion die Diagnose nicht bestätigt werden. Einer dieser Patienten wurde wegen schwerer Aorteninsuffizienz operiert. Ein Dissekat war introperativ jedoch nicht nachweisbar. Die genaue Analyse der beiden falsch-positiven Dissektionsbefunde zeigte, daß bei beiden Patienten reproduzierbar eine Membran von der Aorta ascendens bis zum Bogen sonographisch nachweisbar war, diese aber eine deutlich geringere Echogenität aufwies im Vergleich zur „klassischen" Dissektion. Diese sonographischen Veränderungen bedürfen noch weiterer Klärung.

Computertomographisch wurden 8 Patienten mit nachgewiesener Dissektion untersucht. In 4 Fällen konnte keine eindeutige Diagnose gestellt werden. Bei 7 Patienten wurde eine Angiographie durchgeführt und in 6 Fällen ein Dissekat nachgewiesen. Bei einem Patienten mit lokal disseziierendem Aneurysma der deszendierenden Aorta war die Angiographie im Gegensatz zur TEE nicht eindeutig.

Zusammenfassung

Die transösophageale Echotomographie ist ein leicht durchführbares, wenig invasives und risikoarmes Untersuchungsverfahren zur Diagnostik von Erkrankungen der thorakalen Aorta. Ihre Indikation besteht bei den Fällen, die durch die konventionelle transthorakale Echokardiographie nicht eindeutig zu klären sind, also v. a. bei Erkrankungen der dezendierenden thorakalen Aorta.

Besondere Bedeutung kommt der TEE bei akuten thorakalen Gefäßprozessen zu, v. a. wenn der deszendierende Anteil der Aorta mitbetroffen ist. Dies gilt in erster Linie bei Typ-I- und Typ-III-Dissektionen sowie isolierten symptomatischen Aneurysmen der Aorta thoracica descendens.

Nach unseren bisherigen Erfahrungen scheint die TEE der Computertomographie in der Erkennung thorakaler Aortendissektionen überlegen zu sein. Bei unseren 10 Patienten mit nachgewiesener Dissektion war die endoskopische Sonographie der Angiographie in der Erkennung, nicht aber in der Bestimmung der Ausdehnung von Dissektionen vergleichbar.

Die transösophageale Echokardiographie kann auch an kritisch kranken Patienten und bettseitig auf der Intensivstation durchgeführt werden. Bei unklaren Befunden in der konventionellen Echokardiographie, besonders bei Verdacht auf Aortendissektionen, scheint der Einsatz der TEE als primäres, invasives Untersuchungsverfahren gerechtfertigt.

Literatur

Arciniegas JG, Soto B, Little W, Papapietro S (1981) Cineangiography in the diagnosis of aortic dissection. Am J Cardiol 47: 890

Börner B, Erbel R, Braun B, Henkel B, Meyer J, Rumpelt J (1984) Diagnosis of aortic dissection by transesophageal echocardiography. Am J Cardiol 54: 1157

Brown O, Popp R, Kloster F (1975) Echocardiographic criteria for aortic root dissection. Am J Cardiol 36: 17

Bubenheimer P, Schmuziger M, Roskamm H (1980) Ein- und zweidimensionale Echographie bei Aneurysmen und Dissektionen der Aorta. Herz 5: 226

De Bakey ME, Cooley DA, Creech O (1955) Surgical considerations of dissecting aneurysms of the aorta. Ann Surg 142: 556

Goh TH, Venables AW (1980) Scanning suprasternal echocardiography. Br Heart J 43: 148

Goldberg BB, Lehmann JS (1970) Aortosonography: Ultrasound measurement of the abdominal and thoracic aorta. Arch Surg 100: 652

Goldberg BB, Ostrum BJ, Isard HJ (1966) Ultrasonic aortography. JAMA 119

Gross S, Barr IB, Eyler WR, Khaja F, Goldstein S (1980) Computed tomography in dissection of the thoracic aorta. Radiology 136: 135

Lambertz H, Schweizer P, Erbel R, Effert S, Messmer BJ (1983) Notfalldiagnostik der akuten Aorteninsuffizienz mit der ein- und zweidimensionalen Echokardiographie. Dtsch Med Wochenschr 108: 131

Larde D, Belloir C, Vasile N, Frija J, Ferrane J (1980) Computed tomography of aortic dissection. Radiology 136: 147

Miller J, Nanda N, Singh R, Mathew T, Iliceto S, Rizzon P (1984) Echocardiographic diagnosis of aortic aneurysms and dissection. Echocardiography 1: 507

Mintz GS, Kotler MW, Segal BL, Parry WR (1979) Two-dimensional echocardiographic recognition of the descending thoracic aorta. Am J Cardiol 44: 232

Roberts WC (1981) Aortic dissection: Anatomy, consequences and causes. Am Heart J 101: 195

Schweizer P, Erbel R, Lambertz H, Efferts S (1981) Two-dimensional suprasternal echocardiography in diseases of the thoracic aorta. In: Rijsterbourgh H (ed) Echocardiology. Nijhoff, The Hague Boston London, p 55

Stein HL, Steinberg I (1968) Selective Aortography, the definitive technique for diagnosis of the dissecting aneurysm of the aorta. AJR 102: 333

Die intraoperative Erkennung von Myokardischämien mittels transösophagealer 2-D-Echokardiographie

P. Kremer, M. Cahalan, P. Hanrath

Ältere und herzkranke Patienten besitzen im Vergleich zu jüngeren herzgesunden Patienten ein deutlich erhöhtes Operationsrisiko: insbesondere kardiale Komplikationen, wie Infarkte bzw. eine akute Herzinsuffizienz im Rahmen einer Ischämie, sind dabei für die überdurchschnittlich hohe perioperative Mortalität verantwortlich (Del Guericio u. Cohn 1980; Gage et al. 1977; Weathers u. Paine 1981).
Die frühzeitige Erkennung einer intraoperativen Myokardischämie kann evtl. durch geeignete Gegenmaßnahmen die Prognose dieser Patienten verbessern, leider sind die traditionelle Überwachung von Herzfrequenz, Blutdruck und EKG aber relativ insensitive Verfahren zum Nachweis einer Myokardischämie (Battler et al. 1980; Lowenstein et al. 1981). In den letzten Jahren wurden deswegen bei Risikopatienten zunehmend Pulmonaliskatheter zur besseren Beurteilung der intraoperativen LV-Funktion eingesetzt; da der gemessene Pulmonalkapillardruck aber von einer Reihe von kardialen und nichtkardialen Faktoren abhängig ist, sind Fehlinterpretationen möglich (Calvin et al. 1981; Mangano et al. 1980). Darüber hinaus ist es eine invasive Methode, die mit einem – wenn auch geringen – Risiko für den Patienten verbunden ist (Swan und Ganz 1979). Auf der Suche nach einer sensitiven und trotzdem relativ sicheren Methode zur Erkennung einer intraoperativen Myokardischämie untersuchten wir, inwieweit die intraoperative transösophageale Echokardiographie (TEE) diese Erwartungen erfüllt.

Die Ziele dieser Studie waren:
1. Wie oft treten bei Risikopatienten intraoperative Wandbewegungsstörungen auf?
2. Besitzen Patienten, bei denen intraoperative Wandbewegungsstörungen auftreten, ein erhöhtes perioperatives Infarktrisiko?

Patienten und Methode

Untersucht wurden insgesamt 43 Patienten (mittleres Alter 57 ± 14 Jahre); bei 23 Patienten wurde eine koronare Bypassoperation durchgeführt, bei 6 Patienten erfolgte die Implantation einer Aorten- bzw. Mitralklappe und bei 14 Patienten wurde ein abdominales Aortenaneurysma reseziert. Wir wählten bewußt diese Patienten aus, da in einem hohen Prozentsatz dieser Risikopatienten mit perioperativen Ischämien und Myokardinfarkten zu rechnen ist.

Zur intraoperativen Überwachung wurden die üblichen Überwachungsmethoden verwendet, wie Überwachung des arteriellen und Pulmonalarteriendrucks mittels Ballonkatheter zusammen mit dem EKG bestehend aus den Extremitätenableitungen und einer V_5-Ableitung. Als pathologischer Anstieg des Pulmonalkapillardrucks wurde ein Anstieg von über 5 mmHg innerhalb eines Zeitraumes von maximal 10 min gewertet, vorausgesetzt, daß nach dem Druckanstieg der Pc-Druck > 18 mmHg lag. Als pathologisches EKG galt eine neu aufgetretene ST-Senkung bzw. Hebung von > 1 mm in mindestens einer Ableitung.

Nach Narkoseeinleitung und Intubation wurde ein Gastroskop mit einem speziellen 3,5-MHz-Transducer an der Spitze in den Ösophagus vorgeschoben und direkt hinter dem linken Ventrikel plaziert (Abb. 1 und 2). Zur intraoperativen Überwachung wurde ein Querschnitt des linken Ventrikels in Höhe der Papillarmuskel herangezogen (Abb. 3). Durch Arretierung der Bewegungsmechanik und Befestigung des Gastroskops an einem Infusionsständer war es möglich, den Transducer in einer stabilen Position zu halten.

Videobandaufzeichnungen wurden in 10minütigen Intervallen und während der Episoden mit ausgeprägten hämodynamischen Veränderungen gemacht. Das intraoperative 2-D-Echo wurde visuell von einem der Untersucher noch während der Operation hinsichtlich des Auftretens von Wandbewegungsstörungen bewertet. Postoperativ erfolgte die Auswertung der Videobandaufzeichnungen durch 2 unabhängige Untersucher mit Hilfe eines halbautomatischen Verfahrens (Philips Lightpen Unit); Hypokinesien (Akinesien) wurden definiert als eine segmentale Abnahme der Kontraktionsamplitude von mindestens 50% (> 90%). Hypokinesien mit über

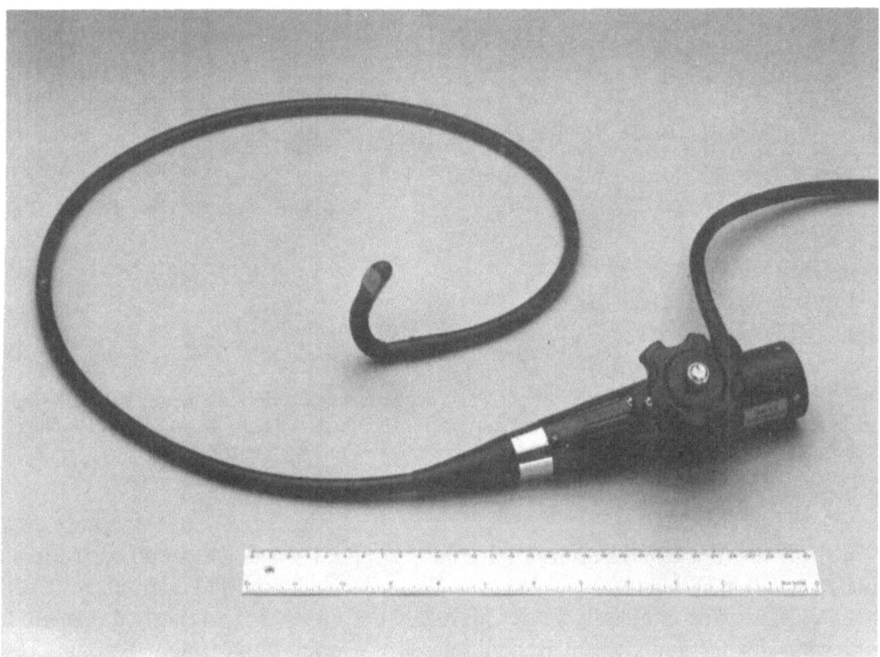

Abb. 1. Gastroskop mit 3,5 MHz-Schallkopf an der Spitze

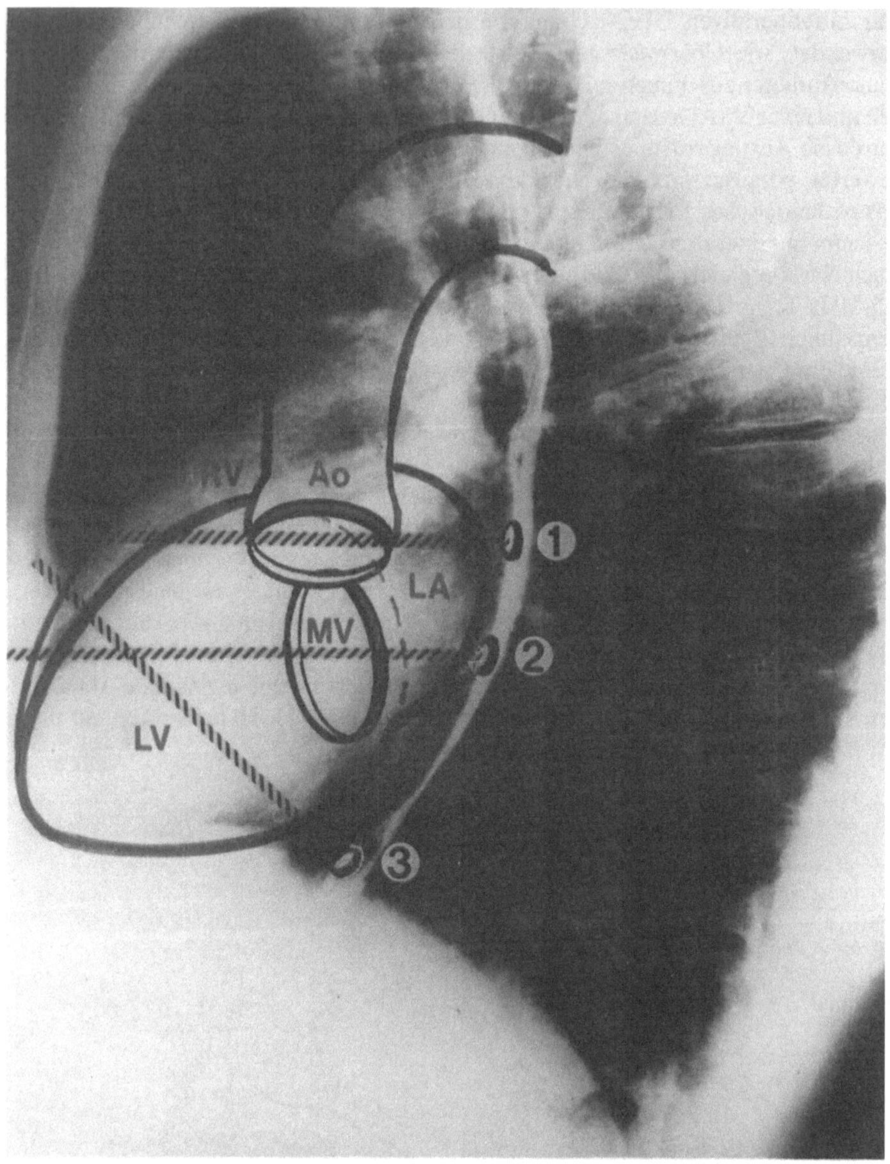

Abb. 2. Thoraxröntgenaufnahme (lateral) mit nachgezeichneter Herzsilhouette. Position *3* entspricht der üblichen Schallkopfposition zur intraoperativen Überwachung. *Ao* = Aorta, *LA* = linker Vorhof, *LV* = linker Ventrikel, *MV* = Mitralklappe, *RV* = rechter Ventrikel

50% Abnahme der Kontraktionsamplitude wurden im Vergleich zur postoperativen Analyse in allen Fällen intraoperativ vom Betrachter erkannt und dem verantwortlichen Anästhesisten mitgeteilt. In der Mehrzahl der Fälle (n = 9) führte das zu einer Änderung der intraoperativen Behandlung (i.v.-Gabe von Nitraten, Senkung des arteriellen Drucks).

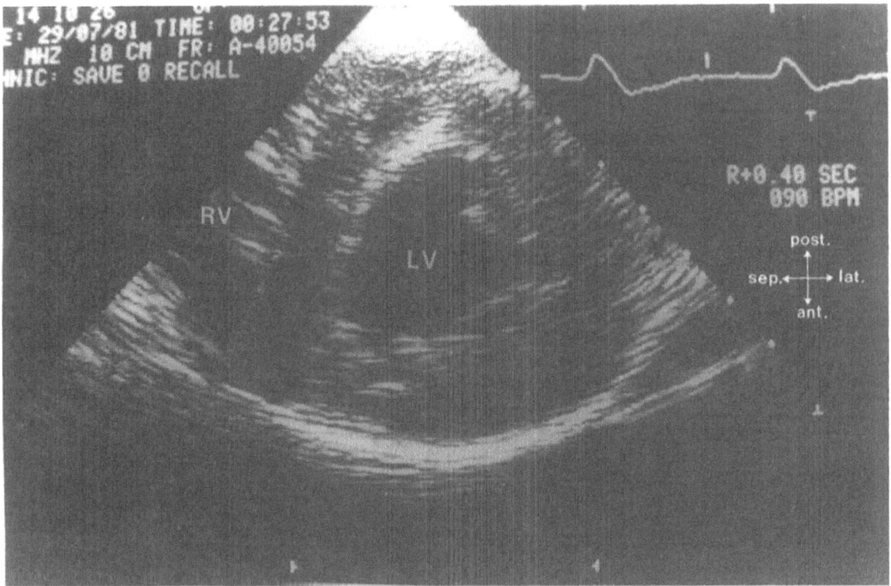

Abb. 3. Typischer Querschnitt des linken Ventrikels in Höhe der Papillarmuskel (Position *3*). *LV* = linker Ventrikel, *RV* = rechter Ventrikel

Ergebnisse

Die Abb. 4 zeigt das transösophageale Echo eines 65 Jahre alten Patienten mit einer koronaren Herzerkrankung, bei dem eine Bypassoperation durchgeführt wurde. Kurz nach Narkoseeinleitung und Intubation sah man im transösophagealen Echo eine ausgedehnte Hypokinesie im Bereich der Vorderwand und des Ventrikelseptums als Folge eines alten Vorderwandinfarkts, den der Patient vor mehreren Jahren erlitten hatte. Demgegenüber bewegte sich die Hinterwand normal (Abb. 4 a, b).
Nach Bypassimplantation und Abstellen der Herzlungenmaschine fiel eine jetzt neu aufgetretene Akinesie im Hinterwandbereich auf (Abb. 4 c, d). Dieses Segment blieb akinetisch bis zum Ende der Operation. Ein perioperativer Infarkt wurde einige Tage später mittels Tc-Pyrophosphat nachgewiesen.
Die Ergebnisse der insgesamt 43 Patienten sind in Tabelle 1 zusammengefaßt: von 43 Patienten erlitten 15 intraoperativ eine Ischämie, die am Auftreten einer segmentalen

Tabelle 1. Ergebnisse der Studie (n = 43)

intraoperative Ischämie (n = 15)		
Passager n = 8		Persistierend n = 7
0	Peri-postoperativ MI	5
1	PCW ↑	2
0	EKG	3

MI Myokardinfarkt, *PCW* Pulmonalkapillardruck

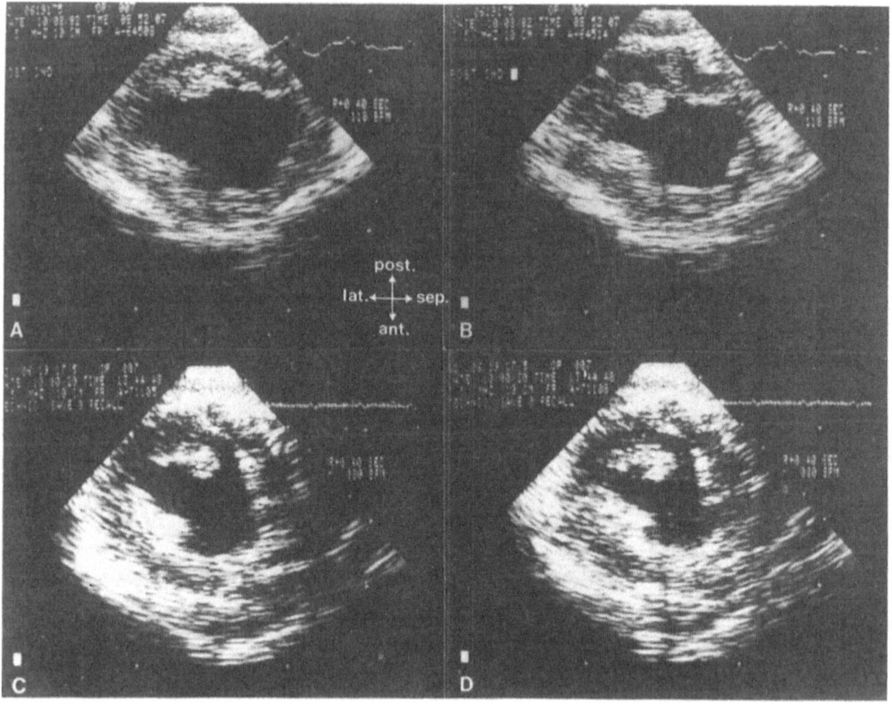

Abb. 4a–c. Enddiastole, *b, d* Endsystole.
a, b Hypokinesie im Bereich der LV-Vorderwand, unauffällige Kontraktion der LV-Hinterwand.
c, d zusätzliche Akinesie im Hinterwandbereich

Wandbewegungsstörung erkennbar war. Das heißt, bei ca. ⅓ dieser Risikopatienten wurde ein sich initial normal kontrahierendes Segment des linken Ventrikels plötzlich hypo- bis akinetisch.

Bei 8 dieser 15 Patienten war intraoperativ nur eine passagere Wandbewegungsstörung zu beobachten. Keiner dieser Patienten erlitt einen Myokardinfarkt perioperativ oder während der Erholungsphase in den 2 Wochen nach der Operation.

Bei 7 Patienten traten peristierende Wandbewegungsstörungen auf, d. h. hier wurde intraoperativ ein vorher normales Segment hypo- bzw. akinetisch und blieb bewegungseingeschränkt bis zum Operationsende. 5 dieser Patienten erlitten einen Myokardinfarkt, 3 perioperativ und 2 Patienten nach 5 bzw. 13 Tagen nach der Operation. Der Infarktnachweis erfolgte entweder anhand des EKG und des typischen Enzymverlaufs (n = 2) oder mittels Tc-Pyrophosphat (n = 3).

Auffällig war, daß nur bei 3 dieser 15 Patienten mit intraoperativen Wandbewegungsstörungen ein pathologischer Anstieg des Pulmonalkapillardrucks während der Ischämie zu beobachten war. Bei weiteren 3 Patienten deutete das EKG auf eine intraoperative Ischämie hin.

Diskussion

Eine perioperative myokardiale Ischämie mit einhergehender globaler oder regionaler Einschränkung der linksventrikulären Funktion bis zum Infarkt können in beträchtlichem Maße negativen Einfluß auf den postoperativen Verlauf und die Lebenserwartung des Patienten nehmen, so daß ihre sofortige und sichere Diagnose von größter Bedeutung ist (Del Guericio u. Cohn 1980; Gage et al. 1977). Bisher galt die invasive Messung des Pulmonalkapillardrucks mittels Pulmonaliskatheter als die empfindlichste Methode zum Nachweis einer Myokardischämie. Im Gegensatz dazu zeigen die hier vorliegenden Ergebnisse, daß die intraoperative Überwachung des Pc-Druckes ein relativ insensitives Verfahren zur Erkennung einer Myokardischämie ist. Die Ursache hierfür beruht offensichtlich auf der Abhängigkeit des Pulmonalkapillardrucks von einer Reihe kardialer und extrakardialer Faktoren: neben der Änderung der LV-Compliance (z.B. infolge einer Ischämie) sind die LV-Füllung, die Compliance der Lungenvenen und der Beatmungsdruck weitere wichtige Parameter, die den Pulmonalkapillardruck beeinflussen (Calvin et al. 1981; Mangano et al. 1980). Eine Abnahme der LV-Füllung infolge einer Blutung kann z. B. einen ischämiebedingten Pc-Druckanstieg maskieren.

Die intraoperative transösophageale 2-D-Echokardiographie ermöglicht demgegenüber den direkten Nachweis einer Ischämie: Das Auftreten einer segmentalen Wandbewegungsstörung eines sich zuvor unauffällig kontrahierenden Segments ist dabei pathognomonisch für eine Myokardischämie. Neben der Beurteilung der segmentalen LV-Kontraktion erlaubt die TEE auch die Beurteilung des LV-Füllungszustandes: vorausgesetzt, die Schallkopfposition wird während der Operation nicht verändert, können relative Änderungen der enddiastolischen und endsystolischen LV-Fläche als analoge Veränderungen der LV-Volumina gelten.

Ein Nachteil der Methode ist, daß segmentale Wandbewegungsstörungen außerhalb der angeloteten Schnittebene übersehen werden. Das Abscannen des linken Ventrikels durch Vorschieben bzw. Zurückziehen des Gastroskops erlaubt zwar die Beurteilung eines großen Teils des linken Ventrikels, die spitzennahen Abschnitte können aber nur selten ausreichend dargestellt werden.

Für diese Studie wurde nur eine Schallkopfposition in Höhe der LV-Papillarmuskel zur Beurteilung gewählt (Abb. 3). Um so überraschender war der hohe Anteil an Patienten (15 von 43), bei denen intraoperativ eine Wandbewegungsstörung infolge einer Ischämie zu beobachten war. Die Selektion des Patientenkollektivs – es handelte sich ohne Ausnahme um kardiale Risikopatienten – und die Schwere bzw. Länge des operativen Eingriffs dürften dafür verantwortlich sein.

Daß der Nachweis einer intraoperativen Ischämie klinisch bedeutsam war, zeigt das Auftreten eines Myokardinfarkts bei 5 der 7 Patienten mit persistierenden Wandbewegungsstörungen. Eine längere postoperative Überwachung dieses Patientenkollektivs mit extrem hohe Infarktrisiko auf der Intensivstation sollte deshalb durchgeführt werden.

Inwieweit intraoperative Gegenmaßnahmen zu einer Beseitigung der Myokardischämie führten, ist bei fehlendem Kontrollkollektiv und der relativ geringen Patientenzahl anhand dieser Studie nicht zu beurteilen. Ob die intravenöse Gabe von Nitraten und ggf. eine Senkung des arteriellen Drucks die perioperative Infarkthäufigkeit senken kann, bleibt demnach größeren, randomisierten Studien vorbehalten.

Zusammenfassung

Die transösophageale Echokardiographie ist ein neues, ultrasonographisches Verfahren, das eine von anatomischen Hindernissen unabhängige Darstellung des Herzens erlaubt und mit nur minimalem Patientenrisioko verbunden ist. Ohne das Arbeitsfeld des Chirurgen einzuschränken, erlaubt das Verfahren die Erkennung von segmentalen Wandbewegungsstörungen infolge einer Myokardischämie sowie die Beurteilung des linksventrikulären Füllungszustandes.

Die Sensitivität der TEE zur Erkennung von intraoperativen Ischämien ist im Vergleich zu den herkömmlichen Überwachungsmethoden wie EKG und Pulmonalkapillardruckmessung deutlich höher. Inwieweit eine bessere Erkennung von intraoperativen Ischämien zu einer Senkung des perioperativen Infarktrisikos führt, bleibt weiteren Studien vorbehalten.

Literatur

Battler A, Froelicker VF, Gallagjer KP (1980) Dissociation between regional myocardial dysfunction and ECG changes during ischemia in the conscious dog. Circulation 62: 735

Calvin J, Driedger A, Sibbald W (1981) Does pulmonary capillary wedge pressure predict left ventricular preload in critically ill patients? Crit Care Med 9: 437

Del Guericio LRM, Cohn JD (1980) Monitoring operative risk in the elderly. JAMA 243: 1350

Gage AA, Bhayana JN, Balu V, Hook N (1977) Assessment of cardiac risk in surgical patients. Arch Surg 112: 1488

Lowenstein E, Foex P, Francis CM (1981) Regional ischemic ventricular dysfunction in myocardium supplied by a narrowed coronary artery with increasing halothane concentration in the dog. Anesthesiology 55: 349

Mangano D, van Dyke D, Ellis R (1980) The effect of increasing preload on ventricular output and ejection fraction in man. Circulation 62: 1543

Swan HJ, Ganz W (1979) Complications with flow- directed balloon-tipped catheter. Ann Intern Med 91: 494

Weathers LW, Paine R (1981) The risk of surgery in cardiac patients. Ann Intern Med 2: 57

Aortokoronare Bypassoperation in Kardioplegie oder am perfundierten Herzen? Vergleichsuntersuchungen mittels transösophagealer Echokardiographie

N. Reifart, H. Störger, E. Krause, P. Satter

Bei Herzoperationen mit Herz-Lungen-Maschine hat sich die Myokardprotektion mittels Kardioplegie und Kälte seit Jahren bewährt (Hoffmeister et al. 1959; Elert et al. 1975; Lange et al. 1983). Hierdurch wurde es möglich, am nicht schlagenden Herzen auch längere Operationen und Mehrfachrevaskularisationen durchzuführen. Der Eingriff am flimmernden, kontinuierlich perfundierten Herzen, also ohne Aortenabklemmung, wurde in den letzten Jahren als Alternative v. a. bei über mehrere Stunden dauernden Eingriffen propagiert. Von diesem Verfahren scheinen besonders auch Patienten mit chronischer Ischämie und präoperativ deutlich reduzierter Ventrikelfunktion zu profitieren (Johnson u. Pedraza, pers. Mitteilung).
Die Güte einer Myokardprotektion läßt sich beim Menschen mit verschiedenen Methoden beurteilen (Beyersdorf et al. 1980; Kohanna et al. 1981; Chitwood et al. 1980; Reifart et al. 1984; Topol et al. 1984). Am häufigsten wird die postoperative Erholung des Myokards durch Messung der Kleinkreislaufdrücke und des Herzminutenvolumens erfaßt. Auch die Radionuklidventrikulographie mit Bestimmung der Volumina und Auswurffraktion ist aufschlußreich. Beide Verfahren haben jedoch bedeutende Nachteile. Sie lassen entweder nur Aussagen über die globale Funktion des Herzens zu oder sind als Methode aufwendig bzw. wenig sensitiv.
Mit der transösophagealen Ultraschallechokardiographie steht ein neues, einfach anwendbares Verfahren zur Verfügung, das sowohl Aussagen zur globalen als auch zur regionalen Ventrikelfunktion zuläßt (Topol et al. 1984).
Ziel unserer prospektiven konsekutiven Untersuchung war es, den protektiven Effekt der Kardioplegie mit dem der Dauerperfusion des flimmernden Herzens zu vergleichen.

Patienten und Methode

Es wurden 20 konsekutive Patienten mit koronarer Mehrgefäßerkrankung und stabiler Angina pectoris untersucht. Einen Tag vor aortokoronarer Bypassoperation wurde ein transösophageales Echokardiogramm angefertigt. Der linke Ventrikel wurde dabei in der kurzen Achse in Höhe der Mitralspitzen senkrecht angelotet. Die Untersuchung wurde 4 h nach aortokoronarer Bypassoperation wiederholt. Die Echokardiogramme wurden auf Video aufgezeichnet und von einem unabhängigen Untersucher mittels Rechner (Cardio 80) ausgewertet. Hierzu wurden diastolische und systolische Endokardkontur mittels Lichtgriffel nachgezogen. Der Rechner

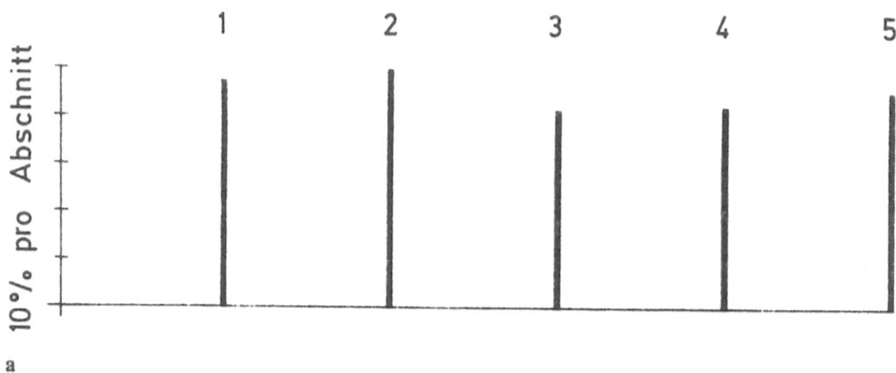

a

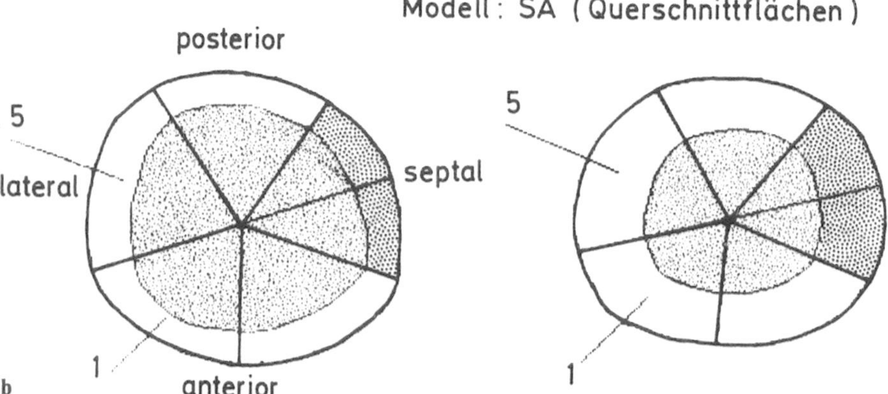

b

Abb. 1a, b. **a** Enddiastolische und endsystolische Querschnittfläche des linken Ventrikels, eingeteilt in 5 Kreissektoren. Wanddicke (bis auf septalen Bereich) nicht gemustert. **b** Regionale Flächenverkürzung der einzelnen Sektoren graphisch veranschaulicht

bestimmt automatisch Flächenschwerpunkte und Flächenhalbierende und teilt den
Ventrikel in 5 gleiche Kreissektoren (Abb. 1). Die Auswertung konnte sowohl „fix",
d. h. ohne Korrektur von Rotation und Translation, als auch „float", d. h. mit Korrektur der systolischen Drehung und Verschiebung, erfolgen.
Die Gruppe A (Dauerperfusion unter Flimmern) bestand aus 10 Patienten mit einem
mittleren Alter von 56,5 ± 8,7 Jahre. Es wurden im Mittel 2,7 ± 0,5 Bypasses
angelegt. Die Bypasszeit betrug 107 ± 34 min. Die Revaskularisation war bei 80%
vollständig.
Die Patienten der Gruppe B (Kardioplegie), ebenfalls 10 mit einem mittleren Alter
von 61,5 ± 6,4 Jahre, erhielten im Durchschnitt 2,6 ± 0,5 Bypasses. Die Bypasszeit
betrug 83,8 ± 22,5 min (n.s.), die Ischämiezeit 40,6 ± 7,8 min. In dieser Gruppe
waren 60% der Patienten vollständig revaskularisiert.
Beide Gruppen waren auch vergleichbar bezüglich Gefäßbefall und präoperativer
angiographischer Auswurffraktion.

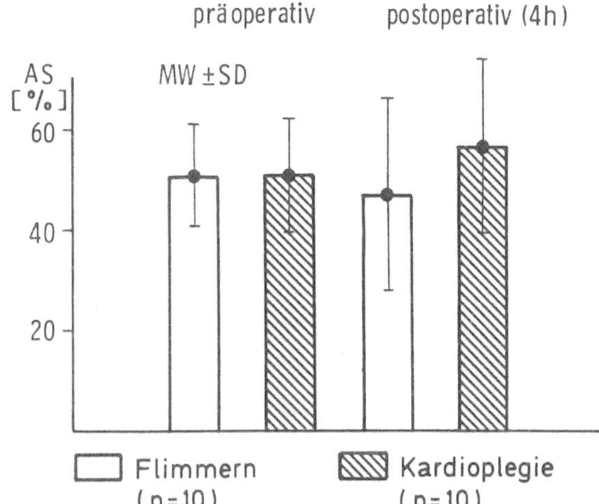

Abb. 2. Globale Flächenverkürzung des linken Ventrikels *(AS)* vor und 4 h nach Revaskularisierung

Ergebnisse

Im folgenden finden nur die Daten des „fixen" Referenzsystems Berücksichtigung. Das „floatende" Referenzsystem führte zu gleichen Aussagen, wenn es auch im Vergleich hierzu regional teilweise zu deutlichen Abweichungen kam.

Die diastolische Endokardfläche, die cum grano salis dem linksventrikulären diastolischen Volumen vergleichbar ist, betrug in Gruppe A präoperativ $25{,}3 \pm 6$ cm^2 und postoperativ $24{,}9 \pm 9$ cm^2. In Gruppe B nahm sie von $21{,}8 \pm 5$ cm^2 auf $18{,}3 \pm 4$ cm^2 signifikant ab.

Die globale Flächenverkürzung, in etwa vergleichbar mit der globalen Auswurffraktion, sank in Gruppe A von $50{,}9 \pm 10\%$ auf $47{,}2 \pm 19\%$ und stieg postoperativ in Gruppe B von $51{,}3 \pm 11\%$ auf $57{,}9 \pm 17\%$ (Abb. 2). Dies ist im Vergleich nicht signifikant. Die Flächenverkürzung nahm also unter kontinuierlicher Perfusion ab und unter Kardioplegieprotektion zu. Auch die Differenz der Flächenverkürzung, Δ-AS, ist im Vergleich mit $-3{,}7 \pm 22\%$ (Gruppe A) und $+6{,}6 \pm 16\%$ (Gruppe B) nicht signifikant unterschiedlich.

Zwischen Ischämiezeit oder Bypasszeit und Veränderung der Flächenverkürzung bestand keine gerichtete Beziehung, d. h. bei länger anhaltender Ischämie war postoperativ die Auswurffraktion nicht stärker beeinträchtigt.

Aufgrund der hohen Auflösung des TUKG sind mit dieser Methode auch Aussagen bezüglich der regionalen Funktion möglich. Während keine gerichteten Änderungen anterior, lateral und posterior in beiden Gruppen zu beobachten waren, kam es septal bei der Mehrzahl der Patienten zu einer deutlichen Minderkontraktion. Dies bestätigt die von der eindimensionalen Echokardiographie bekannten Befunde der paradoxen Septumbewegung nach aortokoronarer Bypassoperation.

Im einzelnen sank die regionale Auswurffraktion im Septumbereich (Sektor 3) in Gruppe A von $38{,}9 \pm 17\%$ auf $17{,}1 \pm 10\%$ und in Gruppe B von $27{,}7 \pm 5\%$ auf $24{,}6 \pm 5\%$ (Abb. 3). Der Unterschied ist nicht signifikant. Auch die Differenz der Flächenverkürzung zwischen prä- und postoperativem Wert, δ-SF, war im Vergleich nicht signifikant unterschiedlich (Gruppe A -22%, Gruppe B -3%).

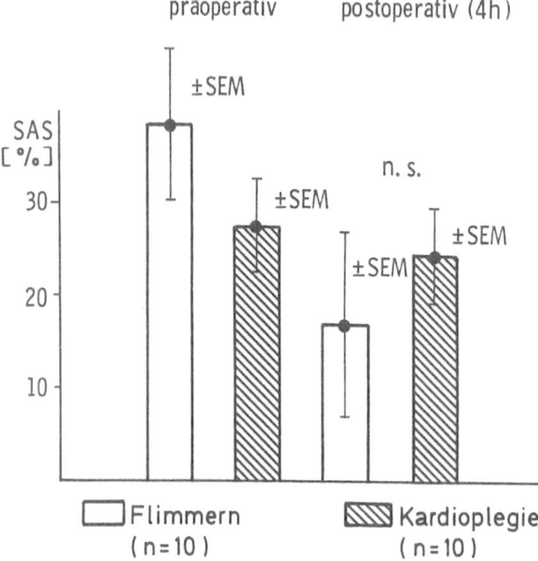

Abb. 3. Regionale Flächenverkürzung des septalen Sektors *(SAS)* vor und 4 h nach Revaskularisierung

Diskussion

Es ist unbestritten, daß die Abkühlung des Myokards eine wesentliche Grundlage der Protektion in der Herzchirurgie darstellt (Lange et al. 1983). Bei pharmakologisch induziertem Herzstillstand (Kardioplegie) sind Ischämiezeiten bis 180 min möglich, wenn auch meist nicht erforderlich. Die kontinuierliche Perfusion gestattet demgegenüber Eingriffe von weit längerer Dauer (Johnson u. Pediaza, pers. Mitteilung). In der Regel ist nach Bypassoperation die kardiale Funktion in Ruhe unverändert. Bislang gibt es keine befriedigende Methode, die globale und regionale Funktion des linken Ventrikels während und unmittelbar nach Herzoperation ohne größeren Aufwand zu messen. Basierend auf tierexperimentellen Erfahrungen mit der zweidimensionalen Echokardiographie (Reifart et al. im Druck) war es uns möglich, mittels transösophagealer Echokardiographie auch quantitative Aussagen zur linksventrikulären Funktion zu erzielen. Da es bei totaler Myokardischämie in der Regel zu einem Funktionsverlust des gesamten Myokards kommt, lassen die globalen Parameter des dargestellten Ventrikelquerschnitts in Papillarmuskelhöhe auch Rückschlüsse auf die globale Ventrikelfunktion zu.

Unsere Befunde zeigen, daß es bei sorgfältiger Anwendung der Kardioplegieprotektion zu keiner faßbaren Myokardschädigung kommt. Möglicherweise ist die Durchblutung poststenotischer Areale beim flimmernden Herzen geringer als am normal schlagenden Herzen, so daß es bis zur Revaskularisierung u. U. doch zu regionaler Ischämie kommt.

Die Ursache der pathologischen Septumbewegung bleibt auch nach unseren Untersuchungen noch unklar. Aufgrund der von uns angestellten Messungen der Septumdickenzunahme während Systole scheint es sicher, daß es sich nicht um eine geänderte Bewegung des linken Ventrikels, sondern um eine tatsächliche Kontraktionsminderung im Septumbereich handelt. Dies läßt an eine regionale Ischämie, möglicherweise infolge der bei allen Patienten nachweisbaren Flußbehinderung im Ramus interventricularis, denken.

Schlußfolgerungen

Mit der transösophagealen Ultraschallechokardiographie sind qualitative und quantitative Aussagen nach aortokoronarer Bypassoperation möglich.
Die globale linksventrikuläre Funktion ist 4 h postoperativ unverändert.
Bei fast allen Patienten kommt es zu einer septalen Minderkontraktion. Die Myokardprotektion mittels Kardioplegie ist bei Ischämiezeiten bis mindestens 50 min der Dauerperfusion gleichwertig.

Zusammenfassung

Die transösophageale Echokardiographie ist zur Bestimmung der linksventrikulären Funktion nach aortokoronarer Bypassoperation (CABG) geeignet. In randomisierter Reihenfolge wurde bei 10 Patienten mit Kardioplegie und bei 10 Patienten am flimmernden, perfundierten Herzen eine CABG durchgeführt. Der linke Ventrikel wurde 1 Tag vor und 4 h nach CABG mittels transösophagealer Echokardiographie in Papillarmuskelhöhe dargestellt und die globale Verkürzungsfraktion sowie die durch 6 Kreissektoren definierte regionale Flächenverkürzung bestimmt. Beide Gruppen waren vergleichbar bezüglich Gefäßbefall, Auswurffraktion, Bypasszeit (47–146 min) und Revaskularisationsgrad (1–4 Bypasses).
Die globale Verkürzungsfraktion nahm unter Kardioplegie von 51 ± 11% auf 58 ± 17% zu und unter Flimmern von 50 ± 10% auf 47 ± 19% ab (n.s.). Die septale Kontraktion reduzierte sich unter Kardioplegie um 3 und bei Dauerperfusion um 22% (n.s.).
Die Kardioprotektion mittels Kardioplegie scheint bei begrenzter Operationszeit dem Eingriff am flimmernden perfundierten Herzen gleichwertig.

Literatur

Beyersdorf F, Elert O, Satter P (1980) Determination of maximal ischemic tolerance of the human heart by ultrastructural recording of preischemic degree of myocardial hypertrophy and degeneration. Ann Thorac Surg 50: 356
Chitwood WR, Hill RC, Sink JD, Kleinmann LH, Sabiston DC, Wechsler AS (1980) Measurement of global ventricular function in patients during cardiac operations using sonomicrometry. J Thorac Cardiovasc Surg 80: 724–735
Elert O, Tochirkov F, Satter P (1975) Die Wirkung des ischämischen und kardioplegischen Herzstillstandes auf den Myokardstoffwechsel bei gesunden und minderdurchbluteten Herzen. Thoraxchirurgie 23: 318–320
Hoffmeister GE, Kreuzer H, Schoeppe W (1959) Der Sauerstoffverbrauch des stillstehenden, des leerschlagenden und des flimmernden Herzens. Pflügers Arch Ges Physiol 269: 194
Kohanna FH, Cunningham JN, Catinella FP et al. (1981) Cardiac output determination after cardiac operation. J Thorac Cardiovasc Surg 82: 904–908

Lange R, Kloner RA, Zierler M, Carlson N, Seiler M, Khuri SF (1983) Time course of ischemic alterations during normothermic and hypothermic arrest and its reflection by on-line monitoring of tissue pH. J Thorac Cardiovasc Surg 86: 418–434

Reifart N, Maul FD, Mützel E, Hör G, Kaltenbach M, Satter P (1984) Aortakoronare Bypassoperation bei erheblich reduzierter linksventrikulärer Funktion infolge chronischer Ischämie. Dtsch Med Wochenschr 109: 1671–1677

Reifart N, Kühn C, Störger H, Timm C, Kaltenbach M (im Druck) Regionale Myokardischämie am wachen Hund unter echokardiographischer Kontrolle. Z Kardiol

Topol EJ, Weiss JL, Guman PA et al. (1984) Immediate improvement of dysfunctional myocardial segments after coronary revascularization: Detection by intraoperative transesophageal echocardiography. JACC 4: 1123–1134

Transösophageale und intraoperative zweidimensionale Echokardiographie

W. J. Gussenhoven, E. Bos, J. Roelandt, L. van Herwerden, M. Haalebos, N. de Jong, C. M. Ligtvoet

Einleitung

Die bedeutende Rolle der Echokardiographie als diagnostische Methode ist zurückzuführen auf die rasche Entwicklung im Bereich der Gerätetechnik. Während der letzten 5 Jahre wurde die Möglichkeit des Einsatzes der Echokardiographie mit Hilfe des transösophagealen oder epikardialen Ansatzes zur intraoperativen Diagnostik geprüft.

Die Mehrheit der Patienten, die zur kardiologischen Untersuchung kamen, wurden in einem Screeningverfahren gewöhnlich durch die konventionelle transthorakale Echokardiographie untersucht. Aufgrund von Thoraxdeformitäten und Lungenerkrankungen ist bei einem Teil der Patienten die Echoqualität so gering, daß die Aussagefähigkeit eingeschränkt ist. Für diese Patienten bietet möglicherweise die transösophageale Echokardiographie eine zusätzliche Information. Zusätzliche Schnittbildebenen stehen hierdurch zur Verfügung, die präkordial nicht erreicht werden können.

Die intraoperative Anwendung der transösophagealen und epikardialen Echokardiographie kann möglicherweise weiterhelfen, die kardiale Morphologie und die kardiale Funktion bei kritisch kranken Patienten zu analysieren (Sahn 1982; Kremer et al. 1983).

Ziel der vorliegenden Arbeit war es, die technischen Charakteristika einer am Thoraxcenter in Rotterdam entwickelten Ösophagussonde darzulegen und klinische Ergebnisse vorzuweisen. Zusätzlich wird über die Ergebnisse der intraoperativen epikardialen zweidimensionalen Echokardiographie berichtet, basierend auf einer einjährigen Erfahrung.

Methoden

Phased-array Echoskop

Sowohl mechanisch rotierende als auch lineare zweidimensionale Scanner für die transösophageale Anwendung sind beschrieben worden (Hisanaga u. Hisanaga 1982). In diesen Systemen wurde die akustische Ankopplung an die Ösophaguswand durch ein ölgefülltes Polster über den Transducer vorgenommen. Im Gegensatz zu diesen Systemen sind Phased-array-Schallköpfe kleiner und enthalten keinen mecha-

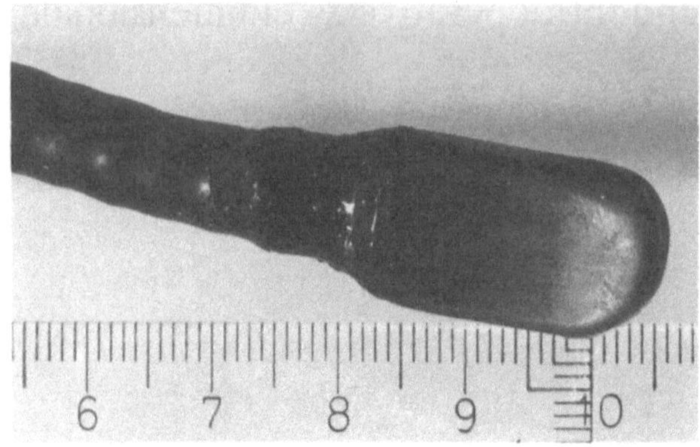

Abb. 1. Aufsicht auf den Schallkopf des Ösophagoskops, bestehend aus 32 Elementen

nischen Teil. Sie sind deshalb ideal für die transösophageale Echokardiographie. Die Entwicklung sowie erste klinische Ergebnisse eines Phased-array-Scanners wurden publiziert von Hanrath et al. (1982) und Souquet (1982).

Die charakteristischen Daten des Prototyps, der für unsere Untersuchungen verwandt wurde, wurden von Lancée et al. (1982) beschrieben. Die Sonde besteht aus einem 32-element-phased-array-Schallkopf, der auf der Spitze eines Gastroskops (7,9 mm, Olympus) aufgesetzt wurde (Abb. 1). Die Schallkopffrequenz beträgt 3,1 MHz. Die aktive Oberfläche des Schallkopfes mißt $12 \cdot 10$ mm^2 und besitzt eine bei 60 mm fokussierende Linse.

Spezielle Aufmerksamkeit wurde der Formung des Schallkopfs in bezug auf Säuberung und elektrische Sicherheit gegeben. Das Auflösungsvermögen wurde optimiert in einer anderen Weise als bei Schallköpfen, die für die transthorakale Untersuchung zur Anwendung kommen. Dies ist im wesentlichen zurückzuführen auf die Schallkopfposition, die wesentlich näher zum Herzen liegt als bei konventioneller Echokardiographie.

Bei einem -6 dB-Pegelabfall in der Nahzone beträgt die Auflösung 1,9; 1,6; 0,5 mm. Die Schallebene liegt senkrecht zur Längsachse des Echoskops. In Kooperation mit der Firma Hewlett-Packard wurde die Sonde an ein kommerziell erhältliches System (77020A) gekoppelt.

Transösophageale Echokardiographie. Klinische Ergebnisse

Die Anwendung der transösophagealen Echokardiographie war besonders hilfreich bei Patienten, bei denen die präkordiale Untersuchung keine ausreichenden Informationen ergab. Patienten, die zu dieser Kategorie gehörten, waren Patienten mit Lungenemphysem, Adipositas, kürzlichen Herzoperationen, mit Klappenprothesen sowie Patienten, bei denen eine zusätzliche intrakardiale Abnormität vermutet wurde.

Illustrativ ist in diesem Zusammenhang die Vorgeschichte einer Patientin, die mit subfebrilen Temperaturen zur Aufnahme kam. Aufgrund der extremen Adipositas

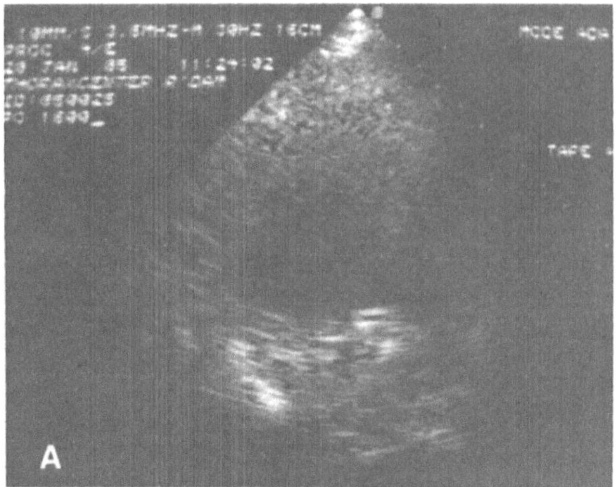

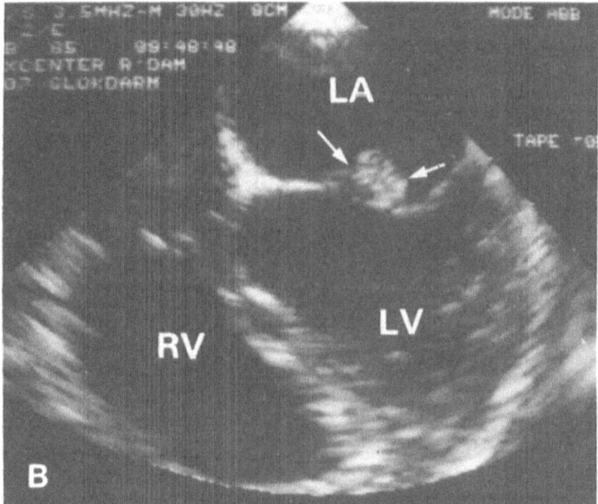

Abb. 2a,b. Zweidimensionales Echokardiogramm einer 74jährigen Patientin, registriert transthorakal (**a**) und transösophageal (**b**). Die präkordiale Untersuchung führte nicht zu einer Darstellung des Herzens, während die transösophageale Echokardiographie eine große Tumormasse am vorderen Mitralsegel erfaßte *(Pfeil)*. *LA* linker Vorhof, *LV* linker Ventrikel, *RV* rechter Ventrikel

war die Auskultation und die präkordiale Echokardiographie unmöglich (Abb. 2a). Die transösophageale Echokardiographie zeigte klar Vegetationen an der Mitralklappe als Zeichen der Mitralendokarditis (Abb. 2b).

Eine detaillierte Analyse der Aortenklappen und Mitralklappen ist möglich bei Patienten mit akuter bakterieller Endokarditis. Die Informationen, die hiermit erhalten werden, sind so überzeugend, daß sie für eine chirurgische Intervention ausreichen.

Die Ösophagussonde wird zusätzlich für intraoperative Untersuchungen der kardialen Funktion angewandt. Die Schnittbilder können kontinuierlich registriert und fortlaufend während des chirurgischen Eingriffs beobachtet werden. Die Qualität der linksventrikulären Schnittbilder ist exzellent und erlaubt quantitative Analysen (Abb. 3). Eine Studie der kontinuierlichen Funktionsanalyse des linken Ventrikels

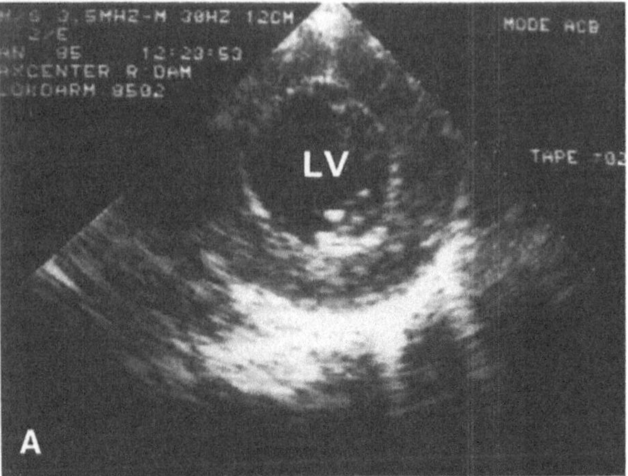

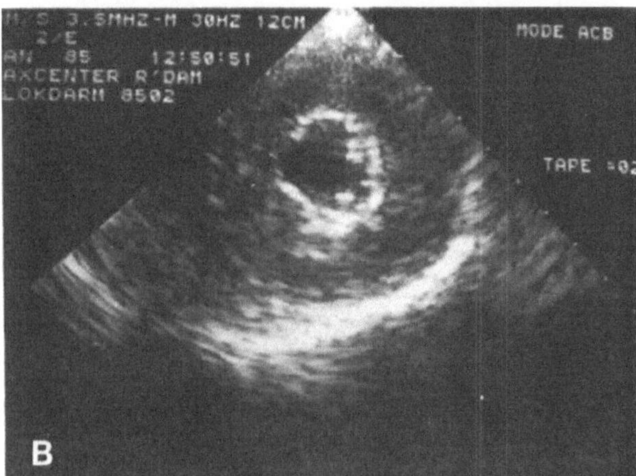

Abb. 3a, b. Zweidimensionales transösophageales Echokardiogramm des linken Ventrikels in Diastole (**a**) und Systole (**b**) während intraoperativer Intervention. Die Bildqualität erlaubt ein intraoperatives Monitoring der linksventrikulären Funktion. *LV* linker Ventrikel

mittels intraoperativer transösophagealer Echokardiographie bei Hochrisikopatienten wird z. Z. durchgeführt. Ziel ist es, eine passagere oder permanente Ischämie aufzudecken.

Epikardiale intraoperative Echokardiographie. Klinische Ergebnisse

Seit 1984 wird in einer Studie die Wertigkeit der intraoperativen epikardialen Echokardiographie am Thoraxcenter Rotterdam untersucht. Erste Erfahrungen waren in Tierstudien gewonnen worden. Die tierexperimentellen Untersuchungen ergaben insbesondere den Hinweis darauf, daß mechanische zweidimensionale Sektorscanner mit Schallköpfen von 5 MHz (Mark 300 LX) die besten Resultate ergaben. Der Schallkopf und das zuführende Kabel waren in einem gassterilisierten Plastiksack von 2 m Länge eingepackt. Warme Kochsalzlösung wurde auf die Herzoberfläche als Kontaktmedium aufgetragen. Die Untersuchung wurde durch den Chirurgen durch-

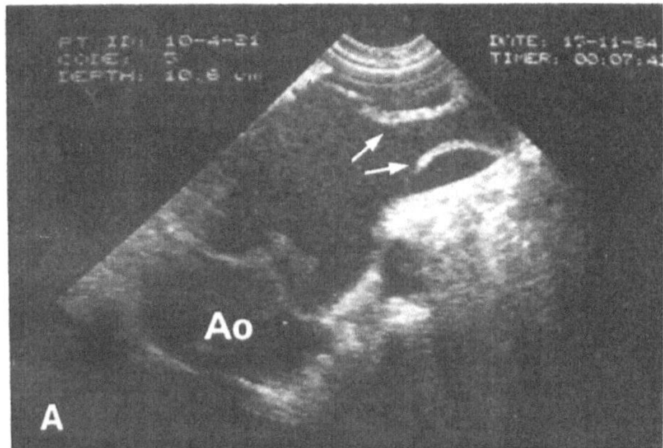

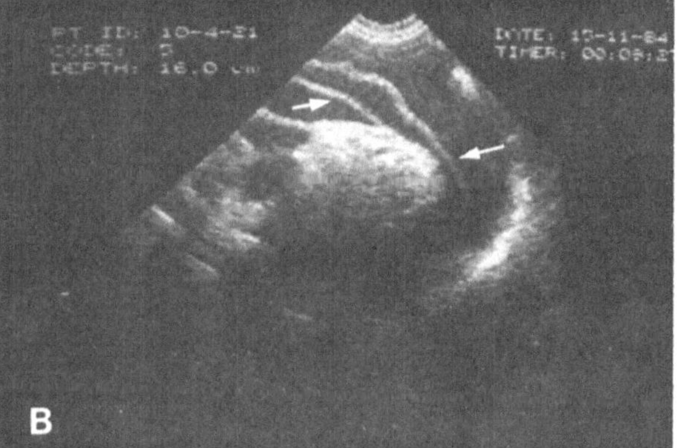

Abb. 4a, b. Intraoperatives zweidimensionales Echokardiogramm, registriert über dem Aortenbogen, mit Darstellung eines Intimaabrisses *(Pfeile)* als Ergebnis einer Aortendissektion **(a).** Die Dissektion reichte bis zur deszendierenden Aorta **(b).**

geführt, die Bedienung des Echokardiographiegerätes und des Videorecorders erfolgte durch den Kardiologen, der die Echokardiographie beherrschte. Während des letzten Jahres wurden 100 Patienten untersucht, inkl. 68 Patienten mit kongenitalen und 32 Patienten mit erworbenen Herzerkrankungen.

Ziel der Studie war die Überprüfung der Frage, ob die epikardiale Echokardiographie einen zusätzlich relevanten Beitrag zur chirurgischen Entscheidung leisten kann. Es stellte sich heraus, daß bei 3 Patienten die präoperative Diagnose intraoperativ epikardial nicht gestellt werden konnte. Ein Beispiel war ein Patient mit akuter Aorteninsuffizienz, bei dem eine Aortendissektion der Aorta ascendens und Aorta descendens während der epikardialen Echokardiographie festgestellt wurde (Abb. 4). Das chirurgische Vorgehen wurde entsprechend geändert.

In Ergänzung zur Absicherung der präoperativen Diagnostik erlaubte die intraoperative Echokardiographie, dem Chirurgen zusätzliche Informationen zu liefern, die für die Therapie relevant waren (Tabelle 1). Für den Chirurgen schien wichtig, die Strukturen und die Funktion des Herzens vor der Kardioplegie zu überprüfen. Zusätzliche Informationen, die so erhalten wurden, waren z. B. die genaue Lokalisierung und genaue Beschreibung eines Ventrikelseptumdefekts. Dies wurde bei 3 Patienten festgestellt. Eine andere wichtige Patientengruppe stellten die Patienten

Tabelle 1. Intraoperative epikardiale Echokardiographie

Untersuchte Patienten	100
Präoperative Diagnose nicht bestätigt	3
Zusatzinformationen:	
Wichtig für das chirurgische Vorgehen	10
Interessante Zusatzinformationen	21
Überprüfung der chirurgischen Korrektur	34

mit bakterieller Endokarditis dar. Bei einem Patienten wurde ein bisher unbekannter Abszeß in der Nähe der Hinterwand der Aorta intraoperativ durch die epikardiale Echokardiographie aufgedeckt und vom Chirurgen durch die intrakardiale Inspektion bestätigt (Abb. 5).

Sowohl bei Patienten mit kongenitalen als auch bei denen mit erworbenen Herzerkrankungen war die postoperative Analyse nach chirurgischer Intervention am offenen Thorax wertvoll. Diese Analyse beinhaltete die Verwendung der Kontrastechokardiographie zur Überprüfung nach Shunt- und Klappenoperationen. Bei 3 Patienten wurde durch die epikardiale Echokardiographie die chirurgische Entscheidung geändert. Bei einem dieser Patienten, der einen aortokoronaren Bypass erhielt, wurde ein erhöhter linksatrialer Druck postoperativ gefunden. Die instabile Situation des Patienten erlaubte keine Beendigung der extrakorporalen Zirkulation. Die epikardiale Echokardiographie zeigte eine normale Funktion des Mitralklappenapparates, aber eine reduzierte linksventrikuläre Funktion. Es wurde daher entschieden, eine intraaortale Ballonpumpe zu implantieren. Hierdurch konnte dann die extrakorporale Zirkulation beendet werden. Der Patient überlebte die kritische Phase.

Zusammenfassung

Wir lernten, daß die intraoperative zweidimensionale Echokardiographie eine wertvolle Methode für den Chirurgen darstellt. Die epikardiale Echokardiographie kann leicht innerhalb von wenigen Minuten ohne Risiko durchgeführt werden. Die epikardiale Echokardiographie wird zum dritten Auge für den Chirurgen. Die Untersuchung ergab zusätzliche relevante Informationen, die bisher bei anderen Patienten nicht bekannt waren und die zu einer Änderung des chirurgischen Vorgehens führten.

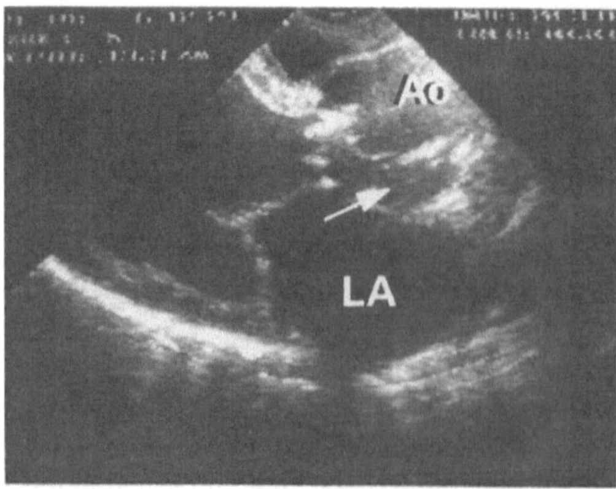

Abb. 5. Zweidimensionales Echokardiogramm in der linksventrikulären Längsachse, erhalten intraoperativ durch Aufsetzen des Schallkopfes direkt auf der rechtsventrikulären Oberfläche bei einem Patienten mit bakterieller Endokarditis der Aortenklappe. Intraoperativ fand sich ein echofreier Raum im Bereich der Hinterwand der Aorta *(Pfeil)*, ausgehend von der Aortenklappe. Dieser Befund wurde durch Eröffnung der Aorta bestätigt als Abszeßhülle. *LA* linker Vorhof

Literatur

Hanrath P, Schlüter M, Langenstein BA, et al (1982) Transesophageal horizontal and sagittal imaging of the heart with a phased array system. Initial clinical results. In: Hanrath P, Bleifeld W, Souquet J (eds) Cardiovascular Diagnosis by Ultrasound. Nijhoff, The Hague, pp. 280–288

Hisanaga K, Hisanaga A (1982) Transesophageal cross-sectional echocardiography with a mechanical scanning system. In: Hanrath P, Bleifeld W, Souquet J (eds) Cardiovascular Diagnosis by Ultrasound. Nijhoff, The Hague, pp. 239–246

Kremer P, Cahalan M, Beaugé P, Schiller N, Hanrath P (1983) Intraoperative myocardial ischemia detected by transesophageal 2-dimensional echocardiography. Eur Heart J 4. Supp. E: 22 (abstract).

Lancée CT, Ligtvoet CM, de Jong N: On the design and construction of a transesophageal scanner. In Hanrath P, Bleifeld W, Souquet J (eds): Cardiovascular Diagnosis by Ultrasound. Nijhoff, The Hague pp. 260–269

Sahn DJ (1982) Applications of two-dimensional echocardiography during open heart surgery in humans for evaluation of acquired and coronary heart disease. In: Hanrath P, Bleifeld W, Souquet J (Eds) Cardiovascular Diagnosis by Ultrasound. Nijhoff, The Hague, pp. 294–307

Souquet J (1982) Phased array transducer technology for transesophageal imaging of the heart: current status and future aspects. In: Hanrath P, Bleifeld W, Souquet J (eds): Cardiovascular Diagnosis by Ultrasound. Nijhoff, The Hague pp. 251–259

Transösophageale Echokardiographie zur Analyse des Effekts der Beatmung mit positiv endexspiratorischem Druck

S. Schuster, L. S. Weilemann, H. Schinzel, G. Schreiner, B. Henkel, R. Erbel, J. Meyer

Die Beatmung mit positiv endexspiratorischem Druck (PEEP) ist ein etabliertes Prinzip zur Prophylaxe und Therapie des sog. Lungenversagens (ARDS). Cournand und andere Autoren konnten zeigen, daß es bei zunehmenden PEEP-Stufen zum Blutdruckabfall mit Abnahme des Herzminutenvolumens kommt, ein Umstand, der den Einsatz hoher PEEP-Werte limitiert (Cournand et al. 1948; Powers u. Dutton 1975; Ashbough u. Petty 1973).

Als Ursache werden mehrere Faktoren diskutiert: Eine Abnahme des venösen Rückflusses, eine Zunahme des pulmonalen Widerstands, Störungen der Kontraktilität, die Freisetzung negativ inotroper Substanzen und nicht zuletzt der Füllungszustand des Kreislaufs (Schuster 1984; Qvist et al. 1975; Morgan et al. 1969; Grace u. Greenbaum 1979).

Tierexperimentelle und hämodynamische Messungen liegen zu diesem Thema vor (Fewell et al. 1980; Morgan et al. 1969; Luce 1984). Durch das bildgebende Verfahren der Echokardiographie ergibt sich die Möglichkeit, die Veränderungen am Herzen direkt darzustellen.

Fragestellung

Ziel dieser Studie war es daher, mittels transösophagealer Echokardiographie den Einfluß der Beatmung mit PEEP auf die zentrale Hämodynamik zu erfassen.

Patientengut

Wir untersuchten insgesamt 11 Patienten, die nach ihren kardialen Erkrankungen in 2 Gruppen unterteilt wurden: Eine Gruppe A von 4 Patienten mit normaler kardialer Funktion, die wegen anderer extrapulmonaler Erkrankungen intensivtherapie- und beatmungspflichtig waren, und eine Gruppe B von 7 Patienten mit gestörter myokardialer Funktion. Das Durchschnittsalter betrug 41 ± 11 bzw. 64 ± 8 Jahre.

Methodik

Bei allen Patienten erfolgten simultane Messungen aller Parameter bei PEEP-Stufen 0, 4, 8, 12 und 16 in 2minütigen Abständen. Durch eine transösophageale Ultraschalldarstellung wurden Querschnitte des linken Ventrikels unterhalb der Mitralklappenebene und des rechten Vorhofs aufgezeichnet, die endsystolische und enddiastolische Fläche planimetrisch von Hard-copies oder vom Videoband bestimmt. Über einen Swan-Ganz-Thermodilutionskatheter wurden der rechte Vorhofdruck (P_{RA}), die Pulmonalarteriendrücke (P_{PA}), das Herzminutenvolumen (HZV) gemessen und die abgeleiteten Größen Herzindex (CI) und Schlagvolumenindex (SVI) berechnet, dazu der Blutdruck (BP) und die Herzfrequenz (HF). Zur Registrierung des transösophagealen Drucks diente ein endständig verschlossener Angiographiekatheter, der in Vorhofhhöhe plaziert wurde. Die Druckübertragung erfolgte von einem externen Druckwandler auf ein Elektromanometer während bei einer kontinuierlichen Perfusion des Katheters mit 12 ml/h. Der transösophageale Druck diente zur Berechnung des transmuralen Drucks.

Die statistische Auswertung wurde mit dem Student-t-Test durchgeführt, p-Werte < 0,05 wurden als signifikant beurteilt.

Ergebnisse

In Abb. 1a, b sind links die Querschnittsflächen in Vorhofsystole und -diastole und rechts die Drücke im rechten Vorhof aufgezeichnet. Die Messungen zeigten eine deutliche Größenabnahme der systolischen und diastolischen Vorhoffläche und einen

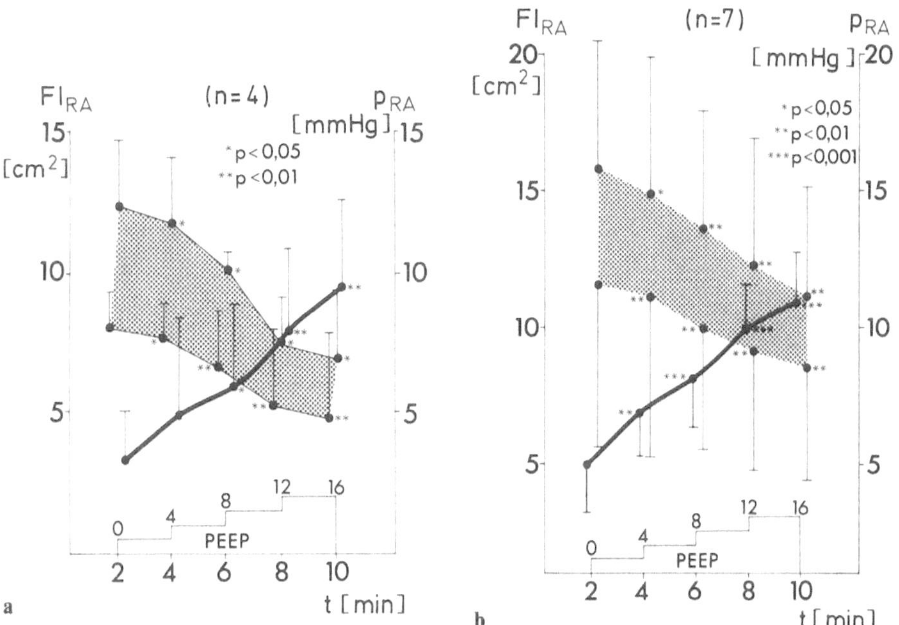

Abb. 1a, b. Querschnittsflächen in Vorhofsystole und Diastole (*linke Ordinate*) und Drücke im rechten Vorhof (*rechte Ordinate*), gemessen an 2 Gruppen. **a** Gruppe A, **b** Gruppe B

deutlichen Anstieg der rechtsatrialen Drücke in Gruppe A von 3 auf 9,5 bzw. von 5 auf 11 mm Hg in der anderen Gruppe. Die Unterschiede zu den Ausgangswerten sind ab PEEP-Stufe 4 signifikant. Während die Vorhofgröße in Gruppe B kontinuierlich abnahm, fand sich in der Gruppe A ein deutlicher Sprung bei PEEP-Stufe 12 cm H_2O. Die systolisch-diastolische Flächendifferenz ist bei PEEP 16 mit 2,0 cm H_2O ebenfalls kleiner im Vergleich zu 2,6 cm^2 in Gruppe B bei gleicher Flächendifferenz von 4,5 cm^2 der Ausgangswerte.

In gleicher Weise nimmt der enddiastolische und der endsystolische Querschnitt des linken Ventrikels ab (Abb. 2a, b). In Gruppe A ist der Unterschied enddiastolisch ab PEEP-Stufe 4 signifikant, endsystolisch erst ab PEEP-Stufe 16.

Der linke Ventrikel ist in der Gruppe B etwa doppelt so groß wie in Gruppe A. Die diastolische und systolische Flächenabnahme ist hier schon ab PEEP 4 signifikant. Die Querschnitte nehmen mit zunehmendem PEEP deutlicher ab ohne wesentliche Änderung der systolisch-diastolischen Flächendifferenz.

In Abb. 3 ist die Flächenverkürzungsfraktion in Prozent aufgetragen. Die große Differenz in den Ausgangswerten zeigt die schlechtere Kontraktilität des linken Ventrikels in Gruppe B. Dieser Parameter fällt in Gruppe A von 59 auf 54%, in der anderen Gruppe zeigt er keine Veränderungen.

In Analogie zur Verkleinerung des rechten Vorhofs und des linken Ventrikels fällt der Herzindex als Folge einer Abnahme des Schlagvolumenindexes (Abb. 4a, b). In der Gruppe A ändert sich der Herzindex bis PEEP 12 nicht wesentlich, er wird erst ab PEEP 16 signifikant. In Gruppe B fällt der Herzindex ebenfalls parallel zum Schlagvolumenindex kontinuierlich ab. Er ist ab Stufe 8 signifikant kleiner als bei PEEP-Stufe 0.

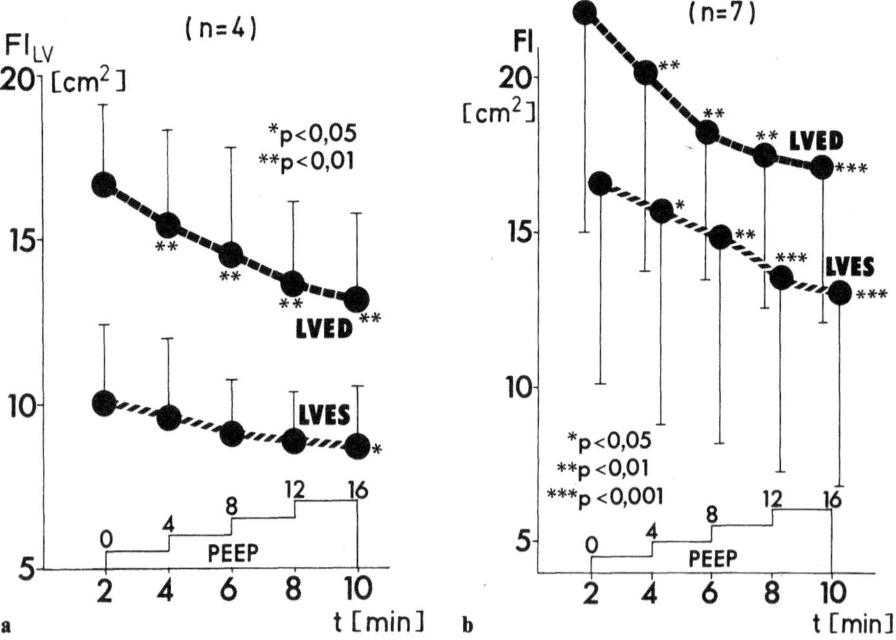

Abb. 2a, b. Enddiastolischer und endsystolischer Querschnitt des linken Ventrikels. **a** Gruppe A, **b** Gruppe B

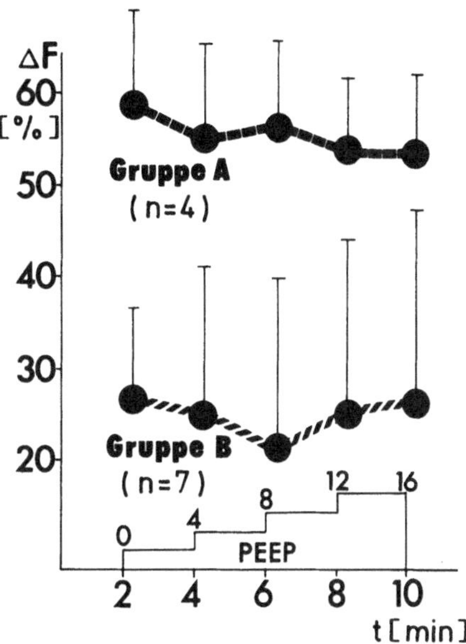

Abb. 3. Flächenverkürzungsfraktion

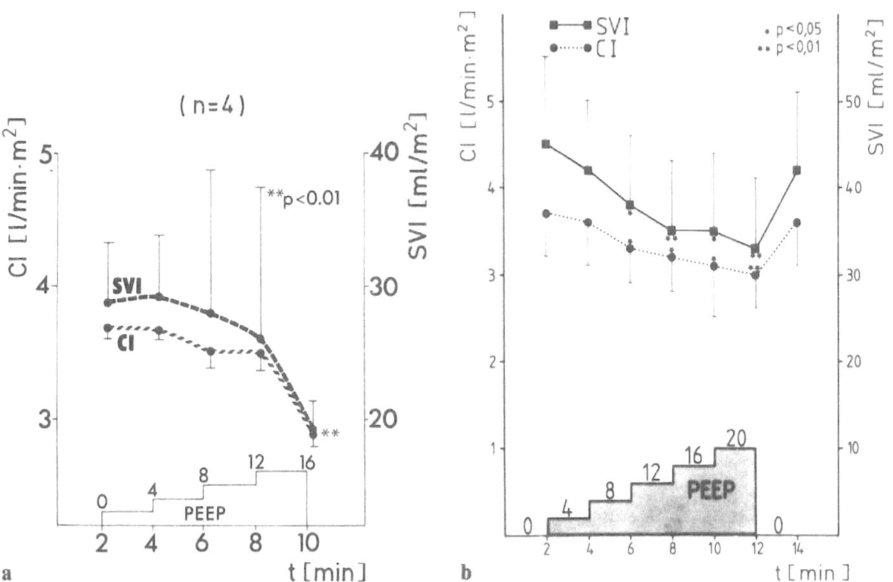

Abb. 4a, b. Herzindex und Schlagvolumenindex in Abhängigkeit von den PEEP-Werten in Gruppe A (**a**) und Gruppe B (**b**)

Der systolische Pulmonalarteriendruck stieg in Gruppe A von 22 auf 27 mm Hg unwesentlich an (Abb. 5a, b). Der diastolische Wert nahm um 9 mm Hg zu und war bei 16 signifikant höher als der Ausgangswert. In Gruppe B zeigte der diastolische Pulmonalarteriendruck ebenfalls den deutlichen Zuwachs.

Der Blutdruck verhielt sich in Gruppe A unterschiedlich (Abb. 6a, b). Bei 1 Patienten stieg er mit zunehmendem endexspiratorischem Druck von 130 auf 140 mm Hg an. Insgesamt fiel der systolische Druck nur unwesentlich, der diastolische Druck änderte sich nicht. Die Herzfrequenz stieg nicht an als Gegenregulativ zum abfallenden Schlagvolumen. Obwohl die Herzfrequenz in Gruppe B von 88 auf 97 Schläge/min anstieg, kann der Schlagvolumenabfall nicht voll kompensiert werden, so daß neben dem Herzindex auch der Blutdruck signifikant abfiel.

In den gezeigten Abbildungen sind im wesentlichen 2 Phänomene zu beurteilen, die in den Gruppen die gleiche Tendenz zeigen und sich nur in ihrem Bezug zu den PEEP-Stufen unterscheiden. Das eine ist die Größenabnahme des linken Ventrikels und des rechten Vorhofs, das andere der deutliche Anstieg des rechtsatrialen Drucks. Diese Phänomene werden einsichtiger, wenn man den intrathorakalen Druck mitbeachtet. In Abb. 7a, b werden die Meßwerte jeweils eines Patientengutes aus Gruppe A und B gezeigt. Neben der Vorhoffläche und dem rechtsatrialen Druck ist der transösophageale Druck aufgezeichnet. In beiden Fällen steigt der rechte Vorhofdruck parallel zum transösophagealen Druck an. Beide Drücke steigen um den gleichen Betrag von 5–6 mm Hg an. Der Transmuraldruck, d.h. der effektive Füllungsdruck des rechten Herzens, berechnet als Differenz zwischen rechtem Vorhofdruck und transösophagealem Druck, ändert sich nicht.

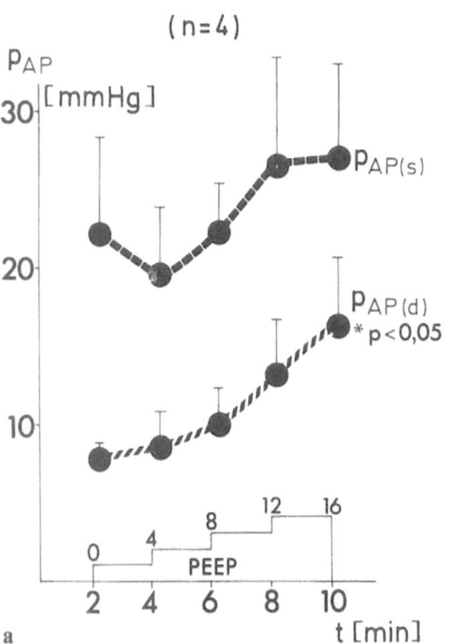

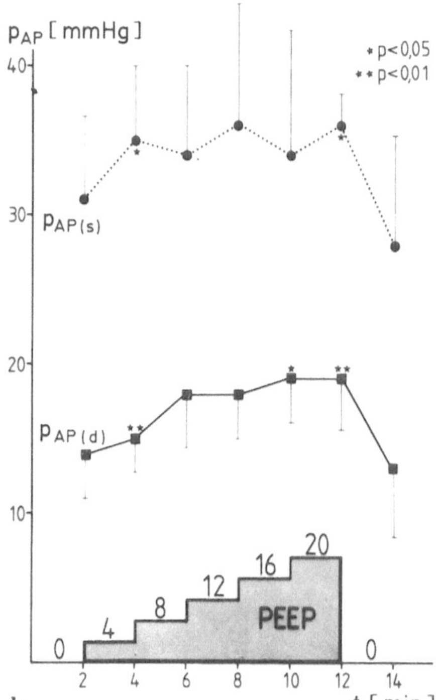

Abb. 5a, b. Systolischer und diastolischer Pulmonalarteriendruck in Gruppe A (**a**) und Gruppe B (**b**)

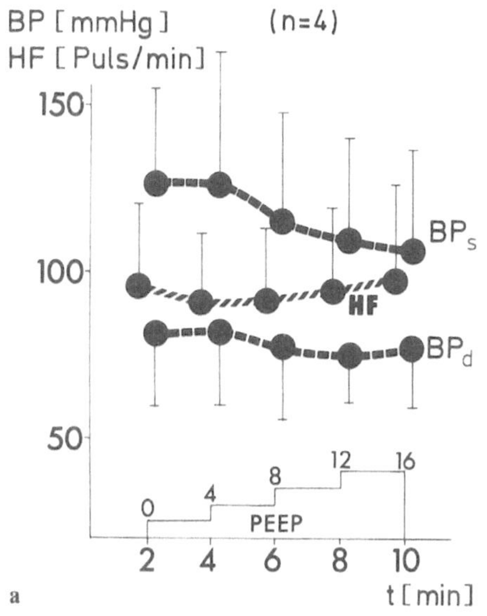

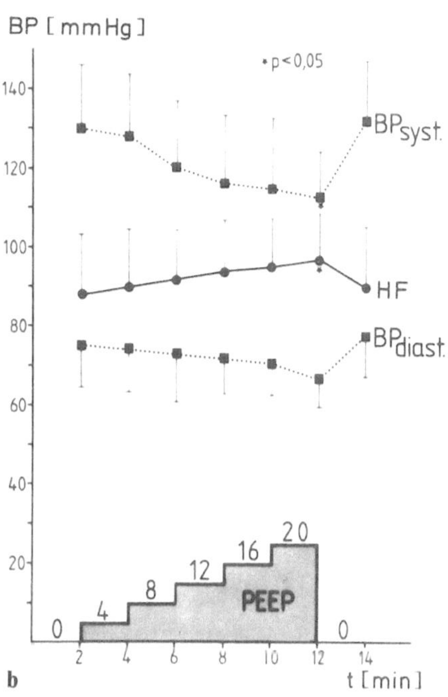

Abb. 6a, b. Blutdruck und Herzfrequenz in Gruppe A (**a**) und Gruppe B (**b**)

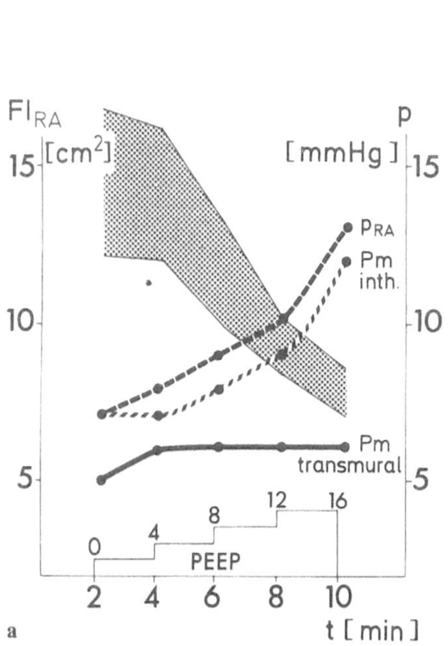

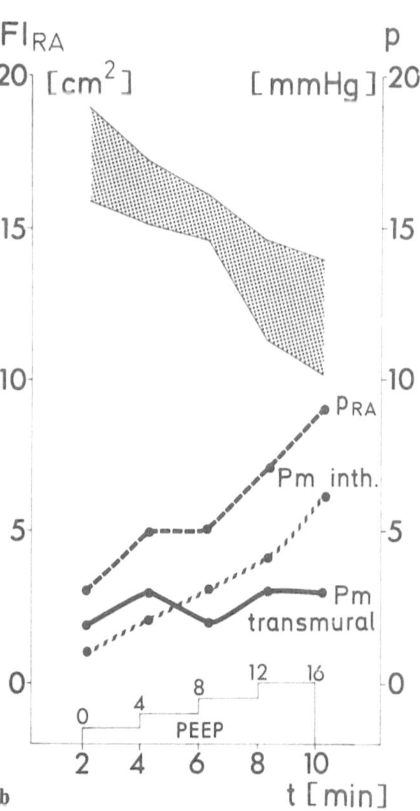

Abb. 7a, b. Vorhoffläche, rechtsatrialer Druck (p_{RA}), transösophagealer Druck und Transmuraldruck eines Patientengutes der Gruppe A (**a**) und der Gruppe B (**b**)

Zusammenfassung

Unter der Beatmung mit positiv endexspiratorischem Druck nimmt die Größe des rechten Vorhofs und des linken Ventrikels ab, bei gleichzeitigem Anstieg des rechten Vorhofdrucks. Der effektive Füllungsdruck des rechten Ventrikels bleibt unverändert.

Hierfür bieten sich 2 Erklärungen an:

1. Durch den ansteigenden intrathorakalen und zentralvenösen Druck verringert sich der extrathorakale-/intrathorakale Druckgradient und führt zu einer Abnahme des venösen Rückstroms.
2. Mit steigendem intrathorakalem Druck kommt es zu einer druckbedingten Volumenverschiebung aus dem intrathorakalen in den extrathorakalen Raum.

Literatur

Ashbaugh DG, Petty TL (1973) Positive end-expiratory pressure. J Thorac Cardiovasc Surg 65: 165–170

Cournand A, Motley HL, Werko L, Richards DM (1948) Physiological studies of the effects of intermittent positive pressure breathing on cardiac output in man. Am J Physiol 152: 162–173

Fewell JE, Abendschein DR, Carlson CJ, Murray JF, Rapaport E (1980) Continous positive pressure ventilation decreases right and left ventricular end-diastolic volumes in dog. Circ Res 46: 125–132

Grace MP, Greenbaum DM (1979) Effect of positive end-expiratory pressure on cardiac performance in patients with cardiac dysfunction. Crit Care Med 7: 143

Luce JM (1984) The cardiovascular effects of mechanical ventilation and positive end-expiratory pressure. JAMA 252: 807–811

Morgan BC, Crawford EW, Guntheroth WG (1969) The hemodynamic effects of changes in blood volume during intermittent positive-pressure ventilation. Anesthesiology 30: 297–305

Powers SR, Dutton RF (1975) Correlation of positive end-expiratory pressure with cardiovascular performance. Critical Care Med 3: 64–68

Quist J, Pontoppidan H, Wilson RS, Lowenstein E, Laver MB (1975) Hemodynamic responses to mechanical ventilation with PEEP: The effect of hypervolemia. Anesthesiology 42: 45–55

Schuster HP (1984) Die hämodynamischen Auswirkungen der Überdruckbeatmung. Klin Wochenschr 62: 56–64

Die transösophageale zweidimensionale Echokardiographie – ein Fortschritt für die Anästhesie

H. Heinrich, F. W. Ahnefeld, L. Fontaine, D. Spilker, H. Winter

Einleitung

Die zunehmende Zahl von kardiozirkulatorischen Risikopatienten in der Anästhesie und die gleichzeitige Ausweitung der chirurgischen Eingriffe bei diesen Patienten erfordern ein sorgfältiges intra- und postoperatives Monitoring. Von besonderer Bedeutung ist dabei die Überwachung von Füllungsvolumina, Auswurfleistung und Kontraktilität.
Standardüberwachungsmethode ist für diese Risikopatienten heute der Swan-Ganz-Katheter. Die anfängliche Euphorie über diese Methode ist jedoch einer kritischeren Betrachtungsweise gewichen, nachdem Risiken und Grenzen in der Aussagekraft mit zunehmender Anwendung deutlich wurden. Somit ergab sich der Bedarf nach einem Monitoringverfahren, welches Risiken des Swan-Ganz-Katheters vermeidet und gleichzeitig einen besseren Zugriff auf die oben erwähnten Überwachungsgrößen gewährleistet.
Weil die transösophageale zweidimensionale Echokardiographie (TEE) nach Berichten aus der Literatur dies zu leisten scheint (Beaupre et al. 1984; Benefiel et al. 1982; Kremer et al. 1982, 1983, 1985; Kremer u. Cahalan 1982; Matsumoto et al. 1980; Roizen et al. 1984; Schiller 1982; Schlüter et al. 1982; Smith et al. 1984 a, b; Souquet et al. 1982), haben wir diese Methode vor 1½ Jahren in unserer Abteilung eingeführt und eigene Untersuchungen angestellt. Beispielhaft für unsere bisherigen Erfahrungen mit der TEE werden 2 Studien beschrieben, welche die diagnostische und damit therapeutische Bedeutung dieses neuen Verfahrens für die Anästhesie schildern.
Unsere Fragestellung lautet: Lassen sich mit der TEE die geforderten Überwachungsgrößen Füllung und Kontraktilität intraoperativ bestimmen, und wie ist die Wertigkeit der TEE im Vergleich zu bisherigen Methoden?

Studie 1: Füllungsvolumina und Auswurfleistung

Methode

Bei 11 gefäßchirurgischen Patienten in Narkose wurde stufenweise 5%iges Humanalbumin in Portionen zu 200 ml schnell infundiert (15 min). Zu den jeweiligen Zeitpunkten wurden Herzzeitvolumen, Herzfrequenz und pulmonalkapillärer Verschlußdruck (PCWP) gemessen (Thermodilution, Swan-Ganz).

Mit der TEE wurden Querschnittsflächen in Höhe der Papillarmuskeln aufgezeichnet (Varian 3400 R, Echoscope 3,5 MHz).
Aus enddiastolischer (EDA) und endsystolischer Fläche (ESA) wurde das echokardiographische Äquivalent des Schlagvolumens (EDA-ESA) berechnet und dem gemessenen Schlagvolumen gegenübergestellt. In einem 2. Diagramm wurden die Verläufe von PCWP und EDA dargestellt.

Ergebnisse

Es ergibt sich, angesichts des kleinen Änderungsbereichs des Schlagvolumens, eine mit R = 0,7 gute lineare Korrelation zwischen Flächenänderung und Schlagvolumen (Abb. 1). Die enddiastolische Fläche (EDA) korreliert dagegen nicht mit dem PCWP. Die fehlende Korrelation beruht auf einer Schar von individuellen Compliancekurven (Abb. 2). Die Abb. 3 zeigt einen Patienten, der nach Volumenbelastung einen deutlichen PCWP-Anstieg, aber keinen Anstieg der enddiastolischen Querschnittsfläche aufweist. Ohne Kenntnis der EDA würde man diesen Patienten fälschlich als herzinsuffizient beurteilen. Die fehlende Zunahme der EDA zeigt jedoch, daß sich dieser Patient lediglich auf dem steilen Teil der Compliancekurve befindet. Da die enddiastolische Vordehnung sich nicht wesentlich verändert hat, ist auch keine Zunahme des Schlagvolumens zu erwarten.

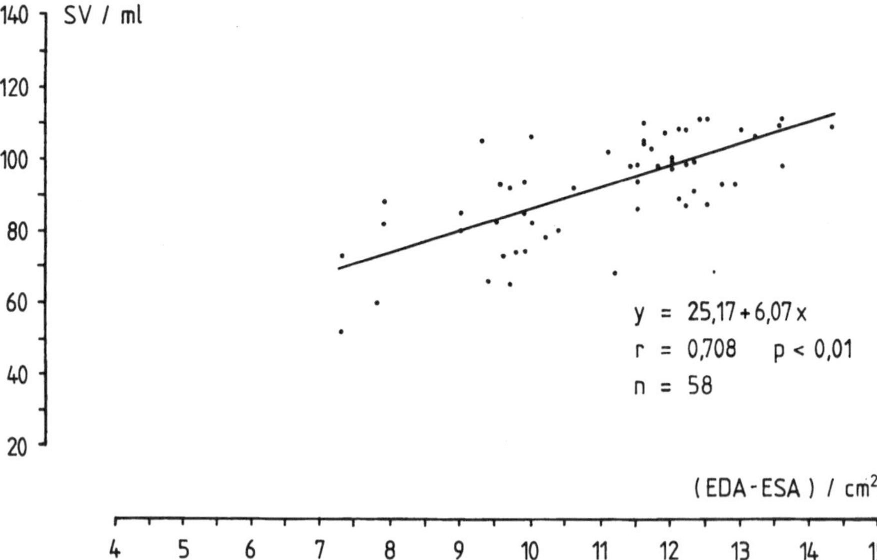

Abb. 1. Beziehung zwischen Schlagvolumen (*SV*) und systolisch-diastolischer Querschnittsflächenänderung in Höhe der Papillarmuskeln (*EDA-ESA*)

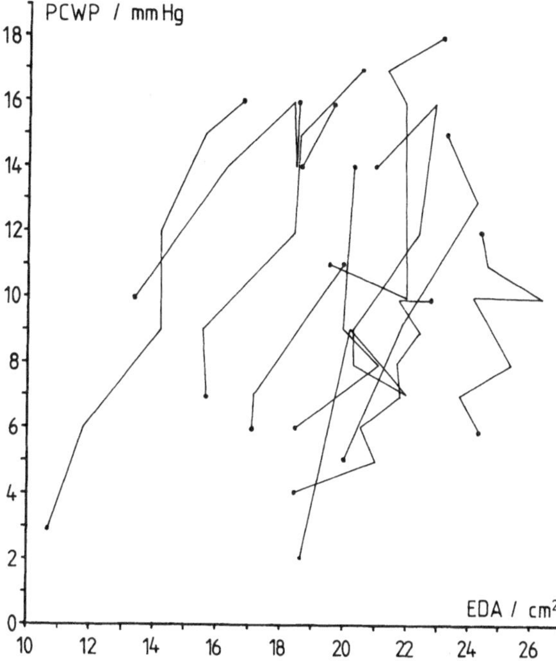

Abb. 2. Beziehung zwischen enddiastolischer Querschnittsfläche (*EDA*) und pulmonalkapillärem Verschlußdruck (*PCWP*). EDA und PCWP korrelieren nicht aufgrund individueller Compliance-kurven

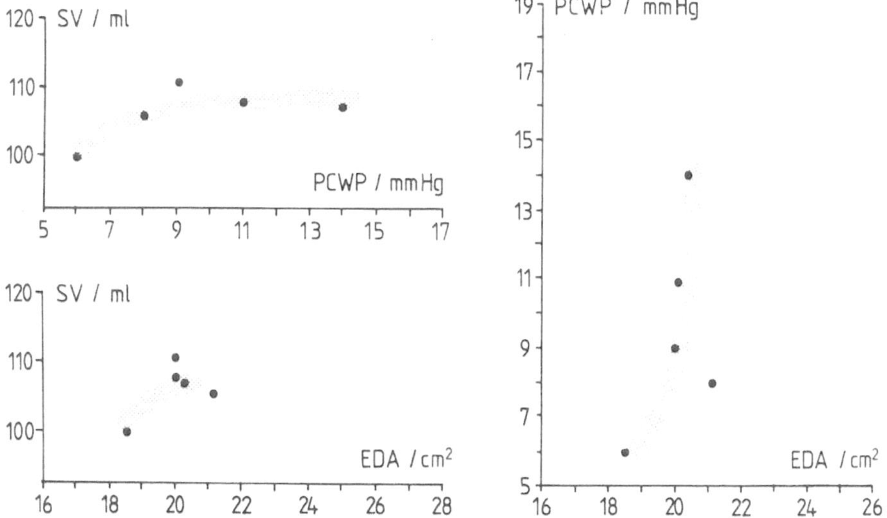

Abb. 3. Verhalten von EDA, PCWP und Schlagvolumen eines Patienten unter Volumenbelastung. EDA und SV nehmen trotz deutlichem PCWP-Anstieg nur wenig zu. Keine Herzinsuffizienz

Studie 2: Kontraktilität

Methode

Bei 20 herzgesunden Patienten der Risikogruppen I und II nach ASA wurden systolischer Blutdruck (Dinamap) und Querschnittsflächen des linken Herzens in Höhe der Papillarmuskeln vor und nach einem MAC (minimale alveoläre Konzentration, 15 Min. steady state) Halothan und Isofluran gemessen (Irina). Aus EDA und ESA wurde die FAC errechnet (FAC = $\dfrac{\text{EDA-ESA}}{\text{EDA}}$); außerdem wurde die Änderung von systolischem Blutdruck und endsystolischer Fläche (endsystolische Druck-Volumen-Beziehung) in ein Druckflächendiagramm eingetragen (Abb. 4).

Die simultane Einspielung der endexspiratorischen CO_2-Kurve in das Monitorbild (Capnograph, Fa. Hewlett Packard) gewährleistete die Zuordnung der Meßwerte zu der jeweiligen Atemphase. Alle Meßwerte wurden endexspiratorisch erhoben.

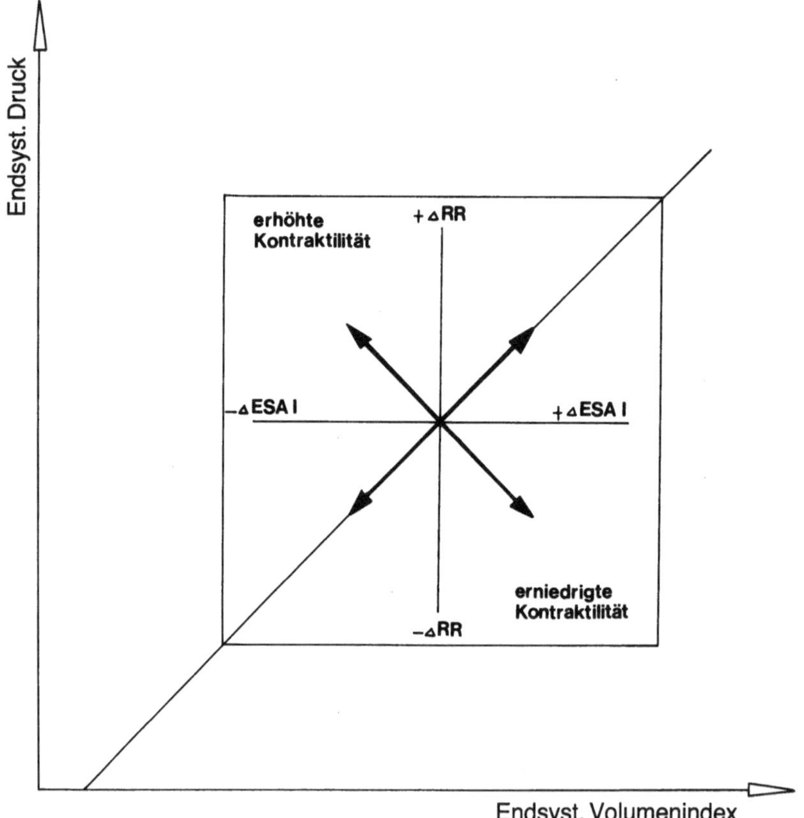

Abb. 4. Endsystolische Druck-Volumen-Beziehung. Anstelle der Bestimmung der Steigung der Geraden wird ein Quadrantenmodell angewendet. Verschiebung eines Punktes in den rechten unteren Quadraten (Zunahme der systolischen Querschnittsfläche und Abnahme des systolischen Drucks) zeigt die negative Inotropie an (ESAI = endsyst. Flächenindex)

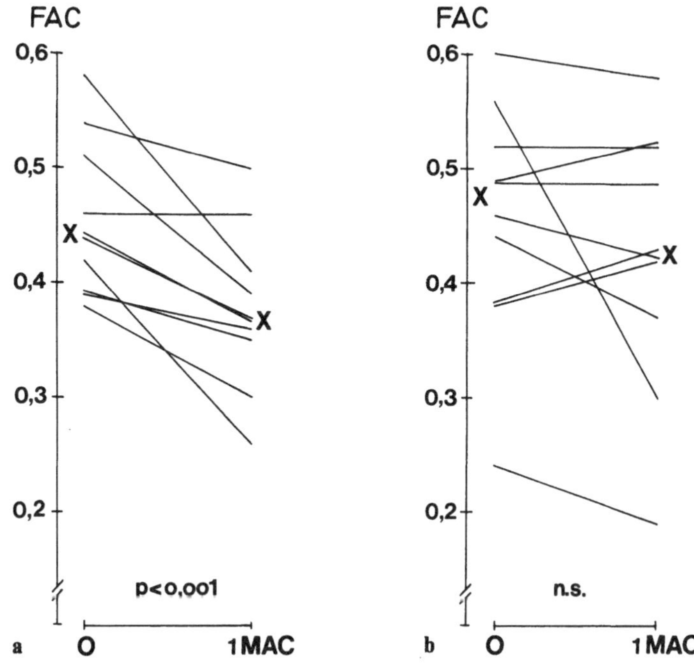

Abb. 5a, b. FAC (FAC = $\dfrac{\text{EDA-ESA}}{\text{EDA}}$) unter 1 MAC Halothan (**a**) und 1 MAC Isofluran (**b**) (Einzelwerte und Mediane)

Ergebnisse

Die FAC fällt bei Halothan ab, nicht dagegen bei Isofluran (Abb. 5). Die Darstellung im Druckflächendiagramm zeigt jedoch, daß auch Isofluran negativ inotrop wirkt (Abb. 6).

Diskussion

Die zufriedenstellende Korrelation zwischen Schlagvolumen und Querschnitts-flächenänderung zeigt, daß aus der Querschnittsflächenbestimmung auf das Füllungs-volumen geschlossen werden kann. Ähnliches wurde von Beaupre et al. (1983) gefunden.
Es ist daher auch zulässig, die EDA als Maß für das wahre enddiastolische Füllungs-volumen anzusetzen. Bis heute wurde aus methodischen Gründen das enddiastoli-sche Volumen mittels des PCWP beurteilt. Man unterstellte dabei, daß eine lineare Korrelation zwischen Füllungsvolumen und PCWP besteht. In Wirklichkeit ist die Beziehung zwischen enddiastolischem Volumen und PCWP jedoch nicht linear. Zusätzlich sind Füllungsdruck (PCWP) und Füllungsvolumen von der aktuellen Ventrikelcompliance abhängig. Bei akuten Complianceänderungen (z. B. Ischämie

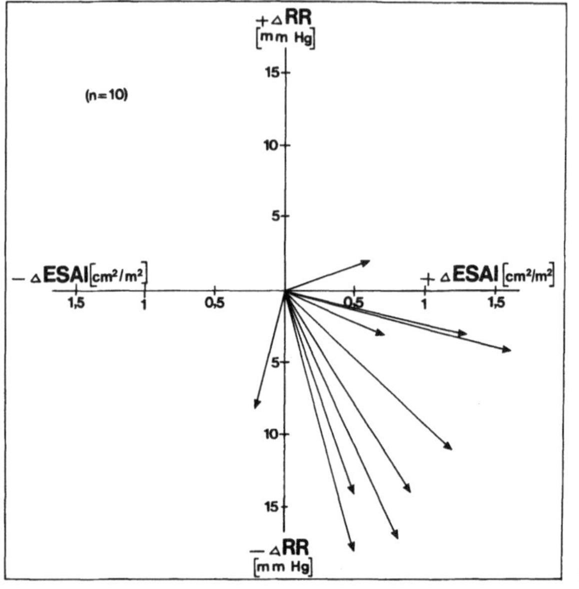

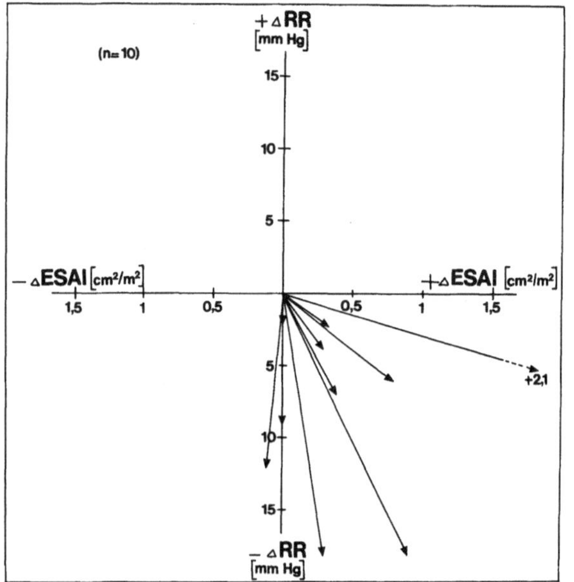

Abb. 6a, b. Änderung von endsystolischem Flächenindex (△ESAI) und systolischem Blutdruck (△RR) unter 1 MAC Halothan (**a**) und 1 MAC Isofluran (**b**), n = 10. Beide Anästhetika wirken negativ inotrop

bei koronarer Herzkrankheit) können sich PCWP und Füllungsvolumen sogar gegensätzlich verhalten. Die von uns untersuchten angiologischen Patienten hatten zum Großteil eine koronare Herzkrankheit, so daß eine verminderte Ventrikelcompliance vermutet werden kann (Mirsky et al. 1974).

Neben diesen Einschränkungen in der Aussagekraft des PCWP für das enddiastolische Volumen muß bedacht werden, daß Starling-Kurven durch eine Volumenbelastung nur dann aufgestellt werden können, wenn der linke Ventrikel bei Beginn von Volumenbelastungen noch nicht sein maximales enddiastolisches Volumen erreicht hat. Nach Parker u. Case (1979) arbeitet der linke Ventrikel unter Normalbedingungen (Rückenlage, körperliche Ruhe) schon bei maximalem enddiastolischem Volumen. Dies bedeutet, daß eine Volumenbelastung nur zu einem Druckanstieg führt (PCWP), aber nicht zu einer Zunahme des enddiastolischen Volumens. Untersuchungen von Spilker et al. (1984) bestätigen Parkers Ergebnisse. Während der Volumenbelastung an wachen angiologischen Patienten steigt bei 7 von 10 Patienten zwar der PCWP an, nicht jedoch das enddiastolische Volumen und der Schlagvolumenindex.

Obwohl unsere Untersuchungen, im Gegensatz zu Parker und Spilker, an narkotisierten Patienten vorgenommen wurden, führten sie zu ähnlichen Ergebnissen. Die Mehrzahl der untersuchten Patienten befand sich auf dem steilen Abschnitt der Compliancekurve, d. h. bei annähernd maximalem enddiastolischem Volumen.

Zusammenfassend läßt sich feststellen, daß eine Abschätzung des linksventrikulären enddiastolischen Volumens allein mit einer Druckmessung nicht möglich ist. Daraus folgt auch, daß die Erstellung von sog. Starling-Kurven zu groben Fehlinterpretationen führen kann, wenn, wie häufig geübt, anstatt des enddiastolischen Volumens der enddiastolische Druck eingesetzt wird.

Dagegen erlaubt die Querschnittsflächenbestimmung des linken Ventrikels mittels TEE eine intraoperative Beurteilung des Füllungszustands (EDA). Die TEE ist damit dem Swan-Ganz-Katheter in dieser Hinsicht überlegen. Die Abschätzung des Schlagvolumens aus der diastolisch-systolischen Flächenänderung ist ebenfalls möglich.

Die Beurteilung der Kontraktilität ist bis heute schwierig. Dies liegt u. a. daran, daß gängige Kontraktilitätsparameter empfindlich auf Nachlast- und Vorlastveränderungen reagieren. Da es unter klinischen Bedingungen und insbesondere intraoperativ nicht möglich ist, Vor- und Nachlast konstant zu halten, besteht die Notwendigkeit, einen von Lastbedingungen unabhängigen Kontraktilitätsparameter anzuwenden. Ideal geeignet ist die endsystolische Druck-Volumen-Beziehung, die von Sagawa et al. (1977) beschrieben wurde. Diese Beziehung ist linear. Da auch die Beziehung zwischen systolischem Systemdruck und endsystolischem Durchmesser linear ist (Marsh et al. (1979)), kann dieser Parameter nichtinvasiv durch einfache Blutdruckmessung nach Riva-Rocci und echokardiographische Durchmesser- bzw. Querschnittsflächenbestimmung erfaßt werden.

Die Steigung der Geraden, welche unter unterschiedlichen Lastbedingungen (z. B. Drucksenkung durch Nitroglyzerin) bestimmt wird, ist ein Maß für die Kontraktilität. Abnehmende Steigung bedeutet abnehmende Kontraktilität. In unseren Untersuchungen wurde die Steigung nicht bestimmt, sondern ein Quadratenmodell angewendet. Da die Beziehung zwischen systolischer Querschnittsfläche und systolischem Druck linear ist, bedeuten gleichsinnige Zunahme oder Abnahme von Fläche und

Druck lediglich Verschiebung auf der Geraden, ohne Veränderung der Steigung. Dagegen bedeuten gegensinnige Veränderung (Zunahme der Fläche und Abnahme des Drucks), daß diese Punkte auf einer Gerade mit anderer Steigung liegen, d. h. bei den vorgelegten Untersuchungen auf Geraden verminderter Steigung und damit verminderter Kontraktilität.

Da sowohl Halothan als auch Isofluran sich gleich verhalten, wirken beide Anästhetika negativ inotrop. Der unterschiedliche Einfluß beider Anästhetika auf die FAC erklärt sich dadurch, daß Isofluran ausgeprägt vasodilatatorisch wirkt (Tarnow et al. 1977). Die Vasodilatation kompensiert die negative Inotropie in ihrem Einfluß auf die nachlastabhängige FAC.

So eindeutig die qualitative Aussage ausfällt, ist jedoch damit über das quantitative Ausmaß der negativen Inotropie beider Anästhetika noch nichts gesagt. Dies bleibt weiteren Untersuchungen an größeren Fallzahlen vorbehalten. Möglicherweise ist die Bestimmung der Steigung der Geraden unter unterschiedlichen Lastbedingungen geeignet, quantitative Aussagen zu treffen.

Da es im intraoperativen Verlauf weniger auf Absolutwerte der Kontraktilität als auf relative Veränderungen ankommt (Zunahme bzw. Abnahme der Kontraktilität), ist die kontinuierliche Darstellung systolischer Dimensionen mit der TEE in Verbindung mit dem systolischen Druck als wertvolle Bereicherung im intraoperativen Monitoring der Kontraktilität zu werten.

Zusammenfassung

In 2 Studien wurde die Aussagekraft der transösophagealen zweidimensionalen Echokardiographie hinsichtlich linksventrikulärer Volumina und Kontraktilität untersucht.

Bei geringerem Risiko vermittelt die transösophageale Echokardiographie bessere Informationen über die linksventrikuläre Füllung als der Swan-Ganz-Katheter. Eine kontinuierliche Überwachung der Kontraktilität ist mit Hilfe der Druckflächenbeziehung nichtinvasiv und unabhängig von unterschiedlichen Lastbedingungen möglich. Die TEE ist damit als ein Fortschritt im intraoperativen Monitoring zu werten.

Die vorgelegten Studien berichten nur über einen Teil der bisher mit der TEE in unserer Abteilung gesammelten Erfahrungen. Eine Reihe weiterer Untersuchungen im intraoperativen, intensivmedizinischen und notfallmedizinischen Bereich wurde daneben bereits abgeschlossen oder begonnen.

Während der Implantation von Hüftendoprothesen gelang der Nachweis der in früheren Publikationen vermuteten Embolie von Luft und Markrauminhalt (Heinrich et al. 1985 b). Damit ergibt sich für uns der Ansatzpunkt für Untersuchungen mit dem Ziel, durch eine modifizierte Operations- und Anästhesietechnik diese Komplikation bei den oft schon präoperativ vorgeschädigten und damit besonders gefährdeten Patienten (Alterschirurgie) zu vermeiden.

Im Bereich der Intensivmedizin konnte unter den extremen echokardiographischen Untersuchungsbedingungen der Reanimation ein Papillarmuskelabriß als Ursache des Herz-Kreislauf-Stillstands nachgewiesen werden (Heinrich et al. 1985 a). Die einwandfreie Darstellbarkeit von Mitralklappe, Trikuspidal- und Aortenklappe sowie von linkem und rechtem Ventrikel während kardiopulmonaler Reanimation erlaubt es uns, in einer bereits begonnenen Studie, die gerade in letzter Zeit kontrovers diskutierte Klappen- und Ventrikelfunktion unter extrathorakaler Herzmassage zu untersuchen und damit neue Ansatzpunkte für eine Verbesserung der kardiopulmonalen Reanimation zu finden (Winter et al 1985).

Zur Zeit dürften die hohen Kosten noch dem breiten Einsatz der transösophagealen Echokardiographie in der Routineanästhesie im Wege stehen. Nicht vergessen werden sollte auch, daß die Methode Risiken in sich birgt. Mit zunehmend häufigerer Anwendung sind schwerwiegende Komplikationen wie Ösophagusperforation und Magenperforation wahrscheinlich oder Verbrennungen durch einen defekten Schallkopf möglich. Auf dem Anästhesistenkongreß in New Orleans im Oktober 1984 wurde von einer Erhitzung des Schallkopfs auf 41°C bei Vollausschlag der Sendeenergie berichtet, so daß die Empfehlung gegeben wurde, die Sendeenergie nur maximal zur Hälfte aufzudrehen (Curling et al (1984). Zur Aussagekraft der transösophagealen Echokardiographie ist zu sagen, daß im Gegensatz zum Swan-Ganz-Katheter zwar alle 3 Determinanten des Schlagvolumens – Vorlast, Nachlast und Kontraktilität – bestimmt werden können, nur Drücke können eben nicht gemessen werden. Deshalb wird die Echokardiographie den Swan-Ganz-Katheter sicher in den Fällen nicht ersetzen, in denen es auf eine Druckmessung ankommt.

Für die routinemäßige intraoperative Überwachung besteht z.Z. das Problem, unmittelbar quantitativ exakte Meßwerte zu erhalten. Dies ist u.a. dann von Bedeutung, wenn sich Veränderungen von Füllung und Kontraktilität über einen längeren Überwachungszeitraum nur allmählich entwickeln. Zur Erfassung dieser Veränderungen benötigen wir ein Meßsystem, welches durch die automatische Konturkennung des zweidimensionalen oder M-mode-Bildes kontinuierlich quantitativ exakte Meßdaten liefert.

Die eigenen Erfahrungen sowie die in letzter Zeit immer größer werdende Zahl von Veröffentlichungen über die Anwendung der TEE in der Anästhesie zeigen, daß wir erst am Anfang der Entwicklung stehen. Nach unserer Ansicht wird die TEE in Zukunft ein Routineverfahren im intra- und postoperativen Monitoring von kardialen Risikopatienten in der Anästhesie sein sowie zur Standardmethode in Diagnostik und Forschung in der Anästhesie, Intensivmedizin und Notfallmedizin werden.

Literatur

Beaupre PN, Cahalan MK, Kremer P et al. (1983) Does pulmonary artery occlusion pressure adequately reflect left ventricular filling during anesthesia and surgery? Anesthesiology 59: A 3

Beaupre PN, Kremer P, Cahalan MK, Lurz FW, Schiller NB, Hamilton WK (1984) Intraoperative detection of changes in left ventricular seqeuntial wall motion by transoesophageal two dimensional echocardiography. Am Heart J 107: 1021

Benefiel DJ, Byrd B, Smith JS, Cahalan MK, Roizen MF, Lurz FW, Schiller NB (1983) Intraobserver reliability in interpreting two dimensional transoesophageal echocardiograms. Anesthesiology 59: A 15

Curling P, Newsome LR, Rogers A, Hillard W, Sutherland J, Martin J, NAgle D, Waller JL (1984) 2D-transesophageal echocardiography: A bidirectional phased array probe with temperature monitoring. Anesthesiology 61: A 159

Heinrich H, Marx A, Kremer P, Reis H, Kohler J, Sigel H, Winter H, Ahnefeld FW (1985a) Papillarmuskelabriß bei akutem Myokardinfarkt – Nachweis mittels transoesophagealer zweidimensionaler Echokardiographie. Herz Kreislauf 17

Heinrich H, Kremer P, Winter H, Wörsdorfer O, Ahnefeld FW (1985b) Transoesophageale zweidimensionale Echokardiographie bei Hüftendoprothesen. Anaesthesist 34: 118

Kremer P, Cahalan MK (1982) Effects of anaesthesia on left ventricular performance assessed by transoesophageal M-mode echocardiography. In: Hanrath P, Bleifeld W, Souquet J, (eds) Developments in cardiovascular medicine, vol 22. Cardiovascular diagnosis by ultrasound. Nijhoff, The Haque Boston London

Kremer P, Schwartz L, Cahalan MK, Gutman J, Schiller NB (1982) Intraoperative monitoring of left ventricular performance by transoesophageal M-mode and 2-D echocardiography (Abstract). Am J Cardial 49: 956

Kremer P, Cahalan MK, Beuapre P, Hanrath P, Bleifeld W (1983) Nachweis intraoperativer LV-Wandbewegungsstörungen mittels transoesophagealer 2d-Echokardiographie. Z. Kardiol [Suppl 2] 72: 20

Kremer P, Cahalan MK, Heinrich H et al. (1985) Intraoperative Überwachung mittels transoesophagealer zweidimensionaler Echokardiographie. Anaesthesist 34

Marsh JD, Green LH, Wynne J, Cohn PF, Grossmann W (1979) Left ventricular end-systolic pressure-dimension and stresslength relations in normal human subjects. Am J Cardiol 44: 1311

Matsumoto M, Oka Y, Strom J et al. (1980) Application of transoesophageal echocardiography to continuous intraoperative monitoring of left ventricular performance. Am J Cardiol 46: 95

Mirsky I, Cohn PF, Levine JA, Gorlin R, Herman MV, Kreulen TH, Sonnenblick EH (1974) Assessment of left ventricular stiffness in primary myocardial disease and coronary artery disease. Circulation 50: 128

Parker JO, Case RB (1979) Normal left ventricular function. Circulation 60: 4

Roizen MF, Ehrenfeld WK, Alpert RA et al. (1984) Monitoring with transoesophageal echocardiography: Comparison of patients undergoing supraceliac, suprarenal, infraceliac and infrarenal aortic occlusion. J Vasc Surg 1: 300

Sagawa K, Suga H, Shoukas A, Bakalar K (1977) End-systolic pressure/volume ratio: A new index of ventricular contractility. Am J Cardiol 40: 748

Schiller NB (1982) Evaluation of cardiac function during surgery by transoesophageal two dimensional echocardiography. In: Hanrath P, Bleifeld W, Souqet J (eds) Developments in cardiovascular medicine, vol 22. Cardiovascular diagnosis by ultrasound. Nijhoff, The Haque Boston London

Schlüter M, Langenstein B, Polster J, Souquet J, Engel S, Hanrath P (1982) Transoesophageal cross-sectional echocardiography with a phased array transducer system, technique and initial clinical results. Br Heart J 48: 67

Smith JS, Benefiel J, Beaupre PN et al. (1984a) Effect of phenylephrine on myocardial performance during carotid endarterectomy. Anesthesiology 61: A 56

Smith JS, Benefiel DJ, Lurz FW et al. (1984b) Detection of intraoperative myocardial ischemia: ECG versus two dimensional transoesophageal echocardiography. Anesthesiology 61: A 158

Souquet J, Hanrath P, Zitelli L, Kremer P, Langenstein BA, Schlüter M (1982) Transoesophageal phased array for imaging the heart. IEEE Trans Biomed Eng 29: 707

Spilker D, Henze E, Heinrich H, Dellargardelle C, Altunbay S (1984) Ist die präoperative Beurteilung der myokardialen Leistungsfähigkeit durch Bestimmung der Frank-Starling-Kurve nach einer Volumenbelastung möglich? Anaesthesist 33: 462

Tarnow I, Eberlein HT, Oser G (1977) Influence of modern inhalation anaesthetics on haemodynamics, myocardial contractility, left ventricular volumes and myocardial oxygen supply. Anaesthesist 26: 220

Winter H, Binner L, Fontaine L, Heinrich H, Lindner KH, Sigel H, Ahnefeld FW (1985) Echokardiographische Untersuchungen der Herzklappenbewegungen und Veränderungen der Herzkammern während kardiopulmonaler Reanimation. Anaesthesist 34: (Suppl. Abstract)

Dopplerechokardiographie

Physikalische und technische Grundlagen der Doppler-Verfahren zur Blutströmungsmessung

R. Brennecke

Einleitung

Für die Untersuchungen von Krankheiten des Herz-Kreislauf-Systems steht heute ein breites Spektrum an Verfahren zur Verfügung. Aus methodischer Sicht ist es häufig sinnvoll, zwischen primär signalgebenden und primär bildgebenden Verfahren zu unterscheiden. Bei den signalgebenden Verfahren denken wir primär an die Elektrokardiographie, bei den bildgebenden Verfahren an die Angiokardiographie und an die Schnittbilddarstellung des Herzens durch Ultraschallechoverfahren. Manche der Ultraschallverfahren (z. B. die M-mode-Darstellung) sind aber eher zu den signalgebenden als zu den bildgebenden Methoden zu rechnen. Das gilt auch für die im folgenden beschriebenen Doppler-Verfahren. Hier soll mit einer kurzen Darstellung der bildgebenden Variante der Ultraschallverfahren begonnen werden, um an sicher schon weitgehend Bekanntes anknüpfen zu können und die Unterschiede zwischen den Doppler-Verfahren und den früher entwickelten Ultraschallschnittbildverfahren deutlicher zu machen.

Grundlagen der Ultraschallverfahren zur Bilddarstellung und Strömungsmessung

Bei der Bildgebung geht man so vor, daß ein kleiner Kristall auf die Oberfläche des Körpers aufgesetzt wird. Durch einen elektronischen Sender wird er zu einer sehr kurzen Ultraschallschwingung angeregt. Die Schwingungen liegen im Frequenzbereich von einigen Millionen Schwingungen pro Sekunde (MHz). Dieses Wellenpaket – es hat eine Länge von etwa 1 mm – wird im Gewebe weitergeleitet. Beim Auftreffen auf Grenzflächen (z. B. zwischen Gewebe und einem Gefäß) wird ein kleiner Teil der Energie reflektiert und kehrt zum Schallkopf zurück. Im Kristall werden diese reflektierten Schallanteile wieder in elektrische Energie umgesetzt. Diese elektrischen Signale werden verstärkt und können beispielsweise mit Hilfe eines Oszillographen dargestellt werden. Hier kann die Zeitablenkung in horizontaler Richtung, die Amplitudenablenkung in vertikaler Richtung erfolgen (A-mode). Aus dieser Darstellung der „Reisezeiten" der Impulse gelingt bei Kenntnis der Schallgeschwindigkeit im Gewebe die Bestimmung von örtlichen Abständen (vgl. Abb. 5, oberer Teil). So läßt sich beispielsweise der Diameter eines Gefäßes bestimmen. Zusätzlich gelingt auf dieser Basis aber auch die *Bild*darstellung. Dazu bewegt man den Schallstrahl in Art eines Radarstrahls periodisch hin und her und überlagert die resultierenden

Echosignale in einem speziellen Sichtgerät. So entsteht aus einer Vielzahl von einzelnen Echosignalen eine Schnittbilddarstellung des durchstrahlten Bereichs (Powis RL u. Powis WJ 1984).

Dieses Verfahren stellt die Morphologie des durchstrahlten Bereichs dar. Es wäre natürlich wünschenswert, aus dem Echosignal auch Informationen über die Blutströmung, also die Funktion des Gefäßes, zu gewinnen. Die blutgefüllten Bereiche stellen sich zwar in normalen Schnittbildern des Herzens oder der Gefäße dunkel, also „echofrei" dar, jedoch erhält man auch aus diesen Zonen bei Erhöhung der Verstärkung schwache Echosignale. Aus diesen lassen sich Informationen über die Blutströmungsgeschwindigkeit extrahieren.

Die Ansätze zu einer Lösung dieses Problems gehen auf Christian Doppler (1803–1853), einen österreichischen Physiker, zurück. Doppler dachte allerdings über ein Problem aus einem anderen Bereich der Wissenschaft nach. Er suchte nach einer Erklärung für die Tatsache, daß das Licht unterschiedlicher Sterne eine unterschiedliche Farbe, heute würde man sagen ein unterschiedliches Spektrum, aufweist. Doppler wollte diese Erscheinung auf einen unterschiedlichen Bewegungszustand dieser Himmelskörper in bezug auf unseren Beobachtungsstandort, die Erde, zurückführen.

Die Abb. 1 zeigt den Grundgedanken Dopplers in schematischer Form, darunter entsprechende Spektralmessungen aus der Astronomie. Hier ist ein Stern dargestellt, der sich mit hoher Geschwindigkeit (v) von rechts nach links auf der Verbindungslinie zweier gedachter Beobachter bewegt. Hier sind 4 verschiedene Positionen des Sterns dargestellt. In jeder dieser 4 Positionen hat der Stern ein Lichtsignal ausgesandt.

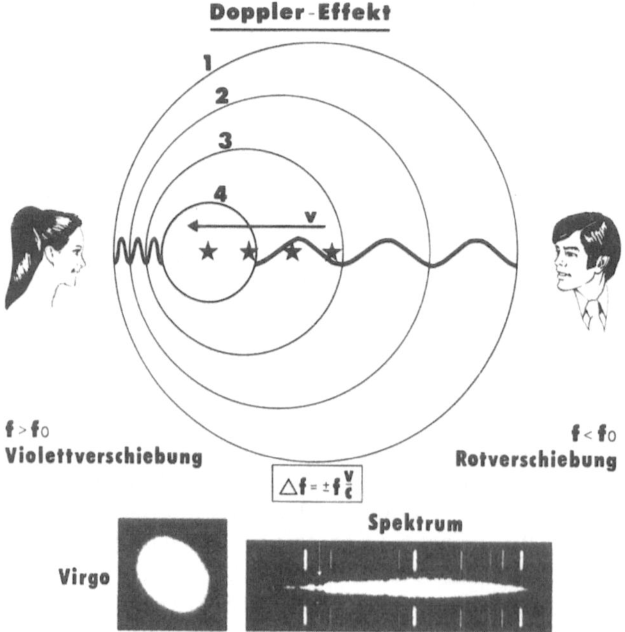

Abb. 1. Schematische Darstellung der Entstehung des Doppler-Effekts

Diese Signale breiten sich vollständig symmetrisch aus, also kugelförmig oder – in dieser Schnittzeichnung – kreisförmig um die jeweilige Position des Sterns. Trotz dieser Symmetrie entsteht für die beiden Beobachter ein unterschiedlicher Eindruck. Für den linken Beobachter erscheinen die Wellenfronten zusammengedrängt, für den rechten auseinandergedehnt, jeweils bezogen auf die Wellen eines ruhenden Senders. Die Verbindung der Wellenfronten durch Wellenlinien gibt den Eindruck einer Frequenz*erhöhung* für den linken Beobachter (auf diesen bewegt sich der Stern zu) und einer Frequenz*verringerung* für den rechten Beobachter (von diesem entfernt sich der Stern).

Diese Gedanken lassen sich in der folgenden mathematischen Formel zusammenfassen:

$$\Delta f = f_o \ \frac{v}{c} \qquad\qquad \text{Gl. (1).}$$

Danach ist die Frequenzänderung Δf aufgrund der Bewegung des Senders gegeben durch die ausgesandte Frequenz f_o (im Ruhezustand zu beobachten). Diese ist mit der Bewegungsgeschwindigkeit v des Objekts zu multiplizieren und durch die Ausbreitungsgeschwindigkeit der Wellen, die Lichtgeschwindigkeit c, zu dividieren.

Im unteren Teil der Abb. 1 sind entsprechende Beobachtungen des Sternenlichts anhand astronomischer Befunde dargestellt, wie sie v. a. in der ersten Hälfte dieses Jahrhunderts in großer Zahl gesammelt wurden. Unten links ist eine Fotografie eines Teils des Sternbildes Jungfrau wiedergegeben, rechts daneben das Ergebnis der spektroskopischen Untersuchung des Sternlichts. Man erkennt ein weitgehend kontinuierliches Spektrum, in dem aber einige Absorptionslinien auffallen. Diese Linien sind um einen kleinen Betrag zum langwelligen Ende des Spektrums verschoben. Diese Verschiebung des Spektrums wird als Doppler-Verschiebung bezeichnet.

Die Größe dieser Doppler-Verschiebung ergibt eine Frequenzänderung, und aus dieser berechnet man durch Einsetzen in obige Formel eine Geschwindigkeit des Himmelskörpers von etwa 1200 km/s. Da die Frequenz der Strahlung verringert erscheint, schließt man auf eine Bewegung der Sterne von der Erde fort, eine Beobachtung, die in ähnlicher Form immer wieder gemacht wurde und die zu einer der größten Entdeckungen der Naturwissenschaften in diesem Jahrhundert führte, der Expansion des Universums.

In der *Biologie* spielen viel geringere Geschwindigkeiten und Entfernungen eine Rolle. Trotzdem kann die hier dargestellte mathematische Theorie Dopplers (Gl. 1) und die Methode des Nachweises der Doppler-Verschiebung, die Spektralanalyse, dort in leicht veränderter Form genutzt werden.

Technik der Blutströmungsbestimmung mit kontinuierlicher Strahlung (CW-Dopplerverfahren)

Bei der Bestimmung der Blutströmungsgeschwindigkeit kann nicht Strahlung des untersuchten Objekts ausgenutzt werden wie im zuvor beschriebenen astronomischen Fall der Doppler-Theorie. Vielmehr muß das Objekt durch eine externe Strahlungsquelle erst zu Schwingungen angeregt werden.

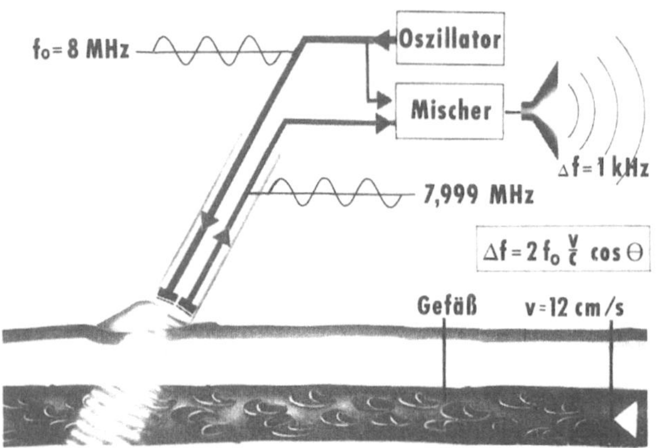

Abb. 2. Messung der Blutströmungsgeschwindigkeit mit Hilfe des Doppler-Effekts (in Anlehnung an eine Darstellung der Fa. Kranzbühler)

Hier geht man so vor (Abb. 2), daß – wie beim zuvor beschriebenen bildgebenden Ultraschallverfahren – ein Kristall auf die Körperoberfläche aufgesetzt wird. Der Kristall wird in diesem Fall aber zu *kontinuierlicher* Strahlung angeregt, während das zuvor beschriebene bildgebende Verfahren mit *impuls*artiger Schallaussendung arbeitete. Verfahren mit kontinuierlicher Ultraschallstrahlung nennt man auch CW-Doppler-Verfahren (engl. „continuous wave"). Durch diese Strahlung werden die Partikel der Blutströmung, die Erythrozyten, zur Aussendung gestreuter Energieanteile angeregt. Dieser gestreute Schall sollte aufgrund der Bewegung der Blutkörperchen eine spezifische Frequenzverschiebung, eine Doppler-Verschiebung, aufweisen. Diese läßt sich mit den Mitteln der Elektronik leicht nachweisen.
Dazu wird zunächst das zurückgestreute Signal über einen 2. Schallkopf empfangen. Dieses Signal wird verstärkt und in einer Überlagerungsschaltung („Mischer") mit dem gesendeten Signal verglichen. Zu diesem Zweck wird die *Schwebungsfrequenz* zwischen ausgesandtem und empfangenem Signal gebildet. Am Ausgang des Mischers erhält man die Differenzfrequenz. Diese wird wie folgt berechnet:

$$\Delta f = 2 f_0 \, \frac{v \cos \theta}{c} \qquad\qquad \text{Gl. (2)}$$

Diese Beziehung zeigt einige Veränderungen gegenüber Gl. 1. Hier ist berücksichtigt, daß in dem beschriebenen Streuprozeß die Teilchen der Blutströmung zugleich als bewegter Empfänger der vom 1. Kristall ausgesandten Strahlung und als bewegter Sender der zurückgestreuten Strahlung wirken. Daher verdoppelt sich der Effekt (Faktor 2 in Gl. 2). Der Faktor cos θ berücksichtigt den Neigungswinkel zwischen den Richtungen der Schallstrahlung und der Blutströmung. Wenn sich die Strömung vom Schallkopf entfernt, ist das Vorzeichen des Kosinusfaktors negativ, sonst positiv. So ist nicht nur der Betrag der Strömungsgeschwindigkeit, sondern auch die Richtung meßbar. Ist die Strahlungsrichtung senkrecht zur Strömungsrichtung, so verschwindet die Doppler-Verschiebung.

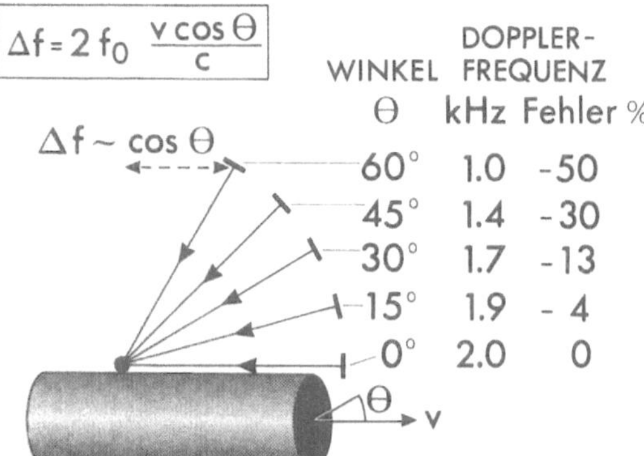

Abb. 3. Winkelabhängigkeit der Doppler-Verschiebung

Der Neigungswinkel θ ist ein kritischer Faktor, da er häufig schwierig zu bestimmen ist. Die Abb. 3 zeigt die Abhängigkeit des Meßresultats vom Winkel. Es ist ersichtlich, daß Winkelabweichungen im Bereich von etwa ± 15° keinen wesentlichen Einfluß auf das Ergebnis haben. Es ist also günstig, wenn die Strahlung fast parallel oder fast antiparallel zur Strömung erfolgt, weil dann auch ohne genaue Kenntnis des Winkels quantitative Messungen möglich sind.

Welche Größenordnung der Doppler-Verschiebung haben wir zu erwarten? In Abb. 2 sind eine Ultraschallfrequenz von 8 MHz, eine Blutströmungsgeschwindigkeit von 12 cm/s sowie ein Neigungswinkel von 45° angenommen. Dann ergibt sich eine Schwebungsfrequenz von 1 kHz (1000 Schwingungen/s). Derselbe Wert würde sich auch bei einer um den Faktor 4 verringerten Ultraschallfrequenz (2 MHz) und einer gleichzeitig um den Faktor 4 erhöhten Strömungsgeschwindigkeit (ca. 0,5 m/s) ergeben (Gl. 2). Dies ist eine günstige Größenordnung. Die Doppler-Verschiebung liegt hier – wie in praktisch allen Anwendungen zur Blutströmungsmessung – im Bereich des Hörschalls. Daher kann die entsprechende Differenzfrequenz nach Wiedergabe über Kopfhörer oder Lautsprecher mit dem Gehör unmittelbar qualitativ beurteilt werden. Allerdings überlagern sich in allen praktisch wichtigen Fällen im durchstrahlten Bereich Strömungen mit unterschiedlichen Geschwindigkeiten. Daher wird als Doppler-Verschiebung nicht eine einzelne Differenzfrequenz registriert, sondern ein ganzes Spektrum von Frequenzen.

Geräte mit dieser akustischen Wiedergabe des Doppler-Spektrums lassen sich sehr kompakt und kostengünstig realisieren. Sie finden in der Angiologie vielfältige Anwendungen (Kriessmann et al. 1982). In der Kardiologie und zunehmend auch in der Angiologie werden sie durch elektronische Verfahren der Spektralanalyse ergänzt. Dadurch ist eine quantitative Auswertung von Größen wie der Maximal- und der mittleren Geschwindigkeit in einer Blutströmung sowie die Befunddokumentation und Verlaufskontrolle möglich.

Die Abb. 4 zeigt schematisch den Vorgang der Frequenzanalyse. Das Doppler-Signal zeigt eine komplizierte Wellenform, da sich die Frequenzanteile der verschiedenen Geschwindigkeitskomponenten der Strömung überlagern. Dieses Signal wird der dargestellten Parallelschaltung von Filtern zugeführt. Jedes dieser Filter läßt nur Energieanteile von Schwingungen mit einem engen definierten Frequenzbereich

(Mittenfrequenzen f_1, f_2 ...) passieren. Am Ausgang dieser Filter wird die Leistung im jeweiligen Frequenzbereich (P_1–P_4) bestimmt. Durch den Videoumsetzer wird die ermittelte Frequenzverteilung der Leistung auf einem Videobildschirm dargestellt. Da sich entsprechend den pulsatorischen Schwankungen der Blutströmung auch das Doppler-Spektrum zeitabhängig verändert, wären 3 Achsenrichtungen notwendig, um die Leistung des Doppler-Signals als Funktion der Frequenz f (synonym mit Geschwindigkeitskomponente) und der Zeit t darzustellen. Eine solche dreidimensionale Darstellung wäre unübersichtlich; daher wird eine der Informationskomponenten, die Leistung pro Spektralbereich, durch die Helligkeit dargestellt. Dann bleiben in der Ebene des Schirmbildes (rechts) nur noch die beiden Komponenten Frequenz (in y-Richtung) und Zeit (in x-Richtung) anzuzeigen.

So entsteht die in Abb. 4 (rechts) schematisch dargestellte Anzeige der frequenz- und zeitabhängigen Leistung des Doppler-Signals. Die Teilung an der Frequenzachse läßt sich leicht in eine Geschwindigkeitseichung umrechnen. Allerdings bleibt die Notwendigkeit der Bestimmung des Winkels zwischen Schallstrahlung und Strömungsrichtung bestehen (Abb. 3). In den folgenden Beiträgen dieses Buches sind zahlreiche Beispiele für solche Spektren abgebildet.

In vielen Industriegeräten wird eine spezielle digitale Art der Spektralanalyse durchgeführt, die als „Schnelle Fourier-Transformation" oder aufgrund der englischen Bezeichnung kurz als FFT-Verfahren bezeichnet wird (Fast Fourier Transform).

Es darf nicht übersehen werden, daß die Anwendung dieser Variante des Doppler-Verfahrens zeitaufwendig sein kann. Gerade in der Kardiologie ist es angesichts der komplexen Anatomie oft sehr schwierig, die Schallkopfposition richtig zu wählen, da beim beschriebenen Verfahren nur das Gehör oder die Beobachtung des Spektrums zur Orientierung benutzt werden können. Zusätzlich wird die Aussagekraft der Spektralanzeige dadurch eingeschränkt, daß nicht bekannt ist, an welchem Ort welche Geschwindigkeit vorherrscht, da ja in die Spektralanalyse Bewegungsinformation aus dem gesamten durchstrahlten Bereich eingeht.

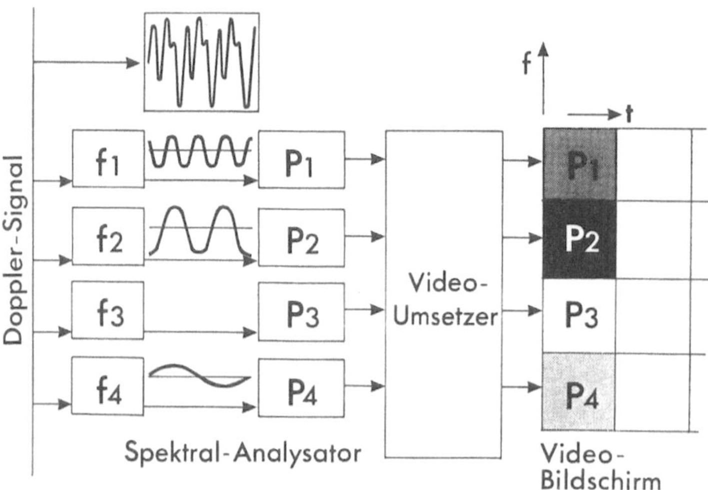

Abb. 4. Prinzip der Spektralanalyse des Doppler-Signals und der Darstellung des Doppler-Spektrums

Ultraschallimpulsverfahren zur Bestimmung der Blutströmung

Aus den eben genannten Gründen hat man immer wieder Versuche unternommen, den Grundgedanken des Doppler-Verfahrens zur Blutströmungsbestimmung mit dem eingangs beschriebenen bildgebenden Verfahren zu kombinieren. Dann besteht die Möglichkeit, die Schallkopfposition anhand des Sektorbildes zu optimieren und anschließend in einem markierten Fenster lokal die Geschwindigkeit (oder die Geschwindigkeitsverteilung) zu bestimmen. Der wesentliche technische Unterschied zur beschriebenen Methode der kontinuierlichen (CW-)Doppler-Messung ist es, daß das CW-Doppler-Verfahren mit kontinuierlicher Schallaussendung und 2 getrennten Ultraschallkristallen arbeitet, während das bildgebende Verfahren mit möglichst kurzen Schallimpulsen arbeiten muß, um eine hohe örtliche Auflösung zu erzielen. Da Sendung und Empfang zeitlich getrennt sind, kommt man mit einem Ultraschall-kristall aus.

Wie ist das eingangs beschriebene Verfahren der Bilderzeugung für die gleichzeitige Doppler-Messung zu erweitern? Die Abb. 5 zeigt schematisch das Verfahren der Bilddarstellung mit Ultraschallwellen (oben), und die Ergänzungen des Meßverfahrens, die für die simultane Strömungsmessung notwendig sind (unten). Offenbar ist dafür zunächst, wie auf Abb. 2, ein Mischer vorzusehen, der die empfangenen Frequenzen im Echosignal mit der ausgesandten Frequenz vergleicht. Am Ausgang dieses Mischers erwarten wir wiederum das Doppler-Signal.

In diesem Fall wird die Doppler-Schwingung (dünn gezeichneter Wellenzug) aber offenbar nicht mehr kontinuierlich erfaßt, sondern man erhält entsprechend der impulsartigen Aussendung des Ultraschallsignals auch nur noch eine Folge einzelner (d. h. „diskreter") Momentanwerte des Signals, die durch kleine Kreise in der Zeichnung angedeutet sind. Diese werden als Abtastwerte bezeichnet. Es ist ohne weiteres klar, daß eine Sinusschwingung von unbekannter Frequenz und Amplitude oder eine andere Wellenform eindeutig nur erfaßt werden kann, wenn das unbekannte Signal pro Periode mehrmals gemessen („abgetastet") wird. Es läßt sich zeigen, daß grund-sätzlich mehr als 2 Abtastwerte pro Periode einer Sinusschwingung zur eindeutigen Festlegung des Wellenzugs notwendig sind. Wird diese Grenze unterschritten, so wird eine andere, falsche Wellenform („Alias") erkannt. Das ist in Abb. 5 durch den

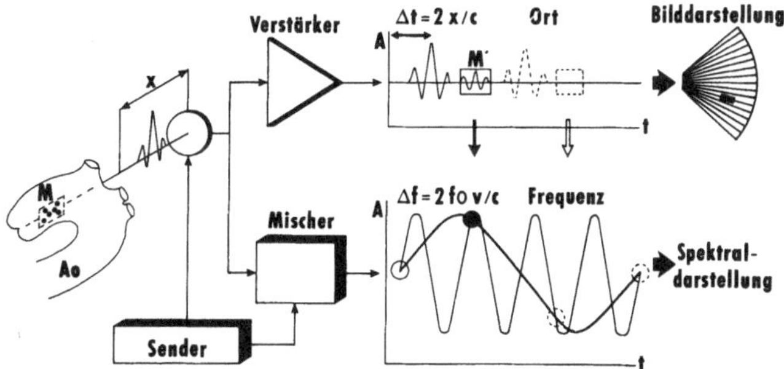

Abb. 5. Prinzip der Ultraschallechoverfahren zur Bildgebung (oben) und zur Blutströmungsbe-stimmung mit dem Impuls-Doppler-Verfahren *(unten).* Der zeitliche Abstand der Ultraschallimpulse wird durch die geforderte Eindringtiefe bestimmt *(oben).* Dadurch ist dann die höchste im Meß-fenster M meßbare Doppler-Frequenz festgelegt *(unten)*

kräftig gezeichneten Wellenzug angedeutet. Primär wird dann die Richtung der Strömung falsch erkannt. Kennt man jedoch die Richtung der Blutströmung, so kann man (nach entsprechender Verschiebung des Nullpunkts der Frequenzachse) auch noch Frequenzen messen, die fast so hoch wie die Frequenz der Abtastwerte sind (Hatle u. Angelsen 1985).

Bei der Doppler-Analyse der Blutströmung ist also zur eindeutigen Bestimmung hoher Doppler-Frequenzen, d.h. bei Vorliegen hoher Geschwindigkeiten, eine schnelle Folge der ausgesandten Schallimpulse wünschenswert. Dann können aber die Bedingungen für eine eindeutige Darstellung der Morphologie verletzt sein. Macht man nämlich den Abstand zwischen 2 aufeinanderfolgenden Impulsen so kurz, daß sich die späten Echos des 1. Impulses mit den frühen Echos des folgenden Impulses überlagern, so wird der Bildaufbau gestört. Man hat sich also besonders bei größeren Eindringtiefen der Strahlung (und entsprechend langen Echozeiten) sowie bei höheren Geschwindigkeiten zu entscheiden zwischen einer eindeutigen Bestimmung der Morphologie – mit relativ niedriger Impulsrate – und einer eindeutigen Bestimmung der Blutströmung – mit hoher Impulsrate oder besser gleich mit kontinuierlicher Strahlung (Hatle u. Angelsen 1985). Die Tabelle 1 gibt die von einem Hersteller (für das Gerät Hewlett-Packard, Modell 77020) genannten Grenzwerte der Geschwindigkeitsmessung wieder:

Tabelle 1. Maximalwerte der mit Hilfe eines Impuls-Doppler-Verfahrens meßbaren Geschwindigkeiten v (cm/s) für verschiedene Eindringtiefen und Frequenzen

Tiefe [cm]	Ultraschallfrequenz	
	2,5 MHz	5 MHz
	v	v
4	382	191
8	231	116
12	166	83
16	129	65

Gerade bei kardiologischen Untersuchungen, bei denen man wegen der oft komplexen anatomischen Verhältnisse besonders von der kombinierten Darstellung von Morphologie und Funktion profitieren könnte, liegen ungünstige Verhältnisse vor, indem gleichzeitig hohe Geschwindigkeiten von über 1 m/s und hohe Eindringtiefen der Strahlung auftreten können (Eldridge et al. 1983). Daß diese Forderungen inkompatibel sind, ist erst in letzter Zeit klar erkannt worden (Hatle u. Angelsen 1982, 1985). So ist zu beobachten, daß man wieder zunehmend auf die simultane Erfassung der Bild- und der Strömungsinformation verzichtet oder zumindest das Verfahren der kontinuierlichen Doppler-Messung und das Impuls-Doppler-Verfahren in einem Gerät kombiniert. Dann ist aber i. allg. ein Wechsel des Schallkopfs notwendig, wenn von der Bilddarstellung mit Ultraschallimpulsen zur Blutströmungsbestimmung mit kontinuierlicher Ultraschallstrahlung übergegangen wird.

Zusammenfassung

Die dargestellte Entwicklung der Doppler-Verfahren ist ein Beispiel für die komplexe Wechselbeziehung zwischen Medizin, Physik und Technik. Die Medizin nennt dem Physiker und Techniker Wünsche an die Untersuchungsverfahren (hier z. B. die nichtinvasive Erfassung von Morphologie und Blutströmung). Die Technik kann – v. a. aufgrund der Entwicklung der Mikroelektronik – häufig sehr schnell technisch ausgereifte Verfahren anbieten. Diese haben oft ihre Wurzeln in einer physikalischen Theorie, wie hier die zunächst für die Astronomie entwickelte Theorie Dopplers. Aus der Physik werden aber auch immer die unabänderlichen Leistungsgrenzen eines Verfahrens klar, hier die gegenseitige Abhängigkeit von zunächst scheinbar unzusammenhängenden Größen wie der Eindringtiefe der Ultraschallstrahlung und der maximal meßbaren Doppler-Frequenz.

Am Fall der Doppler-Verfahren wird auch deutlich, daß bei den durch die Physik begrenzten Möglichkeiten für die technische Entwicklung schließlich der Mediziner durch Erfahrung und Vorwissen (auch auf physikalischem und technischem Gebiet) die prinzipiellen Schwächen eines Verfahrens ausgleichen muß. Der Beitrag von Redel (S. 353) über das noch sehr neue Verfahren der Sektorbilddarstellung des Doppler-Signals („Farbkodierendes Doppler-Verfahren") gibt Beispiele dafür.

Literatur

Eldridge MW, Alverson DC, Howard EA, Berman W (1983) Pulsed Doppler ultrasound: Principles and instrumentation. In: Berman W (ed) Pulsed Doppler ultrasound in clinical pediatrics. Futura, Mount Kisco
Hatle L, Angelsen B (1982, 1985) Doppler ultrasound in cardiology. Lea & Febiger, Philadelphia
Kriessmann A, Bollinger A, Keller H (1982) Praxis der Doppler-Sonographie. Thieme, Stuttgart New York
Powis RL, Powis WJ (1984) A thinker's guide to ultrasonic imaging. Urban & Schwarzenberg, Baltimore München

Aktueller Stand der Doppler-Echokardiographie in der Kardiologie

L. Hatle

Die Doppler-Echokardiographie eignet sich zur Angabe sowohl der Flußrichtung als auch der Blutflußgeschwindigkeit. Die Angabe der Flußrichtung – nach dem Schallkopf zu oder vom Schallkopf weg – eignet sich zur Diagnose von Klappeninsuffizienzen und Shuntvolumen des Herzens. In Abwesenheit einer Obstruktion kann die Blutflußgeschwindigkeit zusammen mit der Querschnittsfläche benutzt werden, um das Flußvolumen oder Herzminutenvolumen zu bestimmen. Ist eine Obstruktion vorhanden, kann der Anstieg der Blutflußgeschwindigkeit benutzt werden, um den Druckgradienten zu bestimmen.

Registrierung der Blutflußgeschwindigkeit

Das Doppler-Signal des Blutflusses kann als Audiosignal aufgezeichnet werden. Dies enthält mehr oder weniger viele verschiedene Frequenzen, abhängig davon, ob ein enges Flußgeschwindigkeitsprofil oder eine größere Variation als bei Klappenstenosen oder – insuffizienz vorliegt. Mit Hilfe der Spektralanalyse kann eine visuelle Darstellung der verschiedenen Geschwindigkeiten, die im Doppler-Signal enthalten sind, dargestellt werden.

Ein Doppler-Signal kann sowohl von einer umschriebenen Stelle (gepulster Doppler) oder entlang des gesamten Ultraschallstrahls (kontinuierlicher Doppler) aufgezeichnet werden. Der Vorteil der kontinuierlichen Doppler-Darstellung besteht darin, daß ein verändertes Flußsignal schneller erfaßt werden kann und eine Limitation der maximal möglichen erfaßbaren Geschwindigkeit nicht besteht. Der Vorteil der gepulsten Doppler-Methode besteht darin, daß in einer umschriebenen Tiefe Flußrichtungen und Flußgeschwindigkeit erfaßt werden können, jedoch mit der Limitation, daß die maximal faßbare Flußgeschwindigkeit begrenzt ist. Beide Methoden stehen also als Ergänzung zueinander.

Die Doppler-Gleichung beschreibt die Frequenzänderung (f_d) des ausgesandten Ultraschalls (f_o), zurückgesandt von den sich bewegenden Blutzellen mit Abhängigkeit von der Flußgeschwindigkeit (v) und dem Winkel zwischen dem Ultraschallstrahl und der Flußgeschwindigkeit (θ)

$$f_d = 2f_o \, \frac{v \cos \theta}{c}$$

(c = Ultraschallgeschwindigkeit).

Bei Herzvitien besteht die Schwierigkeit, die Flußrichtung und besonders die Richtung bei einer Klappenstenose oder einer Regurgitation genau zu erfassen. Das Audiosignal (= Frequenzverschiebung) wird um so höherfrequenter, je kleiner der Winkel ist. Wenn man von verschiedenen Positionen aus anschallt, kann der Winkel zwischen der Flußrichtung und dem Ultraschallstrahl meist so klein gehalten werden, daß eine signifikante Unterschätzung der Geschwindigkeit vermieden wird. Besteht ein Winkel von 20°, wird die maximale Flußgeschwindigkeit um 6%, bei 30° um 13% unterschätzt. Die zweidimensionale Doppler-Echokardiographie bietet einen Vorteil v. a. in der Darstellung der Flußrichtung und hilft damit, den Winkel zu verkleinern.

Berechnungen des Flußvolumens

Das Flußvolumen kann erhalten werden aus der mittleren Flußgeschwindigkeit über einen bestimmten Querschnitt, multipliziert mit der Fläche. Bei Registrierung über der Aortenklappe erhält man das Schlagvolumen und multipliziert mit der Herzfrequenz das Herzminutenvolumen.

Die Abb. 1 a zeigt die Geschwindigkeitskurve in der aszendierenden Aorta mit dem Integral. Die schematische Zeichnung zeigt die verschiedenen Ebenen, in denen versucht wurde, das Herzminutenvolumen zu berechnen. Die Probleme bei der Bestimmung des Herzminutenvolumens haben sich im wesentlichen auf die Durchmesserbestimmung und die Unterschätzung der Geschwindigkeit durch einen zu großen Winkel zwischen dem Ultraschallstrahl und der Flußgeschwindigkeit fokusiert. Wesentlich wichtiger erscheint jedoch die Beantwortung der Frage, ob das Profil der Geschwindigkeitskurve schmal ist oder nicht. Mit einer schmalen Geschwindigkeitskurve wird die Messung bloß von einem schmalen „sample volume" repräsentativ für die mittlere Geschwindigkeit. Wenn allerdings das Geschwindigkeitsprofil über dem Lumen stark variiert, wird die gemessene Geschwindigkeit stark von der Lokalisation des „sample volume" abhängen, und eine Einzelmessung kann nicht als repräsentativ für die mittlere Geschwindigkeit betrachtet werden. Ein flaches Flußgeschwindigkeitsprofil wird v. a. dann gefunden, wenn eine Beschleunigung des Flusses stattfindet, also im linksventrikulären Ausflußtrakt oder über einer Einengung. Weiter distal der aszendierenden Aorta werden deutliche Unterschiede der Flußgeschwindigkeit an verschiedenen Stellen des Lumens sichtbar (Jenni et al. 1984). Die Abb. 1 b zeigt dies auch in der Nähe der Aortenklappe. In dieser Höhe wird die Bildung von Wirbeln, wie in der Zeichnung angedeutet, zu einer stärkeren Betonung des Vorwärtsflusses in der späten Systole in einigen Teilen und zur Umkehr des Flusses während der Systole führen.

Die Abb. 1 zeigt ebenfalls einige Ebenen, die für die Messung des Herzminutenvolumens benutzt werden können. Die Geschwindigkeiten und Durchmesser wurden auch im linksventrikulären Ausflußtrakt (Lewis et al. 1984), an der Aortenklappe (Bouchard et al. 1984) bestimmt. Die Geschwindigkeits- und Durchmesserbestimmung sollte in derselben Höhe erfolgen. Für Ebene 3 in Abb. 1 bestehen jedoch Probleme, da die Aorta hier wesentlich weiter ist als in der Ebene, die vorgeschaltet ist. Probleme entstehen auch mit einer Dilatation der Aorta oder durch eine unvollständige Öffnung der Aortenklappe bei erniedrigtem Herzvolumen. Bei einer Aufweitung der Aorta tritt jedoch eine Verminderung der Flußgeschwindigkeit auf. Da

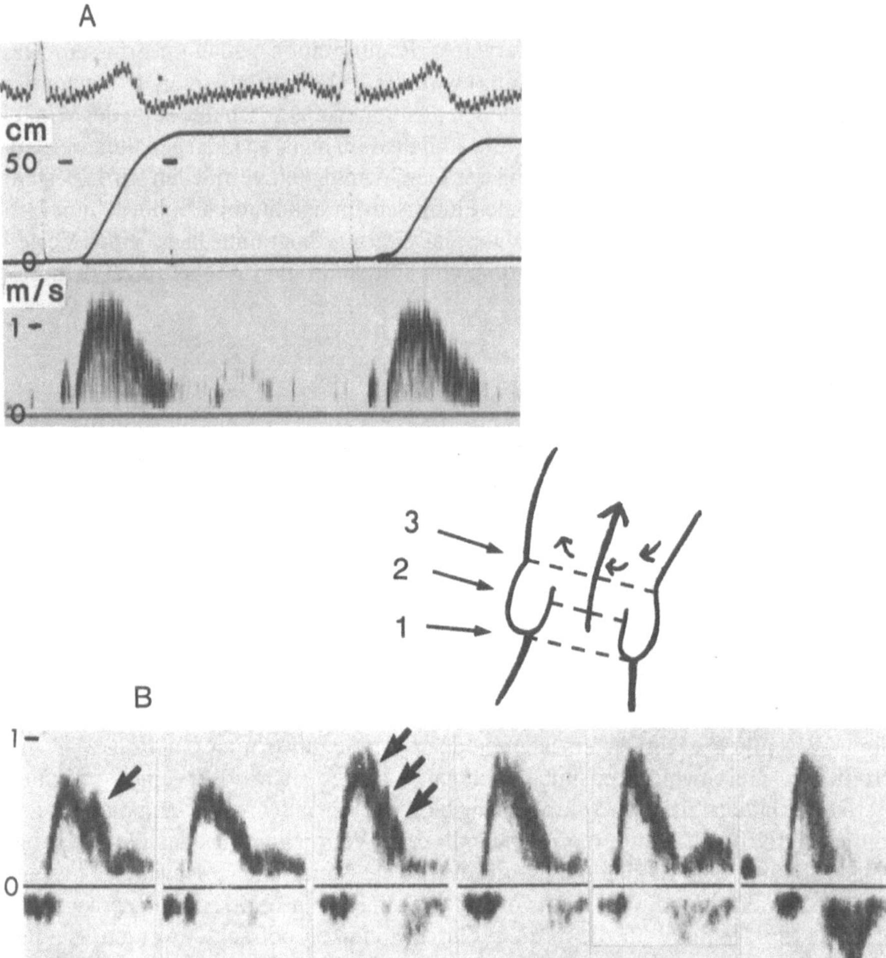

Abb. 1a, b. Registrierung des Aortenflusses mit dem gepulsten Dopplerverfahren bei suprasternaler Anlotung bei 2 normalen Personen. **a** Darstellung des Integrals der Geschwindigkeitskurve. **b** Darstellung der Flußgeschwindigkeiten an verschiedenen Registrierpunkten. Die Darstellung von Wirbeln, angedeutet in der schematischen Zeichnung, ist auch in der Flußgeschwindigkeitskurve bei dem 1. und 3. Herzzyklus (*Pfeil*) erkennbar. Bei der letzten Herzaktion, registriert in einer mittleren Position, ist eine Umkehr des Flusses in der späten Systole sichtbar. In der schematischen Zeichnung sind 3 verschiedene Ebenen für die Bestimmung des Herzminutenvolumens angezeigt

dies jedoch erst in einiger Distanz (1–2 cm) distal der Aortenklappen geschieht, ist die Berechnung der Geschwindigkeit oberhalb der Klappe repräsentativer als für den engeren Durchmesser. An den Wänden der Aorta ist die Geschwindigkeit deutlich geringer als in der Mitte. Wenn man also die höchste Geschwindigkeit und den Durchmesser der Klappenebene benutzt, wird in solchen Patienten eine starke Überschätzung des Flußvolumens erfolgen. Daher wurde ein anderer Weg beschritten.

Die maximale Geschwindigkeit wird kurz oberhalb der Klappen bestimmt und zusammen mit dem schmalsten Durchmesser in Höhe des Klappenringes betrachtet (Ihlen et al. 1984).

Bei jüngeren Patienten und bei Kindern wurden die Messungen von der aszendierenden Aorta benutzt (Goldberg et al. 1982; Sanders et al. 1983). Bei diesen Patienten ist die Auswahl der Ebenen wahrscheinlich weniger kritisch als bei älteren Patienten, da größere Unterschiede im Durchmesser zwischen dem Ausflußtrakt und der Klappenöffnung und der aszendierenden Aorta nicht vorkommen. Bei Kindern wird der Fehler jedoch bedeutungsvoller, je schmaler die Aorta ist.

Die maximale Geschwindigkeit im Ausflußtrakt des linken Ventrikels wird am besten von der Herzspitze aus, der aszendierenden Aorta von suprasternal aus oder dem hohen rechten Sternum her erfaßt, während Geschwindigkeiten über der Klappe von beiden Richtungen aus bestimmt werden können. So kann die Geschwindigkeitsmessung über dem Ausflußtrakt von allen Ebenen aus erfolgen. Bei hoher Geschwindigkeit, d. h. bei schmalem Winkel, ist die suprasternale Anlotung jedoch überlegen.

Die Geschwindigkeit sollte vornehmlich dort gemessen werden, wo das Geschwindigkeitsprofil flach ist. Ob die Registrierung unterhalb oder in Klappenhöhe erfolgt, sollte davon abhängig gemacht werden, wo der Durchmesser am besten bestimmt werden kann. Es hat sich bisher keine Methode der anderen als überlegen erwiesen, unabhängig vom Alter der Patienten und der Dauer der Erkrankung.

Die Flußgeschwindigkeiten wurden auch bei anderen Klappen bestimmt, so z. B. bei der Mitralklappe (Fisher et al. 1983) und in der Pulmonalarterie (Goldberg et al. 1982; Sanders et al. 1983), die letztere Methode vornehmlich bei Kindern. Die Methode wird v. a. zu Bestimmungen von Shunts herangezogen. Mit mehr Erfahrung und Daten von Flußvolumina wird sich diese Methode als wertvoll in der Berechnung von Klappenöffnungsflächen und Regurgitationsfraktionen erweisen.

Stenosen

Die Flußgeschwindigkeit wird durch eine Obstruktion des Gefäßes beschleunigt. Die Beschleunigung der Geschwindigkeit steht in engem Zusammenhang zum Gradienten über der Obstruktion; mit Hilfe der modifizierten Bernoulli-Gleichung (Holen et al. 1976; Hatle et al. 1978) kann der Druckgradient aus der maximalen Geschwindigkeit vor und hinter der Obstruktion berechnet werden.

$$P_1 - P_2 = 4 \left(v_2^2 - v_1^2\right)$$

Bei den meisten Läsionen kann die Geschwindigkeit vor der Obstruktion vernachlässigt werden. Der Klappengradient errechnet sich dann nach

$$P_1 - P_2 = 4\,v_2^2$$

Die Berechnungen können also durchgeführt werden, wenn die Geschwindigkeit vor der Obstruktion weniger als 1 m/s beträgt. Da die Geschwindigkeit quadriert wird, ist es wichtig, eine Unterschätzung der Geschwindigkeit zu vermeiden.

Besteht eine *Mitralstenose,* wird die maximale Geschwindigkeit von der Herzspitze aus oder einer mehr medialen Position in Richtung auf den Einflußtrakt des linken Ventrikels registriert.

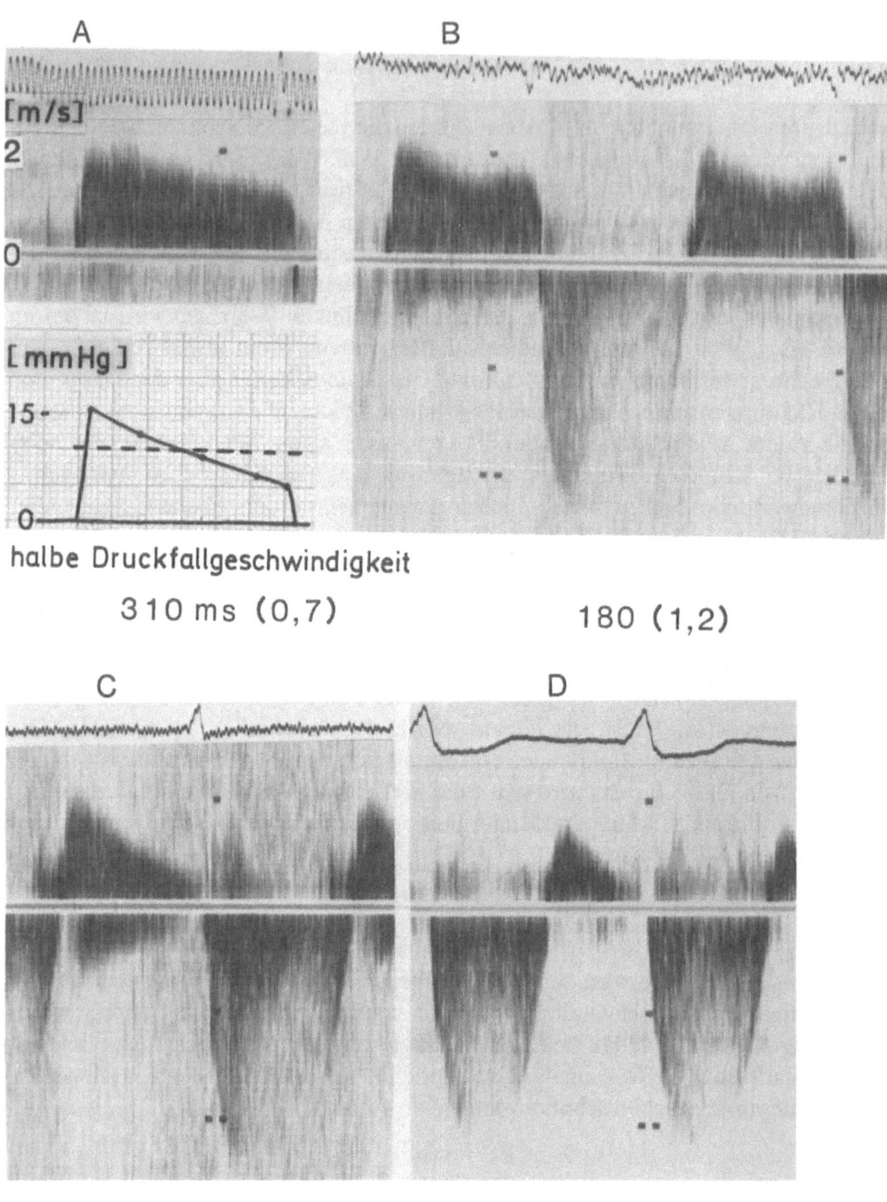

Abb. 2a–d. Mitralklappenflußgeschwindigkeitskurven von 4 verschiedenen Patienten. **a** Mitralstenose, **b, c** kombiniertes Mitralvitium, **d** Mitralinsuffizienz. Der Mitralfluß ist auf den Schallkopf diastolisch zugerichtet, systolisch ist die Insuffizienz deutlich zu erkennen, da die Flußrichtung vom Schallkopf weg die Nullinie unterschreitet. In **a** ist der Druckabfall dargestellt. Die *gestrichelte* Linie zeigt den mittleren Druckabfall für diesen Herzschlag. Die Zahlen unter den dopplerechokardiographischen Registrierungen zeigen die halbe Druckabfallgeschwindigkeit mit der Abschätzung der Mitralklappenöffnungsfläche (für die ersten 3 Patienten). In **d** ist die Mitralflußgeschwindigkeit durch die Insuffizienz erhöht. Der mittlere Druckabfall beträgt 10 mm Hg (**a**) 11 (**b**) 6–7 mm Hg (**c**)

Der Druckgradient, bestimmt aus der maximalen Geschwindigkeit, korreliert gut zu Herzkatheterdaten (Holen et al. 1976; Hatle et al. 1978). In Abb. 2 wird ein Beispiel für ein kombiniertes Mitralvitium dargestellt. Eingezeichnet wurde die Berechnung des Druckabfalls für einen Herzzyklus. Der Druckabfall kann auch berechnet werden während einer Belastungsuntersuchung. Zur weiteren Analyse der Mitralstenose kann die Druckhalbwertszeit direkt aus der Geschwindigkeitskurve bestimmt werden (Hatle et al. 1979). Eine gute Abschätzung der Mitralklappenöffnungsfläche (in cm^2) ergibt sich bei Division von 220 durch die (in ms) gemessene Druckhalbwertszeit (Hatle u. Angelsen 1985).

Die Methode ist ebenfalls brauchbar bei prothetischem Mitralklappenersatz (Holen et al. 1979). Der mittlere Druckabfall kann ebenfalls in Ruhe und während Belastung bestimmt werden. Die *Trikuspidalstenose* kann wie die Mitralstenose diagnostiziert und quantifiziert werden.

Bei *Aortenstenosen* kann der Jet in der Aortenklappe bei allen Patienten von einer oder mehreren Positionen aus aufgezeichnet werden. Um einen möglichst kleinen Winkel zwischen Ultraschallstrahl und dem Jet in der Aorta zu erhalten, wird sowohl von rechts parasternal, suprasternal und von der Herzspitze aus angelotet. Manchmal sind auch andere Positionen verwandt worden. Die maximale Geschwindigkeit wird ein Maß für den Druckgradienten. Durch Berechnung des Druckgradienten während mehrerer Punkte in der Systole kann der mittlere Druckgradient berechnet werden. Dieser korreliert sehr gut zu Herzkatheterdaten (Hegrenaes u. Hatle 1985). Die Form der Geschwindigkeitskurve gibt zusätzliche Informationen: Bei leichter Obstruktion zeigt die Kurve einen frühen Gipfel, und bei schweren Klappenstenosen bleibt die Geschwindigkeit auch in der späten Systole hoch (Abb. 3).

Bei Patienten mit subvalvulären Obstruktionen steigt die Geschwindigkeit schon im Ausflußtrakt an. Hier ist die gepulste Doppler-Echokardiographie besonders geeignet (Hatle 1981).

Die Blutflußgeschwindigkeit bei *Aortenklappenprothese* kann ebenfalls bestimmt und der Druckgradient über der Klappe berechnet werden.

Der Druckgradient bei einer *Pulmonalstenose* kann sowohl bei infundibulärer als auch valvulärer Stenose bestimmt werden. Auch Obstruktionen der Pulmonalarterie distal der Stenose und bei stenosierten Conduits können erfaßt werden.

Klappeninsuffizienzen

Eine Klappeninsuffizienz wird diagnostiziert durch Aufzeichnung eines systolisch oder diastolisch gelegenen Regurgitationsjets. Die Doppler-Echokardiographie hat sich als außerordentlich sensitive Methode erwiesen. Es zeigte sich, daß leichte Klappeninsuffizienzen häufig klinisch nicht erfaßt werden können (Esper 1982; Skjaerpe u. Hatle 1981). Gelegentlich werden sogar schwere Insuffizienzen klinisch übersehen. Es hat sich gezeigt, daß leichte Trikuspidal- und Pulmonalinsuffizienzen auch bei Normalpersonen, v. a. bei Kindern und jungen Erwachsenen, registriert werden können.

Zur Bestimmung des Schweregrades (Abb. 4) wird die Ausdehnung der Regurgitation analysiert (Miyatake et al. 1980; Miyatake et al. 1982; Ciobanu et al. 1982; Veyrat et al. 1982). Je schwerer die Insuffizienz, um so lauter ist das Doppler-Geräusch. Die

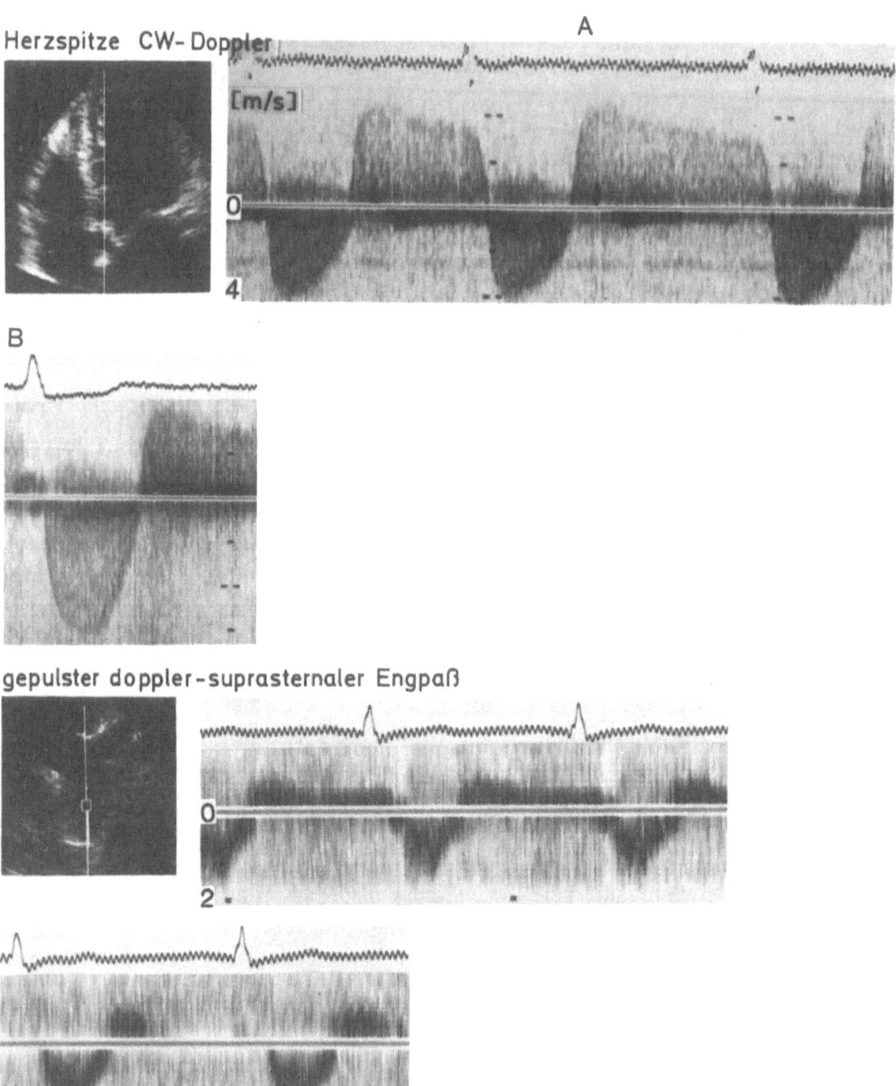

Abb. 3a, b. Aortenstenose und -insuffizienz, registriert von der Herzspitze bei 1 Patienten mit geringer Stenose (**a**) und 1 Patienten mit schwerer Stenose (**b**). Die maximale Geschwindigkeit ist in **b** höher und fällt nicht so schnell ab wie in **a**. Der untere Teil der Abbildung zeigt die Umkehrung des Flusses in der deszendierenden Aorta während der Diastole. Wenn diese Geschwindigkeiten niedrig sind, können sie durch eine zu hohe Wahl des Filters verdeckt werden, wie unten dargestellt. Der mittlere Druckabfall betrug 48 mm Hg in (**a**) und 110 mm Hg (**b**)

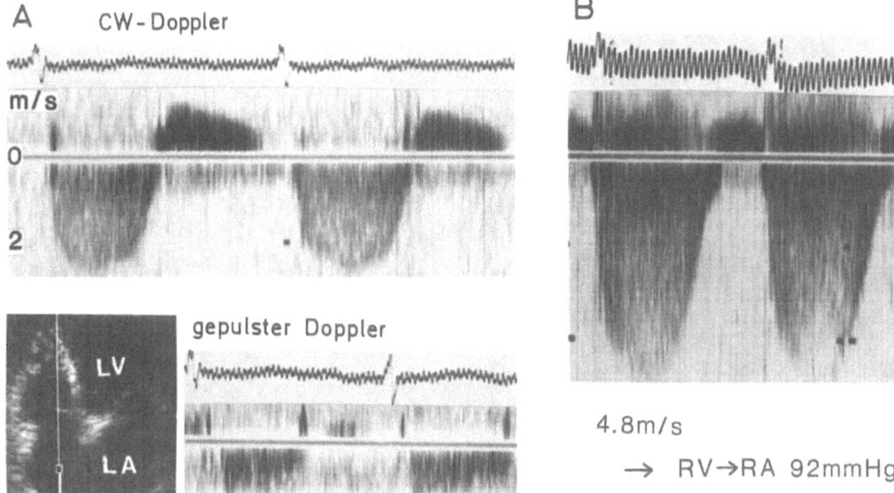

Abb. 4a, b. Trikuspidalinsuffizienz bei 2 Patienten; **a** ohne und **b** mit pulmonaler Hypertonie. In **a** ist das Ausmaß der Insuffizienz mit dem gepulsten Doppler dargestellt. Der berechnete rechtsventrikuläre – rechtsatriale Gradient betrug 25 mm Hg (**a**) und 92 mm Hg (**b**)

Aorteninsuffizienz kann auch durch Aufzeichnung eines Rückflusses im Bereich der deszendierenden Aorta (Abb. 3), (Boughner 1975) oder in der A. subclavia bestimmt werden. Die Trikuspidalinsuffizienz kann durch einen Rückfluß auch in der V. cava oder in der Lebervene erfaßt werden (Veyrat et al. 1982; Pennestri et al. 1984; Sakai et al. 1984). Mit zunehmender Regurgitation kann auch die Vorwärtsflußgeschwindigkeit ansteigen. Die Regurgitationsfraktion kann berechnet werden durch Vergleich des Vorwärtsflusses einer insuffizienten Klappe und des Vorwärtsflusses einer intakten Klappe.

Die maximale Flußgeschwindigkeit bei Klappeninsuffizienzen wird determiniert durch den Druckgradienten zwischen den beiden Kammern. Der Druckgradient kann berechnet werden aus der maximal gemessenen Geschwindigkeit wie bei Klappenstenosen (Abb. 4 und 5) und korreliert gut zu gemessenen Druckgradienten bei Trikuspidal- und Pulmonalinsuffizienzen (Skjaerpe u. Hatle 1981). Ein erhöhter zentral-venöser Druck muß dann addiert werden, um den aktuellen Druck zu berechnen. Somit ergibt sich die Möglichkeit, bei der Mehrzahl der Patienten den Druck in der Pulmonalarterie zu bestimmen.

Bei Mitral- und Aorteninsuffizienz zeigt ein rascher Abfall der Flußgeschwindigkeit eine systolische Druckwelle im linken Vorhof oder einen erhöhten enddiastolischen Druck im linken Ventrikel an.

Angeborene Herzfehler

Die Doppler-Echokardiographie ist eine sensitive Methode zur Diagnose eines Ventrikelseptumdefekts oder eines offenen Ductus Botalli mit Ausnahme bei Vorhandensein einer pulmonalen Hypertonie mit Druckangleich und niedrigem Shunt (Ste-

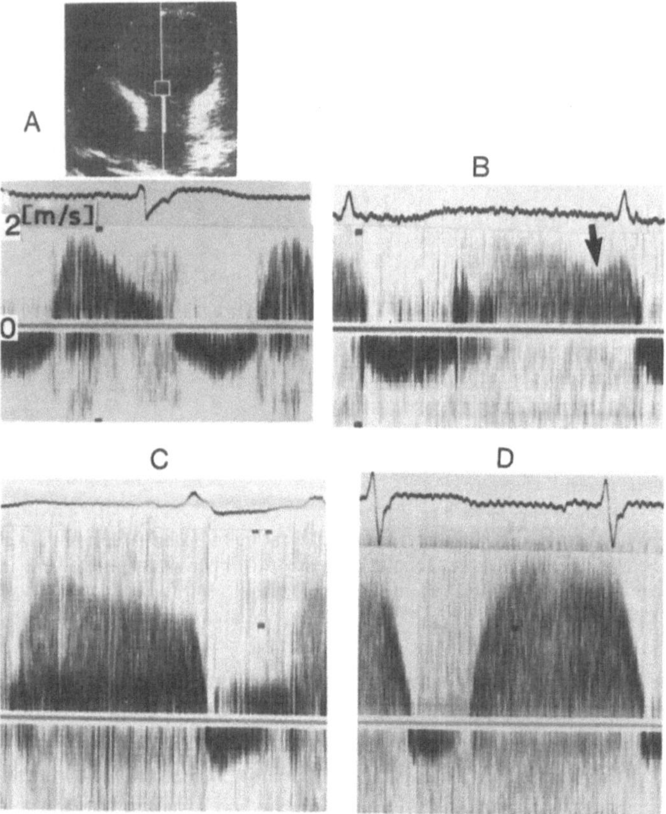

Abb. 5a–d. Pulmonalinsuffizienz bei 4 Patienten. **a** Zustand nach Klappensprengung. Die Geschwindigkeit des Blutflusses fällt stärker ab als üblich und zeigt eine Angleichung der Drücke bereits vor Beginn der Systole. **b** Die Geschwindigkeit der Insuffizienz entspricht der Geschwindigkeit bei normalem Pulmonalarteriendruck. Bei Sinusrhythmus ist ein Abfall der Geschwindigkeit nach der Vorhofkontraktion sichtbar (*Pfeil*). **c, d** Patienten mit pulmonaler Hypertonie. Die Geschwindigkeit ist deutlich höher und fällt langsamer in der Diastole ab. Zusätzlich ist die pulmonale Flußgeschwindigkeitskurve verändert und eine Umkehr des Flows in der späten Systole *(c)* C und eine ganz kurze Systolendauer *(d)* aufgezeichnet worden

venson et al. 1978; Stevenson et al. 1980). Die Abschätzung eines Shunts kann durch den Vergleich des Volumenflusses über verschiedenen Klappen erfolgen. Die maximale Flußgeschwindigkeit kann benutzt werden, um den Druckgradienten zu bestimmen. In Abb. 6 ist eine hohe Flußgeschwindigkeit eines Ductus Botalli und eines Ventrikelseptumdefekts registriert. Eine pulmonale Hypertonie lag bei beiden Patienten nicht vor. Bei nur der Hälfte der Patienten kann die maximale Flußgeschwindigkeit eines Septumdefekts abgeschätzt werden (Hatle u. Rokseth 1981). Wird zusätzlich die Spektralanalyse herangezogen, kann dies bei 90% der Patienten erfolgen. Doppler-Untersuchungen sind außerdem hilfreich bei der Diagnose und Bestimmung des Schweregrads eines Vorhofseptumdefekts und bei Aortenisthmusstenosen.

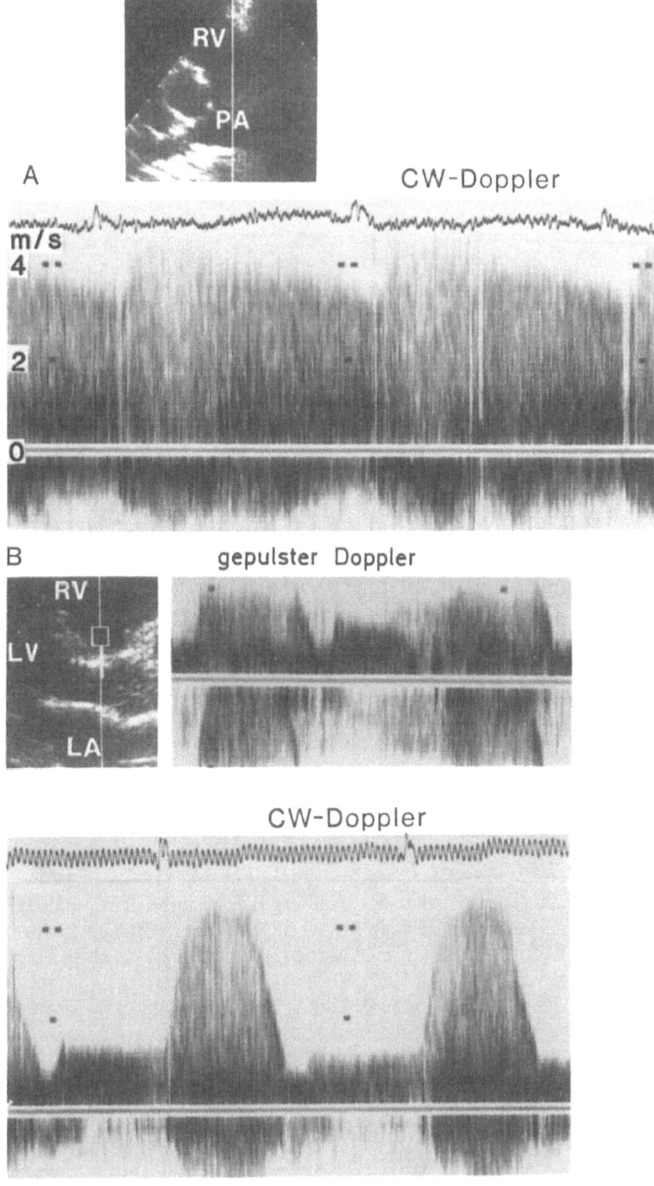

Abb. 6a, b. **a** Offener Ductus Botalli. Es ist erkennbar, daß der Fluß vorwiegend auf den Schallkopf zu in der Systole und Diastole vorherrscht. Die Öffnung und Schließung der Pulmonalklappe ist
als weiße Linie in der Registrierung erkennbar. Die hohen Geschwindigkeiten zeigen, daß der Druck
in der Pulmonalarterie deutlich niedriger als in der Aorta ist. **b** Ventrikelseptumdefekt. Darstellung
eines Jets mit sehr hoher Geschwindigkeit durch einen Ventrikelseptumdefekt während der Systole.
Das Signal während der Diastole kommt von einer auch diastolisch vorherrschenden Shuntdarstel-
lung. Die gepulste Doppler-Echokardiographie ermöglicht die genaue Lokalisation des Septumdefekts mit dem Nachteil des Aliasing bei hohen Geschwindigkeiten während der Systole. Die maximale
Geschwindigkeit beträgt 4,5 m/s, entsprechend einer Druckdifferenz von 81 mm Hg zwischen den
beiden Ventrikeln

Zusätzliche Doppler-Befunde

Bei Änderungen der ventrikulären Füllung sind diese sowohl im Bereich des rechten als auch linken Ventrikels am Einstrom über der Mitral- und Trikuspidalklappe erkennbar. Bei pulmonaler Hypertonie sind Änderungen der Geschwindigkeit in der Pulmonalarterie (Abb. 6) und im rechtsventrikulären Ausflußtrakt zu sehen (Kitabatake et al. 1983).

Zusammenfassung

Die kombinierte Anwendung des gepulsten und des kontinuierlichen Dopplerverfahrens zusammen mit der zweidimensionalen Echokardiographie ergibt die Möglichkeit der Diagnose- und Schweregradbestimmung von Klappenläsionen und angeborenen Herzfehlern sowie die Möglichkeit der Beurteilung von prothetischen Klappen und die Diagnose einer pulmonalen Hypertonie. Voraussetzung für eine zuverlässige Analyse ist die Suche nach einem optimalen Doppler-Signal, um eine Unterschätzung der Flußgeschwindigkeit zu vermeiden. Die korrekte Einordnung eines aufgezeichneten Signals ist wesentlich.

Literatur

Bouchard A, Blumlein S, Schiller NB, Schlitt S, Byrd B, Chatterjee K, Ports T (1984) New method for the measurement of stroke volume and cardiac output by M-mode/continuous wave Doppler. Circulation 70 (Suppl II): 265 (Abstr)

Boughner DR (1975) Assessment of aortic insufficiency by transcutaneous Doppler ultrasound. Circulation 52: 874–879

Ciobanu M, Abbasi AS, Allen M, Spellberg R, Hermer A (1982) Pulsed Doppler echocardiography in the diagnosis and estimation of severity of aortic insufficiency. Am J Cardiol 49: 339–343

Esper RJ (1982) Detection of mild aortic regurgitation by range-gated pulsed Doppler echocardiography. Am J Cardiol 40: 1037–1043

Fisher DC, Sahn DJ, Friedman JM, Larson D, Valdes-Cruz LM, Horowitz S, Goldberg SJ, Allen HD (1983) The mitral valve orifice method for noninvasive two-dimensional echo Doppler determinations of cardiac output. Circulation 67: 872–877

Goldberg SJ, Sahn DJ, Allen HD, Valdes-Cruz LM, Hoenecke H, Carnahan Y (1982) Evaluation of pulmonary and systemic blood flow by 2-dimensional Doppler echocardiography using fast Fourier transform spectral analysis. Am J Cardiol 50: 1394–1400

Hatle L (1981) Noninvasive assessment and differentiation of left ventricular outflow obstruction by Doppler ultrasound. Circulation 64: 381–387

Hatle L, Angelsen B (1985) Doppler ultrasound in cardiology. Lea & Febiger, Philadelphia p 118

Hatle L, Rokseth R (1981) Noninvasive diagnosis and assessment of ventricular septal defect by Doppler ultrasound. Acta Med Scand [Suppl] 645: 47–56

Hatle L, Brubakk A, Tromsdal A, Angelsen B (1978) Noninvasive assessment of pressure drop in mitral stenosis by Doppler ultrasound. Br Heart J 40: 131–140

Hatle L, Angelsen B, Tromsdal A (1979) Noninvasive assessment of atrioventricular pressure half-time by Doppler ultrasound. Circulation 60: 1096–1104

Hegrenæs L, Hatle L (1985) Aortic stenosis in adults. Noninvasive estimation of pressure drop with continuous wave Doppler. Br Heart J (in press)

Holen J, Aaslid R, Landmark K, Simonsen S (1976) Determination of pressure gradient in mitral stenosis with a noninvasive ultrasound Doppler technique. Acta Med Scand 199: 455–460

Holen J, Simonsen S, Frøysaker T (1979) An ultrasound Doppler technique for the noninvasive determination of the pressure gradient in the Bjørk-Shiley mitral valve. Circulation 59: 436–442

Huntsman LL, Stewart DK, Barnes SR, Franklin SB, Colocousis JS, Hessel EA (1983) Noninvasive Doppler determination of cardiac output in man. Clinical validation. Circulation 67: 593–602

Ihlen H, Amlie JP, Dale J, Forfang K, Nitter-Hauge S, Otterstad JE, Simonsen S, Myhre E (1984) Determination of cardiac output by Doppler echocardiography. Br Heart J 51: 54–60

Jenni R, Vieli A, Ruffmann K, Krayenbuehl HP, Anliker M (1984) A comparison between single gate and multigate ultrasonic Doppler measurements for the assessment of the velocity pattern in the human ascending aorta. Eur Heart J 5: 948–953

Kitabatake A, Inoue M, Asao M, Masuyama T, Tanouchi J, Morita T, Mishima M, Uematsu M, Shimazu T, Hori M, Abe H (1983) Noninvasive estimation of pulmonary hypertension by a pulsed Doppler technique. Circulation 68: 302–309

Lewis JF, Kuo LC, Nelson JG, Limacher MC, Quinones MA (1984) Pulsed Doppler echocardiographic determination of stroke volume and cardiac output: clinical validation of two new methods using the apical window. Circulation 70: 425–431

Miyatake K, Kinoshita N, Nagata S, Beppu S, Park Y, Sakakibara H, Nimura Y (1980) Intracardiac flow pattern in mitral regurgitation studied with combined use of the ultrasonic pulsed Doppler technique and cross-sectional echocardiography. Am J Cardiol 45: 155–162

Miyatake K, Okamoto M, Kinoshita N, Ohta M, Kozuka T, Sakakibara H, Nimura Y (1982) Evaluation of tricuspid regurgitation by pulsed Doppler and two-dimensional echocardiography. Circulation 66: 777–784

Pennestri F, Loperfido F, Salvatori MP, Mongiardo R, Ferrazza A, Guccione P, Manzoli U (1984) Assessment of tricuspid regurgitation by pulsed Doppler ultrasonography of the hepatic veins Am J Cardiol 54: 363–368

Sakai K, Nakamura K, Satomi G, Kondo M, Hirosawa K (1984) Evaluation of tricuspid regurgitation by blood flow pattern in the henatic vein using pulsed Doppler technique. Am Heart J 108: 516–523

Sanders SP, Yeager S, Williams RG (1983) Measurements of systemic and pulmonary blood flow and QP/QS ratio using Doppler and two-dimensional echocardiography. Am J Cardiol 51: 952–956

Skjærpe T, Hatle L (1981) Diagnosis and assessment of tricuspid regurgitation with Doppler ultrasound. In: Rijsterborgh H (ed) Echocardiology. Nijhoff. The Hague, pp 299–304

Stevenson JG, Kawabori I, Dooley T, Guntheroth WG (1978) Diagnosis of ventricular septal defect by pulsed Doppler echocardiography-sensitivity, specificity and limitations. Circulation 58: 322–326

Stevenson JG, Kawabori I, Guntheroth WG (1980) Pulsed Doppler echocardiographic diagnosis of patent ductus arteriosus: sensitivity, specificity, limitations and technical features. Cathet Cardiovasc Diagn 6: 255–263

Veyrat C, Kalmanson D, Farjou M, Manin JP, Abitbol G (1982) Non-invasive diagnosis and assessment of tricuspid regurgitation and stenosis using one and two dimensional echopulsed Doppler. Br Heart J 47: 596–605

Quantifizierungsmöglichkeit der Mitral- und Aorten- insuffizienz mit Hilfe der Doppler- Echokardiographie

B. Diebold

Einführung

Die Aorteninsuffizienzen werden durch die Entstehung eines Jets („Strahlstrom")
während der Diastole gekennzeichnet. Er entsteht in der pathologischen Aortenöffnung und entwickelt sich in der linken Herzkammer. Dieser Jet ist durch angiographische Wiedergabe auf den Bildern, die man durch die selektive supravalvuläre Aortographie erhält, wohlbekannt. Das Rückflußvolumen während der Diastole wird
durch die durch die Aortenöffnung ausgeworfene Volumenvergrößerung kompensiert. Diese Volumenvergrößerung wird durch die angiographische Abschätzung der
Rückflußfraktion bestimmt.
Ebenso werden die Mitralinsuffizienzen durch die Entstehung eines Jets im linken
Vorhof während der Systole charakterisiert. Er entsteht in der pathologischen Mitralöffnung und entwickelt sich im linken Vorhof. Dieser Jet ist durch die angiographische Wiedergabe in der selektiven linken Ventrikulographie ebenfalls wohlbekannt.
Das Rückflußvolumen während der Systole wird durch die durch die Mitralöffnung
durchgehende Durchflußleistungserhöhung kompensiert.
Vergleicht man die enddiastolische Mitraldurchflußleistung mit der Herzdurchfluß-
leistung, so erhält man eine quantitative Abschätzung der Insuffizienz.

Hydraulische Vorgänge im Jet (Abb. 1)

Die Beschreibung der hydraulischen Vorgänge im Jet ist für eine Quantifizierungs-
möglichkeit der Mitral- und Aorteninsuffizienz sehr wichtig.
Der Jet wird durch die Differenz der beiderseits der Öffnung vorhandenen Drücke
vorangetrieben. Die Stromlinien konvergieren hochdruckseitig zur Öffnung hin und
werden dabei beschleunigt. Dabei wird ein Teil der „Druckenergie" in kinetische
Energie umgewandelt. Die gewöhnlich vorhandenen Druckgradienten sind ungefähr
dem Quadrat der am Entstehungsort der Strömung vorhandenen Geschwindigkeit
proportional. Die Blutströmung ist in der Öffnung laminar.
Das mit hoher Geschwindigkeit fließende Blut dringt in ein Volumen ein, in dem das
Blut sich am Anfang beinahe in Ruhe befindet. Es erfolgt progressiv eine Mischung in
einem Volumen, das sich um so mehr vergrößert, je mehr die Blutteilchen sich von
der Öffnung entfernen. Dieses Volumen enthält Wirbel, deren Größe und Lebensdauer um so größer sind, je weiter weg sie sich von der Öffnung befinden.

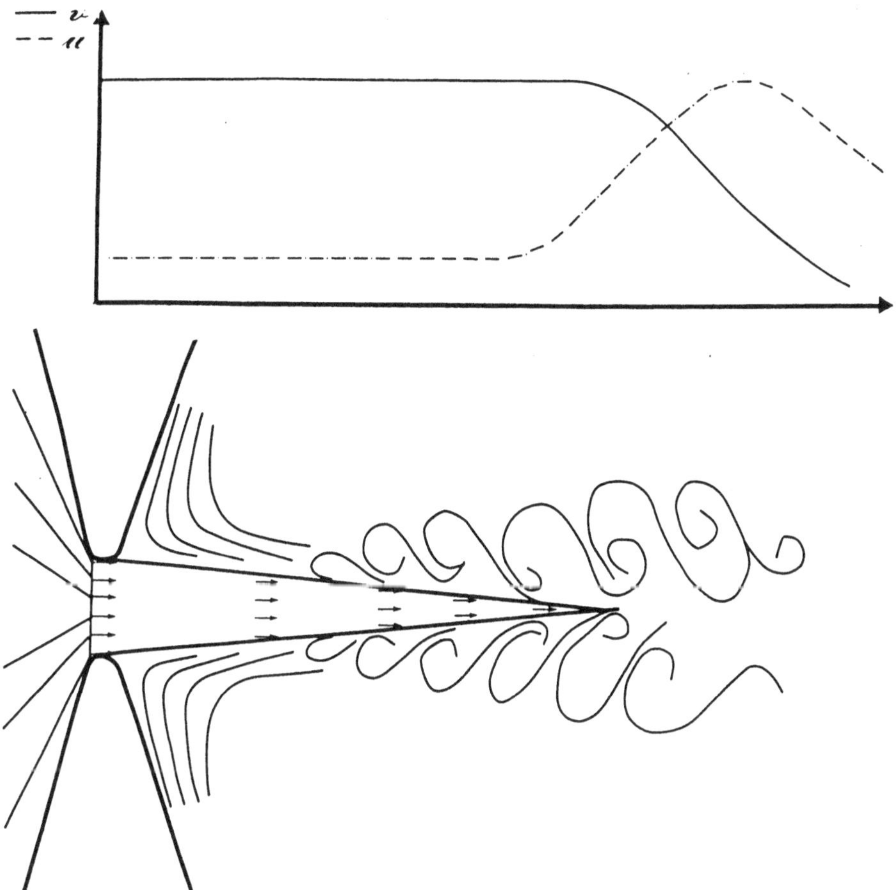

Abb. 1. Beschreibung der Jets

Das Volumen, in dem sich die Wirbel befinden, erreicht schließlich den zentralen laminaren Bereich. Dieser Bereich hat also eine konische Form. In der Nähe der Öffnung wird das sich in Ruhe befindliche Blut abgesaugt und dadurch entsteht eine sekundäre Strömung, die senkrechte Komponenten zur Hauptströmungsrichtung besitzt.

Man kann – was die Blutgeschwindigkeit betrifft – für jeden Zeitabschnitt sowohl eine mittlere Geschwindigkeit als auch Schwankungen dafür definieren, die die Wirbel charakterisieren. Die Geschwindigkeit (v) ist auf der Achse des Jets in jeder Zeit stabil bis zur äußersten Grenze des laminaren Jets. Die Geschwindigkeitsschwankungen (u) sind in diesem Bereich schwach. Jenseits dieser Grenze steigen die Schwankungen bis zu einem Maximalwert und fallen dann mit der Geschwindigkeit ab.

Was die transversale Geschwindigkeitsverteilung und ihre Schwankungen in der Nähe der Entstehungsstelle des Jets betrifft, so ist das Geschwindigkeitsprofil flach und das Profil der Schwankungen enthält am Rande des Jets 2 steile Spitzen. In dem

Bereich, in dem die Geschwindigkeit regelmäßig abnimmt, gehorchen sowohl die transversalen Geschwindigkeitswerte als auch die Schwankungen einer Gauss-Verteilung.

Die Ultraschall-Doppler-Methode

Für die Messung der Blutteilchengeschwindigkeit stehen heute 3 Doppler-Methoden zur Verfügung: CW-Doppler (Dauerschall), gepulste Doppler, und farbkodierte 2D-Doppler.

Alle diese Methoden haben die folgenden Nachteile:
- ein kleines Signal-Rausch-Verhältnis,
- durch die Filter, die zur Unterdrückung der Gefäßwandechos dienen, werden die schwachen Geschwindigkeitswerte ebenfalls unterdrückt,
- die Messung hängt vom Welleneinfallswinkel ab,
- die Messung der mittleren Geschwindigkeiten in der turbulenten Strömung ist nicht zuverlässig.

Die Vorteile dieser Methoden sind in Tabelle 1 zusammengestellt.

Tabelle 1. Vorteile der 3 Doppler-Methoden

	V_{max}	V_{mitl}	B-Bild	Empfindlichkeit
CW-Doppler	+++	−	−	++
Impuls-Doppler	+	++	+	+++
2D-Doppler	−	+	+++	(+)+

Die CW-Doppler-Methode erlaubt nur die Messung der maximalen Blutströmungsgeschwindigkeit (V_{max}).

Die gepulste Doppler-Methode erlaubt die Bestimmung der Blutgeschwindigkeit, aber nur in einem gewissen Bereich. Die mittlere Blutgeschwindigkeit kann dagegen mit dieser Methode recht gut analysiert werden. Bilddarstellungen können nur nach Analyse in verschiedenen Punkten erhalten werden.

Die farbkodierte Doppler-Methode erlaubt nicht die Analyse hoher Blutgeschwindigkeiten. Der Farbkode dient hauptsächlich zur Bestimmung der Blutströmungsrichtung und kann die Geschwindigkeit nur stufenweise anzeigen. Diese Methode hat eine begrenzte Empfindlichkeit, aber sie erlaubt eine Echtzeitbilddarstellung.

Geschwindigkeit in der Mitte des Jets

Der Zusammenhang zwischen Geschwindigkeit und Druckgradient wird durch die vereinfachte Bernoulli-Gleichung gegeben. Die Geschwindigkeitswerte betragen bei Aorten- oder Mitralinsuffizienzen ungefähr 3–6 m/s.

Im Falle eines Aortenrückflusses ist der enddiastolische Druck in der linken Herzkammer durch den Unterschied zwischen dem enddiastolischen Druck in der Aorta und dem enddiastolischen Gradienten gegeben.

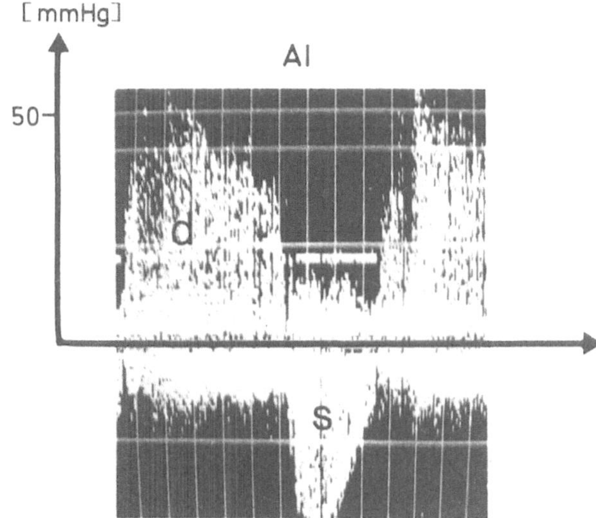

Abb. 2. Geschwindigkeitsmessung in dem Jet einer Aorteninsuffizienz

Der Druckgradient kann oft mit Hilfe der Geschwindigkeitsmessung im Jet bestimmt werden (Abb. 2). Andererseits kann die nicht-invasive Messung des enddiastolischen Drucks in der Aorta im Falle einer Aorteninsuffizienz nicht zuverlässig sein.

Aufnahme des Jets

Die Aufnahme des Jets erfolgt im Falle einer Mitralinsuffizienz, indem der linke Vorhof Punkt für Punkt untersucht wird, wobei die Bewegung des Herzens gegenüber dem "sample volume" berücksichtigt werden muß. Dieses Meßvolumen wird stufenweise verschoben und die Lagen des turbulenten Jets notiert. Es wurden mehrere graphische Darstellungen veröffentlicht. Die Korrelationen sind nicht sehr gut. Diese Annäherung erlaubt es, schematisch zwischen leichten und schweren Insuffizienzen zu unterscheiden (Abbasi et al. 1980; Veyrat et al. 1984a).
Die Registrierung des Jets bei Aorteninsuffizienzen erfolgt in der Ausflußbahn der linken Herzkammer. Vergleichende Messungen zeigen eine schlechte Übereinstimmung. Wie bei der Mitralinsuffizienz erlaubt diese Technik nur, zwischen leichten und schweren Insuffizienzen zu unterscheiden (Ciobanu et al. 1982; Veyrat et al. 1984b).
Die farbkodierte 2D-Doppler-Methode liefert gegenwärtig keine besseren Ergebnisse.

Quantifizierung der Insuffizienz durch Bestimmung des Herzzeitvolumens

Die systolische Blutmenge in der Aorten- und Lungenarterienöffnung wird durch das Produkt: Klappenöffnungsfläche multipliziert mit der mittleren Geschwindigkeit

gegeben. Um den Winkelfehler möglichst klein zu halten, ist es ratsam, den Einfallswinkel solange zu ändern, bis die höchste Geschwindigkeit erhalten wird. Es wird nur
in diesem Falle eine Winkelkorrektur vorgenommen. Für die Trikuspidal- und
Mitralöffnung muß ein Korrekturfaktor, der die Klappenflächenänderungen während der Diastole berücksichtigt, verwendet werden. Dieser Faktor wird durch die
TM-Darstellung bestimmt.

Das Rückflußvolumen wird durch den Unterschied des Herzzeitvolumens bei kranker und gesunder Klappe gemessen. Was die Mitralöffnung betrifft, konnte keine
befriedigende Korrelation in Abwesenheit einer Insuffizienz nachgewiesen werden.
Für die Aortenöffnung bei jungen und gesunden Personen ist die gemessene Aortendurchflußmenge mit der gemessenen Lungendurchflußmenge ungefähr identisch
(Loeber et al. 1984).

In praktischer Hinsicht kann man dies in Betracht ziehen bei Aorteninsuffizienzen in
den Fällen, in denen die Lungendurchflußmenge genau bestimmt werden kann. Die
anderen Öffnungen verursachen zu große Fehler.

Quantifizierung der Aorteninsuffizienz im Aortenbogen

Die normalen Blutgeschwindigkeitsprofile haben in den steigenden Aortenbogen
sehr komplizierte Formen. Das Profil ist während der Systole asymmetrisch und hat
eine in Richtung des Krümmungsmittelpunkts gerichtete Spitze. In diesem Bereich
existiert während der Diastole ein Rückfluß. Andererseits existiert eine dem Aortenkrümmungsradius entgegengerichtete diastolische Strömung.

Die normalen Geschwindigkeitsprofile haben hingegen in dem absteigenden Aortenbogen relativ flache Formen und zwar sowohl während der Systole als auch während
der Diastole. Dieser Bereich eignet sich also relativ gut für eine gepulste Doppleruntersuchung.

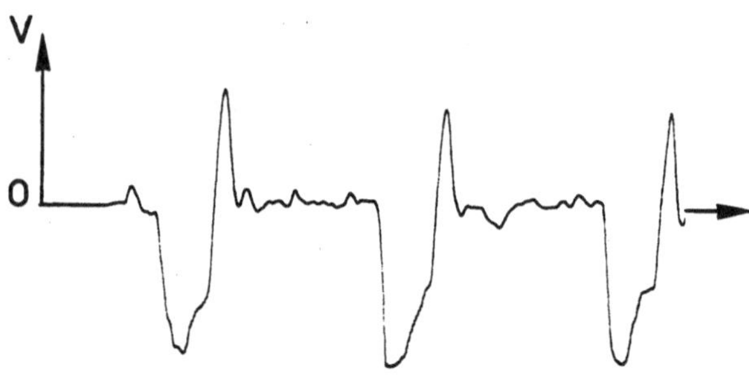

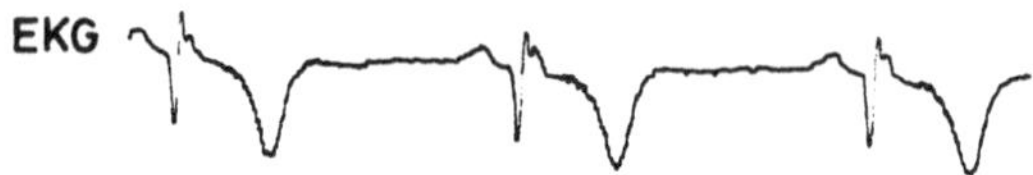

Abb. 3. Normale mittlere Blutgeschwindigkeit im absteigenden Aortenbogen

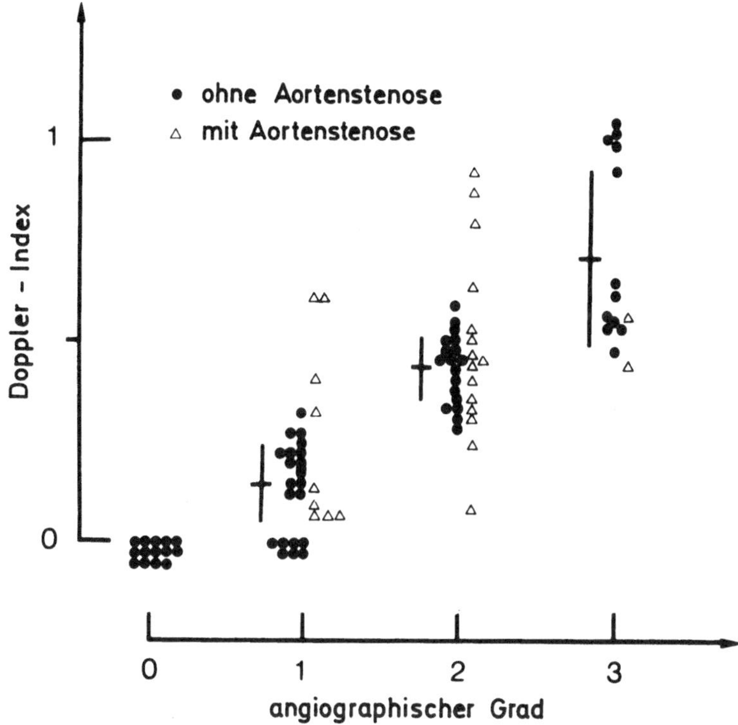

Abb. 4. Mittlere Blutgeschwindigkeit im absteigenden Aortenbogen, im Falle einer Aorteninsuffizienz

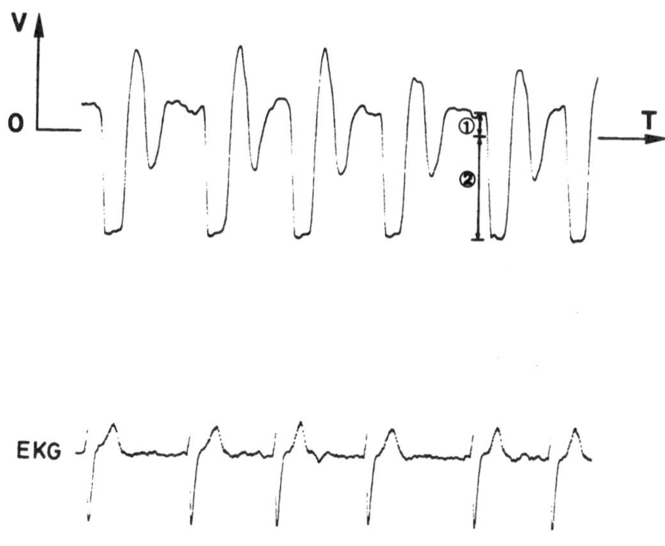

Abb. 5. Korrelation zwischen Doppler-Index und angiographischem Grad (Diebold et al. 1983)

Der Normalfluß ist während der Systole negativ, da die Blutteilchen sich vom Schallkopf entfernen. Am Anfang der Diastole erfolgt ein kurzdauernder Rückfluß und
anschließend fällt die Kurve auf die Nullinie zurück (Abb. 3).
Im Falle einer Aorteninsuffizienz ist eine tatsächliche Veränderung das Auftreten
eines Rückflusses, der bis zum Ende der Diastole dauert. Der Winkel zwischen der
akustischen Achse und der Achse der Strömung ändert sich nicht im absteigenden
Aortenbogen. Folglich verschwindet der Faktor, wenn man das Verhältnis von 2
gemessenen Geschwindigkeitswerten bildet, da der Faktor sowohl im Zähler als auch
im Nenner vorkommt (Abb. 4).
Wir haben das Verhältnis der maximalen Geschwindigkeit während der Systole (2)
und der Rückflußgeschwindigkeit im Augenblick der EKG-QRS-Welle (1) berechnet. So erhält man durch Vergleich eine gute Korrelation, was die mittleren und
großen Insuffizienzen betrifft, aber eine ungenügende Genauigkeit für die leichten
Insuffizienzen. Außerdem kann man diese Methode nicht anwenden, wenn zusätzlich
eine Aortenstenose vorhanden ist (Diebold et al. 1983) (Abb. 5).

Zusammenfassung

Bei der Mitralinsuffizienz unterscheidet man gegenwärtig nur semiquantitativ zwischen leichten und schweren Insuffizienzen. Was die Aorteninsuffizienzen betrifft, so
bringt die Analyse der Strömungen in den absteigenden Aortenbogen neue Möglichkeiten.
Leichte Aorteninsuffizienzen oder -stenosen können allerdings im absteigenden Aortenbogen nicht erfaßt werden. In diesen Fällen muß zusätzlich noch in der linksventrikulären Ausflußströmung gemessen werden.

Literatur

Abbasi A, Allen M, De Cristofaro D, Ungar I (1980) Detection and estimation of the degree of mitral
    regurgitation by range-gated pulsed Doppler echocardiography. Circulation 61: 143–147
Ciobanu M, Abbasi A, Allen M, Hermer A, Spellberg R (1982) Pulsed Doppler echocardiography in
    the diagnosis and estimation of severity of aortic insufficiency. Am J Cardiol 49: 339–343
Diebold B, Peronneau P, Blanchard D et al. (1983) Non invasive quantification of aortic regurgitation
    by Doppler echocardiography. Br Heart J 49: 167–173
Loeber C, Goldberg S, Allen H. (1984) Doppler echocardiographic comparison of flow distal to the
    four Jacc 4: 268–272
Veyrat C, Ameur A, Bas S, Lessana A, Abitbol G, Kalmanson D (1984a) Pulsed Doppler echocar-
    diographic indices for assessing mitral regurgitation. Br Heart J 51: 130–138
Veyrat G, Ameur A, Gourtchglouian C, Lessana A, Abitbol G, Kalmanson D (1984b)Calculation of
    pulsed Doppler left ventricular outflow tract regurgitant index for grading the severity of aortic
    regurgitation. Am Heart J 108: 507–515

Dopplerechokardiographische Beurteilung von Mitralvitien bzw. Kontrolle nach Mitralklappenersatz

F. G. Gabrielsen, E. Schwarzenbart, B. Niehues, V. Hombach, H. H. Hilger

Einleitung

Die zweidimensionale Doppler-Echokardiographie ermöglicht sowohl die Beurteilung der Veränderungen des Klappenapparates und der Herzhöhlen als auch die Registrierung pathologischer Strömungen und somit prinzipiell die Quantifizierung von Klappenvitien. Ziel dieser Studie war die nichtinvasive Beurteilung des Schweregrades von Mitralvitien mit Hilfe der Doppler-echokardiographisch bestimmten Mitralklappenöffnungsfläche, des diastolischen Druckgradienten und der Druckabfallhalbwertzeit. Die erhobenen Werte wurden mit den invasiv gewonnenen Befunden der Herzkatheterisation verglichen.

Methodik

Theoretische Grundlagen

Der Doppler-Effekt beruht auf der Frequenzverschiebung Δf, die durch die Reflexion der ausgesandten Schallwellen an den strömenden Erythrozyten entsteht. Die Blutflußgeschwindigkeit v kann durch Messung dieser Frequenzverschiebung Δf über die Doppler-Gleichung

$$v = \frac{\Delta f \cdot c}{2f_o \cdot \cos \theta}$$

(c = Schallgeschwindigkeit im Blut = 1540 m/s; f_o = Sendefrequenz und $\cos \theta$ = Cosinus des Strahleinfallswinkels) bestimmt werden. Das gepulste Doppler-Verfahren erlaubte die lokalisierte Messung der Blutflußgeschwindigkeit bis 1,64 m/s. Die Registrierung hoher Blutflußgeschwindigkeiten bis 6 m/s erfolgt mit Hilfe des kontinuierlichen Verfahrens.

Druckgradientenbestimmung

Im Bereich der Klappenobstruktion tritt über einen Druckgradienten eine Zunahme der Strömungsgeschwindigkeit auf, deren Zusammenhang durch die Bernoulli-Gleichung beschrieben werden kann. Die 1976 von Holen et al. modifizierte Formel $P_1 - P_2 = 4 \cdot v^2$ (Indices 1 und 2 stellen die prä- und poststenotischen Positionen dar) zur Ermittlung des transmitralen Druckgradienten wurde in unsere Studie angewandt. Die invasiv bestimmten Druckgradienten (peak to peak pressure gradient) wurden bei Sinusrhythmus und bei absoluter Arrhythmie als Mittelwert aus 5 Einzelwerten errechnet und dienten als Vergleich zu den Doppler-echokardiographisch errechneten Druckgradienten.

Bestimmung der Druckabfallhalbwertzeit

Das Zeitintervall, das der Druckgradient benötigt, um vom frühdiastolischen Gipfel auf einen um $1/\sqrt{2}$ reduzierten Wert abzufallen, ist als Druckabfallhalbwertzeit definiert und wurde bereits 1968 von Lebanoff u. Rodbard als Maß für die Öffnungsfläche beschrieben. Während der Druckgradient exponentiell im Laufe der Diastole abfällt, besitzt die Abnahme der Strömungsgeschwindigkeit einen linearen Verlauf. Die Druckabfallhalbwertzeit wurde bei der Kontrollgruppe und dem Patientenkollektiv aus 5 Einzelwerten gemittelt.

Bestimmung der Mitralklappenöffnungsfläche

Mit Hilfe der Druckabfallhalbwertzeit wurde die Mitralklappenöffungsfläche nach der von Hatle u. Angelsen (1985) angegebenen Formel

$$\text{MÖF} = \frac{220}{\text{Druckabfallhalbwertzeit (ms)}} \ (\text{cm}^2)$$

berechnet und mit den invasiv aufgrund der Gorlin-Formel (Gorlin u. Gorlin 1951) bestimmten Mitralklappenöffnungsflächen und den planimetrisch aus dem zweidimensionalen Echobild in der kurzen Achse bestimmten Öffnungsflächen verglichen. Die Schweregradeinteilung der Mitralstenose erfolgte nach den in Tabelle 1 angegebenen Kriterien.
Die Berechnung der statistischen Parameter (Mittelwert, Minimum, Maximum, Standardabweichung sowie der Korrelationsanalysen) erfolgte mit Hilfe des Cardio 200 Computers der Firma Kontron GmbH.

Patientengut

Wir untersuchten 45 Patienten: 34 Frauen, 11 Männer, im Alter von 23–70 Jahren, mittleres Alter 52,6 ± 10,5 Jahre, mit hämodynamisch bedeutsamem Mitralklappen-

Tabelle 1. Schweregradeinteilung der Mitralstenose anhand von Mitralklappenöffnungsfläche, Druckabfallhalbwertzeit und Druckgradient

	MÖF_{HK} (cm^2)	$t_{1/2}$ (ms)	ΔP_{Do} (mmHg)
I Leichtgradig	$x > 1{,}8$	$60 \leqslant x < 120$	$x < 6$
II Mittelgradig	$1{,}2 < x \leqslant 1{,}8$	$120 \leqslant x < 180$	$6 \leqslant x < 12$
III Hochgradig	$x \leqslant 1{,}2$	$x \geqslant 180$	$x \geqslant 12$

vitium. Bei 16 Patienten lag eine reine Stenose vor, bei 18 Patienten ein kombiniertes Mitralvitium mit führender Stenose, bei 11 Patienten ein kombiniertes Mitralklappenvitium und ein zusätzliches Aorten- bzw. Trikuspidalklappenvitium. Der klinische Schweregrad nach Nyha betrug bei 11 Patienten I–II, bei 24 Patienten II–III, bei 10 Patienten III–IV. Bei 18 Patienten bestand ein Sinusrhythmus, bei 27 Patienten Vorhofflimmern. 18 Patienten wurden durchschnittlich 12 Tage postoperativ Doppler-echokardiographisch untersucht. Als Kontrollgruppe diente ein Kollektiv von 30 Herzgesunden, 14 Frauen und 16 Männer im Alter von 16–55 Jahren, Durchschnittsalter 27 ± 8,2 Jahre.

Untersuchungstechnik

Herzkatheter- und Doppler-Befunde wurden unabhängig voneinander erhoben. Zwischen beiden Untersuchungen lagen maximal 5 Tage und die medikamentöse Therapie war identisch. Rechtsherz- und retrograde Linksherzkatheteruntersuchungen einschließlich Koronarangiographie erfolgten perkutan via V. bzw. A. femoralis nach der Seldinger Methode. Die Doppler-echokardiographischen Untersuchungen wurden durchgeführt mit dem Irex III B Phased Array mit einer Frequenz von 2 MHz. Zunächst wurde die konventionelle M-mode-Registrierung unter zweidimensionaler Sicht in Rückenlage in der langen Achse in Exspiration durchgeführt. Nach Erhalt der minimalen Öffnung des Mitralklappentrichters in den linken Ventrikel wurde der Schallkopf um 90° rotiert und die Mitralklappenöffnungsfläche in der kurzen Achse auf Sony Videokassette aufgezeichnet und zu einem späteren Zeitpunkt mit Hilfe des Cardio 200 Auswertcomputers der Fa. Kontron GmbH planimetrisch ermittelt. Die Doppler-Registrierungen erfolgten in Linksseitenlage des Patienten mit leicht angehobenem Oberkörper im apikalen Vierkammerblick, zunächst im kontinuierlichen Verfahren, um das für den Mitralfluß charakteristische Spektrum zu erhalten, anschließend im gepulsten Verfahren, um die Lokalisation des „Jets" darzustellen. Das Doppler-Meßvolumen wurde direkt hinter die Mitralklappenöffnung in den linksventrikulären Einflußtrakt positioniert, parallel zur Strömungsrichtung des Blutes. Bei Geschwindigkeiten über 1,6 m/s erfolgte der Übergang zum kontinuierlichen Verfahren. Von größter Bedeutung für die parallele Anlotung des Flußstroms ist die Qualität und Beurteilung des Audiosignals. Die Dokumentation der Doppler-echokardiographischen Untersuchung (Analog-, Amplitude und Spektralkurven) erfolgte in Form von fortlaufenden Registrierungen mit einer Geschwindigkeit von 50 mm/s auf lichtempfindlichem Papier.

Ergebnisse

Kontrollgruppe

Im Normalfall liegt ein zweigipfliges diastolisches Strömungsprofil vor, wobei der 1. Gipfel der frühdiastolischen Füllungsphasengeschwindigkeit entspricht und als D-Welle bezeichnet wird. Der 2. Gipfel („A-Welle") entspricht der Geschwindigkeit nach der Vorhofkontraktion. Die Kurvenkonturen sind glatt, An- und Abstieg erfolgen rasch. Die normalen maximalen Geschwindigkeiten lagen zwischen 0,4 und 1,0 m/s, mittlere Geschwindigkeit 0,66 ± 0,13 m/s. Hieraus errechneten sich maximale Druckgradienten von 0,64 bis 4,0 mmHg (Mittelwert 0,68 mmHg). Die Druckabfallhalbwertzeiten betrugen zwischen 38 und 53 ms, mittlere Druckabfallhalbwertzeit 46,7 ± 4,1 ms. Die daraus errechneten Mitralklappenöffnungsflächen lagen zwischen 4,2 und 5,8 cm² (Mittelwert 4,7 ± 0,4 cm²).

Mitralklappenvitien

Bei Mitralklappenvitien ist die maximale Geschwindigkeit bedeutend höher und wird schneller erreicht. Es folgt ein langsamer Geschwindigkeitsabstieg. Nach der Vorhofkontraktion beträgt die Geschwindigkeit enddiastolisch meist noch 1 m/s. Bei Vorhofflimmern liegt ein monophasisches Strömungsprofil vor. Die Turbulenzen, die bei mittel- bis hochgradigen Mitralstenosen vorliegen, äußern sich in Form von Oszillationen von sägezahnartigem Aussehen (s. Abb. 1).

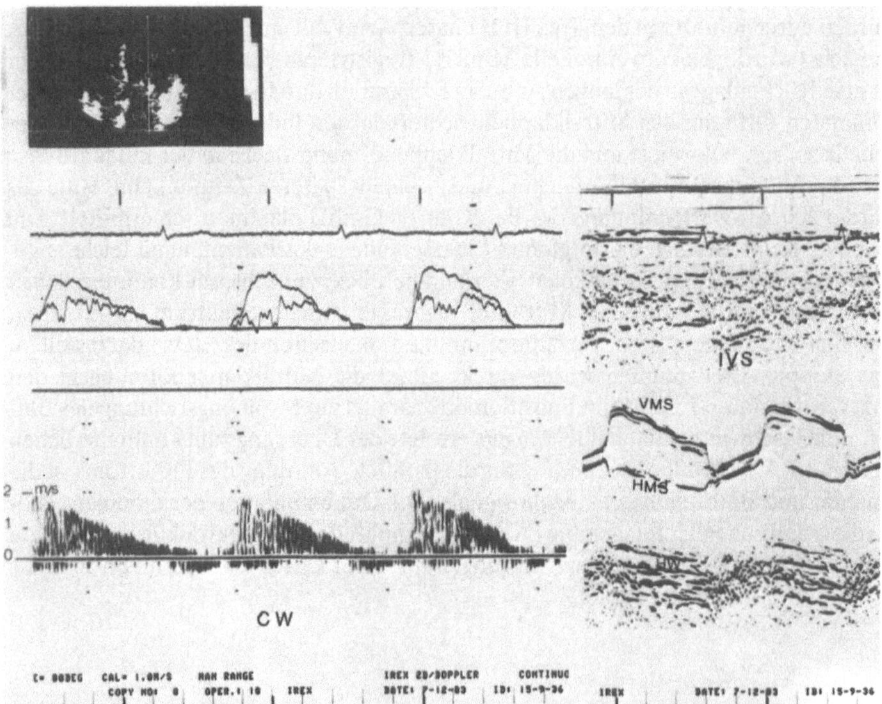

Abb. 1. Doppler-echokardiographische und M-mode-Registrierung bei einer Patientin mit Mitralstenose. Das zweidimensionale Bild zeigt die Lokalisation des Doppler-Meßvolumens *(weißes Quadrat)*. *LA* = linker Vorhof, *LV* = linker Ventrikel. Die Doppler-echokardiographische Aufzeichnung im kontinuierlichen Verfahren *(CW)* besteht aus EKG, Analogkurve mit maximaler und mittlerer Geschwindigkeit und Spektrum. Die dazugehörige M-mode-Aufzeichnung mit *IVS* = interventrikulärem Septum, *VMS* = vorderem Mitralsegel, *HMS* = hinterem Mitralsegel und *HW* = Hinterwand ist *rechts* zu sehen

Tabelle 2. Übersicht über die Ergebnisse der Doppler-echokardiographischen und Herzkatheter-untersuchungen. MÖF = Mitralklappenöffnungsfläche, ΔP = Druckgradient über der Mitralklappe, v_{max} = maximale Geschwindigkeit, $t_{1/2}$ = Druckabfallhalbwertzeit, HK = Herzkatheter, Echo = zweidimensionale Echokardiographie, Do = Doppler, ΔP_{max} = maximaler Druckgradient, $\Delta \overline{P}$ = mittlerer Druckgradient, Min = Minimum, Max = Maximum, $\overline{X}$ = Mittelwert, S = Standardabweichung

| | Doppler | | MÖF | | | ΔP Doppler | | |
	v_{max} (m/s)	$t_{1/2}$ (ms)	HK	Echo (cm²)	Do	HK (mm	ΔP_{max}	$\Delta \overline{P}$ Hg)
Min	1,20	80	0,50	0,70	0,50	2	6	5
Max	2,80	440	2,90	2,80	2,80	30	31	29
$\overline{X}$	1,91	205,3	1,17	2,32	1,18	12,1	14,7	12,5
S	0,31	73,2	0,50	0,45	0,43	6,1	5,1	5,0

Tabelle 3. Korrelationen zwischen den invasiv und nicht-invasiv erhobenen Befunden (Abkürzungen s. Tabelle 2), r = Korrelationskoeffizient, p = Irrtumswahrscheinlichkeitsfaktor

x	y	r	p <
$MÖF_{HK}$	$MÖF_{Echo}$	0,90	0,001
$MÖF_{HK}$	$MÖF_{Do}$	0,82	0,001
$MÖF_{Echo}$	$MÖF_{Do}$	0,86	0,001
ΔP_{HK}	ΔP_{Do-max}	0,86	0,001
ΔP_{HK}	$\Delta \overline{P}_{Do}$	0,87	0,001

Tabelle 4. Schweregradeinteilung des Patientenkollektivs aufgrund der invasiv und nicht-invasiv bestimmten Mitralklappenöffnungsflächen, Druckgradienten und Druckabfallhalbwertzeiten (Abkürzungen s. Tabelle 2).

	$MÖF_{HK}$	ΔP_{HK}	$t_{1/2}$	ΔP_{Do}	$MÖF_{Echo}$
I Leichtgradig	n = 2 (6%)	n = 3 (7%)	n = 3 (6%)	n = 0	n = 3 (7%)
II Mittelgradig	n = 8 (25%)	n = 20 (44%)	n = 12 (27%)	n = 12 (27%)	n = 17 (38%)
III Hochgradig	n = 22 (69%)	n = 22 (49%)	n = 30 (67%)	n = 33 (73%)	n = 25 (55%)
	n = 32 (100%)	n = 45 (100%)	n = 45 (100%)	n = 45 (100%)	n = 45 (100%)

Die Gegenüberstellung der Doppler-echokardiographischen Werte für die maximalen Geschwindigkeiten, die Druckabfallhalbwertzeiten und Mitralklappenöffnungsflächen und der hämodynamischen Befunde ist Tabelle 2 zu entnehmen.

Tabelle 3 zeigt den Vergleich der Werte für die Mitralklappenöffnungsfläche und den Druckgradienten (Doppler, zweidimensionale Echokardiographie und hämodynamische Messung). Anhand der Korrelationskoeffizienten ergab sich eine sehr gute Übereinstimmung der mit allen 3 Methoden ermittelten Werte (s. auch die Abb. 2–4). Die invasiv und nicht-invasiv bestimmten Mitralklappenöffnungsflächen, Druckgradienten und Druckabfallhalbwertzeiten ergaben anhand der festgelegten Kriterien die in Tabelle 4 aufgeführte Schweregradeinteilung des Patientenkollektivs.

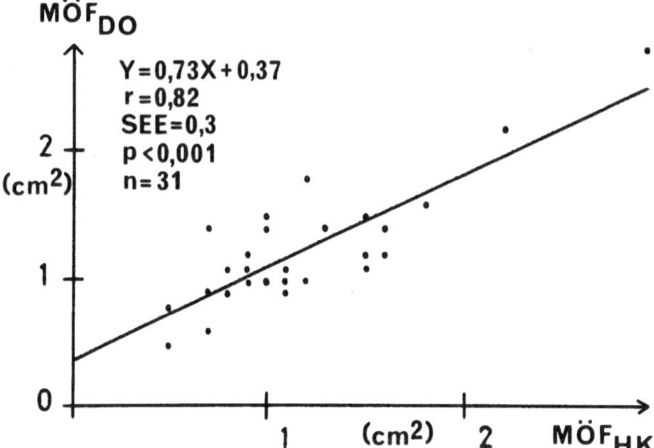

Abb. 2. Vergleich zwischen invasiv und Doppler-echokardiographisch bestimmten Mitralklappen-öffnungsflächen

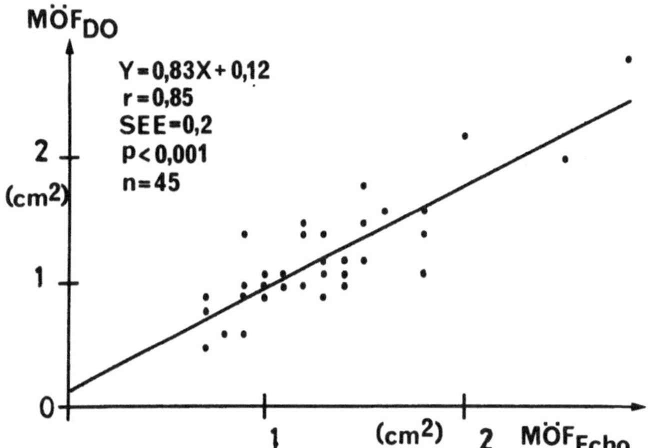

Abb. 3. Gegenüberstellung von planimetrisch- und Doppler-echokardiographisch ermittelten Mitralklappenöffnungsflächen

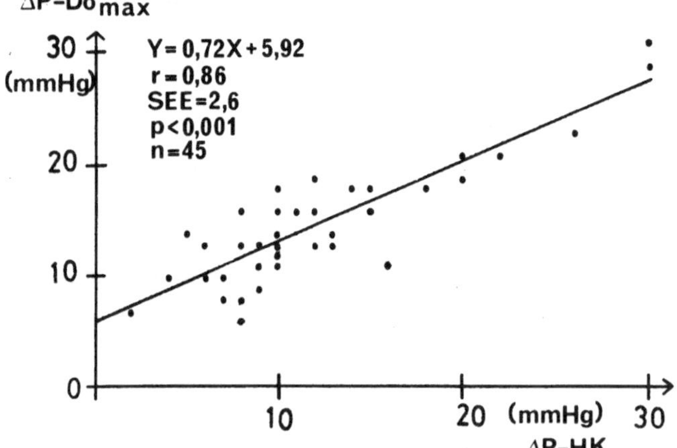

Abb. 4. Vergleich zwischen invasiv und Doppler-echokardiographisch bestimmten Druckgradienten

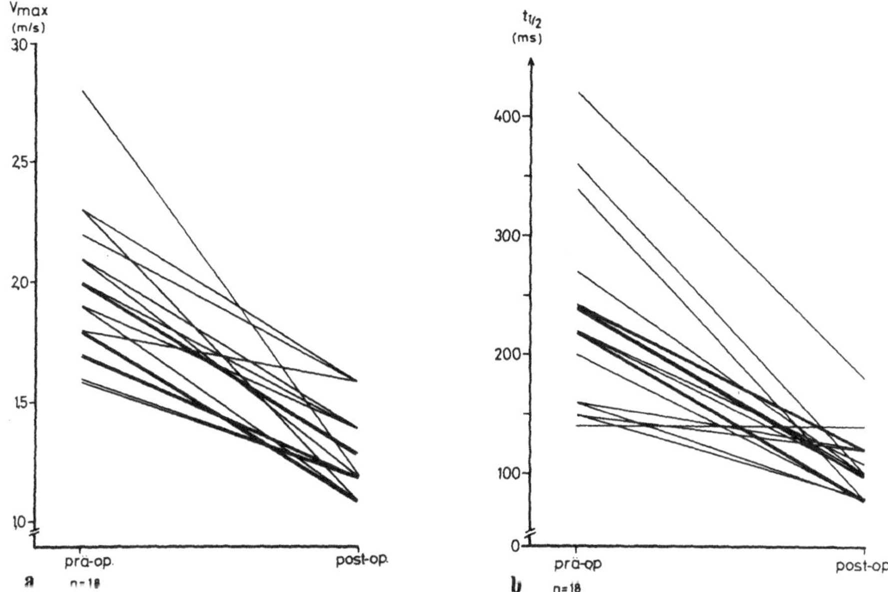

Abb. 5a,b. Darstellung der prä- und postoperativ erhobenen Befunde von maximaler Geschwindigkeit v_{max} (**a**) und Druckabfallhalbwertzeit $t_{1/2}$ (**b**)

Mitralklappenersatz

Die 18 postoperativen Doppler-echokardiographischen Untersuchungen zeigten eine deutliche Reduktion der maximalen Flußgeschwindigkeiten von durchschnittlich 1,91 ± 0,31 m/s (präoperativ) auf 1,30 ± 0,18 m/s (von 1,1 bis 1,6 m/s) (s. Abb. 5a) mit einer gleichzeitigen Verminderung der maximalen Druckgradienten von präoperativ 14,7 ± 5,1 mmHg auf postoperativ 6,8 ± 1,71 mmHg (von 5 bis 10 mmHg). Die Druckabfallhalbwertzeit verringerte sich von 205 ± 73 ms präoperativ auf 108 ± 36 ms postoperativ (von 30 bis 180 ms) (s. Abb. 5b). Auffallend war darüberhinaus die postoperative Angleichung des Strömungsprofils an einen normalen Kurvenverlauf: Die Dauer des Steilanstiegs nahm zu, der frühdiastolische Gipfel wurde später erreicht, die Gesamtdauer des diastolischen Einstroms war verkürzt.

Die Abb. 6 zeigt die prä- und postoperative Registrierung im kontinuierlichen Verfahren bei einer Patientin mit kombiniertem Mitralvitium. Präoperativ betrug bei dieser Patientin die maximale Geschwindigkeit 2,1 m/s, postoperativ 1,2 m/s, der transmitrale maximale Druckgradient betrug präoperativ 18 mmHg, postoperativ 5,8 mmHg, die Druckabfallhalbwertzeit lag bei 280 ms präoperativ bzw. 100 ms postoperativ und die Mitralklappenöffnungsfläche wurde präoperativ mit 0,8 cm² und postoperativ mit 2,2 cm² berechnet.

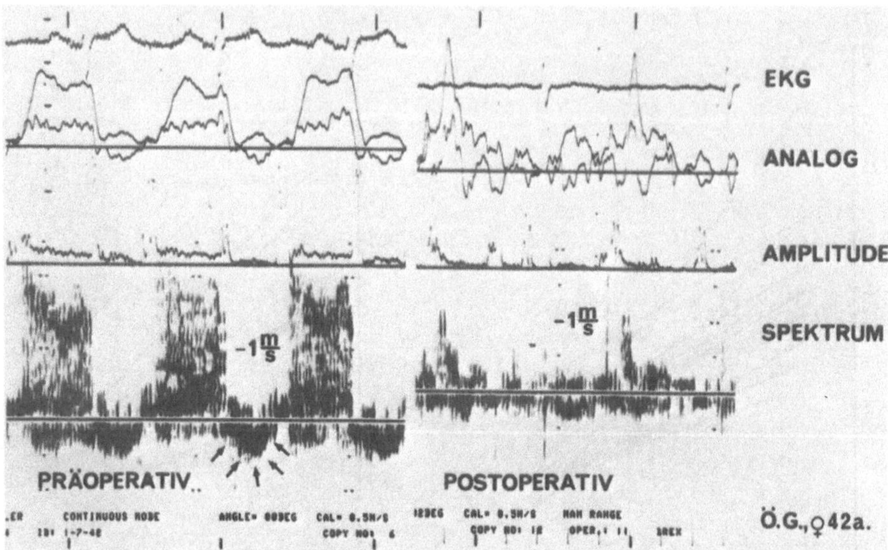

Abb. 6. Prä- und postoperative Doppler-echokardiographische Registrierungen im kontinuierlichen Verfahren *(CW)* bei einer Patientin mit kombiniertem Mitralklappenvitium. Die *Pfeile* markieren den systolischen negativen Rückfluß als Zeichen der Mitralklappeninsuffizienz

Diskussion

In der vorliegenden Studie wurden die aus Doppler-echokardiographischen und Herzkatheteruntersuchungen gewonnenen Daten von 45 Patienten miteinander verglichen, um so Hinweise für eine Objektivierung der Schweregradeinteilung von Mitralstenosen zu erhalten.

Mit Hilfe der Doppler-echokardiographisch bestimmten Frequenzverschiebungen wurden Druckgradienten, Druckabfallhalbwertzeiten und Mitralklappenöffnungsflächen ermittelt und mit den invasiv gewonnenen Druckgradienten und Mitralklappenöffnungsflächen verglichen. Voraussetzung für die Registrierung ist der parallele Einfall des Ultraschallstrahls zur Strömungsrichtung des Blutes. Eine Abweichung des Winkels bis 20° verursacht eine 6%ige Unterschätzung der Geschwindigkeit. Bei größeren Abweichungen wird die Geschwindigkeit erheblich unterschätzt (Hatle u. Angelsen 1985). Da es nicht möglich ist, den Winkel zwischen Ultraschall und Blutflußrichtung zu ermitteln und da selbst die Kombination mit der zweidimensionalen Echokardiographie keine parallele Anlotung garantiert, läßt sich eine maximale Frequenzverschiebung nur mit Hilfe des Audiosignals erreichen. Dies erfordert viel Erfahrung von seiten des Untersuchers. Die Spektralanalyse bietet eine objektive und zugleich optimale Darstellung der Doppler-Frequenzverschiebungen. Zwischen den Doppler-echokardiographisch und invasiv bestimmten Druckgradienten fanden wir eine Korrelation von 0,86, welche mit den von Stamm u. Martin (1983) und Robson u. Flaxman (1984) berichteten Ergebnissen vergleichbar ist (r = 0,85 bzw. r = 0,86). Bessere Korrelationen finden sich bei simultan durchgeführten Doppler- und

Herzkatheteruntersuchungen. Robson u. Flaxman (1984) beschreiben einen Korrelationskoeffizienten von 0,94; Hatle u. Angelsen (1985) von 0,97. Bei nicht simultan durchgeführten Untersuchungen muß die durch Herzfrequenzschwankungen verursachte Änderung des Druckgradienten berücksichtigt werden. Durch eine Verkürzung der Diastolendauer kommt es zu einer Erhöhung des transmitralen Druckgradienten. Besonders bei Mitralstenose mit absoluter Arrhythmie bei Vorhofflimmern führt dies zu großen Tagesschwankungen.

Strömungsgeschwindigkeit und Druckgradient sind abhängig vom transmitralen Fluß. Das Gefälle der Geschwindigkeitskurve ist eine Funktion des Schweregrades der Stenose: Je hochgradiger die Obstruktion, desto langsamer ist der Geschwindigkeitsabfall nach dem frühdiastolischen Gipfel. Somit kommt es bei zunehmender Stenosierung der Mitralklappe zu einer Verlängerung der Druckabfallhalbwertzeit. Die Druckabfallhalbwertzeit korreliert mit der Mitralklappenöffnungsfläche und ist weniger vom transmitralen Fluß abhängig (Hatle u. Angelsen 1979). Dies erlaubt, eine erhöhte Geschwindigkeit und damit einen erhöhten Druckgradienten einem gesteigerten Fluß oder einer stenotischen Komponente zuzuordnen. Bei Vorliegen eines gesteigerten transvalvulären Flusses (infolge einer Klappeninsuffizienz oder eines Shunts) ist die Druckabfallhalbwertzeit normal oder gering vermindert (z. B. bei Belastung), bei einer Obstruktion ist sie verlängert. Es ist möglich, die führende Komponente bei kombinierten Mitralvitien aufgrund des Ausmaßes der Verlängerung zu bestimmen.

Die Druckabfallhalbwertzeit ist ein wesentlicher Parameter bei Vorliegen einer hochgradigen Stenose und eines erheblich reduzierten Herzzeitvolumens. In diesem Fall könnte der Obstruktionsgrad aufgrund der alleinigen Bestimmung des Druckgradienten unterschätzt werden.

Die Bestimmung der Druckabfallhalbwertzeit, welche bei unseren Untersuchungen maximal 440 ms betrug, eignet sich somit zur Quantifizierung der Mitralstenose, da weniger die Höhe der maximalen Geschwindigkeit als vielmehr der Strömungsverlauf während der gesamten Diastole für die Schwere der Mitralstenose von Bedeutung ist. Der Geschwindigkeitsabfall ist bei leichter und mittlerer Stenose nach einem steilen frühdiastolischen Geschwindigkeitsanstieg rascher als bei einer hochgradigen Stenose, bei welcher die Geschwindigkeit plateauförmig absinkt. Der frühdiastolische Einstrom in den linken Ventrikel ist verlängert. Die Druckabfallhalbwertzeit ermöglicht mit Hilfe der von Hatle u. Angelsen (1985) angegebenen Formel die Berechnung der Mitralklappenöffnungsfläche. Die Korrelationen zu den invasiv bestimmten Mitralklappenöffnungsflächen sind gut. Stamm u. Martin (1983) und Hatle u. Angelsen (1985) beschreiben einen Korrelationskoeffizienten von 0,87. Unsere Korrelation betrug 0,82. Dennig u. Rudolph (1984) erhielten eine bedeutend bessere Korrelation von 0,97. Sie beschreiben zwischen der Druckabfallhalbwertzeit und den invasiv bestimmten Mitralklappenöffnungsflächen eine hyperbolische Beziehung der Formel MÖF = $215/t_{1/2}$.

Wir fanden gute Korrelationen zwischen den planimetrisch-echokardiographisch und Doppler-echokardiographisch bzw. invasiv bestimmten Mitralklappenöffnungsflächen (r = 0,86 bzw. r = 0,90). Die Korrelation zwischen invasiv und planimetrisch-echokardiographisch bestimmten Mitralklappenöffnungsflächen ist mit den in der Literatur beschriebenen Ergebnissen vergleichbar (Quinones et al. 1980; Veyrat u. Villemont 1983).

Die gute Übereinstimmung zwischen der invasiv und nicht-invasiv erfolgten Schweregradeinteilung der Mitralstenose beweist, daß die Doppler-Echokardiographie für die Quantifizierung der Mitralstenose ein geeignetes nicht-invasives Diagnoseverfahren darstellt.

Mitralklappenersatz

Ziel der postoperativen Verlaufskontrolle nach Mitralklappenersatz ist die frühestmögliche Erkennung von Prothesendysfunktionen. Wegen ihrer hämodynamischen Vorteile wurde die St. Jude-Medical-Prothese (SJM) in unserer kardiochirurgischen Klinik seit 1978 bevorzugt implantiert (Niehues et al. 1980). Voraussetzung für eine echokardiographische Beurteilung ist jedoch eine „echogerechte" Implantation, d. h. die Rotationsachse der Flügel muß sich parallel zum ventrikulären Septum befinden (Jansen et al. 1981). Bereits Tri u. Schatz (1981) wiesen darauf hin, daß die senkrechte Anlotung des Klappenrings zur Bestimmung des Ringdurchmessers mit Hilfe der zweidimensionalen Echokardiographie nur in seltenen Fällen möglich ist. Die nicht-invasive Beurteilung von Klappenprothesen wird ausführlich von Kotler et al. (1983) beschrieben.
Die Bedeutung der Doppler-Technik zur Beurteilung der obstruktiven Eigenschaften von Mitralklappenprothesen wurde bereits von Holen u. Nitter-Hauge (1977) und Holen et al. (1978) beschrieben. Die geringgradige Obstruktion, welche durch die Klappenprothesen verursacht wird, erzeugt höhere Flußgeschwindigkeiten als normal, mit deren Hilfe Druckgradienten und Druckabfallhalbwertzeiten ermittelt werden können. Wir untersuchten 18 Patienten postoperativ und fanden eine deutliche Reduktion der maximalen Geschwindigkeiten auf durchschnittlich 1,30 m/s im Vergleich zu präoperativen Geschwindigkeiten von gemittelt 1,91 m/s. Gleichzeitig verringerte sich der maximale Druckgradient von präoperativ durchschnittlich 14,7 mmHg auf postoperativ 6,8 mmHg und die Druckabfallhalbwertzeit von durchschnittlich 205 präoperativ auf 108 ms postoperativ. Diese Ergebnisse bestätigen die Angaben von Hoffmann et al. (1982) und Weinstein et al. (1983). Im Vergleich zur SJM-Prothese besitzen die anderen Klappenprothesen ausgeprägtere obstruktive Eigenschaften (Horstkotte et al. 1981; Weinstein et al. 1983; Hatle 1983). Bei der Doppler-echokardiographischen Ermittlung postoperativer Druckgradienten muß berücksichtigt werden, daß die abgeleitete Bernoulli-Gleichung selbst bei physiologischen, normalen Mitralklappen im Rahmen unserer Studie Druckgradienten von 0,64 bis 4 mmHg (Mittelwert 1,84) lieferte.
Entscheidend ist die Bedeutung der Doppler-Echokardiographie in der langzeitigen postoperativen Verlaufskontrolle. Prothesenobstruktionen können aufgrund der Registrierung maximaler Flußgeschwindigkeiten und der Ermittlung der Druckgradienten und Druckabfallhalbwertzeiten frühzeitig erkannt werden, v. a. wenn ein Vergleich zu Aufzeichnungen direkt im Anschluß an die Operation besteht.
Darüberhinaus können paravalvuläre Lecks und hohe Flußgeschwindigkeiten als Folge der Reduktion der Klappenöffnungsfläche aufgrund eines Thrombus im Prothesenbereich registriert werden (Nitter-Hauge 1984).
Neben der beobachteten Reduktion von Flußgeschwindigkeiten, Druckgradienten und Druckabfallhalbwertzeiten ist die postoperative Angleichung des Strömungspro-

fils an einen normalen Kurvenverlauf entscheidend, wobei die Dauer des Steilanstiegs zunimmt und die Gesamtdauer des diastolischen Einstroms verkürzt ist.
Bei allen SJM-Prothesen registrierten wir einen minimalen proto- und mittsystolischen Rückfluß im Bereich des Klappenrings, welcher jedoch von den von Hatle beschriebenen Regurgitationen und paravalvulären Lecks deutlich zu unterscheiden ist (Hatle 1983; Hatle u. Angelsen 1985).
Aus unseren Ergebnissen kann gefolgert werden, daß mit der Doppler-Echokardiographie aufgrund der Möglichkeit zur Bestimmung von Druckgradient, Druckabfallhalbwertzeit und Mitralklappenöffnungsfläche eine geeignete und zuverlässige nichtinvasive Methode zur Schweregradeinteilung der Mitralstenose zur Verfügung steht und daß die nicht-invasiven Möglichkeiten der postoperativen Verlaufskontrolle nach Mitralklappenersatz erweitert werden.

Zusammenfassung

Bei 45 Patienten mit hämodynamisch bedeutsamem Mitralvitium wurden mit Hilfe der Doppler-echokardiographisch registrierten Flußgeschwindigkeit über der Mitralklappenöffnungsfläche der diastolische Druckgradient und die Druckabfallhalbwertzeit bestimmt und mit den invasiv ermittelten Mitralklappenöffnungsflächen und Druckgradienten verglichen. Hierbei wurden Kriterien zur Schweregradeinteilung der Mitralstenose mit Hilfe der Doppler-echokardiographisch bestimmten Parameter festgelegt und mit der invasiv erfolgten Beurteilung verglichen. 18 Patienten wurden prä- und postoperativ Doppler-echokardiographisch untersucht. Als Kontrollgruppe diente ein Kollektiv von 30 Herzgesunden. Zwischen invasiv und Doppler-echokardiographisch bestimmten Mitralklappenöffnungsflächen ergab sich eine Korrelation von $r = 0,82$ ($p < 0,001$), zwischen den invasiv und nicht-invasiv ermittelten Druckgradienten betrug die Korrelation $r = 0,87$ ($p < 0,001$). Postoperativ zeigte sich eine Reduktion der registrierten maximalen Flußgeschwindigkeiten von präoperativ gemittelt 1,90 m/s auf 1,3 m/s, Druckgradienten von 14,7 mmHg auf 6,8 mmHg und Druckabfallhalbwertzeit von 205 ms auf 108 ms. Die mit Hilfe der Doppler-Echokardiographie gewonnenen hämodynamischen Informationen eignen sich somit zur nicht-invasiven Beurteilung des Schweregrades der Mitralstenose und erlauben eine nicht-invasive Funktionskontrolle des Operationserfolges.

Literatur

Dennig K, Rudolph W (1984) Doppler-echokardiographische Bestimmung des Schweregrades der Mitralstenose. Herz 9/4: 222–230
Gorlin R, Gorlin SG (1951) Hydraulic formula for calculation of the area of the stenotic mitral valve. Am Heart J 41: 1–29
Hatle L (1983) Combined two-dimensional echo and Doppler compared to Doppler without imaging. Assessment of prosthetic valves. In: Spencer MP (ed) Cardiac Doppler diagnosis. Nijhoff, Boston The Hague Dordrecht Lancaster, pp 327–335
Hatle L, Angelsen B (1979) Non-invasive asessment of atrioventricular pressure half-time by Doppler ultrasound. Circulation 60/5: 1096–1104

Hatle L, Angelsen B (1985) Doppler ultrasound in cardiology. Physical principles and clinical applications, 2nd edn. Lea & Febiger, Philadelphia

Hoffmann A, Amann FW, Grädel E, Burckhardt D (1982) Nicht-invasive Bestimmung von Druckgradienten an Herzklappenprothesen mit Doppler-Ultraschall. Schweiz Med Wochenschr 112: 1600–1603

Holen A, Aaslid R, Landmark B (1976) Determination of the pressure gradient in mitral stenosis with a non-invasive ultrasound Doppler technique. Acta Med Scand 199: 455–460

Holen J, Nitter-Hauge S (1977) Evaluation of obstructive characteristics of mitral disc valve implants with ultrasound Doppler techniques. Acta Med Scand 201: 429–434

Holen J, Hie J, Semb B (1978) Obstructive characteristics of Björk-Shiley, Hancock and Lillehei Kaster prosthetic mitral valves in the immediate postoperative period. Acta Med Scand 204: 5–10

Horstkotte D, Haerten K, Herzer JA, Seipel L, Bircks W, Loogen F (1981) Preliminary results in mitral valve replacement with the St. Jude Medical prosthesis: Comparison with the Björk-Shiley valve. Circulation 64: 203–209

Jansen WC, Niehues B, Hombach V, Scherer E, Behrenbeck DW, Hilger HH (1981) Evaluation of the St. Jude Medical valve prosthesis in the mitral position. In: Rijsterborgh H (ed) Echocardiology. Nijhoff, The Hague Boston London, pp 33–38

Kotler MN, Mint GS, Panidis I, Morgenroth J, Segal BL, Ross J (1983) Noninvasive evaluation of normale and abnormal prosthetic valve function. J Am Coll Cardiol 2/1: 151–173

Lebanoff AJ, Rodbard S (1968) Atrioventricular pressure halftime measure of mitral valve orifice area. Circulation 38: 144

Niehues B, Lübbing H, Jansen W, Behrenbeck DW, Tauchert M, Dalichau H (1980) Hämodynamische Frühergebnisse nach Implantation der St. Jude Medical Klappenprothese. Therapiewoche 30: 2405–2410

Nitter-Hauge S (1984) Doppler echocardiography in the study of patients with mitral valve prosthesis. Br Heart J 51/1: 61–69

Quinones MA, Farmer KL, Nelson JG (1980) Quantification of the mitral valve area in mitral stenosis by two-dimensional echocardiography. Clin Res 28: 201 A

Robson DJ, Flaxman JC (1984) Measurement of the enddiastolic pressure and mitral valve area in mitral stenosis by Doppler ultrasound. Eur Heart J 5: 660–6677

Stamm BR, Martin RP (1983) Quantification of pressure gradients across stenotic valves by Doppler ultrasound. J Am Coll Cardiol 2/4: 707–718

Tri TB, Schatz RC (1981) Echocardiographic evaluation of the St. Jude Medical prosthetic valve. Chest 80/3: 278

Veyrat C, Villemont CP (1983) Anatomic and functional evaluation of pure and associated mitral stenoses using echo Doppler scanner technique. Ultrasound Med Biol 9/1: 1–17

Weinstein IR, Marberger JP, Geltman EM, Pérez JE (1983) Pulsed and continuous wave Doppler for evaluation of SJM-Prothese. In: Spencer MP (ed) Cardiac Doppler diagnosis. Nijhoff, Boston The Hague Dordrecht Lancaster, pp 343–347

Die nicht-invasive Bestimmung des Herzminuten-volumens mittels der Doppler-Echokardiographie

M. Schlüter, V. Siglow, W. Bleifeld

Die Doppler-echokardiographischen Techniken ermöglichen es auf direktem, nicht-invasivem Wege Blutflußgeschwindigkeiten zu erfassen; beim gepulsten Betrieb innerhalb eines fest umschriebenen Meßvolumens, beim kontinuierlichen Betrieb entlang des gesamten Ultraschallstrahls ohne Festlegung eines genauen Meßortes. Blutvolumina bzw. Blutflußraten können nicht direkt gemessen werden.

Mit Unterstützung durch die darstellende Echokardiographie erlaubt die Doppler-Echokardiographie jedoch bei einem speziellen Patientengut eine Abschätzung des Schlagvolumens bzw. des Herzminutenvolumens, wenn bestimmte vereinfachende strömungsdynamische und morphologische Annahmen gemacht werden, auf die später im Detail eingegangen wird.

Das Herzminutenvolumen (HZV) gibt die Förderleistung des Herzens während 1 min an. Es ist definiert als Produkt aus Schlagvolumen (SV) und Herzfrequenz (HR):

$$HZV = SV \cdot HR.$$

Eine Doppler-echokardiographische Bestimmung des Herzminutenvolumens setzt voraus, daß das Vorwärtsschlagvolumen während der Messung konstant bleibt, denn das Verfahren mißt grundsätzlich diese Größe, und daß weiterhin das Vorwärts-schlagvolumen gleich dem gesamten Schlagvolumen ist. Das Herzminutenvolumen ergibt sich aus der Multiplikation des Meßwertes für das Schlagvolumen mit der Herzfrequenz.

Theoretisch-physikalische Grundlagen der Doppler-echokardiographischen Messung des Schlagvolumens

Betrachtet werde eine als inkompressibel gedachte Flüssigkeitsmenge vom Volumen V. Wenn sich diese Flüssigkeitsmenge nichtstationär verhält, wenn sie also fließt, bezeichnet man die Änderung des Volumens pro Zeiteinheit (dV/dt) als Flußrate Q (t). Erfolgt die Volumenänderung derart, daß eine konstante Fläche A durchströmt wird, dann ergibt sich die Flußrate als Produkt aus dieser Fläche und der Strömungsgeschwindigkeit v (t):

$$Q\,(t) = A \cdot v\,(t).$$

Diese Gleichung ist nur gültig, wenn die Strömungsgeschwindigkeit über die gesamte durchströmte Fläche A dieselbe ist. Andernfalls, bei einer lokal über den Stömungsquerschnitt A variierenden Strömungsgeschwindigkeit – also bei Vorliegen eines von einer Ortskoordinate r abhängigen Geschwindigkeitsprofils v (t, r) –, muß zur Berechnung der Flußrate eine (immer noch zeitabhängige) mittlere *räumliche* Geschwindigkeit [v (t)] über den Strömungsquerschnitt ermittelt werden. Anschaulich bedeutet das, daß die lokal unterschiedlichen Strömungsgeschwindigkeiten bei gleichbleibender Flußrate Q (t) durch eine konstante Geschwindigkeit [v (t)] ersetzt werden. Man nennt das entsprechende Geschwindigkeitsprofil ein „ideal flaches" (Abb. 1).

Das schlagende Herz wirft während einer Pumpaktion eine definierte Blutmenge, nämlich das Schlagvolumen, aus dem linken Ventrikel mit einer Flußrate Q (t) in die Aorta aus. Dabei wird das Blutvolumen in eine im Vergleich zu den linksventrikulären Dimensionen kleine Austrittsöffnung gezwungen – die Querschnittsfläche der Aorta – und erfährt so eine hohe, sog. *konvektive* Beschleunigung, die zu Strömungsgeschwindigkeiten in der aszendierenden Aorta in der Größenordnung von 1 m/s führt.

Grundsätzlich strömt das Blut durch einen beliebig gewählten Aortenquerschnitt mit lokal unterschiedlicher Geschwindigkeit. Aufgrund von Reibung wird die Blutflußgeschwindigkeit an der Aortenwand geringer sein als innerhalb des Lumens, und zwar in unterschiedlichem Maße während des gesamten Herzzyklus, so daß man eine räumliche *und* zeitliche Geschwindigkeitsverteilung der Blutströmung in der Aorta annehmen muß. Die Aortenquerschnittsfläche wird, zumindest in der Region des Bulbus, während der Systole deutliche Größenvariationen aufweisen.

Somit ergibt sich die Flußrate in der Aorta, also die Teilvolumina, die pro Zeiteinheit in die Aorta einfließen, als Produkt aus der zeitlich variierenden Aortenquerschnitts-

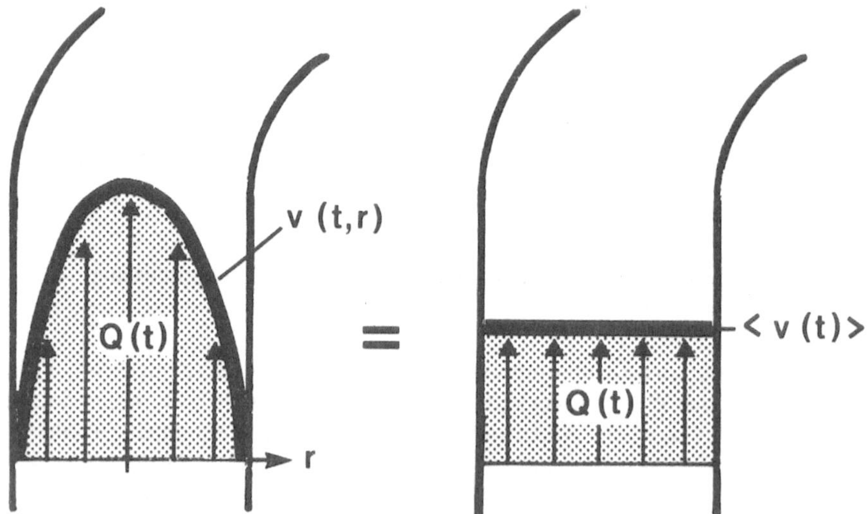

Abb. 1a,b. Schematische, zweidimensionale Darstellung theoretischer Geschwindigkeitsprofile. **a** Ein annähernd parabolisches Profil v (t, r), **b** ein ideal flaches Profil der Höhe [v (t)]. Wenn [v (t)] den räumlichen Mittelwert von v (t, r) darstellt, ist die Flußrate Q (t) in beiden Strömungen dieselbe. *r* = Gefäßradius

fläche A (t) und der ebenfalls zeitlich variierenden mittleren Strömungsgeschwindig-keit [v (t)]. Das gesamte während der Systole ausgetriebene Volumen, das Schlagvo-lumen, folgt dann als Summe aller Einzelbeiträge pro infinitesimalem Zeitintervall, also als *systolisches Zeitintegral* über die Flußrate:

$$SV = \int_0^{t_s} Q\,(t)\,dt = \int_0^{t_s} A\,(t) \cdot [v\,(t)]\,dt.$$

$(t_s = \text{Systolendauer}).$

Die Gleichung bedeutet: Um nach diesem Prinzip das Schlagvolumen bestimmen zu können, müßte zu jedem Zeitpunkt während der Systole das räumliche (dreidimen-sionale) Geschwindigkeitsprofil über einem meßbaren Strömungsquerschnitt in der Aorta erfaßt und daraus die mittlere Geschwindigkeit berechnet werden. Diese müßte mit dem momentanen Aortenquerschnitt multipliziert werden und anschlie-ßend müßten alle diese Einzelprodukte über die Systole aufsummiert, d. h. integriert werden. Das gelingt mit der Doppler-Echokardiographie nicht. Es müssen einige vereinfachende Annahmen gemacht werden.

Morphologische und strömungsdynamische Näherungsannahmen

1. Die Aorta wird als zylindrisches Rohr von konstantem, kreisförmigem Quer-schnitt angenommen. Das hat zur Folge, daß die zeitlich variierenden Werte A (t) für den Querschnitt durch einen einzigen festen Wert A ersetzt werden können.
2. Das Blut strömt – zumindest im aszendierenden Teil – mit ideal flachem Geschwin-digkeitsprofil. Diese Näherung bewirkt, daß die Notwendigkeit einer Geschwin-digkeitsmittelung über den Strömungsquerschnitt fortfallen kann (die Zeitabhän-gigkeit bleibt bestehen!):

   $$[v\,(t)] = v\,(t).$$

Es wird also unterstellt, daß die strömende Blutsäule zum Zeitpunkt t an jeder Stelle über den Gefäßquerschnitt dieselbe Geschwindigkeit v (t) annimmt. Dieser Wert kann prinzipiell mit der Doppler-Echokardiographie gemessen werden. Zur Berech-nung der Aortenquerschnittsfläche A kann der Aortendurchmesser an geeigneter Stelle mit Hilfe der A- oder M-mode- bzw. der 2D-Echokardiographie gemessen werden.

Das Schlagvolumen ermittelt man dann gemäß

$$SV = A \cdot \int_0^{t_s} v\,(t)\,dt.$$

Einfluß des Winkels zwischen Blutströmungsrichtung und Ultraschallstrahl

Grundsätzlich wird zwischen Blutströmungsrichtung und Ultraschallstrahl ein bestimmter Winkel θ existieren, der nicht exakt meßbar ist und demzufolge die

Doppler-Echokardiographie nicht die tatsächliche Blutflußgeschwindigkeit registriert, sondern lediglich deren Komponente in Richtung des Ultraschallstrahls; zwischen tatsächlicher Blutflußgeschwindigkeit $v(t)$ und der Doppler-echokardiographisch registrierten Strömungsgeschwindigkeit $v_D(t)$ besteht der Zusammenhang

$$v(t) = v_D(t)/\cos\theta,$$

und also gilt für das Schlagvolumen, so wie es Doppler-echokardiographisch bestimmt werden kann, die Beziehung

$$SV = A \cdot \int_0^{t_s} v_D(t)/\cos\theta \; dt.$$

Bei einem ausreichend flachen Anlotungswinkel ($\theta < 20°$) weicht $\cos\theta$ um weniger als 6% von 1 ab, so daß mit einem Fehler, der unter 6% liegt, tatsächliche und Doppler-echokardiographisch gemessene Blutflußgeschwindigkeit gleichgesetzt werden können. Dann läßt sich das Schlagvolumen aus der Gleichung

$$SV = A \cdot \int_0^{t_s} v_D(t) \; dt$$

berechnen. Das hier auftauchende Integral wird „systolisches Geschwindigkeitsintegral" (SVI) genannt:

$$SVI = \int_0^{t_s} v_D(t) \; dt.$$

Es kann von einigen Doppler-Geräten direkt aus der Geschwindigkeitsregistrierung als Fläche unter dem systolischen Geschwindigkeitsprofil ermittelt werden.

Systolisches Geschwindigkeitsintegral und mittlere systolische Strömungsgeschwindigkeit

Anstelle des systolischen Geschwindigkeitsintegrals wird gelegentlich die mittlere systolische Geschwindigkeit $\overline{v_{Sys}}$ angegeben, die im Gegensatz zum *räumlichen* Mittelwert über den Strömungsquerschnitt einen *zeitlichen* Mittelwert, nämlich über die Systole, darstellt. Wegen

$$SVI = t_s \cdot \frac{1}{t_s} \int_0^{t_s} v_D(t) \; dt = t_s \cdot \overline{v_{Sys}}$$

ist das systolische Geschwindigkeitsintegral gleich dem Produkt aus Systolendauer und mittlerer systolischer Geschwindigkeit.

Anschaulich besagt dieser Zusammenhang, daß die Fläche unter dem systolischen Geschwindigkeitsprofil gleich der rechteckigen Fläche mit der Seitenlänge t_s und der Höhe $\overline{v_{Sys}}$ ist (Abb. 2).

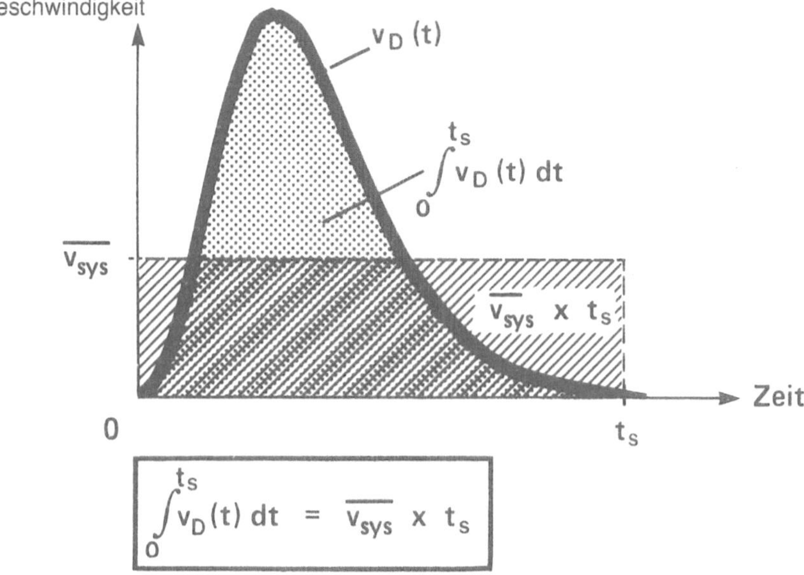

Abb. 2. Schematische Darstellung des Zusammenhangs zwischen systolischem Geschwindigkeitsintegral *(SVI)* und mittlerer systolischer Geschwindigkeit $\overline{v_{Sys}}$. Das SVI gibt die Fläche unter dem systolischen Geschwindigkeitsprofil an. Diese ist gleich der *schraffierten,* rechteckigen Fläche mit der Seitenlänge t_s und der Höhe $\overline{v_{Sys}}$. t_s = Systolendauer

Somit läßt sich das Herzminutenvolumen mit Hilfe der Doppler-Echokardiographie zur Messung der Strömungsgeschwindigkeit in der Aorta und der darstellenden Echokardiographie zur Bestimmung der Aortenquerschnittsfläche A nach 2 äquivalenten Formeln berechnen:

$$HZV = A \cdot SVI \cdot HR$$

oder

$$HZV = A \cdot \overline{v_{Sys}} \cdot t_S \cdot HR.$$

Es sei noch einmal wiederholt, daß neben der Annahme eines zeitlich unveränderlichen, kreisförmigen Gefäßquerschnitts die wesentlichste Voraussetzung für die beschriebene Art der HZV-Bestimmung die Annahme eines flachen, quasi rechteckigen Geschwindigkeitsprofils am Meßort ist, damit die an einer bestimmten Stelle des Gefäßquerschnitts registrierte maximale Blutflußgeschwindigkeit als repräsentativ für den gesamten Gefäßquerschnitt gelten kann.

Strömungsprofile in der Aorta

Peronneau et al. haben gegen Ende der 70er Jahre Geschwindigkeitsprofile in der Aorta ascendens, im Aortenbogen und in der Aorta descendens an Hunden gemessen, und zwar in der Frontal- und in der Sagittalebene (Peronneau et al. 1977). Sie

benutzten dabei eine Anordnung aus 2 gekoppelten, gepulsten Doppler-Schallköpfen, die direkt auf das Gefäß aufgebracht wurden. Aus den publizierten Geschwindigkeitsprofilen zu 4 Zeitpunkten während eines Herzzyklus ist ersichtlich, daß die maximalen Geschwindigkeiten in der Aorta ascendens in der frühen Systole an der linken und der posterioren Aortenwand auftreten, daß die Geschwindigkeitsprofile mittsystolisch annähernd flach verlaufen und daß diese Form bis gegen Ende der Systole beibehalten wird. Im Aortenbogen treten dagegen während des gesamten Herzzyklus ausschließlich schiefe Geschwindigkeitsprofile auf, und in der Aorta descendens werden systolisch parabolische Strömungsprofile beobachtet.
Peronneaus Befunde konnten von Paulsen u. Hasenkam (1983) bestätigt werden, die mit Hilfe der sog. Heißfilmanemometrie dreidimensionale Strömungsprofile in der aszendierenden Aorta von Hunden erstellten.
Aufgrund theoretischer Betrachtungen (Caro et al. 1978; Farthing u. Peronneau 1979) zur Hydrodynamik einer stark beschleunigten, pulsierenden Strömung aus einem Reservoir (dem linken Ventrikel) in ein zylindrisches Rohr (die Aorta) kann man ebenfalls beim Menschen ein flaches Geschwindigkeitsprofil im Bereich der Aorta ascendens annehmen, das mit zunehmender Entfernung von der Klappe unter dem Einfluß von innerer Reibung und Reflexionen an den abgehenden Gefäßen schief wird.
Im Falle einer *turbulenten* Strömung haben die oben gemachten Annahmen über Strömungsprofil und mittlere Strömungsgeschwindigkeit keine Gültigkeit mehr. Bei normaler Beschaffenheit der Aortenklappe und fehlender Dilatation der Aorta gibt es aber keinen Anhalt für eine Turbulenz der Blutströmung im Bereich der aszendierenden Aorta. Anders liegen die Verhältnisse bei Patienten mit Aortenstenosen, bei denen daher (und auch weil der Strömungsquerschnitt nicht sicher zu bestimmen ist) keine Doppler-echokardiographische Messung des Herzminutenvolumens möglich ist. Fraglich ist die Eignung des Verfahrens auch bei Patienten mit extrem niedrigem Vorwärtsschlagvolumen, bei denen infolge der verringerten Auswurfbeschleunigung kein flaches, sondern eher ein parabolisches Geschwindigkeitsprofil in der Aorta zu vermuten ist.
In einem ausgewählten Patientengut ist also aufgrund theoretischer Überlegungen und tierexperimenteller Befunde ein flaches und laminares systolisches Strömungsprofil in der Aorta ascendens anzunehmen.
Es hat in jüngster Zeit Studien von Fisher et al. (1983) sowie von Lewis et al. (1984) gegeben, die das Herzminutenvolumen nicht in der Aorta, sondern über die Mitralklappe Doppler-echokardiographisch gemessen haben. Wieweit die Voraussetzung eines flachen Strömungsprofils in diesem Fall gegeben ist, ist unklar, die guten Meßergebnisse deuten allerdings darauf hin. In der Pulmonalarterie ist dagegen infolge der im Vergleich zur linken Herzseite geringeren Beschleunigung des Blutes beim Eintritt in das Gefäß eher ein parabolisches Geschwindigkeitsprofil anzunehmen, das keine zuverlässige Schlagvolumenmessung erwarten läßt.

Doppler-echokardiographische Meßtechnik

Voraussetzung für eine erfolgreiche Doppler-echokardiographische HZV-Bestimmung ist die aller echokardiographischen Diagnostik gemeinsame Notwendigkeit einer guten Beschallbarkeit des Patienten. Darüberhinaus ist es wichtig, selbst bei optimaler Qualität der Echos klare Vorstellungen von den möglichen Fehlerquellen der Methode zu haben.

Strömungsgeschwindigkeit

Die Messung der Strömungsgeschwindigkeit mittels der Doppler-Echokardiographie setzt – wie gesagt – eine ortsunabhängige Geschwindigkeit über den Strömungsquerschnitt voraus, die sowohl im gepulsten wie auch im kontinuierlichen Doppler-Betrieb als *maximale Geschwindigkeit* innerhalb des angeschallten Blutstroms registriert werden kann. Wird die maximale Strömungsgeschwindigkeit an einem Ort gemessen, an dem das Geschwindigkeitsprofil nicht flach ist, kommt es bei korrekter Festlegung aller anderen Parameter zu einer Doppler-echokardiographischen Überschätzung des Schlagvolumens bzw. des Herzminutenvolumens.
Die gepulste Doppler-Echokardiographie erlaubt gegenüber dem kontinuierlichen Verfahren bekanntlich eine genaue Lokalisierung des Meßortes und sollte auch infolge des kleinen Meßvolumens ein schärfer definiertes *zeitliches* Geschwindigkeitsprofil liefern, das eine elektronische bzw. manuelle Berechnung des systolischen Geschwindigkeitsintegrals erleichtert. Andererseits ist es eher möglich, den Ort maximaler Strömungsgeschwindigkeit zu verfehlen, und es kann bei zu großer Entfernung des Meßortes vom Schallkopf zum „Aliasing"-Effekt kommen (Bom et al. 1984), der möglicherweise die Ermittlung des systolischen Geschwindigkeitsintegrals verhindert.
Bei Verwendung eines kontinuierlich arbeitenden Doppler-Gerätes kann die maximale Strömungsgeschwindigkeit durch Schwenken des Schallkopfes prinzipiell schneller gefunden werden; niedrigere Geschwindigkeiten von anderen, ebenfalls durchschallten Herzregionen werden simultan mitregistriert, sollten aber die Bestimmung des systolischen Geschwindigkeitsintegrals nicht nachteilig beeinflussen. Eventuell besteht die Möglichkeit einer Verwechslung der Aorta mit der Pulmonalarterie oder der A. anonyma (Huntsman et al. 1983).

Einfluß des Winkels

Die Registrierung der Strömungsgeschwindigkeit ist eng verbunden mit der Bestimmung des Winkels zwischen Blutflußrichtung und Ultraschallstrahl. Dieser sollte möglichst flach gehalten werden, wobei zu bedenken ist, daß selbst bei paralleler Ausrichtung von Blutfluß und Schallstrahl im 2D-Bild generell ein azimutaler Winkel vorhanden ist – nämlich der, unter dem der Blutstrom die Ultraschallebene durchtritt. Eine Unterschätzung des Anlotungswinkels bedingt zwangsläufig eine Unterschätzung der tatsächlichen Strömungsgeschwindigkeit und somit auch eine Unterschätzung des Herzminutenvolumens.
Unter dem Aspekt der möglichst parallelen Anlotung der Blutströmung in der Aorta ascendens bieten sich 2 Schallkopfpositionen an: die suprasternale und die apikale.

Tabelle 1. Doppler-HZV-Messung. Suprasternale Schallkopfposition

Jahr	Autoren	Doppler-Modus	Referenz-methode	r	SEE (l/min)
1982	Goldberg et al.	Gepulst	Farbstoffverdünnung	0,91	0,60
1983	Huntsman et al.	Kontinuierlich	Thermodilution	0,94	0,58
1984	Chandraratna et al.	Kontinuierlich	Thermodilution	0,97	0,42
1984	Ihlen et al.	Gepulst	Thermodilution	0,96	0,70
1984	Loeppky et al.	Gepulst	Fick	0,84	0,61
1984	Nishimura et al.	Kontinuierlich	Thermodilution	0,94	0,78

Suprasternale Anlotung

In den bisher publizierten Studien zur Doppler-echokardiographischen Messung des Herzminutenvolumens beim Menschen wurde die suprasternale Schallkopfposition weitaus am häufigsten gewählt (Goldberg et al. 1982; Huntsman et al. 1983; Chandra-ratna et al. 1984; Ihlen et al. 1984; Loeppky et al. 1984; Nishimura et al. 1984). Diese Arbeiten sind in Tabelle 1 aufgelistet. Es ist ersichtlich, daß mit dem gepulsten wie auch mit dem kontinuierlichen Doppler vergleichbar gute Ergebnisse erzielt werden können. Als Referenzverfahren wurde meistens die Thermodilution, seltener die Ficksche Methode oder das Farbstoffverdünnungsverfahren herangezogen. Die Indikatorverdünnungsmethoden sind selbst fehlerbehaftet und stellen einen eher zweifelhaften „Goldenen Standard" dar (Schuster u. Nanda 1984). Unter diesem Aspekt sind die ermittelten Korrelationskoeffizienten von bis zu 0,97 ausgezeichnet ausgefallen, und auch die Standardfehler der Abschätzung zwischen 0,42 und 0,78 l/min sind als sehr gut zu bezeichnen. Es wurde weder eine nennenswerte Überschätzung noch eine Unterschätzung des Herzminutenvolumens durch die Echokardiographie beobachtet.

Apikale Anlotung

Von der apikalen Schallkopfposition aus können sowohl der linksventrikuläre Einflußtrakt als auch der linksventrikuläre Ausflußtrakt und die Aorta ascendens unter einem relativ flachen Winkel zur Blutströmungsrichtung angelotet werden. In Tabelle 2 sind 2 Studien aufgeführt, in denen das Herzminutenvolumen von apikal bestimmt wurde. Die Korrelationen mit der Thermodilution ergaben auch hier Koeffizienten um 0,90. Fisher et al. (1983), die in der *Mitralklappenebene* gemessen haben, erreichten mit der apikalen Methode den niedrigsten Standardfehler der Abschätzung aller bisher veröffentlichten Arbeiten zur Doppler-echokardiographischen HZV-Bestimmung (0,38 l/min). Bei Lewis et al. (1984), die ebenfalls das Herzminutenvolumen über die Mitralis ermittelt haben, lag dieser Wert mit 0,59 l/min wieder im Bereich des Fehlers, der bei Messungen von suprasternal auftrat. Diese Autoren führten auch Messungen der Blutflußgeschwindigkeit im *linksventrikulären Ausfluß-trakt* von apikal aus durch und erreichten dabei einen Standardfehler von 0,63 l/min. Ein Vergleich beider Doppler-Methoden zeigte eine sehr hohe Übereinstimmung.

Tabelle 2. Doppler-HZV-Messung. Apikale Schallkopfposition

Jahr	Autoren	Doppler-Modus	Meßort	Referenz-methode	r	SEE (l/min)
1983	Fisher et al.	Gepulst	Mitralis	Thermodilution	0,94	0,38
			Mitralis		0,87	0,59
1984	Lewis et al.	Gepulst	LV-Aus-flußtrakt	Thermodilution	0,91	0,63

Die Autoren verwiesen auch auf die Möglichkeit der Quantifizierung einer Mitralinsuffizienz durch Kombination des „Mitral-inflow"- und des „Left-ventricular-outflow"-Verfahrens.

Gefäßquerschnitt

Die Gefäßquerschnittsfläche wird üblicherweise aus dem im A-mode-, M-mode- oder 2D-Betrieb bestimmten Gefäßdurchmesser berechnet, wobei ein kreisförmiger Gefäßquerschnitt bzw. Klappenring vorausgesetzt wird. Infolge des quadratischen Zusammenhangs von Durchmesser und Querschnittsfläche hat ein Meßfehler für den Gefäßdurchmesser einen doppelt so großen Fehler für die Querschnittsfläche zur Folge, so daß die Ermittlung des Gefäßdurchmessers mit größtmöglicher Genauigkeit erfolgen sollte. Die vorausgesetzte zeitliche Konstanz dieses Parameters ist für den Aortenklappenring und die Aorta ascendens mit recht guter Genauigkeit gegeben. Huntsman et al. (1983), Ihlen et al. (1984) und auch Lewis et al. (1984) erzielten die besten Ergebnisse bei Messung in bzw. in unmittelbarer Nähe der Aortenklappenebene.

Um dagegen die diastolischen Durchmesserschwankungen des Mitralklappenrings zu berücksichtigen, korrigierten Fisher et al. (1983) die im 2D-Echokardiogramm planimetrierte maximale Öffnungsfläche mit dem Quotienten aus mittlerem und maximalem Abstand der Klappensegel, der dem M-mode-Echo entnommen wurde. Lewis et al. (1984) wiederum bestimmten lediglich den mittdiastolischen Klappendurchmesser und berechneten daraus die Klappenöffnungsfläche.

Allen Methoden zur Messung des Gefäßquerschnitts ist die Annahme gemeinsam, daß dieser gleich dem *Strömungsquerschnitt* ist. An welchen Stellen das innerhalb der Aorta und im linksventrikulären Einflußtrakt tatsächlich der Fall ist, ist nicht genau bekannt. Es bleibt abzuwarten, inwieweit die farbkodierte zweidimensionale Doppler-Echokardiographie (Miyatake et al. 1984) einen Beitrag in dieser Hinsicht leisten kann.

Die Messung des Herzminutenvolumens mit Hilfe der Doppler-Echokardiographie ist noch kein routinemäßig anwendbares Verfahren. Die in der Literatur beschriebenen, unterschiedlichen methodischen Ansätze bedürfen noch der klinischen Validierung an einem großen Patientengut. Insbesondere ist noch abzuklären, von welcher Schallkopfposition am verläßlichsten Doppler-echokardiographische Geschwindigkeitsmessungen durchgeführt werden sollten, wo innerhalb des Herzens diese Messungen erfolgen sollten, und an welcher Stelle der Strömungsquerschnitt mit welcher

Methode am sichersten festzulegen ist. Erst wenn diese Fragen zufriedenstellend beantwortet sind, wird die Doppler-Echokardiographie auch als Verfahren zur Messung des Herzminutenvolumens Eingang in die klinische Praxis finden.

Literatur

Bom K, de Boo J, Rijsterborgh H (1984) On the aliasing problem in pulsed Doppler cardiac studies. J Clin Ultrasound 12: 559–568

Caro CG, Pedley TJ, Schroter RC, Seed WA (1978) The Mechanics of the Circulation. Oxford University Press, Oxford

Chandraratna PA, Nanna M, McKay C, Nimalasuriya A, Swinney R, Elkayam U, Rahimtoola SH (1984) Determination of cardiac output by transcutaneous continuous-wave ultrasonic Doppler computer. Am J Cardiol 53: 234–237

Farthing S, Peronneau P (1979) Flow in the thoracic aorta. Cardiovasc Res 13: 607–620

Fisher DC, Sahn DJ, Friedman MJ et al. (1983) The mitral valve orifice method for noninvasive two-dimensional echo Doppler determinations of cardiac output. Circulation 67: 872–877

Goldberg SJ, Sahn DJ, Allen HD, Valdes-Cruz LM, Hoenecke H, Carnahan Y (1982) Evaluation of pulmonary and systemic blood flow by 2-dimensional Doppler echocardiography using fast Fourier transform spectral analysis. Am J Cardiol 50: 1394-1400

Huntsman LL, Stewart DK, Barnes SR, Franklin SB, Colocousis JS, Hessel EA (1983) Noninvasive Doppler determination of cardiac output in man. Clinical validation. Circulation 67: 593–602

Ihlen H, Amlie JP, Dale J et al. (1984) Determination of cardiac output by Doppler echocardiography. Br Heart J 51: 54–60

Lewis JF, Kuo LC, Nelson JG, Limacher MC, Quinones MA (1984) Pulsed Doppler echocardiographic determination of stroke volume and cardiac output: Clinical validation of two new methods using the apical window. Circulation 70: 425–431

Loeppky JA, Hoekenga DE, Greene ER, Luft UC (1984) Comparison of noninvasive pulsed Doppler and Fick measurements of stroke volume in cardiac patients. Am Heart J 107: 339–346

Magnin PA, Stewart JA, Myers S, Ramm O von, Kisslo JA (1981) Combined Doppler and phased-array echocardiographic estimation of cardiac output. Circulation 63: 388–392

Miyatake K, Okamoto M, Kinoshita N et al. (1984) Clinical application of a new type of real-time two-dimensional Doppler flow imaging system. Am J Cardiol 54: 857–868

Nishimura RA, Callahan MJ, Schaff HV, Ilstrup DM, Miller FA, Tajik AJ (1984) Noninvasive measurement of cardiac output by continuous-wave Doppler echocardiography: Initial experience and review of the literature. Mayo Clin Proc 59: 484–489

Paulsen PK, Hasenkam JM (1983) Three-dimensional visualization of velocity profiles in the ascending aorta in dogs, measured with a hot-film anemometer. J Biomech 16: 201–210

Peronneau P, Sandmann W, Xhaard M (1977) Blood flow patterns in large arteries. In: White DN, Brown RE (eds) Ultrasound in medicine, Vol 3B. Plenum, New York London, pp 1193–1208

Schuster AH, Nanda NC (1984) Doppler echocardiographic measurement of cardiac output: Comparison with a non-golden standard. Am J Cardiol 53: 257–259

Der Einfluß der Geschwindigkeitsprofile in der Aorta ascendens auf die Berechnung des Herzminutenvolumens

R. Jenni, A. Vieli, M. Anliker, H. P. Krayenbühl

Einleitung

Aus invasiven Untersuchungen an der Aorta ascendens beim Hund mit offenem Thorax mittels ein- und mehrkanaligem Doppler-Ultraschall (Peronneau 1973; Fisher et al. 1983) oder mittels „hot film anemometry" (Ling et al. 1968; Seed u. Wood 1971; Paulsen u. Hasenkam 1983) wissen wir, daß sich die Geschwindigkeitsverteilung über dem Gefäßquerschnitt von der Aortenwurzel zum Aortenbogen ändert und daß die Geschwindigkeitsprofile flach sind. Allerdings beschreiben die meisten Autoren zusätzlich eine nicht konstante Geschwindigkeitsverteilung über dem Gefäßquerschnitt, sog. flache, schiefe Geschwindigkeitsprofile. Für nicht-invasive Geschwindigkeitsmessungen zur Berechnung des Herzminutenvolumens ist es von Bedeutung, die Geschwindigkeitsverteilung am Ort der Messung zu kennen. Liegt nämlich in einem Gefäß ein flaches, nicht schiefes Geschwindigkeitsprofil vor, kann mittels eines einkanaligen Doppler-Gerätes gearbeitet werden, da an jedem Ort die gemessene Geschwindigkeit dieselbe ist. Ist das Geschwindigkeitsprofil aber flach und schief, kann die mittlere Geschwindigkeit über dem Gefäßdurchmesser mittels eines einkanaligen Doppler-Gerätes nicht gemessen werden, es sei denn, das „sample volume" kann in axialer Richtung so vergrößert werden, daß es den ganzen Gefäßdurchmesser beinhaltet (Jenni et al. 1984). Nicht-invasive Messungen mittels mehrkanaliger Doppler-Echokardiographie in der Aorta ascendens bei Normalpersonen ergeben ebenfalls flache, schiefe Geschwindigkeitsprofile (Jenni et al. 1984).
Im folgenden soll die Geschwindigkeitsverteilung in der Aorta ascendens und der Einfluß auf die Berechnung des Herzminutenvolumens untersucht werden. Die Geschwindigkeitsprofile wurden mittels eines 16kanaligen, zweidimensionalen Echo-Doppler-Gerätes registriert.

Patienten und Methodik

Die nicht-invasiven Untersuchungen wurden bei 10 herzgesunden Probanden durchgeführt, 6 Männer (mittleres Alter 26 Jahre) und 4 Frauen (mittleres Alter 25 Jahre). Bei allen Probanden wurden von suprasternal aus die Aorta ascendens, der Aortenbogen sowie die Abgänge der großen Halsgefäße dargestellt.

Doppler-Echokardiographie

Ein Diasonics CV 3400R Sektor-Scanner mit einem integrierten 16kanaligen Doppler-Gerät und dem Standard 2,25-MHz-Transducer wurde benutzt. Die 16 Kanäle lassen sich, entlang des Ultraschallstrahls, im ganzen Sektor plazieren. Jeder Kanal hat eine axiale Ausdehnung von 2 mm, im Tiefenbereich von 4–10 cm und einem Sektorwinkel kleiner 30°, beträgt die laterale Ausdehnung, die abhängig von der Strahlcharakteristik ist, 3–7 mm. Sind Kanal 1 und 16 plaziert, werden die restlichen 14 automatisch äquidistant dazwischen verteilt. Ist die Distanz zwischen Kanal 1 und 16 größer als 32 mm, ergeben sich zwischen den einzelnen Kanälen konstante Abstände. Die Pulsrepetitionsfrequenz für den Doppler lag, abhängig von der Tiefe der posterioren Aortenwand, bei rund 10 kHz. Die Geschwindigkeitsinformationen aus jedem Kanal werden in einem externen Microkomputer (Motorola 6800) mit einer Frequenz von 64 Hz und einer Auflösung von 8 bit digitalisiert. Die Daten jedes einzelnen Kanals werden über 8 Herzzyklen gemittelt. Während der Registrierung über 8 Herzzyklen wird die instantane maximale Geschwindigkeit im Gefäßdurchmesser auf einem Monitor dargestellt. Dies erlaubt dem Untersucher zu erkennen, ob während der Registrierung Extrasystolen, Artefakte bedingt durch Wandbewegungen, oder eine Verschiebung des Ultraschallstrahls aufgetreten sind. Die gemittelten Geschwindigkeitsprofile werden auf einer Floppy Disc gespeichert.

Berechnungen

Mittels Mikrocomputer (Motorola 6800) wurden anhand der gemittelten Geschwindigkeitsprofile folgende Berechnungen ausgeführt:
1. Die relative, mittlere Geschwindigkeit (V_{LIN}) über dem Gefäßquerschnitt wurde bei 30%, 50% und 70% der systolischen Austreibungsphase (SEP) berechnet. $V_{LIN} = 1/16 \, (V_1 + V_2 + \ldots + V_{16})$, $V_1, V_2, \ldots V_{16}$ = relative Geschwindigkeiten in den Kanälen 1–16.
2. Die relativen Geschwindigkeiten in jedem der 16 Kanäle wurden zu den Zeitpunkten 30%, 50% und 70% der SEP berechnet und die Werte der einzelnen Kanäle auf V_{LIN} normiert (Abb. 1a-c).
3. Die systolischen Zeitintegrale aller 16 Kanäle wurden berechnet und auf das systolische Zeitintegral von V_{LIN} normiert (Abb. 2).
4. Das Verhältnis von V_4/V_9 und V_{13}/V_9 wurde zu den Zeitpunkten 30%, 50% und 70% der SEP berechnet.
5. Das Verhältnis des systolischen Zeitintegrals von V_4/systolisches Zeitintegral von V_{LIN}, systolisches Zeitintegral von V_9/systolisches Zeitintegral von V_{LIN} sowie systolisches Zeitintegral von V_{13}/systolisches Zeitintregral von V_{LIN} wurde berechnet.

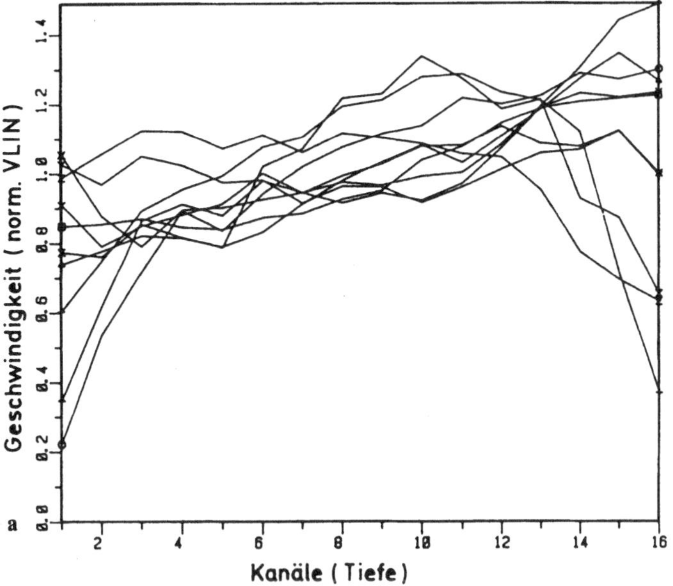

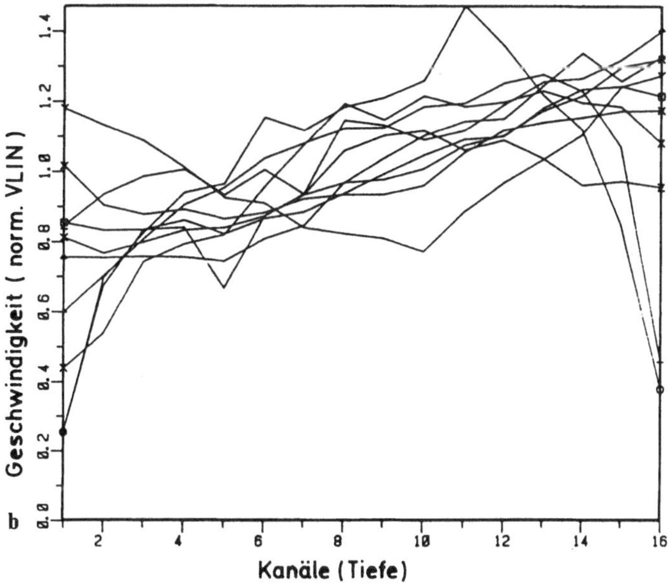

Abb. 1a-c. Instantane Geschwindigkeitsprofile zu verschiedenen Zeitpunkten in der Systole. Die Geschwindigkeitsprofile von 10 Probanden sind über 8 Herzzyklen gemittelt und zu den Zeitpunkten 30% (**a**), 50% (**b**) und 70% (**c**) der systolischen Austreibungszeit dargestellt. Die *horizontale Achse* entspricht dem Aortendurchmesser, dieser ist in die 16 Kanäle unterteilt. Kanal 1: Vorderwand, Kanal 16: Hinterwand der Aorta, *vertikal* sind die Geschwindigkeiten, normiert auf die mittlere Geschwindigkeit (V_{LIN}), aufgetragen. Man beachte die höheren Geschwindigkeiten an der Aortenhinterwand

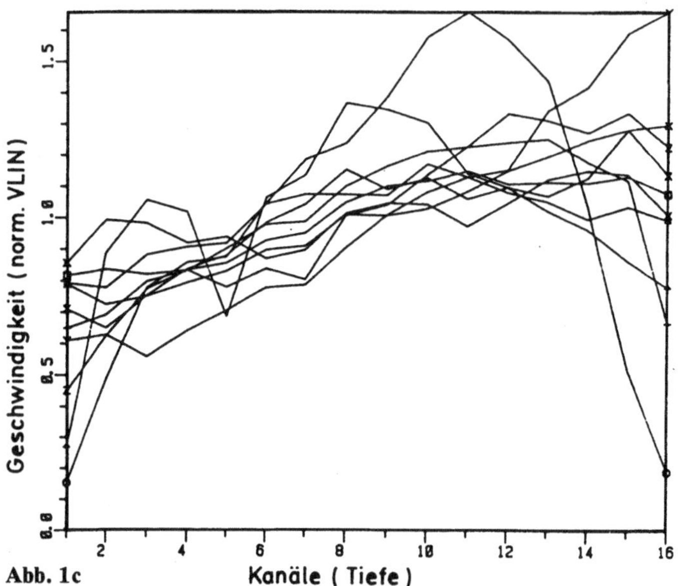

Abb. 1c

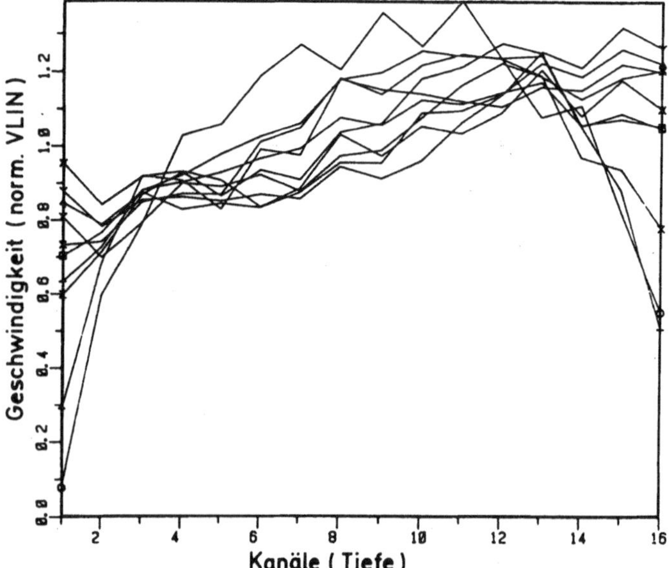

Abb. 2. Systolische Zeitintegrale der einzelnen Kanäle. Für jeden der 10 Probanden wurden die systolischen Zeitintegrale aller 16 Kanäle berechnet (relativer Volumenfluß) und auf das Zeitintegral des linearen Mittelwertes aller Kanäle (V_{LIN}) normiert. Die *horizontale Achse* entspricht wieder dem Aortendurchmesser, der in die 16 Kanäle unterteilt ist. *Vertikal* sind die Werte der normierten, systolischen Zeitintegrale aufgetragen. Geschwindigkeiten anterior der Gefäßmitte führen zu Unterschätzungen des Volumenflusses, während Geschwindigkeiten im Zentrum und posterior davon zu einer Überschätzung führen

Datenaufnahme

Nachdem von suprasternal aus die Aorta ascendens sowie der Aortenbogen in ihrem größten Durchmesser dargestellt sind, wird der Doppler-Strahl unterhalb des Truncus brachiocephalicus so plaziert, daß
1. der Winkel zwischen dem Dopplerstrahl und der Vorder- bzw. Hinterwand der Aorta ungefähr gleich ist, und
2. in keinem der 16 Kanäle „aliasing" auftritt.

Kanal 1 wurde nahe der Aortenvorderwand, Kanal 16 nahe der Aortenhinterwand plaziert. Anschließend wurde das zweidimensionale Sektorbild eingefroren, um die optimale Repetitionsfrequenz für den Doppler auszunützen. In jedem Fall gelang eine Positionierung des Doppler-Strahls, ohne daß „aliasing" auftrat. Der Winkel zwischen Ultraschallstrahl und Gefäßachse wurde nicht bestimmt, da nur *relative* Geschwindigkeitsmessungen durchgeführt wurden.

Ergebnisse

In Abb. 1 sind die auf V_{LIN} normierten Geschwindigkeiten der 16 Kanäle zu den Zeitpunkten 30% (a), 50% (b) und 70% (c) der systolischen Austreibungsphase dargestellt. Die Geschwindigkeitsprofile sind schief mit höheren Geschwindigkeiten an der Hinterwand der Aorta.

Die Berechnung von V_4/V_9 und V_{13}/V_9 ergibt die Abweichung der Geschwindigkeiten von der Geschwindigkeit im Zentrum des Gefäßes (V_9). Diese betragen für V_4/V_9 zum Zeitpunkt 30% SEP $0,87 \pm 0,12$ (Bereich 0,66–2,08), bei 50% SEP $0,80 \pm 0,09$ (Bereich 0,67–0,93) und bei 70% SEP $0,76 \pm 0,11$ (Bereich 0,62–0,93). Für die Abweichung von V_{13} ergibt sich bei 30% SEP $1,09 \pm 0,12$ (Bereich 0,87–1,25), bei 50% SEP $1,11 \pm 0,09$ (Bereich 0,95–1,22) und bei 70% SEP $1,07 \pm 0,16$ (Bereich 0,81–1,34).

Ein Vergleich der systolischen Zeitintegrale von V_4, V_9 und V_{13} mit dem systolischen Zeitintegral von V_{LIN} ergibt den Fehler, der zu erwarten ist, wenn V_4, V_9 oder V_{13} als Geschwindigkeitswerte für die Berechnung des Volumenflusses eingesetzt würden. Wird V_4 als repräsentative Geschwindigkeit eingesetzt, beträgt die Abweichung vom Zeitintegral von V_{LIN} $0,91 \pm 0,06$ (Bereich 0,86–1,03), für V_9 ergibt sich $1,07 \pm 0,13$ (Bereich 0,91–1,34) und für V_{13} $1,19 \pm 0,06$ (Bereich 1,06–1,25).

Diskussion

Unsere nicht-invasiven Resultate zeigen, daß in der Aorta ascendens unterhalb des Truncus brachiocephalicus während der systolischen Austreibungsphase flache, aber schiefe Geschwindigkeitsprofile vorliegen. Die höchsten Geschwindigkeiten treten entlang der posterioren Aortenwand auf. Geschwindigkeitsmessungen in einem kleinen „sample volume" sind somit vom Ort der Messung abhängig, die gemessene Geschwindigkeit muß nicht repräsentativ für die mittlere Geschwindigkeit über dem Aortenquerschnitt sein. Wird diese Geschwindigkeit für die Berechnung des Herzminutenvolumens herangezogen, ist mit Fehlern zu rechnen, die allein schon auf die Geschwindigkeitsverteilung zurückzuführen sind.

Die Argumentation, daß die höheren Geschwindigkeiten an der posterioren und die tieferen an der anterioren Aortenwand durch verschiedene Winkel zwischen dem Ultraschallstrahl und den entsprechenden Kanälen zustande kommt, ist nicht stichhaltig, da die Winkeldifferenz zwischen den anterior und posterior gelegenen Kanälen mindestens 20° betragen müßte.

Bei Kindern, bei denen mit einem einkanaligen Doppler-Gerät die Flußgeschwindigkeit proximal unserer Meßstelle registriert wurde, konnten gute Korrelationen zwischen nicht-invasiv und invasiv bestimmten Herzminutenvolumen nachgewiesen werden (Goldberg et al. 1982). Diese Resultate lassen sich dadurch erklären, daß bei kleinem Aortendurchmesser das „sample volume" wegen der Bewegung der Aorta gegenüber dem „sample volume" praktisch den ganzen Aortendurchmesser überstreicht und die gemessene Geschwindigkeit ungefähr der mittleren Geschwindigkeit über dem Gefäßdurchmesser entspricht. Nicht eingegangen wurde auf weitere Fehlermöglichkeiten bei der Berechnung des Herzminutenvolumens mit der Doppler-Echomethode:

1. auf die Winkelmessung zwischen Ultraschallstrahl und Gefäßachse,
2. auf die Bestimmung des Gefäßdurchmessers und
3. auf die Geschwindigkeitsverteilung in der orthogonalen, von uns untersuchten Ebene.

Literatur

Fisher DC, Sahn DJ, Friedman MJ et al. (1983) The effect of variations on pulsed Doppler sampling site on calculation of cardiac output: An experimental study in open chest dogs. Circulation 67: 370–376

Goldberg SJ, Sahn DJ, Allen HD, Valdez-Cruz LM, Hoenecke H, Carnahan Y (1982) Evaluation of pulmonary and systemic blood flow by two-dimensional Doppler echocardiography using fast Fourier transform spectral analysis. Am J Cardiol 50: 1394–1400

Jenni R, Vieli A, Ruffmann K, Krayenbuehl HP, Anliker M (1984) A comparison between single gate and multigate ultrasonic Doppler measurements for the assessment of the velocity pattern in the human ascending aorta. Eur Heart J 5: 948–953

Ling SC, Atabek HB, Fry DL, Patel DL, Janizcki JS (1968) Application of heated-film velocity and shear probes to haemodynamic studies. Circ Res 23: 789–801

Paulsen PK, Hasenkam JM (1983) Three-dimensional visualization of velocity profiles in the ascending aorta in dogs, measured with a hot-film anemometer. J Biomech 16: 201–210

Peronneau PA, Hinglais JR, Xhaard M, Deloche P, Philippo J (1973) The effect of curvature and stenoses on pulsatile flow in vitro and vivo. In: Reneman RS (ed) Cardiovascular applications of ultrasound. North Holland, Amsterdam, pp 203–215

Seed WA, Wood NB (1971) Velocity patterns in the aorta. Cardiovasc Res 5: 319–330

Doppler-echokardiographische Funktionsdiagnostik verschiedener Prothesentypen in Mitralposition

J. M. Curtius, H. Pawelcik, B. Mittmann

Alle zur Verfügung stehenden Mitralklappenprothesen stellen eine gegenüber der eigentlichen Mitralklappe – mehr oder weniger – erhöhte Strömungsbehinderung des Blutes dar. Dabei wurden hämodynamische Unterschiede zwischen den einzelnen Prothesentypen in Mitralposition festgestellt (Horstkotte et al. 1983). Die Doppler-Echokardiographie ist in der Lage, nicht-invasiv Druckgradienten durch Flußgeschwindigkeitsmessungen zu erfassen. Sie ermöglicht es somit, auf nicht belastende Weise bei einer größeren Patientenzahl die hämodynamischen Ergebnisse nach Implantation verschiedener Mitralprothesentypen zu vergleichen.

Patienten

111 Patienten mit einer Mitralklappenprothese (mittleres Alter 53,6 Jahre), die keinen klinischen Anhalt für eine Prothesendysfunktion boten und außerdem keinen klinischen Anhalt oder den Doppler-echokardiographischen Befund eines Klappenrandlecks, wurden untersucht. 17 Patienten, bei denen ein Prothesenrandleck bestand, waren zuvor von der Studie ausgeschlossen worden.
Die Doppler-echokardiographische Untersuchung bei einem Patienten war nicht hinreichend sicher genug auswertbar, so daß dieser ausgeschieden werden mußte.
Die übrigen 110 Patienten setzten sich wie in Tabelle 1 aufgeführt, zusammen. Bei den 53 Patienten mit einer St.-Jude-Medical-Prothese und den 39 mit einer Björk-Shiley-Prothese betrug die Größe jeweils 29 M, entsprechend einem Außendurchmesser von 29 cm. Von den 11 Patienten mit einer Starr-Edwards-Kugelprothese hatten 2 die Größe M 4 (Außendurchmesser 32 cm), 8 die Größe M 3 (30 cm) und 1 M 2 (28 cm). Von den 7 Patienten mit Ionescu-Shiley-Bioprothese hatten 5 die Größe 29 M und 2 Patienten 27 M.

Tabelle 1. Mitralprothesentypen und ihre Größe im untersuchten Patientengut

Prothesentyp	Größe	n
SJM	53 × 29 M	53
BS	39 × 29 M (∅ Monostrut)	39
SE	8 × M3, 2 × M4, 1 × M2	11
JS	5 × 29 M, 2 × 27 M	7
		110

Methodik

Alle Patienten wurden zunächst mittels zweidimensionaler Echokardiographie im apikalen Vierkammerblick untersucht mit einem 2,4-MHz-Schallkopf (elektronischer Sektorscanner der Firma Toshiba SSH 40 A). Mit dem Continous-wave-Doppler Toshiba SDS 21 B wurde die maximale Flußgeschwindigkeit ventrikelseitig der Mitralprothese aufgesucht. Es kam die FFT-Doppler-Frequenzanalyse zur Anwendung.

Gemessen wurden 1) v_{max} (m/s), 2) Pressurehalftime (ms) und 3) $\overline{v}$ (mittlere diastolische Flußgeschwindigkeit) (m/s). Zur Berechnung der mittleren Flußgeschwindigkeit wurde die mittlere Diastolendauer aus 10 hintereinanderliegenden Diastolen festgestellt, 2 durchschnittlich lange Diastolen wurden ausgewählt und die Fläche unter dem Flußprofil planimetriert. Die Fläche wurde durch die Diastolendauer dividiert. Aus den oben aufgeführten 3 Werten wurden errechnet

1. die effektive Prothesenöffnungsfläche (cm^2): 220/Pressurehalftime und
2. $\overline{\Delta p}$ (mittlerer diastolischer Druckgradient) (mmHg): $4 \cdot \overline{v}^2$.

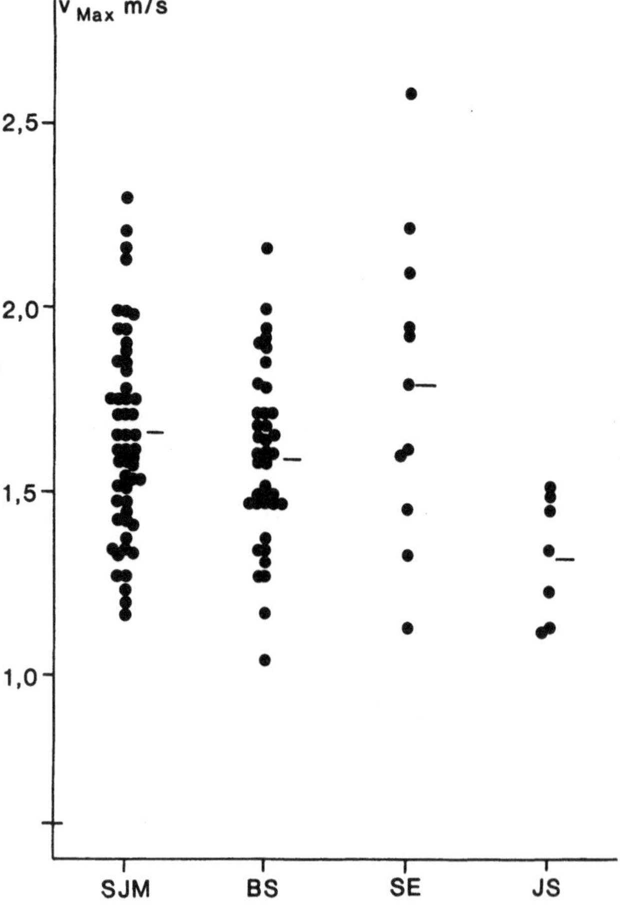

Abb. 1. Maximale diastolische Flußgeschwindigkeit (v_{max}), aufgeteilt nach den 4 Prothesentypen

Um ein Prothesenrandleck auszuschließen, wurde in einem 2. Arbeitsgang der parasternale Längsschnitt eingestellt. Mit dem gepulsten Doppler Toshiba SDS 21 A wurde dann der vorhofseitige Bereich vor der Mitralprothese im linken Vorhof auf einen systolischen Fluß hin überprüft.

Ergebnisse

In Abb. 1 sind die Meßwerte der maximalen frühdiastolischen Flußgeschwindigkeit, getrennt für die 4 Prothesentypen, aufgeführt. Sie schwanken etwa zwischen 1 und 2,5 m/s. Die Mittelwerte der v_{max} für die Patienten mit St.-Jude-Medical-Mitralprothese von 1,66 und Björk-Shiley-Prothese von 1,59 m/s liegen nahe beieinander. Bei

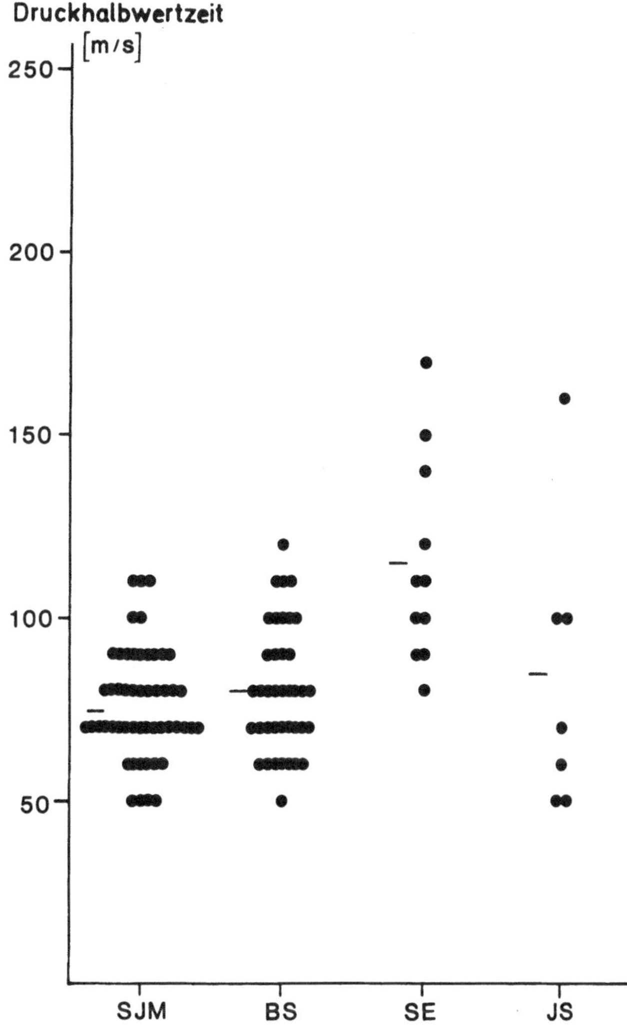

Abb. 2. Druckhalbwertszeit, aufgeteilt nach den 4 Prothesentypen

den Patienten mit Starr-Edwards-Prothese streut v_{max} deutlich, der Mittelwert liegt mit 1,79 m/s höher. v_{max} ist bei den Patienten mit Ionescu-Shiley-Prothese im Mittel mit 1,32 m/s niedriger.

Bei der Untersuchung von Starr-Edwards-Prothesen fiel auf, daß, entsprechend dem Bau der Prothese, die maximale Flußgeschwindigkeit nicht unmittelbar hinter dieser, sondern jeweils lateral bzw. medial, also in der Zirkumferenz des Balls festzustellen war. Unmittelbar hinter dem Ball waren z. T. geringe Turbulenzen, z. T. kein Fluß zu messen.

Wie hinreichend bekannt, ist die Messung der maximalen Flußgeschwindigkeit bei der Mitralklappe oder Mitralprothesen nur wenig aussagekräftig, da insbesondere vom Herzzeitvolumen und vom diastolischen linksventrikulären Druck abhängig.

Die *Druckhalbwertzeit* besitzt die größere Aussagekraft. Hier fallen die Patienten mit einer Starr-Edwards-Prothese mit einer mittleren Pressurehalftime von 115 ms deutlich gegenüber den anderen Patientengruppen auf. Dieser Wert ist im Vergleich zu allen 3 anderen Gruppen signifikant unterschiedlich. Die 3 anderen Gruppen unterscheiden sich nicht signifikant, auch wenn die Patienten mit St.-Jude-Medical-Prothese mit einer Pressurehalftime von 77 ms im Vergleich zu denen mit Björk-Shiley-Prothese (80 ms) und mit Ionescu-Shiley-Prothese (84 ms) etwas bessere Werte aufweisen.

Bei keinem Patienten wurde eine Pressurehalftime von 220 ms oder mehr festgestellt, die einer Klappenöffnungsfläche von 1 cm^2 oder weniger entspräche; andererseits zeigen nur wenige Patienten eine Pressurehalftime unter 60 ms, wie dies bei Normalpatienten ohne Prothese der Fall ist (Hatle 1985).

Die Abb. 3 zeigt die *effektive Prothesenöffnungsfläche* sowie den *mittleren diastolischen Druckgradienten* zwischen linkem Vorhof und linkem Ventrikel bei den 4 verschiedenen Prothesentypen.

Die geometrische Klappenöffnungsfläche wird für die SJM-, BS- und JS-Prothese zwischen 4,4 und 5,0 cm^2 angegeben; es wird deutlich, daß die funktionelle oder effektive Klappenöffnungsfläche deutlich geringer ist.

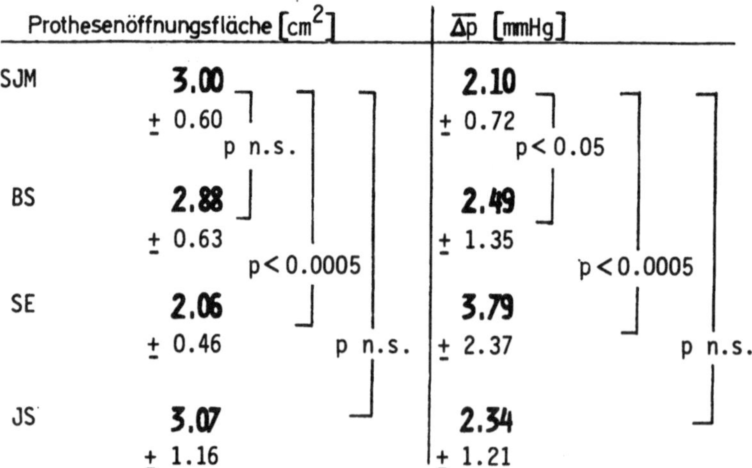

Abb. 3. Effektive oder funktionelle Prothesenöffnungsfläche sowie mittlerer diastolischer Druckgradient ($\overline{\Delta p}$), aufgeteilt nach den 4 Prothesentypen

Erneut zeigt sich, daß die St.-Jude-Medical-Prothese die besten hämodynamischen Ergebnisse aufweist. Das Starr-Edwards-Kugelventil dagegen schneidet deutlich ungünstiger ab. Seine Klappenöffnungsfläche liegt fast 1 cm^2 unter derjenigen der übrigen 3 Prothesentypen.

Beim mittleren diastolischen Druckgradienten zeigt sich auch ein signifikanter Unterschied zwischen St.-Jude- und Björk-Shiley-Prothesen zugunsten der St.-Jude-Medical. Wie insgesamt deutlich wird, ist jedoch das Niveau der Druckgradienten der normal funktionierenden Mitralprothesen gering.

Tendenziell führten unsere Messungen zu ähnlichen Ergebnissen wie bei vorangegangenen Studien an Mitralklappenprothesen (Hoffmann et al. 1982; Raizada et al. 1983; Weinstein et al. 1983; Williams et al. 1984).

Zusammenfassung

Die Doppler-Echokardiographie stellt sich als geeignetes Verfahren zur Funktionsdiagnostik von Mitralprothesen dar. Sie führt bei nahezu 100% der Patienten zu einem auswertbaren Ergebnis. Es ergeben sich hämodynamische Unterschiede bei verschiedenen Mitralprothesentypen. Beim Vergleich von St.-Jude-Medical-, Björk-Shiley-, Starr-Edwards und Ionescu-Shiley-Prothesen zeigen die SJM- die besten, die SE-Prothesen die ungünstigsten Werte.

Literatur

Hatle L (1985) Doppler ultrasound in cardiology. Lea & Febiger, Philadelphia

Hoffmann A, Amann FW, Grädel E, Burckhardt D (1982) Nicht-invasive Bestimmung von Druckgradienten an Herzklappenprothesen mit Doppler-Ultraschall. Schweiz Med Wochenschr 112: 1600–1603

Horstkotte D, Haerten K, Schulte HD, Seipel L, Krian A, Loogen F (1983) Hämodynamische Ruhe- und Belastungsuntersuchungen nach Implantation verschiedener Mitralklappenprothesen mit gleichem Außendurchmesser. Z Kardiol 72: 385–393

Raizada V, Hoyt TW, Corlew S, Abrams J (1983) A study of the diastolic flow velocity profile of the clinically uncomplicated mitral porcine bioprosthesis using an echo-Doppler technique. Jpn Heart J 24: 59–66

Weinstein IR, Marbarger JP, Pérez JE (1983) Ultrasonic assessment of the St. Jude prosthetic valve: M-mode, two-dimensional, and Doppler echocardiography. Circulation 68: 897–904

Williams GA, Nelson J, Mrosek D, Kennedy HL, Labovitz AJ (1984) Evaluation of prosthetic mitral valves with two dimensional Doppler echocardiography (Abstract). Eur Heart J [Suppl 1] 5: 11

Zweidimensionale Doppler-Echokardiographie in der Beurteilung prothetischer Herzklappen*

G. SOLD, A. T. TROMPLER, K. WIESEMÜLLER, H. KREUZER

Obgleich von großer klinischer Bedeutung, schränken methodische Probleme den Einsatz der bildgebenden Echokardiographie bei Patienten nach Herzklappenersatz deutlich ein. So erscheinen alloplastische Materialien wie Metall oder Kunststoff außerordentlich echoreich, Reverberationen können benachbarte Echostrukturen überdecken. Die beschränkte laterale Auflösung üblicher Echosysteme wirkt sich ebenfalls ungünstig aus, Ventilkörper, Ventilkäfig und Klappenring können häufig nur ungenügend unterschieden werden. Weitere Schwierigkeiten entstehen dadurch, daß die empfangenen Echomuster je nach der Lage der Kunstklappe in situ sehr variieren; sie hängen davon ab, wie diese Klappe im Einzelfall eingesetzt wurde, beispielsweise also davon, ob bei einer Björk-Shiley-Prothese in Aortenposition die Achse der Kippscheibe nach vorne oder zur Seite weist oder ob sie eine Zwischenstellung einnimmt (Kotler et al. 1978; Michel u. Klinner 1982).

Doppler-echographische Verfahren erlauben es, die Blutströmung in Gefäßen oder im Herzen nichtinvasiv zu untersuchen. Im Unterschied zu früheren, nicht geschwindigkeitstreuen Gerätesystemen (Baker et al. 1977) ermöglichen in jüngster Zeit verfügbare spektralanalytische Verfahren neben qualitativen auch quantitative Aussagen; mit ihnen können Strömungsgeschwindigkeiten unmittelbar gemessen werden, ihre zeitlichen Änderungen werden graphisch erfaßt (Hatle u. Angelsen 1982). Verbunden mit der bildgebenden Echokardiographie ergeben sich weitere Möglichkeiten. Unter zweidimensionaler Schnittführung können kardiale Strukturen Doppler-echographisch abgetastet, aufgenommene Signale können strömungstechnisch analysiert werden; morphologische werden durch funktionelle Aussagen ergänzt (Pearlman et al. 1983).

Ziel der vorliegenden Untersuchung war es, die diagnostischen Möglichkeiten der Doppler-Echokardiographie bei Patienten mit künstlichen Herzklappen zu prüfen, Doppler-technische mit ein-/zweidimensional-echographischen Aussagen zu vergleichen und für einen sinnvollen Einsatz notwendige Schlußfolgerungen zu ziehen.

---

* Diese Studie wurde unterstützt aus Mitteln der DFG (SFB 89, Kardiologie Göttingen)

Methodik

Patienten

Untersucht wurden konsekutiv 120 Patienten, bei denen im Rahmen eines stationären Aufenthalts oder ambulant ein Echokardiogramm anzufertigen war. Der Grund
hierfür war in 41 Fällen (34%) eine klinisch oder phono-/mechanokardiographisch
mögliche Prothesendysfunktion; in 51 Fällen (43%) sollte die Untersuchung davon
unabhängige Fragestellungen klären; bei 28 Patienten (23%) diente sie der Dokumentation des postoperativen Verlaufs. Es handelte sich um 64 Frauen und 56
Männer im Alter zwischen 18 und 71 Jahren (x = 53,4 ± 10,2 S.E.); der kardiochirurgische Eingriff lag 1–212, im Mittel 47 Monate zurück.
Alle Patienten wurden klinisch untersucht. Phono-/Mechanokardiogramme, gegebenenfalls auch Filmaufnahmen wurden in üblicher Weise angefertigt, vereinzelt wurden invasive Daten in die Beurteilung mit einbezogen. Als Kennzeichen einer Prothesendysfunktion galten das Fehlen zu erwartender Prothesenklicks, ein Regurgitationssystolikum oder ein niederfrequentes Diastolikum über dem Mitralareal (bei
Mitralprothesen), ein Dekreszendodiastolikum oder ein ≥ 4/6 lautes systolisches
Austreibungsgeräusch in Aortenposition (bei Aortenprothesen); andere Befunde
wurden als fraglich (wenn weniger laut oder formal nicht zu differenzieren) oder
negativ (wenn davon abweichend) eingestuft.

Ein-/Zweidimensionale Echokardiographie

Mit einem integrierten Gerätesystem (Irex III-B, Kontron/Roche; Frequenz des
Schallkopfs 2,5 MHz) wurden von parasternal der linksseitige Längsachsenschnitt,
anschließend Transversalschnitte in Höhe der Papillarmuskeln, der Mitralklappe und
der Aortenwurzel aufgezeichnet. Unter zweidimensionaler Schnittführung wurden
M-mode-Echogramme dieser Bezirke registriert. Nun wurde die Herzspitze aufgesucht, apikale Vier- und Dreikammerebene wurden überprüft. Andere Anschnitte
blieben besonderen Fragestellungen vorbehalten, die Beurteilung der Echogramme
folgte üblichen Verfahren.

Doppler-Echokardiographie

Für die Doppler-technischen Messungen wurde ein Modul mit einer Frequenz von 2,0
MHz verwendet, die sonographische Meßzelle war bis in eine Tiefe von 13,5 cm zu
verschieben. Mit einer Pulsrepetitionsrate von 8,6 kHz für Eindringtiefen von ≥ 8 cm
und 5,7 kHz für Tiefen > 8 cm konnten Geschwindigkeiten bis zu 3,4 m/s im
schallkopfnäheren, bis zu 2,2 m/s im schallkopfferneren Bereich aufgezeichnet werden; der Ort der Meßzelle wurde auf dem Monitor angezeigt. Bei kontinuierlicher
Schallemission ging die Tiefeninformation verloren, es konnten Geschwindigkeiten
bis zu 6,0 m/s erfaßt werden. Die Analyse der Doppler-Signale erfolgte „on-line", die
Spektralkurven wurden in Analogtechnik (Chirp-Z-Schaltung) ermittelt; sie wurden
mit einer Geschwindigkeit von 50 oder 100 mm/s registriert.

Abhängig von der klinischen Fragestellung, der Position der künstlichen Klappe oder von morphologisch auffälligen Befunden wurden mit dem Meßstrahl oder der Meßzelle interessierende Strukturen aufgesucht; unter zweidimensionaler Bildführung wurden diese stromauf- und -abwärts untersucht. Von apikal, von der Vierkammerebene aus, wurden die Atrioventrikularklappen abgetastet; nach einer Mitralprotheseninsuffizienz wurde darüber hinaus von parasternal gesucht. Die Aortenklappe wurde aus Drei- und/oder Fünfkammerschnitten überprüft, parasternale Schnittebenen dienten hier dem Nachweis oder dem Ausschluß von Turbulenzen. Ohne zweidimensionale Kontrolle, mit einem kleineren, abgewinkelten Schallkopf wurde die Aorta ascendens von suprasternal aufgesucht, der Fluß in der Aortenwurzel wurde von hier überprüft. Die Lage des Schallkopfs, des Meßstrahls oder der Meßzelle wurde jeweils so lange variiert, bis möglichst hochfrequente, für die jeweilige Region charakteristische Strömungssignale aufzuzeichnen waren und bis ein abnormes Strömungsverhalten auszuschließen oder nachzuweisen war; Aufzeichnungen unter gepulster Schallemission wurden durch solche unter kontinuierlicher Schallemission ergänzt (Abb. 1). Eine Obstruktion wurde dann angenommen, wenn stromabwärts Turbulenzen und abnorm hohe Durchflußgeschwindigkeiten aufzuzeichnen waren;

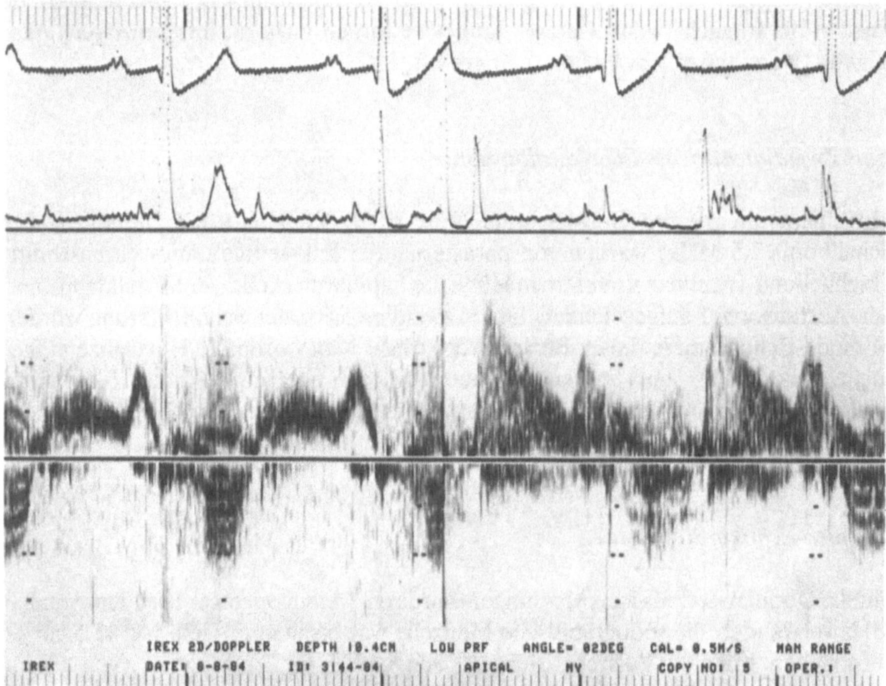

Abb. 1. Doppler-echographische Aufzeichnung einer Bioprothese in Mitralposition. *Oben:* EKG. *Mitte:* Intensität der empfangenen Echosignale. *Unten:* Spektralkurve während gepulster *(linke Bildhälfte)* und kontinuierlicher Schallemission *(rechte Bildhälfte)*. Papiervorschub 50 mm/s. Die sonographische Meßzelle liegt in Höhe des Mitralrings, die gepulste Aufzeichnung zeigt deutlich eine (axiale) Regurgitation. Bei kontinuierlicher Emission wird die Geschwindigkeit des diastolischen Einstroms vollständig wiedergegeben, maximale und (zeitlich) mittlere Geschwindigkeiten können bestimmt werden

für die Diagnose einer Regurgitation wurde der Nachweis eines stromaufwärts gelegenen, den Klappenschluß überdauernden hochfrequenten Rückstroms gefordert (Hatle u. Angelsen 1982; Pearlman et al. 1983).

Analyse der Daten

Klinische, insbesondere auskultatorische, bildgebend-echographische und Dopplertechnisch erhobene Befunde wurden gegenübergestellt. Zusammenhänge zwischen ihnen wurden nach dem χ^2-Test geprüft.

Um darüber hinausgehende quantitative Aussagen zu erzielen, wurden maximale und mittlere Strömungsgeschwindigkeiten bestimmt; aortal entsprachen diesen die Höhe (V_{max} und Fläche der systolischen Strömungskurve, dividiert durch die jeweilige Ejektionszeit $\overline{V}$). In Mitralposition wurden V_{max} und $\overline{V}$ diastolisch ermittelt; als Druckhalbwertszeit ($t_{1/2}$) wurde jene Spanne bezeichnet, in welcher die Strömungsgeschwindigkeit von ihrem diastolischen Maximum auf den Wert $V_{max}/\sqrt{2}$ fiel (Hatle et al. 1979).

Ergebnisse

Bei 107 der untersuchten Patienten war 1, bei 13 waren 2 Herzklappen prothetisch ersetzt. 68 dieser Prothesen befanden sich in Aorten-, 65 in Mitralposition (Tabelle 1). In 13 Fällen war eine alloplastische Ballprothese, in 46 eine Kippscheibenklappe, in 66 eine Doppelflügelklappe zu überprüfen; Bioprothesen mit alloplastischem Nahtring erhielten 8 Patienten. Nach den Kriterien der New York Heart Association befanden sich 28 Patienten im klinischen Stadium I, 59 im Stadium II, 29 im Stadium III und 4 im Stadium IV. Eine Prothesendysfunktion konnte in 39 Fällen auskultatorisch ermittelt werden, in ihrer Mehrzahl schien der Ausprägungsgrad jedoch gering.

Normale Strömungsverhältnisse

Vergleichbar der Situation an natürlichen Klappen zeigten Spektralkurven von Aortenprothesen einen monophasischen, konvexbogigen Verlauf. In Mitralposition folgte einem frühen diastolischen Maximum ein lineares oder leicht konkaves Absinken der Strömungsgeschwindigkeit. Lag ein Sinusrhythmus vor, kam es zu einem biphasischen Strömungsverlauf; der P-Welle im EKG entsprach ein zweiter diastolischer Peak. Gegenüber natürlichen Mitral- und Aortenklappen (Trompler et al. 1985) waren maximale und mittlere Strömungsgeschwindigkeiten prothetischer

Tabelle 1. Prothesentypen bei 120 konsekutiven Patienten. *SE* Starr-Edwards-Prothese, *LK* Lillehei-Kaster-Prothese, *BS* Björk-Shiley-Prothese, *SJ* St. Jude-Medical-Prothese, *BI* Bioprothesen

	SE	LK	BS	SJ	BI	Summe
Aortal	9	1	25	29	4	68
Mitral	4	0	20	37	4	65

Herzklappen erhöht (p < 0,05), die Druckhalbwertszeiten erschienen verlängert. Referenzwerte, an jeweils 10 der häufigeren Prothesentypen bestimmt, lagen bei 1,61 (St. Jude-Prothesen, V_{max}), 1,72 Björk-Shiley-Prothesen, V_{max}) 1,22 (St. Jude-Prothesen, $\overline{V}$) und 1,34 (Björk-Shiley-Prothesen, $\overline{V}$) m/s in Aortenposition; in Mitralposition lag die maximale Geschwindigkeit bei 1,31 (St. Jude-Prothesen) und 1,43 m/s (Björk-Shiley-Prothesen), die mittlere bei 0,72 m/s (St. Jude-Prothesen und 0,81 m/s (Björk-Shiley-Prothesen). Die Druckhalbwertszeit betrug im Mittel 81 (für St. Jude-Prothesen) und 89 m/s (für Björk-Shiley-Prothesen), beide Werte waren voneinander nicht signifikant unterschieden (p > 0,10). Maximale und mittlere Strömungsgeschwindigkeiten waren miteinander positiv korreliert, aortal (r = 0,86) ähnlich eng wie mitral (r = 0,74; p > 0,05).

Besonderheiten in Aortenposition

Doppler-echographische Besonderheiten in Aortenposition betrafen 25 Patienten (37%; Tabelle 2), 2 von diesen ließen eine nennenswerte Obstruktion klinisch vermuten:

1. Bei einer 27jährigen Patientin mit einer St. Jude-Medical-Prothese, nach einem gynäkologischen Eingriff nicht wieder antikoaguliert, kam es zu einer perakuten Linksherzinsuffizienz; neben einem lauten systolischen Strömungsgeräusch bestand ein umschriebenes Diastolikum über dem Aortenareal. M-mode-echokardiographisch fanden sich hochfrequente Oszillationen am Mitralapparat, die Exkursionen der Doppelflügelklappe erschienen restringiert. Doppler-echokardiographisch bestätigte sich die aortale Regurgitation, Aufzeichnungen von suprasternal sprachen für einen hämodynamisch bedeutsamen Gradienten (Abb. 2). Übereinstimmend zeigten Filmaufnahmen eine verminderte Klappenbeweglichkeit; ohne invasive Diagnostik wurde die Patientin anschließend operiert. In situ fand man eine ausgeprägte thrombotische Obstruktion.

2. Mit dem Auskultationsbefund eines kombinierten Aorten-Mitral-Vitiums entwickelte eine 52jährige Patientin binnen weniger Tage eine schwere Linksherzinsuffizienz, M-mode-technische Zeichen sprachen für eine ventrikuläre Volumenbelastung. Zweidimensional- wie Doppler-echokardiographisch bestand eine mäßiggradige Mitralstenose; apikale Strömungszeitkurven zeigten eine aortale Regurgitation. Die systolische Austreibungsgeschwindigkeit, von suprasternal ermittelt, reichte bis zu 3 m/s; die Aortographie ließ einen deutlicheren Rückstrom erkennen. Auch dieser Befund war auf thrombotische Auflagerungen zurückzuführen.

Mittels zweidimensionaler Doppler-Echokardiographie fanden sich ohne nennenswerte Obstruktion aortale Insuffizienzen in 23 Fällen, in der Mehrzahl waren sie

Tabelle 2. Doppler-echographische Besonderheiten in Aortenposition

Doppler		−	∓	+	Doppler	−	∓	+
	−	42	1	0		41	2	0
	+	3	2	20		6	7	12
			Auskultation				M-mode-Echographie	

Obstruktionen im Bereich der prothetischen Klappe	2/68 (3%)

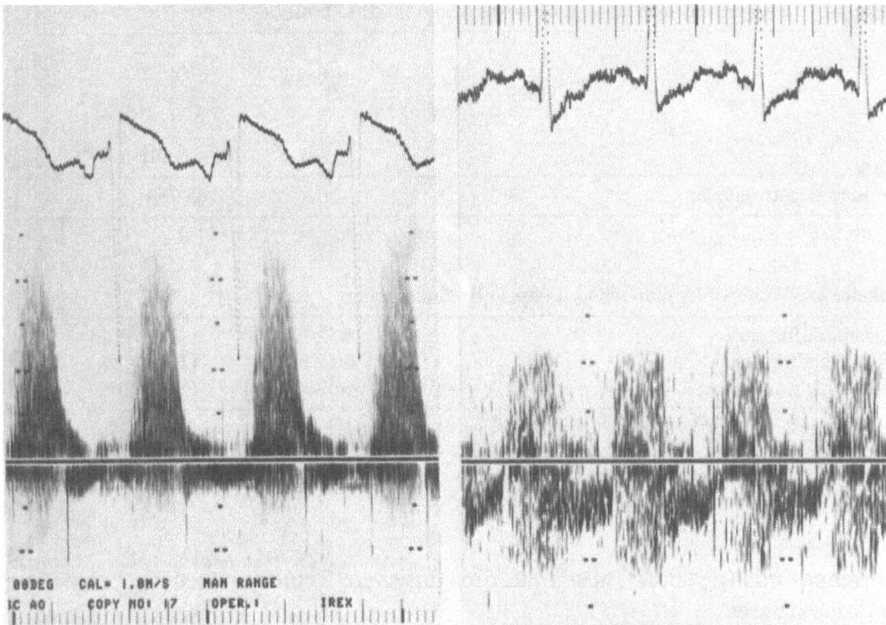

Abb. 2. Doppler-echokardiographische Aufzeichnung einer alloplastischen Aortenprothese von suprasternal *(linke Bildhälfte,* kontinuierliche Emission) und apikal *(rechte Bildhälfte,* gepulste Emission). Papiervorschub 50 mm/s. Eichung 1 m/s suprasternal, 0,5 m/s apikal. Die Aufzeichnung zeigt eine Prothesenobstruktion mit einer maximalen Austreibungsgeschwindigkeit von etwa 4,8 m/s, begleitet von einer aortalen Regurgitation; die Frequenzgrenze des gepulst sendenden Systems wird hierbei überschritten

klinisch nachzuvollziehen (Tabelle 2). Dreimal waren diese auskultatorisch jedoch nicht, zweimal nur fraglich zu erkennen; in einem weiteren grenzwertigen Fall war weder von apikal noch von parasternal ein Regurgitationsjet aufzuspüren. M-mode-technische Oszillationen im Sinne einer Aorteninsuffizienz lagen eindeutig bei 12 Fällen vor, sie waren negativ bei 6 der Doppler-echographisch undichten Prothesen; fragliche Befunde lagen in 9 Fällen vor. Wurden diese aus der statistischen Analyse ausgeschlossen, so ergab sich eine Sensitivität für die eindimensionale Echokardiographie von 67%, für die Auskultation betrug sie 87%. Die zugehörigen Kontingenzkoeffizienten berechneten sich zu 0,82 (M-mode-Echokardiographie) und 0,93 (Auskultation).

Besonderheiten in Mitralposition

Hämodynamisch relevante Mitralobstruktionen fanden sich im vorgegebenen Kollektiv nicht (Tabelle 3). Eine Protheseninsuffizienz war bei nur 5 Patienten nachzuvollziehen (entsprechend 8%). Sie ergab sich in allen Fällen von Anschnitten links parasternal, axiale Jets waren von apikal bei 2 Bioprothesen nachzuweisen (s. Abb. 1). Insgesamt fanden sich (para)prothetische Insuffizienzen in Mitral- seltener als in

Tabelle 3. Doppler-echographische Besonderheiten in Mitralposition

		−	∓	+
Doppler	−	49	9	2
	+	2	2	1

	Auskultation
Prothesenobstruktionen	0/65 (0%)

Tabelle 4. Weitere Doppler-echographische Besonderheiten

Aorteninsuffizienz	4/52/120	(8%, 3%)
Mitralinsuffizienz	12/55/120	(22%, 10%)
Trikuspidalinsuffizienz	36/69/120	(52%, 30%)
Mitralstenose	4/55/120	(7%, 3%)
Trikuspidalstenose	1/69/120	(1%, 1%)

Aortenposition ($p < 0,01$), auskultatorisch unsichere Befunde waren bei 2 Patienten zu differenzieren.

Weitere Doppler-echographische Besonderheiten

Zahlreiche Patienten der vorliegenden Serie wiesen mehrere Veränderungen auf. Insuffizienzen natürlicher Aorten- oder Mitralklappen bestanden in 8 und 22% der Fälle (entsprechend 3 und 10% der Patienten; Tabelle 4). Eine Trikuspidalregurgitation fand sich im vorliegenden Kollektiv in 30% der Fälle; diese begleitete Mitralvitien in 36 Fällen (52%). Vier Patienten ließen eine Mitralstenose zweidimensionalechographisch und Doppler-technisch erkennen; mehr als 10 Jahre nach Mitralklappenersatz fand sich bei einer Patientin mit einem diastolischen Extraton eine höhergradige Trikuspidalstenose. Weiter Überprüfungen zeigten, daß ein linkssternales holosystolisches Geräusch häufiger einer Trikuspidalregurgitation als dem Leck einer Mitralklappenprothese zuzuordnen war ($p < 0,05$). Eine linksventrikuläre Dysfunktion höheren Ausmaßes fand sich bei 4% der Patienten.

Diskussion

Die vorliegenden Daten zeigen, daß mittels zweidimensionaler Doppler-Echokardiographie ähnlich wie natürliche auch prothetische Herzklappen zu beurteilen sind. Ihre spektraltechnischen Kurven folgen einem den natürlichen Klappen ähnlichen Zeitablauf, sie besitzen die Merkmale einer atrioventrikulären (bei Mitralprothesen) oder einer arteriellen Flußkurve (bei Aortenprothesen). Gegenüber natürlichen Herzklappen waren maximale und mittlere Strömungsgeschwindigkeiten erhöht, aortal lagen sie höher als mitral. Auch zeigten St. Jude-Prothesen in der Tendenz weniger hohe Jets als Björk-Shiley-Prothesen.

Geht man von der Voraussetzung aus, daß an künstlichen Herzklappen ähnliche hydrodynamische Bedingungen wie an natürlichen Klappen vorliegen, ließen sich funktionelle Gradienten erschließen. Gemäß $\triangle p = 4 V^2$ (Hatle u. Angelsen 1982) würden sich Gradienten von 6–12 mm Hg in Aortenposition und von 2–8 mm Hg in Mitralposition ergeben haben. Dies entspricht Werten, wie sie invasive Untersuchungen erwarten lassen; sie stimmen mit vergleichbaren Doppler-echographischen Befunden überein (Hoffmann et al. 1982; Holen et al. 1979; Weinstein et al. 1983). Doppler-echographisch faßbare Besonderheiten wiesen im vorliegenden Kollektiv 30 der überprüften Prothesen auf (23%), Insuffizienzen überwogen. Mitral fanden sich Veränderungen seltener als aortal, bei Patienten mit fraglichem oder positivem Auskultationsbefund waren sie signifikant gehäuft (p < 0,01). Dabei waren 17% (5/ 30) dieser Besonderheiten klinisch nicht zu entdecken, eindeutig zu erkennen waren sie in 70% der Fälle (21/30). Die Mehrzahl dieser Veränderungen war gleichwohl hämodynamisch wenig bedeutsam, Doppler-echographisch ausgeprägtere Befunde waren bereits klinisch zu diagnostizieren.
Während auskultatorisch positive Aorteninsuffizienzen Doppler-technisch in allen Fällen nachzuvollziehen waren, gelang dies mitral bei 2 Patienten nicht. Auskultatorisch fragliche oder positive Insuffizienzen waren hier signifikant seltener zu bestätigen (p < 0,01). Zwei Erklärungen bieten sich hierfür an:
1. Ein Regurgitationssystolikum linksparasternal/apikal bei Patienten mit Mitralprothesen entspräche nicht einer Mitral-, sondern einer Trikuspidalinsuffizienz; ihre Häufigkeit, Doppler-echokardiographisch ermittelt, lag bei diesen Patienten immerhin bei 49% (32/65).
2. Außerdem wäre es denkbar, daß eine umschriebene, auskultatorisch positive Mitralprotheseninsuffizienz Doppler-echographisch eher als eine Aorteninsuffizienz übersehen wird. Begünstigt würde dies dadurch, daß bei Anlotung von apikal sich die Meßzelle jenseits des alloplastischen, vermehrt echogenen Materials befindet und daß eine perivalvuläre Regurgitation dadurch schwieriger zu entdecken ist; der ergänzenden Überprüfung von linksparasternal würden kleinere Jets leicht entgehen.
Wegen hämodynamisch höhergradiger Veränderungen wurden 2 der konsekutiv untersuchten Patienten akut operiert. Im einen Fall bestand neben einer mäßiggradigen Obstruktion eine ausgeprägtere aortale Regurgitation; neben Zeichen der linksventrikulären Volumenbelastung fand sich Doppler-technisch ein tief in die Kammer hineinreichender Jet. Im anderen Fall lag eine funktionell hochgradige Stenose vor, die Insuffizienzkomponente war gering. In besonderem Maße ergänzte hier die Doppler-Echokardiographie die Befunde der bildgebenden Echotechnik; die Patientin wurde ohne invasive Untersuchung operiert.
Zusammenfassend sprechen die vorliegenden Daten dafür, daß Doppler-technische Untersuchungen bei der Beurteilung einer Prothesendysfunktion sinnvoll sein können; klinische wie bildgebend-echokardiographische Befunde werden durch sie qualitativ und quantitativ ergänzt. Inwieweit Schlüsse auf funktionelle Gradienten, auf Klappenöffnungsflächen oder das Ausmaß einer Regurgitation ähnlich wie an natürlichen Klappen möglich sind, bleibt in korrelativen Studien zu prüfen. Sensitivität und Spezifität, Variabilität und Praktikabilität dieses Verfahrens festzulegen, wird weiteren Untersuchungen vorbehalten sein.

Literatur

Baker DW, Rubenstein SA, Lorch GS (1977) Pulsed Doppler echocardiography: Principles and application. Am J Cardiol 63: 69–79

Hatle L, Angelsen B (1982) Doppler ultrasound in cardiology. Physical principles and clinical applications. Lea & Febiger, Philadelphia

Hatle L, Angelsen B, Tromsdal A (1979) Noninvasive assessment of atrioventricular pressure half-time by Doppler ultrasound. Circulation 60: 1096–1102

Hoffmann A, Amann FW, Grädel E, Burckhardt D (1982) Nichtinvasive Bestimmung von Druckgradienten an Herzklappenprothesen mit Doppler-Ultraschall. Schweiz Med Wochenschr 112: 1600–1604

Holen J, Simonsen S, Frøysaker T (1979) An ultrasound Doppler technique for the noninvasive determination of the pressure gradient in the Björk-Shiley mitral valve. Circulation 59: 436–441

Kotler MN, Segal BL, Parry WR (1978) Echocardiographic and phonocardiographic evaluation of prosthetic heart valves. In: Kotler MN, Segal BL (eds) Clinical echocardiography. Davis, Philadelphia, pp 187–207

Michel D, Klinner W (1982) Der Patient mit der künstlichen Klappe. Perimed, Erlangen

Pearlman AS, Scoblionco DP, Sahl AK (1983) Assessment of valvular heart disease by Doppler echocardiography. Clin Cardiol 6: 573–587

Trompler AT, Sold G, Kreuzer H (1985) Beurteilung von Klappenerkrankungen durch Doppler-Echokardiographie. Z. Kardiol [Suppl 3] 74: 53

Weinstein IR, Marbarger JP, Pérez JE (1983) Ultrasonic assessment of the St. Jude prosthetic valve: M-mode, two-dimensional, and Doppler echocardiography. Circulation 68: 897-905

Charakterisierung und diagnostische Aussage momentaner Strömungsmuster über krankhaft veränderten und prothetischen Herzklappen

G. R. Fricke, H. J. Mattern

Vorbemerkung

Die konventionelle Herzkatheterisierung erlaubt neben der momentanen Druckmessung in der Regel nur die Bestimmung mittlerer Strömungsgrößen und der Kammervolumina unter Anwendung des Prinzips von Fick bzw. der Indikatordilution. Neue Entwicklungen ermöglichen die Messung instantaner Strömungsgeschwindigkeiten mit Hilfe strömungssensitiver Transducer, so daß Fluß und Druck invasiv, zeitgetreu und simultan registriert werden können (McDonald 1974; Woodcock 1976; Fricke 1976). Als nichtinvasive Methode zur Strömungsgeschwindigkeitsmessung hat sich während der letzten Jahre die Doppler-Velozitometrie als geschwindigkeitssensible Methode mit hohem zeitlichem Auflösungsvermögen, allerdings nur zögernd, in der kardiologischen Diagnostik etabliert (Baker 1970; Bleifeld et al. 1980; Hatle u. Angelsen 1982).
Die Kenntnis des phasischen Strömungsablaufs innerhalb des Herzens und der großen Gefäße erweist sich für die Diagnostik, insbesondere der der Herzklappenvitien und der Shuntverbindungen, als ergiebig. Bei quantitativer, simultaner Messung von Druck und Fluß ist eine exakte physikalische Beschreibung hämodynamischer Vorgänge möglich (Attinger 1964; Fricke et al. 1975).

Fragestellung

Es soll hier über die Ergebnisse einer invasiven (intravasalen) Velozitometrie und von Strömungsgeschwindigkeitsmessungen mit der gepulsten Doppler-Echokardiographie bei Patienten mit Klappenvitien des linken Herzens und nach prothetischem Herzklappenersatz berichtet werden. Es soll versucht werden, Charakteristika des Strömungsbildes den verschiedenen Klappenvitien zuzuordnen und eine Aussage über die diagnostische Wertigkeit der Strömungsmessung zu machen.

Methodik

Zur invasiven Strömungsgeschwindigkeitsmessung wurde die als Kathetermethode entwickelte Transit-time-Velozitometrie (Phasendifferenzverfahren, CTV) verwendet, die eine weitgehend querschnittsrepräsentative Messung der Strömungsge-

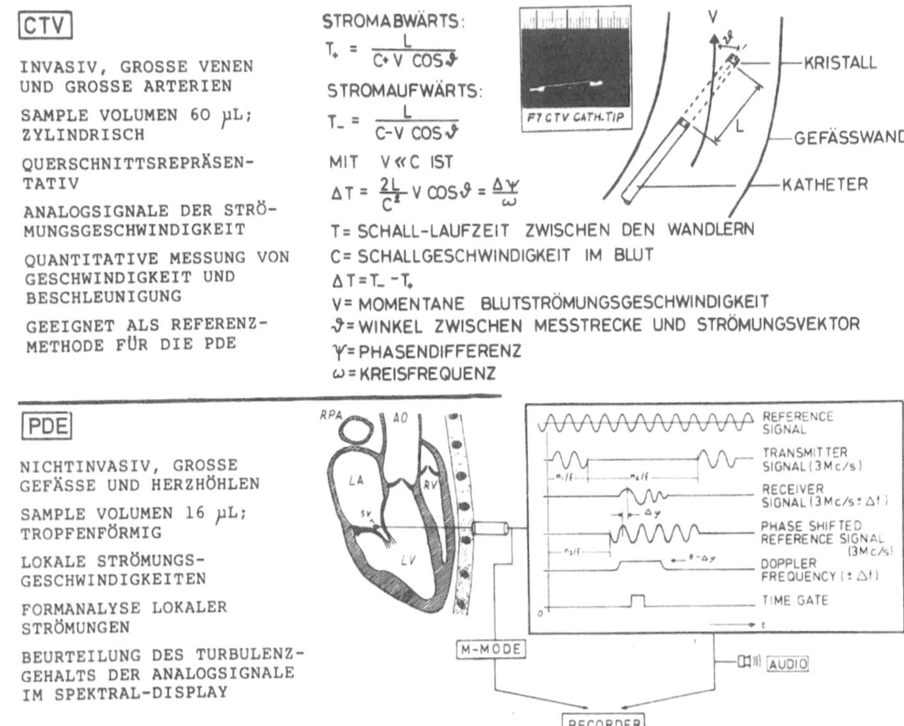

Abb. 1. Meßprinzip der Transit-time-Velozitometrie *(CTV)* und der gepulsten Doppler-Echokardiographie (PDE)

schwindigkeit in der Aorta ascendens ermöglicht (Fricke et al. 1970). Das Meßprinzip ist in Abb. 1 skizziert und wurde anderenorts ausführlich beschrieben (Fricke 1976). Die gepulste Doppler-Echokardiographie (PDE) als nichtinvasive Methode wurde zur Charakterisierung der Blutströmungsgeschwindigkeiten innerhalb des linken Herzens und der Aorta ascendens in der einfachsten Form der Single-gate-Technik (ATL 500) eingesetzt.

Patienten

Insgesamt wurden 328 Patienten untersucht, 251 Patienten mittels PDE, 77 Patienten mittels CTV, 16 Patienten simultan mit beiden Techniken. Es handelte sich überwiegend um Patienten mit rheumatischen Klappenvitien des linken Herzens (PDE/CTV: Mitralstenosen 37/11 Patienten; Mitralinsuffizienzen 32/7 Patienten; Aortenstenosen 11/9 Patienten; Aorteninsuffizienzen 20/14 Patienten; kombinierte Mitralvitien 23/12 Patienten; kombinierte Aortenvitien 21/8 Patienten, um 11/5 Patienten mit Mitralklappenprolaps (MKP) und um 96/11 Patienten mit Aorten- bzw. Mitralklappenersatz. Bei 16 Patienten wurde die PDE- und die CTV-Technik simultan angewandt.

Auswertung der Registrierungen

Das Datenmaterial der CTV-Messungen wurde quantitativ ausgewertet, da eine zuverlässige Kalibrierung des Meßvorgangs möglich ist. Die Beschleunigung der Blutströmung wurde durch elektronische Differenzierung des aortalen Strömungsgeschwindigkeitssignals erhalten. Aus den Simultanaufzeichnungen von Aortendruck und Aortenfluß (unter Annahme eines annähernd konstanten Aortenquerschnitts) wurden Impedanzdiagramme mittels Fourier-Analyse erstellt und die kinetischen und potentiellen Energiekomponenten der externen Herzarbeit errechnet (Fricke et al. 1975; Fricke u. Mattern 1979).

Die PDE-Registrierungen wurden semiquantitativ einer Formanalyse (Zeit-Amplituden-Messung) unterworfen (Abb. 7, Inset) und nach ihrem Turbulenzgehalt beurteilt.

Die Besprechung und Bewertung der benutzten Methoden orientiert sich an den klinischen und mittels Herzkatheteruntersuchung gestellten Diagnosen.

Ergebnisse und Diskussion

Mitralstenosen

CTV: Direkte Informationen sind nicht zu erhalten. Die maximalen aortalen Strömungsgeschwindigkeiten v_{max} (cm/s) und Beschleunigungen $\dot{v}_{max}$ (g; 1 g = 981 cm s^{-2} = Erdbeschleunigung) sind erniedrigt ($\overline{v}_{max}$ 51 ± 18 cm/s; $\dot{v}_{max}$ 0,9 ± 0,6 g; n = 11). Bei schwerer Mitralstenose und Bradyarrhythmie zeigt sich in langen Diastolen ein Strömungsstillstand in der Aorta ascendens. Abbildungen 2 a und b zeigen Registrierungen der Strömungsgeschwindigkeiten in der Aorta bei Mitralstenose im Sinusrhythmus bzw. bei absoluter Arrhythmie. Die artefaktfreie Aufzeichnung der Strömungsgeschwindigkeit dicht über der Aortenklappe ist vergleichbar mit der eines zirkumvasalen elektromagnetischen Flowmeters.

PDE (Abb. 3 und Abb. 7): Bei der Mitralstenose ist je nach Schweregrad die normale, doppelgipflige diastolische Strömungsform abgewandelt. Mit zunehmender Stenose wird der frühdiastolische Gipfel mehr und mehr aufgebraucht. Ein kuppelförmiges Muster mit verkürztem diastolischem Steilanstieg resultiert, das vom Beitrag der Vorhofkontraktion als distinkter spätdiastolischer Gipfel mit steilem Abfall zu Null am Ende der Diastole abgeschlossen wird. Turbulenzen treten gehäuft auf (Abb. 3, rechts unten). Bei absoluter Arrhythmie zeigt das Strömungsmuster einen monophasischen Aspekt. Wir fanden eine Sensitivität der Methode von 91% und eine Spezifität von 88% (n = 37). Die Formanalyse der Strömungskurven erbrachte eine signifikante Abnahme der Gipfelhöhe gegenüber dem Normalkollektiv, die auch mit der Enge der Klappe korrelierte, falls 2 Gruppen mit KÖF ≥ 1 und KÖF < 1 gebildet werden. Auch die herzperiodennormierten Zeitmaße T_1, T_2 und T_3 sind gegenüber dem Normalzustand signifikant verändert. Die gesamte diastolische Einstromdauer T_3 korreliert mit der Schwere der Stenose. Im einzelnen wurden die Charakteristika bereits früher eingehend diskutiert (Mattern u. Fricke 1982). Die von Niehues et al. (1985) nach der modifizierten Bernoullischen Gleichung (Hatle et al. 1978) ermittelten signifikanten Korrelationen der maximalen Strömungsgeschwindigkeit über der

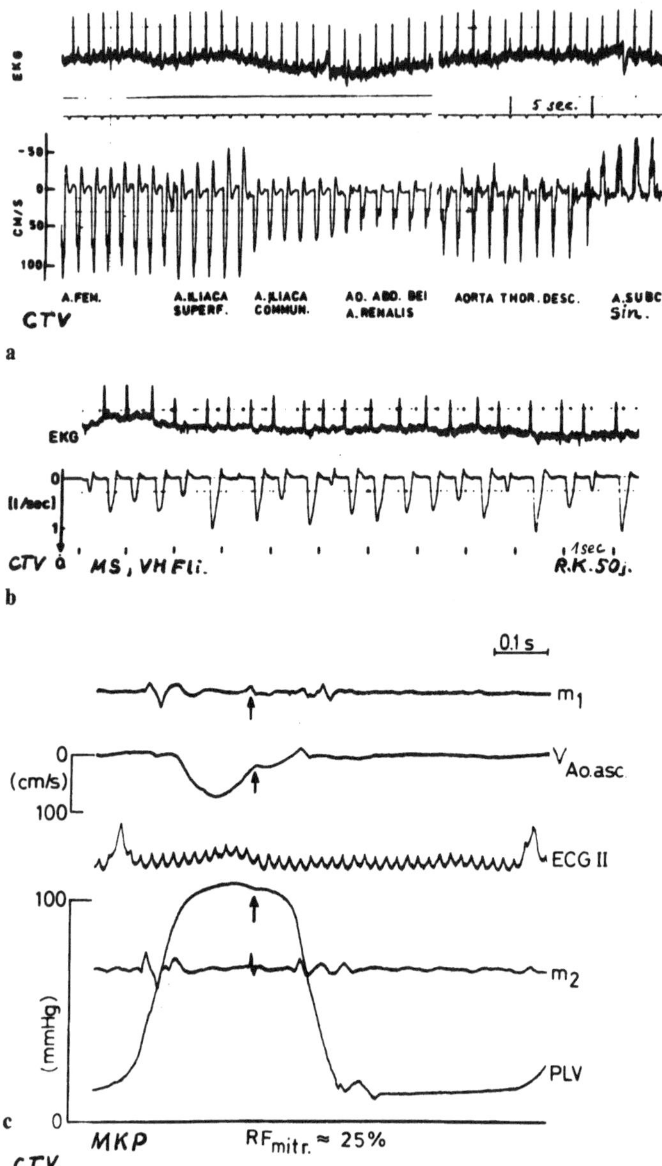

Abb. 2a–c. Beispiele für die invasive Flußmessung mittels CTV. **a** Geschwindigkeitsmessung während langsamen Vorschubs (1 cm/s) der CTV-Sonde von der A. femoralis bis in die A. subclavia sinistra (Strömungsumkehr). **b** Variation der Flußpulse in der Aorta ascendens bei Mitralstenose und absoluter Arrhythmie. Bei Erreichen einer kritischen oberen Herzfrequenz werden die Flußpulse zu Null (Fricke et al. 1980). **c** Regurgitationsabschätzung bei MKP. Der Aortenfluß vermindert sich abrupt um den Betrag der transmitralen Regurgitation („mitral steal effect", RF mitr.), mittsystolische Inzisur der Ventrikeldruckkurve *(Pfeil)*

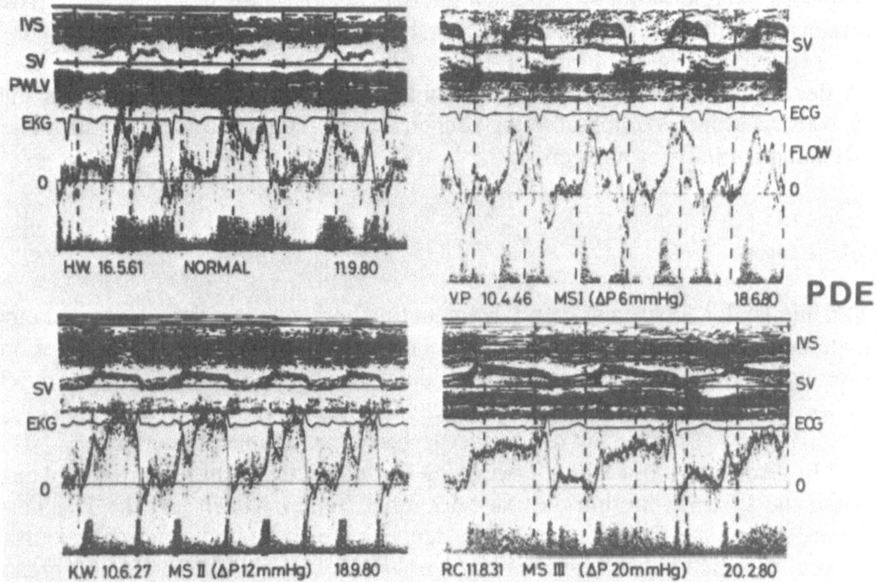

Abb. 3. Nicht flimmernde Mitralstenose unterschiedlicher hämodynamischer Schweregrade *(links oben* Normalbefund). Bei schwerer Stenose *(rechts unten)* monophasischer Aspekt der Strömungskurve mit breitem diastolischem Gipfel und Perturbationen

Mitralklappe mit deren Stenosegrad (Druckgradient) konnten von uns nicht gefunden werden. Jedoch erscheint eine Unterscheidung zwischen leichter und schwerer Stenose möglich.

Mitralinsuffizienz

CTV: Eine direkte Messung der Regurgitationsfraktion (RF) ist mit der Methode nicht möglich. Das aortale Flußgeschwindigkeitsprofil bei Mitralinsuffizienz ist gegenüber Klappengesunden deformiert. Etwa ⅔ des Schlagvolumens werden in der ersten Hälfte der Systole ausgeworfen, während die regelrechte Aortenströmung einem annähernd parabolischen Geschwindigkeitsablauf über der Zeit entspricht. Bei MKP mit spätsystolischer Mitralinsuffizienz führt der durch die abrupt einsetzende Regurgitation bedingte Zeitvolumenentzug in der Aorta zu einer Inzisur in der aortalen Flußkurve, der sich auch im Ventrikeldruck widerspiegelt (Pfeile in Abb. 2c). Bei reiner Mitralinsuffizienz (7 Patienten) betrugen $\overline{v}_{max} = 62 \pm 18\,cm/s$ und $\dot{v}_{max} = 1,2 \pm 0,7\,g$.

PDE: Eine in der Einflußbahn des linken Ventrikels gemessene negative Flußwelle während der Ventrikelsystole ist kennzeichnend für das Vorhandensein einer transmitralen Regurgitation. Ist das diastolische Flußsignal im linken Vorhof nur in Umgebung der Mitralklappe im Vorhof nachweisbar, ist die Regurgitation gering; ist es im gesamten linken Vorhof anzutreffen, ist die Regurgitation höhergradig oder schwer. Ein Vergleich bei 31 Patienten mit dem angiographischen Schweregrad der Mitralinsuffizienz (s. auch Abb. 5 oben) ergab eine Sensitivität der PDE von 78% und eine Spezifität von 94% (Mattern u. Fricke 1982).

Aus der formalen Betrachtung des Strömungsgeschwindigkeitsanalogsignals und dem Nachweis einer Vorhofströmung können Stenose- und Insuffizienzanteil mit der PDE halbquantitativ erfaßt werden.

Aortenstenosen

CTV: Infolge der Jetströmung und den damit einhergehenden Turbulenzen ist eine klappennahe Geschwindigkeitsmessung nicht möglich. Hingegen gelingt es meist, im Aortenbogen eine geordnete Strömung zu finden, die bei reiner Aortenstenose durch niedrige Amplitude und trägen Anstieg gekennzeichnet ist ($\overline{v}_{max}$ 48 ± 15 cm/s, $\dot{v}_{max}$ 0,8 ± 0,3 g; n = 9), ohne daß die Körperperfusion kritisch vermindert wäre.

PDE: Bei Aortenstenose sind überwiegend Turbulenzeffekte zu registrieren; Aliasphänomene stören weiterhin die Aufzeichnung. Beides jedoch legt die Diagnose Aortenstenose nahe. Bei geringer Aortenstenose kann ein hämodynamisch bedeutsamer Insuffizienzanteil bei Registrierung von suprasternal her fast immer abgegrenzt werden. Die Aussagen bleiben qualitativ. Sensitivität und Spezifität (11 Patienten) liegen bei 86 bzw. 87% (Mattern et al. 1984).

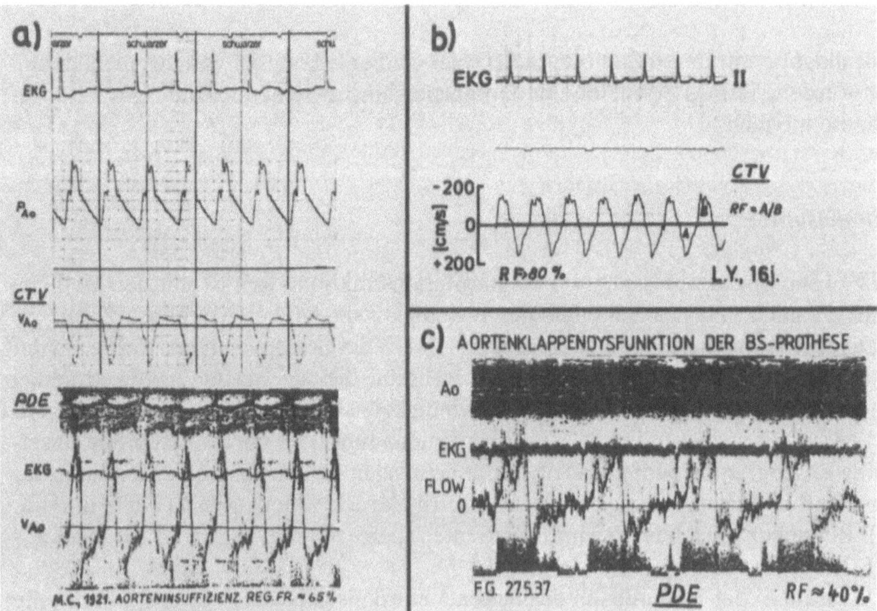

Abb. 4a–c.   Aorteninsuffizienz.
a Simultane Aufzeichnung von CTV und PDE. Formale Übereinstimmung beider Registrierungen.
b CTV: schwere Aorteninsuffizienz. **c** Beurteilung eines Aortenklappenausrisses mittels PDE. Die Lokalisation des Lecks ist mit dieser Methode nicht sicher möglich

Aorteninsuffizienzen

CTV: Eine quantitative Bestimmung der Regurgitation ist möglich: RF = Rückfluß/ Vorwärtsfluß.

Die Berechnung erfolgt durch Planimetrieren der Zeit-Amplituden-Flächen für Rückwärts- und Vorwärtsströmung und anschließende Division. Bei schwerster Aorteninsuffizienz ergibt sich nahezu Flächengleichheit von Vorwärts- und Rückwärtsfluß mit sägezahnartigem Aussehen der Flußkurve (Abb. 4b). Bei schwerer Regurgitation und Bradykardie kann die Strömung in der Aorta spätdiastolisch ganz zum Erliegen kommen. Die formale Übereinstimmung von CTV und PDE bei geeigneter Transducerposition ist aus Abb. 4a ersichtlich. Mit der CTV können aortale Maximalgeschwindigkeiten über dem Querschnitt von 160–200 cm/s gemessen werden. Im Mittel wurden bei 9 Patienten $\overline{v}_{max}$ von 115 ± 22 cm/s und $\dot{v}_{max}$ von 3,0 ± 1,5 g gemessen. Im Einzelfall kann $\overline{v}_{max}$ mehr als 7 g erreichen.

PDE: Mit der PDE ist eine Abschätzung des Regurgitationsanteils im Prinzip möglich, wenngleich diese Ansicht nicht unwidersprochen ist (s. Beitrag Jenni, S. 307). Messungen der RF mittels CTV bzw. PDE wurden mit dem angiographischen Schweregrad der Aorteninsuffizienz verglichen (Abb. 5, unten). Andere Autoren haben ähnlich gute, z.T. bessere Resultate ermittelt (Nichols et al. 1981; Dommer et al. 1981; Mattern et al. 1984). Die Sensitivität der PDE gegenüber der invasiven Diagnostik durch Herzkatheter und Angiographie liegt bei 91%, die Spezifität bei 95% (n = 20). Die Bewertung der PDE bei Aortenklappenfehlern ist halbquantitativ und besteht in einer Amplituden-Zeitmessung (Abb. 7, oben). Einschränkend muß hervorgehoben werden, daß bei der Aorteninsuffizienz Aliaseffekte die Aussage der Amplitudenmessung deutlich beeinträchtigen. Im Einzelfall erbringt die Ausmessung der charakteristischen Zeitintervalle keine verwertbaren Befunde. Bei Aorteninsuffizienz führen Fold-over-Effekte (Stroboskopeffekte oder Aliasphänomen) leicht zu einer Unterschätzung der Vorwärtsströmung und damit einer Überschätzung der Regurgitation. Die invasive Flußmessung (CTV) vermag Geschwindigkeiten in der Größenordnung von ± 2 m/s zu messen und stellt eine verläßliche Methode zur Regurgitationsbeurteilung dar (Fricke et al. 1973).

Bei der Aortenstenose korreliert die Abnahme der Amplitudenhöhe nur schwach mit dem transvalvulären Druckgradienten (r = 0,60). Dieser Befund steht im Gegensatz zu den Mitteilungen anderer Autoren (cf. Mattern et al. 1984). Bei kombinierten Aortenvitien ist ein vermehrter Turbulenzanteil in der Registrierung erkennbar. Die Beurteilung des Regurgitationsanteils mit der PDE von suprasternal wird durch leichtere Stenosen nur unwesentlich erschwert.

Prothetischer Klappenersatz

96 Patienten mit einwandfrei funktionierenden Herzklappenprothesen (51 Aorten- und 45 Mitralklappenprothesen) wurden mittels PDE untersucht. Die CTV wurde bei 11 postoperativen Katheteruntersuchungen eingesetzt.

CTV: Nach Aortenklappenersatz ist eine deutliche Glättung der Analogsignale und ein verminderter Turbulenzgehalt am Strömungsbild zu erkennen. Die präoperativ

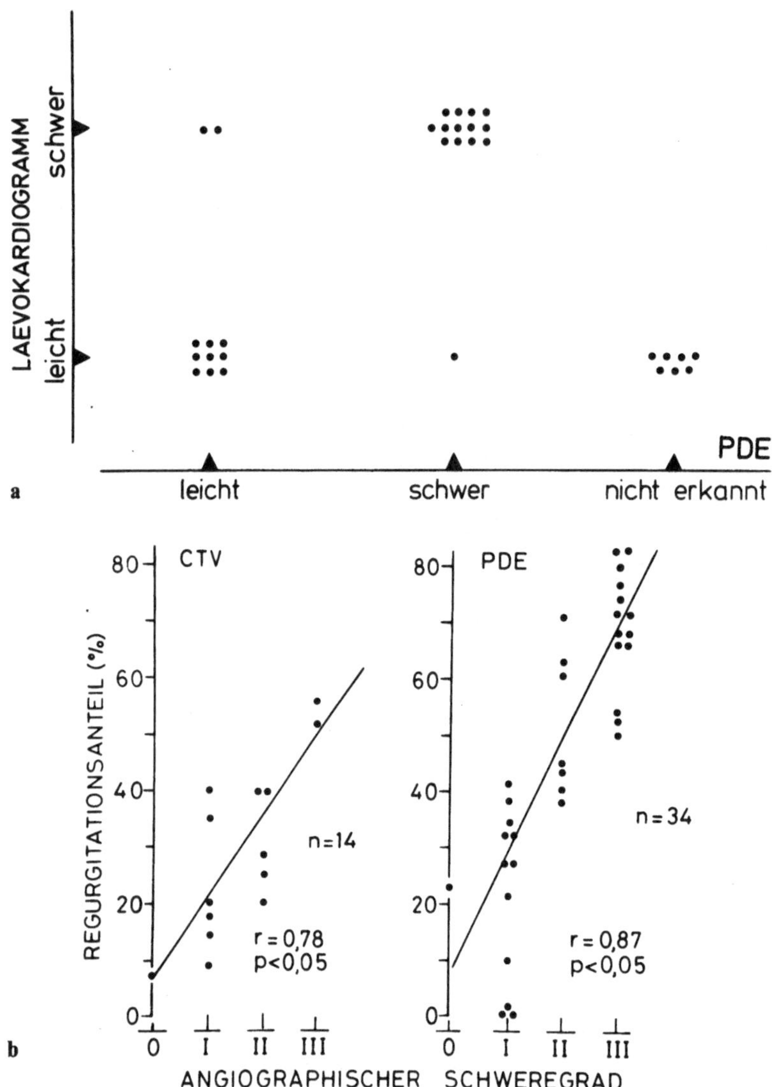

Abb. 5a, b. Regurgitationsabschätzung durch CTV und PDE bei Mitralinsuffizienz
a Aorteninsuffizienz, **b** Vergleich mit dem angiographisch ermittelten Schweregrad

gemessenen Maximalgeschwindigkeiten und Beschleunigungen in der Aorta normalisieren sich weitgehend (Fricke u. Mattern 1978). Aortenprothesenlecks können erkannt werden. Bei Mitralklappenausriß kann die Aortenströmung ähnlich verändert sein wie beim MKP.

PDE: Mit Hilfe der gepulsten Doppler-Echokardiographie lassen sich annähernd typische Strömungsmuster verschiedenen Prothesentypen zuordnen, wenngleich die Methode überfordert ist, wollte man eine Unterscheidung unterschiedlicher Klappengrößen von der PDE erwarten. Je physiologischer der Strömungsablauf über der

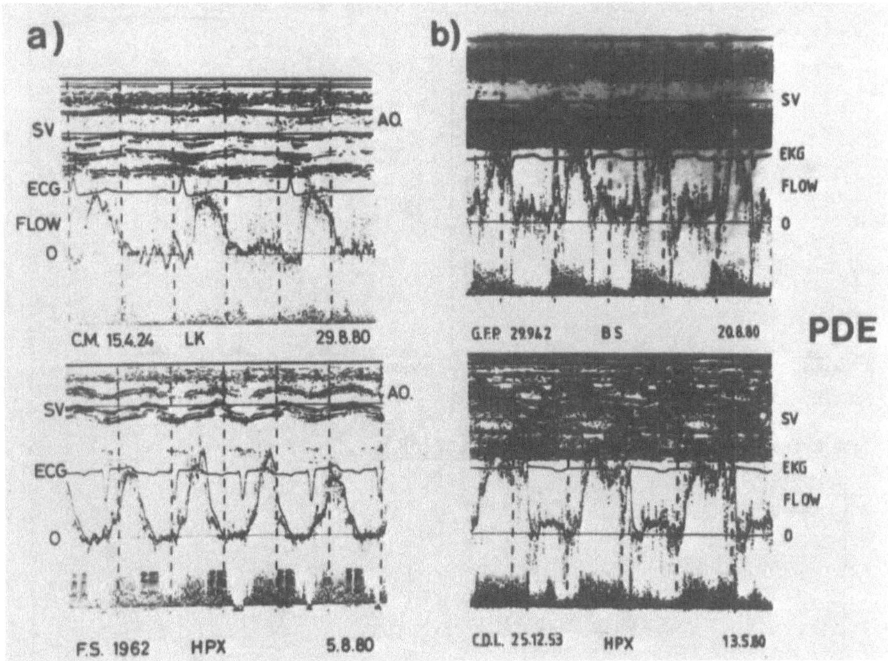

Abb. 6a, b. Prothetischer Klappenersatz *(PDE)*.
a Aortenklappenprothesen: Bei Prothese mit zentralem Strömungsdurchtritt (Hancock Xenograft), deutlich geglättete Strömungskontur mit geringem Turbulenzgehalt gegenüber einer Lillehei-Kaster-Klappe. **b** Mitralklappenersatz: Nach Klappenersatz ist das doppelgipflige Strömungsmuster wieder zu registrieren. Stärkerer Turbulenzgehalt bei Björk-Shiley-Ventil *(oben)* verglichen mit Hancock-Bioprothese

Klappenprothese, um so weniger Turbulenzen treten in der PDE-Registrierung auf (Abb. 6). Nur die Prothesen mit zentralen Durchtritt, wie z. B. die SJM-Prothese, zeigen annähernd vergleichbare Strömungscharakteristiken wie Bioprothesen (Abb. 7, unten).

Prothesendysfunktionen können durch die PDE ebenfalls erkannt werden. So ist das Auftreten einer systolischen Leckströmung über einer Mitralklappenprothese immer hinweisend auf einen Prothesenausriß oder eine zentrale Protheseninsuffizienz. Diese Unterscheidung ist im Einzelfall nicht sicher zu treffen.

In Abb. 4c ist die Registrierung einer Aorteninsuffizienz bei Dysfunktion einer Björk-Shiley-Prothese wiedergegeben. Auch hier ist die Lokalisation des Lecks kaum möglich (Mattern u. Fricke 1985).

Bei Prothesendysfunktionen fanden wir eine Sensitivität der PDE von 100%. Die Spezifität bei Aortenklappenprothesendysfunktion lag bei 76% (n = 6), bei Mitral-klappenprothesendysfunktion bei 96% (n = 3).

AMPLITUDENHÖHE (H) UND SYSTOLISCHE GESAMTDAUER (T3) DER STRÖMUNGSKURVE BEI AS, AI u. AKE
H (mm)
60
40
20
0
x̄ ±SD
NORMAL
AI
AS
PROTHESE
n: 15 20 11 51
T3 (%)
60
40
20
0
NORMAL
AI
AS
PROTHESE
n 15 20 11 51
AMPLITUDENHÖHE (H) DER STRÖMUNGSKURVEN BEI MS u. MKE
H1
30
20
10
mm
0
x̄ ± SE
NORMAL
MS KÖF>1,0
MS KÖF≤1,0
PROTHESE
n: 20 19 18 45
H2
30
20
10
0
NORMAL
MS KÖF>1,0
MS KÖF≤1,0 cm2
PROTHESE
n: 20 19 18 45
AKE u. MKE
H / T1 TRR
50
40
30
20
10
0
KUGELVENTIL SE
SCHEIBENPROTHESE LK/HK BS
DOPPELFLÜGEL- SJM
BIOPROTHESE HPX CE
AKE n=49 MKE n=45
PDE BEI AORTENSTRÖMUNG
0
H
T1
T3
TRR
PDE BEI MITRALSTRÖMUNG
0
H1 H2
T1
T3
TRR

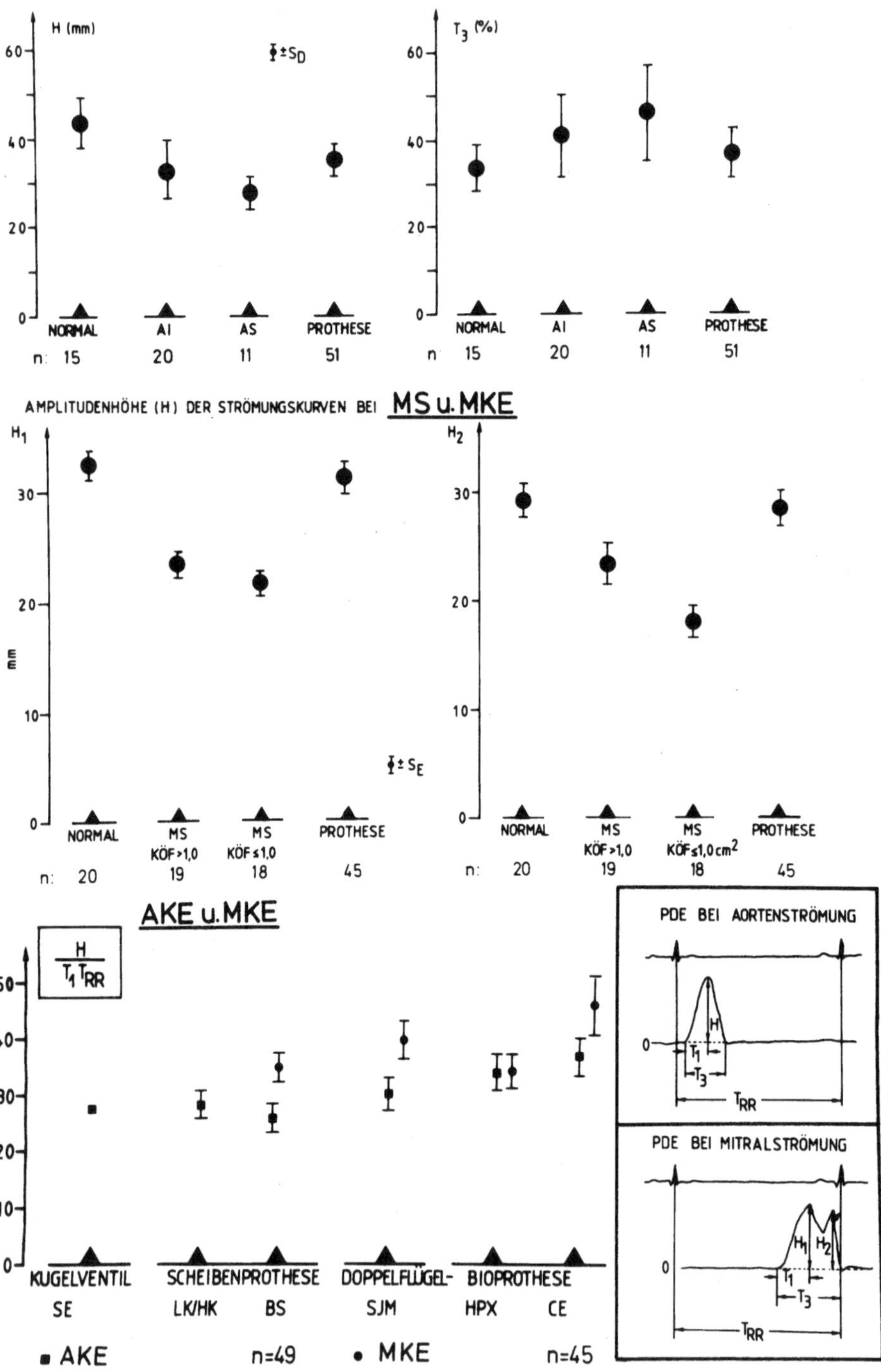

Abb. 7

Schlußbemerkung

Die dargestellten Befunde zeigen, daß die Strömungsgeschwindigkeitsmessung einen beträchtlichen ergänzenden Wert in der Diagnostik der Herzklappenvitien besitzt. Die invasive Strömungsmessung mit Kathetermethoden ist nicht beliebig oft wiederholbar und muß auf das Herzkatheterlabor beschränkt bleiben. Ihr kommt im Hinblick auf die Doppler-echokardiographischen Techniken die Rolle einer Referenzmethode zu. Auch andere als die hier angegebenen Meßmethoden sind im Gebrauch (Druckdifferenzverfahren, Doppler-Prinzip u. a.). Die gepulste Doppler-Echokardiographie als Single-gate-Technik stellt die einfachste und am wenigsten kostspielige nichtinvasive Methode dar, die es erlaubt, orientierend Aufschluß über das Vorliegen abnormer Strömungen innerhalb des Herzens und der großen Gefäße zu gewinnen. Dies ist besonders bei Klappenfehlern und Shuntverbindungen von Bedeutung. Es konnte gezeigt werden, daß mit einiger Übung z. T. subtile Aussagen über Strömungsabweichungen vom normalen Verhalten gemacht werden können, die bisherige diagnostische Verfahren nicht beinhalteten. Vor einer Überinterpretierung der Befunde, insbesondere quantitativen Aussagen, wie bei einer exakten Meßtechnik denkbar, soll an dieser Stelle gewarnt werden. Eine Aussage über die Höhe des Druckgradienten bei Mitralstenosen und Aortenstenosen erscheint fragwürdig. Auch der Schlagvolumen- und Herzzeitvolumenbestimmung sind methodische Grenzen gesetzt. In jüngster Zeit ist die PDE-Technik durch die Continous-wave-Dopplertechnik sinnvoll ergänzt worden, mit der auch hohe lokale Geschwindigkeiten richtungsgerecht gemessen werden können. Das ist besonders in der Beurteilung von Jetströmungen von Bedeutung. Der Wert der Single-gate-Doppler-Technik ist für das Gebiet der Erwachsenenkardiologie besonders hervorzuheben, da hier nicht selten die Sonogenität erheblich durch Lungenüberlagerung, Thoraxtiefe u. a. eingeschränkt ist. Zunehmende Verfeinerung der Transducereigenschaften und der Signalverarbeitung, wie neuerdings in der Multigatetechnik (Jenni 1985) und der Farbflächen-Doppler-Methode (s. Beitrag Redel, S. 353) verwirklicht wurden, sind vielversprechende neue Verfahren, die in der Erwachsenenkardiologie bisher noch nicht Verbreitung gefunden haben und erst noch erprobt werden müssen.

Literatur

Attinger EO (1964) Pulsatile blood flow. McGraw Hill, New York Toronto London
Baker DW (1970) Pulsed ultrasonic Doppler-blood flow sensing. IEEE Proc Sonics Ultrasonics SU-17: 170

Abb. 7. Versuch einer quantitativen Formanalyse der PDE-Registrierungen bei Aortenstenose *(AS)*, Aorteninsuffizienz *(AI)* und Aortenklappenersatz *(AKE) (oben)*, bei Mitralstenosen *(MS)* und Mitralklappenersatz *(MKE) (Mitte)*, und bei prothetischem Ersatz der Aorten- *(AKE)* und der Mitralklappe *(MKE) (unten)*. Das *Inset* gibt das Vorgehen bei der Auswertung wieder.
Die niedrigen Amplitudenwerte bei Aorteninsuffizienz sind durch sog. Aliaseffekte (Stroboskopphänomen) verursacht. Die Mitralstenosen lassen eine Abschätzung des Schweregrades nach der Zeit-Amplituden-Ausmessung zu. Bei Klappenersatz ist die Überlegenheit der Prothesen mit zentralem Strömungsdurchtritt deutlich

Bleifeld W, Effert S, Hanrath P, Mathey D (1980) Evaluation of cardiac function by echocardiography. Springer, Berlin Heidelberg New York
Bommer WJ, Mapes R, Miller LR, Mason DT, DeMaria AN (1981) Quantitation of aortic regurgitation with two-dimensional Doppler-echocardiography. Am J Cardiol 47: 412–417
Fricke G (1976) Analyse des pulsatilen Strömungsverhaltens im Blutkreislauf. Thieme, Stuttgart
Fricke G, Mattern H (1978) Aortic blood flow velocity in left heart valve dysfunction. Circulation 58 II: 191
Fricke G, Mattern H (1979) Pressure-flow relationship at the entrance of the pulmonary circulatory system of man. Prog Rspir Res 11: 255–267
Fricke G, Studer U, Scheu HD (1970) Pulsatile velocity of blood in the pulmonary artery of dogs: Measurement by an ultrasound gauge. Cardiovasc Res 4: 371–379
Fricke G, Simon H, Kikis D (1973) Direkte Messung der Regurgitationsfraktion bei Insuffizienz der Aorten- und Pulmonalklappe mit Hilfe einer intravasalen Geschwindigkeitssonde. Verh Dtsch Ges Kreislaufforsch 39: 349–352
Fricke G, Fricke K, Simon H (1975) Zur Analyse der pulsatilen Druck-Fluß-Beziehung in der arteriellen Zirkulation des Menschen. Verh Dtsch Ges Kreislaufforsch 41: 230–233
Fricke G, Mattern H, Fricke K (1980) Cardiac output related optimized regular frequency of heart in atrial fibrillation Resuscitation 8: 69–76
Hatle L, Angelsen B (1982) Doppler ultrasound in cardiology. Lea & Febiger, Philadelphia
Hatle L, Brubakk A, Tromsdal A (1978) Non-invasive assessment of pressure drop in mitral stenosis by Doppler ultrasound. Br Heart J 40: 131–140
Mattern H, Fricke G (1982) Gepulste Doppler-Echokardiographie bei Mitralvitien. Z Kardiol 71: 680–688
Mattern H, Fricke G (1985) Gepulste Doppler-Echokardiographie bei prothetischem Aorten- und Mitralklappenersatz, Klin Wochenschr (im Druck)
Mattern H, Fricke G, Krück F (1984) Gepulste Doppler-Echokardiographie bei Aortenvitien. Klin Wochenschr 62: 533–542
McDonald DA (1974) Blood flow in arteries, 2nd edn. Arnold, London
Nichols WW, Pepine CP, Conti CR, Christie LG, Feldmann RL (1981) Quantitation of aortic insufficiency using a catheter-tip velocity transducer. Circulation 64: 375–380
Niehues B, Schwarzenbart E, Neufeind A, Hilger HH (1985) Dopplersonographische Bestimmung des Schweregrades bei Mitralstenosen. Z Kardiol 74: 23–31
Woodcock JP (1976) Physical properties of blood and their influence on blood-flow measurement. Rep Prog Phys 39: 65–127

Vergleichende Untersuchungen zwischen Kontrast- und Doppler-Echokardiographie

G. Kronik, A. Sundra Pandi, O. Prakash, M. Zangeneh, H. Mösslacher

Die Blutströmungsverhältnisse im rechten Herzen können prinzipiell sowohl mittels Kontrast- als auch mittels Doppler-Echokardiographie beurteilt werden. Im folgenden Beitrag sollen die Erfahrungen unseres Labors beim Vergleich dieser beiden Verfahren am Beispiel der Trikuspidalinsuffizienz (TI) besprochen werden. Im einzelnen sollen dabei folgende Fragenkomplexe abgehandelt werden:
1. Kriterien für die Diagnose der TI mit beiden Verfahren;
2. Treffsicherheit beider Methoden bei Patienten mit TI-Verdacht;
3. Gibt es eine physiologische TI?
4. Beurteilung der Druckverhältnisse im kleinen Kreislauf bei TI.

Diagnose der TI im Kontrastechokardiogramm

Die Diagnose der TI kann im Kontrastechokardiogramm auf 2 Arten bestimmt werden. Bei der ersten Methode werden die Strömungsverhältnisse an der Trikuspidalklappe am Verlauf der Kontrastechos im M-mode-Echokardiogramm beurteilt. Bei TI sieht man während der ganzen Systole steil vom rechten Ventrikel gegen den rechten Vorhof zu verlaufende parallele Kontrastlinien (Bonzel et al. 1981). Es entsteht dabei ein Bild wie bei fallendem Regen (Abb. 1). Negative Befunde sind durch ein regelloses Bewegungsmuster der Kontrastechos im rechten Vorhof gekennzeichnet. Ein intermittierendes Zurückprallen von Kontrastechos an der geschlossenen Klappe oder eine Dorsalbewegung im Gefolge des Trikuspidalklappenschlusses sollten jedoch nicht im Sinne einer TI gewertet werden.
Bei der zweiten Methode wird das Flußverhalten in der unteren Hohlvene kontrastechokardiographisch beurteilt (Kronik u. Mösslacher 1981; Klicpera et al. 1979; Meltzer et al. 1981). Der für eine TI typische Befund besteht darin, daß während der Systole kontrastmittelhaltiges Blut aus dem rechten Vorhof in die untere Hohlvene regurgitiert. Die Kontrastechos erreichen endsystolisch ihre herzfernste Position und fließen im Verlauf der frühen und mittleren Diastole gegen den rechten Vorhof zurück. Dieser zeitliche Ablauf mit endsystolischer Strömungsumkehr kann bei Beschallung der Lebervenen oft noch deutlicher beurteilt werden (Abb. 2). Andere Formen des Refluxes, etwa der präsystolische Reflux im Gefolge der Vorhofkontraktion (Kronik u. Mösslacher 1981) und der herzzyklusunabhängige, zumeist durch die Atmung bedingte Reflux (Meltzer et al. 1981), sind kein Zeichen einer TI.

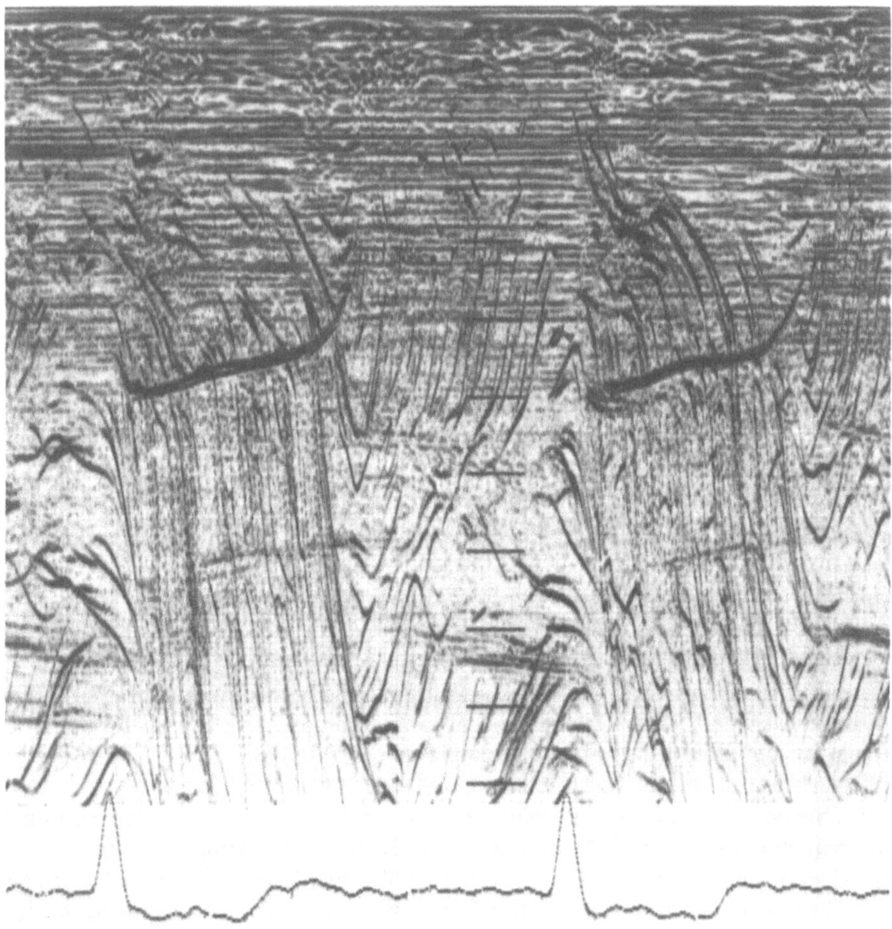

Abb. 1. M-mode-Kontrastechokardiogramm an der Trikuspidalklappe bei TI. Die parallel steil vorhofwärts gerichteten Kontrastlinien (Regenschauer) beweisen die Insuffizienz

Diagnose der TI im gepulsten Doppler-Echokardiogramm

Das Verfahren ist einfach: Man legt das „sample volume" hinter die Trikuspidalklappe und findet im pathologischen Fall während der Systole eine turbulente, vorhofwärts gerichtete Blutströmung an dieser Stelle (Abb. 3) (Miyatake et al. 1982; Nimura et al. 1983; Stevenson et al. 1981). Das pathologische Flußsignal sollte mindestens während der Hälfte der Systole nachweisbar sein. Ein ausschließlich ganz früher systolischer Reflux wird in unserem Labor nicht als pathologisch gewertet.
Prinzipiell kann die Diagnose der TI natürlich auch im Doppler-Sonogramm durch Beurteilung der Strömungsverhältnisse im Bereich der unteren Hohlvene bzw. Lebervene gestellt werden (Sakakibara et al. 1980), wobei auch hier ein systolischer

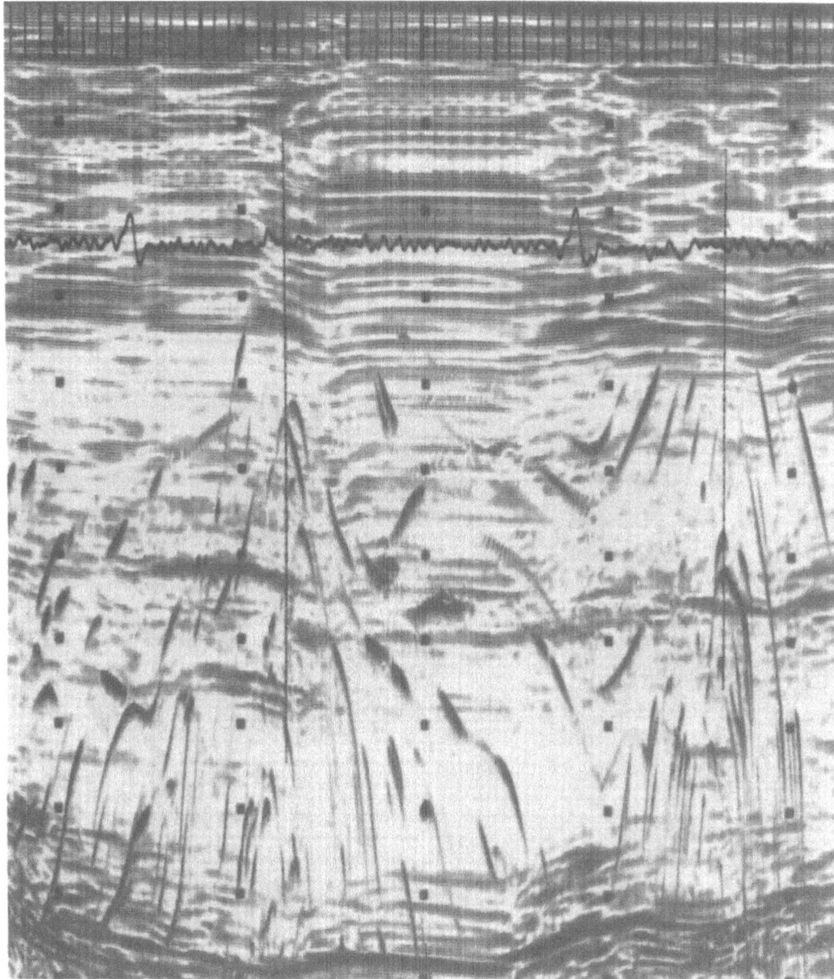

Abb. 2. Kontrastechokardiogramm im Bereich der Lebervene bei TI. Die endsystolische Strömungsumkehr ist klar zu erkennen

Reflux als Zeichen einer TI zu werten ist (Abb. 4). Zu beachten ist allerdings, daß Maxima und Nullpunkte im Doppler- und im Kontrastechokardiogramm zu unterschiedlichen Zeitpunkten erreicht werden, weil die Kontrastkurven die Position der Kontrastechos, die Doppler-Kurve hingegen die Strömungsgeschwindigkeit widerspiegelt.

Vergleich der Treffsicherheit von Kontrast- und Doppler-Sonogramm in der TI-Diagnostik

Es wurden 59 Patienten beiderlei Geschlechts im Alter von 18 bis 84 Jahren mittels Kontrast- und Doppler-Echokardiographie untersucht. Außerdem wurde bei allen

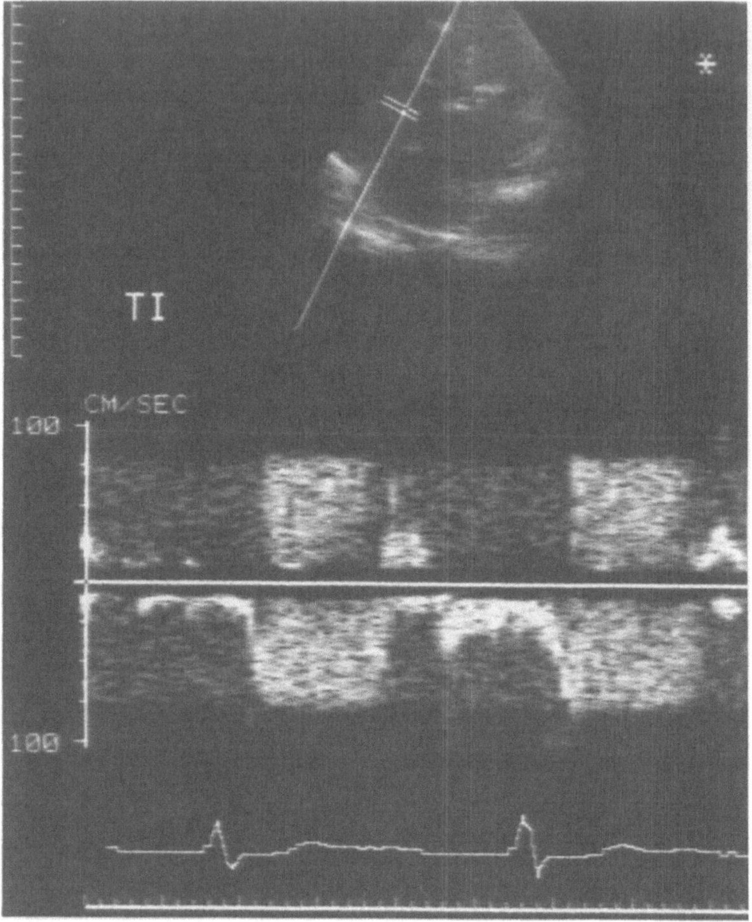

Abb. 3. Gepulstes Doppler-Echokardiogramm im rechten Vorhof bei TI. Beachte die abnorme systolische Strömung mit breitem Frequenzspektrum

Patienten eine Venenpulskurve oder Druckkurve im rechten Vorhof registriert. Der klinische Verdacht auf TI schwankte bei diesen Patienten außerordentlich zwischen einer weitgehend sicheren Diagnose und überhaupt keinen klinischen Hinweisen.
Ein wesentliches Problem bei allen Studien über die TI ist das Fehlen einer idealen Referenzmethode. Selbst die Angiographie ist dafür nur bedingt geeignet, weil der notwendigerweise im Trikuspidalostium gelegene Katheter das Klappenspiel beeinträchtigen kann. Aus diesem Grund wurden in der vorliegenden Studie zur Klärung der Frage, ob eine TI vorliegt oder nicht, insgesamt 6 nichtinvasive Parameter herangezogen. Die ersten 4 Parameter waren die oben besprochenen Doppler- bzw. kontrastechokardiographischen Methoden zur Beurteilung des Flusses an der Trikus-Kriterien wurden als sichere TI klassifiziert, 8 Patienten mit 2 positiven Kriterien als mögliche TI. Bei 15 Patienten mit höchstens einem positiven Kriterium wurde die Diagnose „keine TI" gestellt und der evtl. positive Befund als falsch positiv gewertet.

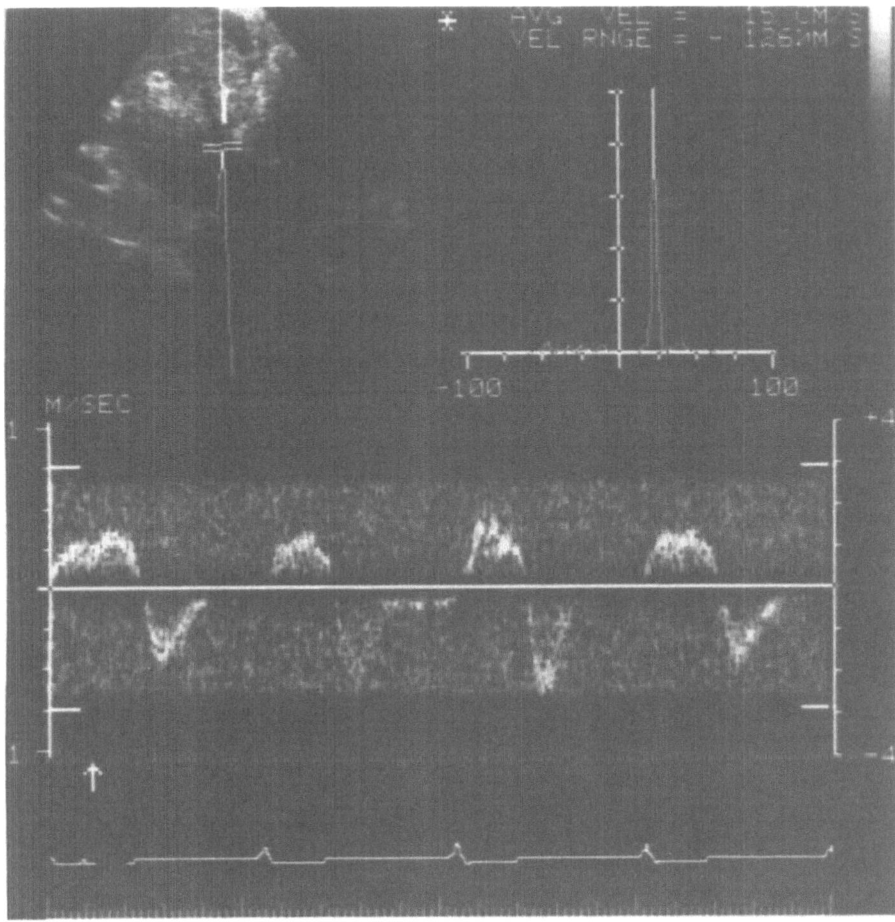

Abb. 4. Systolischer Reflux in die Lebervene, dargestellt im Doppler-Echo

pidalklappe bzw. in der unteren Hohlvene. Zusätzlich wurde die Venenpulskurve bzw. Druckkurve im rechten Vorhof nach den Kriterien von Tavel (1976) ausgewertet und die kardiale Grundkrankheit berücksichtigt. Erkrankungen, welche erfahrungsgemäß häufig zusammen mit einer TI auftreten (z. B. Mitralstenose, pulmonale Hypertonie, schwere Herzinsuffizienz, Trikuspidalendokarditis) wurden dabei als indirekter Hinweis für eine TI gewertet. Anhand dieser insgesamt 6 Parameter wurden die Patienten in 3 Gruppen eingeteilt: 36 Patienten mit mindestens 3 positiven

Ergebnisse

Die Ergebnisse bei jenen 51 Patienten mit eindeutiger Diagnose (TI ja oder TI nein) sind in Tabelle 1 zusammengefaßt. Die Sensitivität der Trikuspidalis-Doppler-

Tabelle 1. Ergebnisse bei 51 Patienten mit eindeutiger Diagnose

Methode	Sensitivität [%]	Spezifität [%]
Trikuspidaliskontrastmethode	75	87
Kavakontrastmethode	89	100
Trikuspidalis-Doppler-Methode	92	93
Kava-Doppler-Methode	88	87
Kombination beider Kontrasttechniken	97	87
Kombination beider Doppler-Techniken	100	87

Tabelle 2. Sensitivität der Methoden für die Erfassung „sicherer" und „möglicher" TI-Fälle

Methode	Sensitivität [%]
Trikuspidaliskontrastmethode	68
Kavakontrastmethode	75
Trikuspidalis-Doppler-Methode	86
Kava-Doppler-Methode	76
Kombination beider Kontrastmethoden	89
Kombination beider Doppler-Methoden	95

Methode war mit 92% am höchsten, die der Kavakontrast- und der Kava-Doppler-Methode war jedoch kaum geringer. Die Trikuspidaliskontrastmethode fiel mit einer Sensitivität von nur 75% jedoch relativ deutlich ab. Bei kombinierter Anwendung sowohl der Kava- als auch der Trikuspidalistechnik wurden im Doppler-Echokardiogramm alle sicheren TI-Fälle nach unserer Definition erkannt, im Kontrastechokardiogramm 97%. Falsch-positive Befunde wurden mit allen Methoden außer der Kavakontrastmethode beobachtet. Die Spezifität der übrigen Methoden lag bei 90%. In Tabelle 2 sind die Daten noch einmal aufgeschlüsselt, wobei diesmal (im Gegensatz zur Auswertung in Tabelle 1) jedoch angenommen wurde, daß auch bei den Fällen mit nur 2 positiven Kriterien eine TI bestanden hat. Trotz der insgesamt erwartungsgemäß niedrigeren Trefferquoten bleibt die Beobachtung, daß die Trikuspidalis-Doppler-Methode am besten, die Trikuspidaliskontrastmethode hingegen am schlechtesten abschneidet, dennoch klar erkennbar.
Beim direkten Vergleich der mittels Kontrast- und Doppler-Methode in der gleichen Position erhobenen Befunde zeigte sich im Bereich der Lebervene bzw. unteren Hohlvene eine gute Übereinstimmung zwischen beiden Verfahren. In 88% der Fälle sprachen beide Verfahren übereinstimmend für oder gegen eine TI. Bei den wenigen Fällen mit diskrepanten Befunden handelte es sich fast ausschließlich um grenzwertig fraglich positive Befunde mit einer Methode, die mit der anderen nicht bestätigt worden waren. Die Übereinstimmung an der Trikuspidalklappe war deutlich weniger gut (nur 75%). Die Diskrepanzen waren zumeist (73%) derart, daß einem positiven Doppler-Sonogramm ein negativer Kontrastbefund gegenüber stand. Nur selten war das Umgekehrte der Fall.

Besprechung

Unsere Befunde zeigen, daß die Doppler-Echokardiographie der Kontrasttechnik bei der Erstellung der Diagnose einer TI nur geringfügig überlegen ist. Der wesentliche Vorteil der Doppler-Echokardiographie liegt darin, daß die gesamte Trikuspidalklappe bequem und systematisch abgesucht werden kann. Diese Methode ist so sensitiv, daß die zusätzliche Doppler-Untersuchung der unteren Hohlvene in der Regel keine Zusatzinformation liefert. Bei Verwendung der Kontrastechokardiographie haben die Kava- und die Trikuspidalistechnik deutlich unterschiedliche Vor- und Nachteile. Die Kavamethode ist technisch einfach, ein positiver Befund ist jedoch bei ganz leichten Trikuspidalinsuffizienzen nicht zu erwarten. Die Beschallung der Klappe selbst bietet den Vorteil, daß auch leichte Insuffizienzen prinzipiell erkannt werden können. Das Aufsuchen eines feinen Jets ist jedoch wesentlich schwieriger, da die Kontrastechos nach jeder Injektion im Verlauf einiger Herzaktionen wieder ausgewaschen werden. Bei kombiniertem Einsatz beider Kontrasttechniken können jedoch durchaus vergleichbare Resultate wie mittels Doppler-Methode erzielt werden.

„Physiologische" TI

Beim Einsatz der Doppler-Echokardiographie in der klinischen Routine konnten wir immer wieder Trikuspidalinsuffizienzen bei Personen beobachten, bei denen die Trikuspidalklappe anatomisch unauffällig schien und bei denen auch keine der anderen üblichen Ursachen einer TI nachweisbar waren. Um zu prüfen, ob es sich bei diesen unerwarteten TI vielleicht um falsch-positive Doppler-Befunde handeln könnte, haben wir 5 derartige Patienten (davon 3 klinisch völlig Gesunde, 2 mit abnormen Befunden, welche jedoch üblicherweise nicht zu einer TI führen) auch mittels Kontrastechokardiographie untersucht. Dabei wurde der Regurgitaionsstrahl zunächst im Doppler-Echokradiogramm lokalisiert, dann auf M-mode umgeschaltet und Kontrastmittel injiziert. Dabei gelang es uns in allen Fällen, den pathologischen Doppler-Befund auch im Kontrastechokardiogramm zu verifizieren.

Besprechung

Diese Beobachtungen zeigen trotz der kleinen Fallzahl eindeutig, daß Dopplersonographisch nachweisbare Trikuspidalinsuffizienzen ohne ersichtlichen Grund tatsächlich eine Schlußunfähigkeit der Klappe anzeigen und nicht etwa einen falsch-positiven Doppler-Befund bedeuten. Die Beobachtung, daß Trikuspidalinsuffizienzen ohne erkennbare Grundkrankheit auftreten können, hat insofern Bedeutung, als der alleinigen Diagnose somit klinisch wenig Bedeutung zukommt.

Beurteilung der Druckverhältnisse im kleinen Kreislauf bei Trikuspidalinsuffizienz

Bei Patienten mit TI kann mittels Doppler-Echokardiographie die systolische Strömungsgeschwindigkeit an der insuffizienten Klappe gemessen werden. Daraus kann nach einer einfachen Formel ($P = 4\ V^2$) die systolische Druckdifferenz zwischen rechtem Ventrikel und rechtem Vorhof errechnet werden. Strömungsgeschwindigkeiten über 2,5 m/s weisen dabei in der Regel auf eine rechtsventrikuläre Drucksteigerung hin und sprechen somit gegen eine „physiologische TI". Im Kontrastechokardiogramm kann die Strömungsgeschwindigkeit des Blutes anhand der Steilheit der Kontrastlinien prinzipiell ebenfalls bestimmt werden (Hatle u. Angelsen 1985; Shina et al. 1981). Die Strömungsgeschwindigkeit errechnet sich als Papiertransportgeschwindigkeit mal Tangens α mal einem Korrekturfaktor (CF), welcher den Tiefenmaßstab berücksichtigt (Abb. 5). Für die Beurteilung des Drucks im rechten Ventrikel ist diese Methode dennoch ungeeignet. Der Grund ist das eklatante Mißverhältnis zwischen den zu erwartenden Strömungsgeschwindigkeiten und der Papiertransportgeschwindigkeit. So beträgt bei einem Tiefenmaßstab von 1:1 und einem Papiervorschub von 100 mm/s (0,1 m/s) der Winkel α für eine Strömungsgeschwindigkeit von 2 m/s 87,1°, für eine Strömungsgeschwindigkeit von 5 m/s 88,9 °. Dabei entspricht eine Strömungsgeschwindigkeit von 2 m/s einem völlig normalen rechtsventrikulären

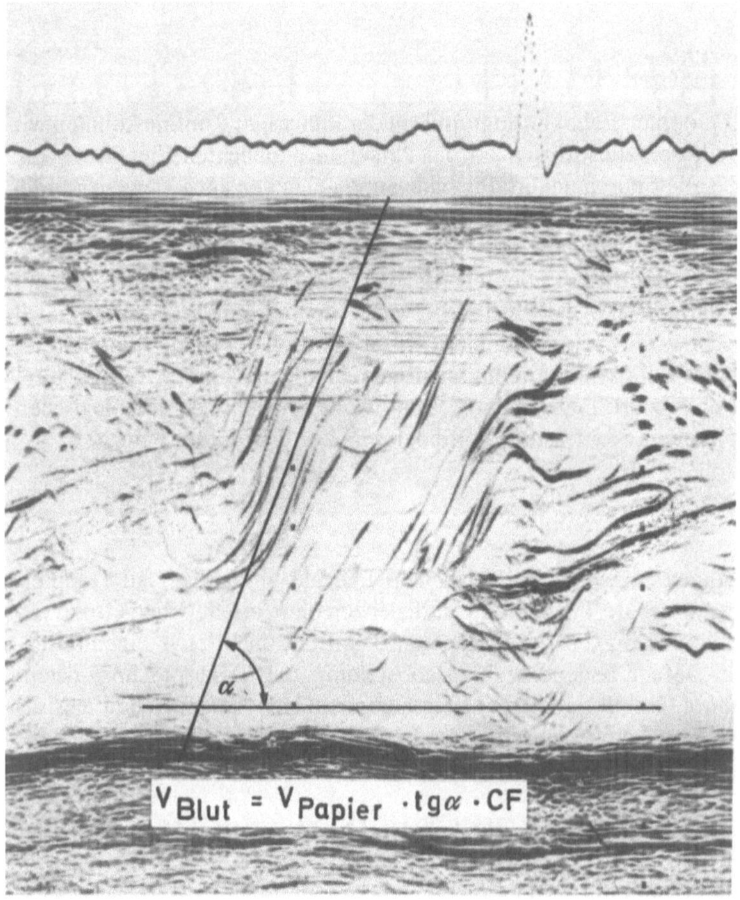

Abb. 5. Prinzip der Messung von Strömungsgeschwindigkeiten im Kontrastechokardiogramm

Druck, eine solche von 5 m/s einer extremen Drucksteigerung mit einer Druckdifferenz zum rechten Vorhof von 100 mm Hg.

Zusammenfassend zeigen unsere Untersuchungen, daß eine klinisch vermutete TI prinzipiell sowohl im Doppler- als auch im Kontrastechokardiogramm nachgewiesen werden kann. Die Doppler-Echokardiographie ist allerdings wesentlich bequemer und weniger zeitraubend. Die alleinige Diagnose einer TI ist allerdings nicht sehr bedeutsam, weil der Nachweis einer TI nicht unbedingt bedeutet, daß ein organisches Herzleiden vorliegt. Die wesentlichere Bestimmung der Strömungsgeschwindigkeit an der Trikuspidalklappe zur Beurteilung des rechtsventrikulären Drucks gelingt nur im Doppler-Echokardiogramm.

Literatur

Bonzel T, Fassbender D, Bougonic N (1981) Analysis of the heart blood flow from contrast patterns on the echocardiogram. In: Rijsterborgh H (ed) Echocardiography. Nijhoff, Den Haag Boston London, p 255

Hatle H, Angelsen B (1985) Doppler ultrasound in cardiology, 2nd edn. Lea & Febiger, Philadelphia, p 84

Klicpera M, Mlczoch J, Kaliman J, Kaindl F (1979) Nachweis von Tricuspidalinsuffizienz mittels 1 und 2D Kontrastechocardiographie. Z Kardiol 68: 279

Kronik G, Mösslacher H (1981) Diagnose der Tricuspidalinsuffizienz in zweidimensionalen Kontrastechocardiogram. Ultraschall Med 2: 145–150

Meltzer RS, Van Hoogenhuyze D, Serruys PW (1981) Diagnosis of tricuspid regurgitation by contrast echocardiography. Circulation 63: 1100

Miyatake K, Okamato M, Kinoshita N (1982) Evaluation of tricuspid regurgitation by pulsed Doppler and two dimentional echocardiography Circulation 66: 777–784

Nimura Y, Miyatake K, Dkamoto M (1983) Assessment of tricuspid regurgitation by two dimentional echocardiography. In: Spencer (ed) Cardiac doppler diagnosis Nijhoff, The Hague, pp 263–269

Sakakibara H, Miyatake K, Okamoto M (1980) Non-invasive assessment of tricuspid regurgitation with a combined use of the ultrasonic pulsed Doppler technique and two dimentional echocardiography. Circulation [Suppl 3] 62: 250

Shina A, Kondo K, Nakasone Y (1981) Contrast echocardiographic evaluation of changes in flow velocity in the right of the heart. Circulation 63: 1408

Stevenson JG, Kawabori I, Guntheroth W (1981) Validation of Doppler diagnosis of tricuspid regurgitation (Abstract). Circulation [Suppl 4] 64: 255

Tavel ME (1976) Clinical phonocardiography and external pulse recording. Year Book Medical Publishers, Chicago, p 210

Erfassung der Trikuspidalklappeninsuffizienz –
Vergleich von Kontrast- und Doppler-Echokardiographie

R. Jacksch, K. H. Konz, K. R. Karsch, L. Seipel

Einleitung

Die kombinierte Anwendung der M-mode-Echokardiographie und der zweidimensionalen Kontrastechokardiographie in der Diagnostik der TI wurde bereits 1982 von Amano et al. und Tei et al. beschrieben. In den meisten kontrastechokardiographischen Arbeiten wurde hingegen die Kavamethode angewendet und sogar von Meltzer et al. (1983) als Vergleichsparameter benutzt. In Doppler-sonographischen Untersuchungen (Diebold et al. 1983; Miyatake et al. 1982) wurde ebenfalls über eine hohe Sensitivität und Spezifität dieser Methode in der Erfassung der TI berichtet und die Möglichkeit einer Schweregradabschätzung der TI nachgewiesen.
Ziel unserer Arbeit war es, in einem definierten und invasiv vollständigen Untersuchungskollektiv die Wertigkeit beider kontrastechokardiographischen und der Doppler-sonographischen Methode zu prüfen.

Patienten und Methodik

Es wurden 107 Patienten untersucht. Bei 38 Patienten lag eine isolierte Mitralstenose vom klinischen Schweregrad III nach der New York Heart Association vor, bei 21 Patienten ein kombiniertes Mitralvitium und bei 32 Patienten ein kombiniertes Mitral- und Aortenklappenvitium vom klinischen Schweregrad III. Bei 16 Patienten wurde angiographisch eine Mitralklappeninsuffizienz vom Schweregrad III nachgewiesen. 93 Patienten hatten zum Zeitpunkt der Untersuchung eine absolute Arrhythmie bei Vorhofflimmern, 14 Patienten hatten einen Sinusrhythmus.

Rechtsventrikuläre Angiographie

Bei allen Patienten wurde 1–3 Tage nach der echokardiographischen Untersuchung von einem zweiten Untersucher, der die Ergebnisse der echokardiographischen Untersuchung nicht kannte, im Rahmen einer diagnostischen Herzkatheteruntersuchung die rechtsventrikuläre biplane Angiographie in 30°-RAO und 60°-LAO-Projektion durchgeführt. Die angiographische Diagnose und Schweregradeinteilung der TI erfolgte nach der von Simon u. Lichtlen (1976) beschriebenen Methode. 56 Patienten hatten angiographisch keine TI, 16 Patienten hatten angiographisch eine TI vom Schweregrad I, 41 Patienten eine TI vom Schweregrad II und 14 Patienten eine TI vom Schweregrad III.

Echokardiographische Untersuchungstechnik

Die echokardiographische Untersuchung erfolgte im Rahmen der Routinediagnostik mit einem elektronischen 90°-Sektorscanner. Die Untersuchung der Trikuspidalklappe wurde in 30–90° Linksseitenlage bei erhobenem Kopfende durchgeführt. Die Trikuspidalklappenebene wurde in der kurzen parasternalen Achse des rechtsventrikulären Einflußtraktes mit Erfassung des maximalen Durchmessers des Trikuspidalklappenringes in dieser Schnittebene (3.–4. Interkostalraum) eingestellt. Der M-mode-Strahl wurde am Ende des septalen Trikuspidalklappensegels rechtwinklig zur Trikuspidalklappenebene positioniert. Das Trikuspidalklappensegel wurde in der entsprechenden M-mode-Registrierung systolisch kontinuierlich dargestellt, der rechte Vorhof mußte nach superior sicher abzugrenzen sein. Nach korrekter Einstellung der Trikuspidalklappe erfolgte die Kontrastmitteluntersuchung nach Injektion von physiologischer Kochsalzlösung in die rechte oder linke Ellbeuge über einen liegenden 18-G-Teflonkatheter. Bei allen Patienten konnte eine ausreichende Kontrastierung erreicht werden.

Eine TI wurde bei eindeutigen senkrecht zum systolischen Klappenecho parallel angeordneten, unmittelbar unterhalb der Klappe im rechten Vorhof auftretenden Kontrastechos diagnostiziert (Abb. 1). Kontrastechos mit einer Länge von maximal ⅓ der Distanz zwischen systolischem Trikuspidalklappenecho und superiorer rechter Vorhofbegrenzung wurden als TI vom Schweregrad I eingestuft, Kontrastechos größer als ⅓ und maximal ⅔ dieser Distanz wurden als TI vom Schweregrad II, Kontrastechos mit einer Länge von mehr als ⅔ dieser Distanz als TI vom Schweregrad III eingestuft.

Anschließend wurde bei allen Patienten die V. cava inferior in typischer Weise in der langen Achse von subkostal dargestellt und nach Injektion von physiologischer Kochsalzlösung v-Wellen-synchrone regurgitierende Kontrastechos in die V. cava inferior im Bereich der Mündung in den rechten Vorhof als Beweis für das Vorhandensein einer TI bewertet (Abb. 1). Aufgrund der Anzahl der Regurgitationen in die V. cava wurde eine Quantifizierung der TI versucht.

Bei 50 der Patienten wurde vor der kontrastechokardiographischen Untersuchung eine gepulste Doppler-sonographische Untersuchung der Trikuspidalklappenebene in der kurzen parasternalen Achse des rechtsventrikulären Einflußtraktes durchgeführt. Durch Mapping der Trikuspidalklappenebene im rechten Vorhof wurde der Ort der Regurgitation lokalisiert und der Verlauf der regurgitierenden Turbulenz im rechten Vorhof bestimmt. Eine Quantifizierung des Schweregrades der TI wurde durch Bestimmung der Länge der Regurgitation von der Trikuspidalklappenebene bis zum rechten Vorhofdach durchgeführt.

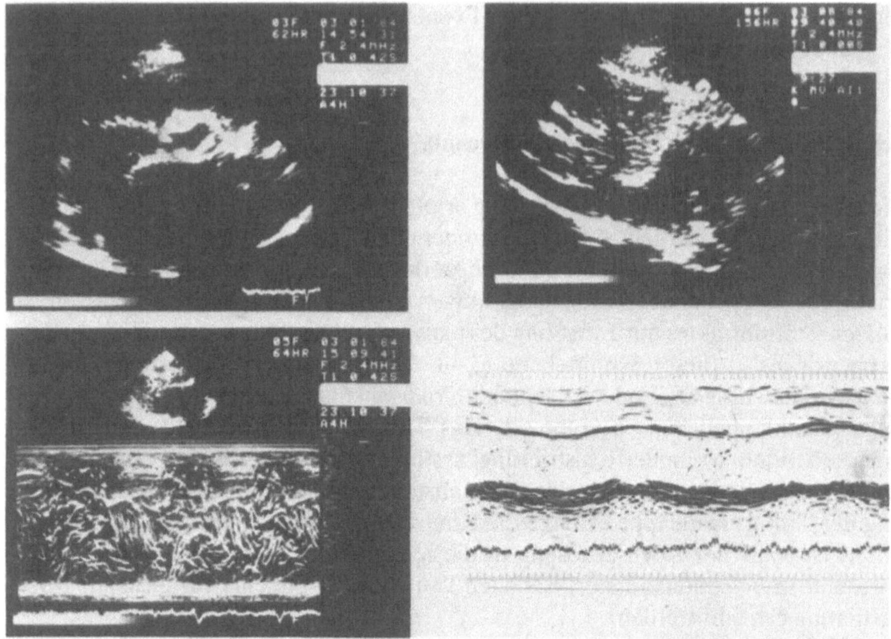

Abb. 1. *Links:* Darstellung der V. cava inferior in der subkostalen langen Achse und dazugehörige M-mode-Registrierung einer TI mit v-Wellen-synchronen Regurgitationen von Kontrastechos in die V. cava inferior. *Rechts:* Darstellung eines zweidimensionalen Sektorbildes in der parasternalen kurzen Achse des rechtsventrikulären Einflußtraktes mit korrekter Positionierung des M-mode-Strahls auf das Ende des septalen Trikuspidalklappensegels *(oben)* und Darstellung einer daraus gewonnenen M-mode-Registrierung einer TI vom Schweregrad II *(rechts unten)*

Ergebnisse

Durch Bestimmung der Anzahl der v-Wellen-synchronen Regurgitationen in die V. cava inferior ergab sich keine Möglichkeit der sicheren Quantifizierung der TI nach der Kavamethode. Die Sensitivität dieser Methode betrug 66% und die Spezifität 92% bei 19 falsch-normalen und 5 falsch-pathologischen Ergebnissen. Die Sensitivität der direkten kombinierten Kontrastmittelechokardiographie der Trikuspidalklappe betrug 100% und die Spezifität 96% bei der 3 falsch-pathologischen Ergebnissen. Die Sensitivität der Doppler-sonographischen Untersuchung betrug ebenfalls 100%, die Spezifität 96% bei einem falsch-pathologischen Ergebnis bei 50 untersuchten Patienten. Bis auf 3 Patienten konnte durch die direkte kombinierte Kontrastechokardiographie eine korrekte Quantifizierung des Schweregrades der TI im Vergleich zur Angiographie erzielt werden. Bis auf einen der 50 untersuchten Patienten war mit der Doppler-sonographischen Untersuchung ebenfalls eine korrekte Schweregradeinteilung der TI möglich.

Diskussion

Aufgrund der Arbeiten von Lieppe et al (1978), Lambertz et al. (1982), Meltzer et al. (1983) und Wise et al. (1981) fand bisher die Kavamethode die breitere Anwendung im allgemeinen klinischen Gebrauch. Ebenso wurde bisher in den meisten Doppler-sonographischen Arbeiten Nachweis und Schweregradeinteilung der TI durch Analyse des Flußverhaltens im Bereich der herznahen Venen untersucht (Diebold et al. 1983). Nur in wenigen Doppler-sonographischen Arbeiten wurde der Regurgitationsjet an der Trikuspidalklappe direkt erfaßt und eine Schweregradabschätzung im Vergleich zur Angiographie versucht (Miyatake et al. 1982). Die kombinierte ein- und zweidimensionale Kontrastechokardiographie mit direktem Nachweis der TI auf Trikuspidalklappenebene wurde bisher nur von Amano et al. (1982) und Tei et al. (1982) an kleineren Patientenkollektiven ohne angiographischen Vergleich durchgeführt.

Im Vergleich zu anderen Arbeiten zeigen unsere Ergebnisse eine deutlich schlechtere Sensitivität der Kavamethode mit nur 66% bei einer ausreichenden Spezifität mit 92% im Nachweis der TI. Eine Schweregradeinteilung konnte erwartungsgemäß mit dieser Methode nicht durchgeführt werden. Im Vergleich zur direkten kombinierten Kontrastechokardiographie und der Doppler-Echokardiographie war die Kavamethode in ihrer Praktikabilität den anderen beiden Methoden nicht überlegen. Als mögliche Ursache der schlechten Sensitivität der Kavamethode ist der hohe Anteil von Patienten mit absoluter Arrhythmie in unserem Patientenkollektiv zu erwägen. Unsere Ergebnisse zeigen, daß sowohl im Nachweis als auch im Ausschluß der TI die Klappenmethode mit einer Sensitivität von 100% und einer Spezifität von 96% der Kavamethode deutlich überlegen ist. Weiterhin ist eine Quantifizierung der TI mit dieser Methode durch Bestimmung der Länge der regurgitierenden Kontrastechos im rechten Vorhof möglich. Bedingung für die Quantifizierung der TI scheint die korrekte Einstellung der Trikuspidalklappenebene in der kurzen parasternalen Achse des rechtsventrikulären Einflußtraktes zu sein. Die gepulste Doppler-sonographische Untersuchung von 50 Patienten bestätigte durch Definition der Lokalisation und Richtung der Regurgitation im rechten Vorhof die von uns beschriebenen Bedingungen der korrekten Positionierung des M-mode-Strahls bei der kombinierten ein- und zweidimensionalen Kontrastechokardiographie. Bei allen Patienten ohne morphologische Veränderungen an der Trikuspidalklappe scheinen Lokalisation und Verlaufsrichtung der Regurgitation im rechten Vorhof in der beschriebenen echokardiographischen Schnittebene korrekt zu erfassen sein.

Literatur

Amano K, Sakamoto T, Hada Y, Yamaguchi T, Isthimitsu T, Takenaka K (1982) Detection of tricuspid regurgitation by contrast echocardiography. Jpn Circ J 46: 395–401

Diebold B, Tonati R, Blanchard D et al. (1983) Quantitative assessment of tricuspid regurgitation using pulsed Doppler echocardiography. Br Heart J 50: 443–449

Lambertz H, Schweizer P, Erbel R, Meyer J, Effert S (1982) Stellenwert der Kontrastechokardiographie in der Erkennung einer Trikuspidalinsuffizienz. Z Kardiol 71: 771–778

Lieppe W, Behar V, Schallion R, Kisslo JA (1978) Detection of tricuspid regurgitation with two-dimensional echocardiography and peripheral vein injections. Circulation 57: 128

Meltzer RS, Vered ZVI, Benjamin P, Hegesh J, Visser CA, Neufeld HN (1983) Diagnosing tricuspid regurgitation by direkt imaging of the regurgitant flow in the right atrium using contrast echocardiography. Am J Cardiol 52: 1050–1053

Miyatake K, Okamoto M, Kinoshita N, Ohta M, Kozuka T, Sakakibara H, Nimura Y (1982) Evaluation of tricuspid regurgitation by pulsed Doppler and two-dimensional echocardiography. Circulation 66: 777

Simon R, Lichtlen P (1976) Häufigkeit und Relevanz der Trikuspidalinsuffizienz bei erworbenem Mitralvitium. Analyse anhand des rechtsventrikulären Angiogrammes. Thoraxchirurgie 24: 279–285

Tei C, Shah PM, Ormiston JA (1982) Assessement of tricuspid regurgitation by directional analysis of right atrial systolic linear reflux echoes with contrast M-mode echocardiography. Am Heart J 103: 1025

Wise NK, Myers S, Fraker TD, Stewart JA, Kisslo JA (1981) Contrast M-mode ultrasonography of the inferior vena cava. Circulation 63: 1100

Farb-Doppler-Echokardiographie. Erste Erfahrungen mit einer neuen Methode zur Darstellung der Blutströmung im kardiovaskulären System

D. A. REDEL

Ultraschall-Doppler-Systeme liefern Informationen über das Strömungsverhalten des Blutes im Herzen und den herznahen großen Gefäßen. Diese Systeme kann man entsprechend ihrer räumlichen Darstellungsfähigkeit der Flußphänomene in 3 Kategorien einteilen (Abb. 1):

1. *Punkt-Doppler-Systeme* liefern Flußinformationen aus nur einem Analysenvolumen (Baker 1970; Satomura 1957). Entsprechend der geometrischen Definition eines Punktes ist die Darstellung, die meistens in Kurvenform erfolgt, nulldimensional. Zur räumlichen Orientierung ist ein solches System daher auf die Kombination mit einem 2D-Bildsystem angewiesen. Bildaufbau und Doppler-Spektralanalyse erfolgen hierbei asynchron, durch das „Time-sharing-Verfahren" moderner elektronischer Sektorscanner wird zwar der Eindruck einer Echtzeitdarstellung von zweidimensionalen und Doppler-Informationen erreicht, jedoch die maximal darstellbare Geschwindigkeit halbiert.
2. *Linien-Doppler-Systeme* besitzen eine Reihe von Analysevolumen längs des Ultraschallstrahls, in denen simultan die Doppler-Shift des Blutes analysiert werden. Die Darstellung erfolgt entweder farbkodiert im M-mode über die Untersuchungstiefe (Brandestini 1978) oder in Kurvenform (Anliker et al. 1978). Zur räumlichen Orientierung ist zusätzlich ein 2D-Bildsystem erforderlich.
3. *Flächen-Doppler-Systeme* ermöglichen die zweidimensionale Darstellung von Flußgeschwindigkeiten im 2D-Bild (Namekawa et al. 1982). Spektralanalyse und 2D-Bildaufbau erfolgen synchron, die Darstellung der Doppler-Frequenzen erfolgt farbig kodiert im schwarz-weißen 2D-Bild.

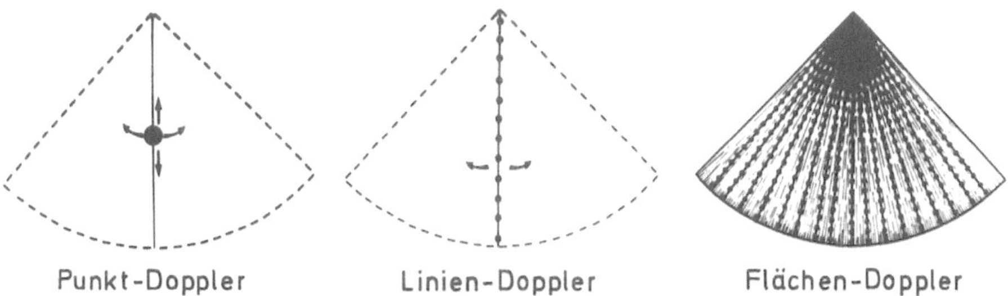

Abb. 1a–c. Schematische, stark vereinfachende Darstellung der Ultraschall-Doppler-Methoden hinsichtlich ihrer räumlichen Darstellungsfähigkeit. Strichelung des Sektors bedeutet asynchrone Darstellung von 2D-Bild und Doppler-Frequenzanalyse. (Weitere Einzelheiten s. Text)

PAEDIATR.KARDIOL.UNIVERSITAET BONN FRG*
09:36:01[0.03S]85/02/15
*NORM.LV-FLOW
SYST.
T1
DIAST
T2
HR;105BM
ID;
11.10.77
T1;0.04S
REQ;_   RNG;09   D-W;__ S-S;_   T2;0.32S
FIL;-_ NYQ;4.0   SM;___S
ANGL;_0 MX.V; 92 V_N; ___ F;3.5MHZ

Abb. 2

PAEDIATR.KARDIOL.UNIVERSITAET BONN FRG*
12:19:57[0.43S]85/01/09
LV-FLO-PATT.*
HR; 80BM
ID;
21.10.68
T1;-.--S
REQ;_   RNG;12   D-U;12 S-S;M2   T2;-.--S
FIL;-_ NYQ;3.0   SM;___S
ANGL;_0 MX.V; 69 V_N; ___ F;3.5MHZ

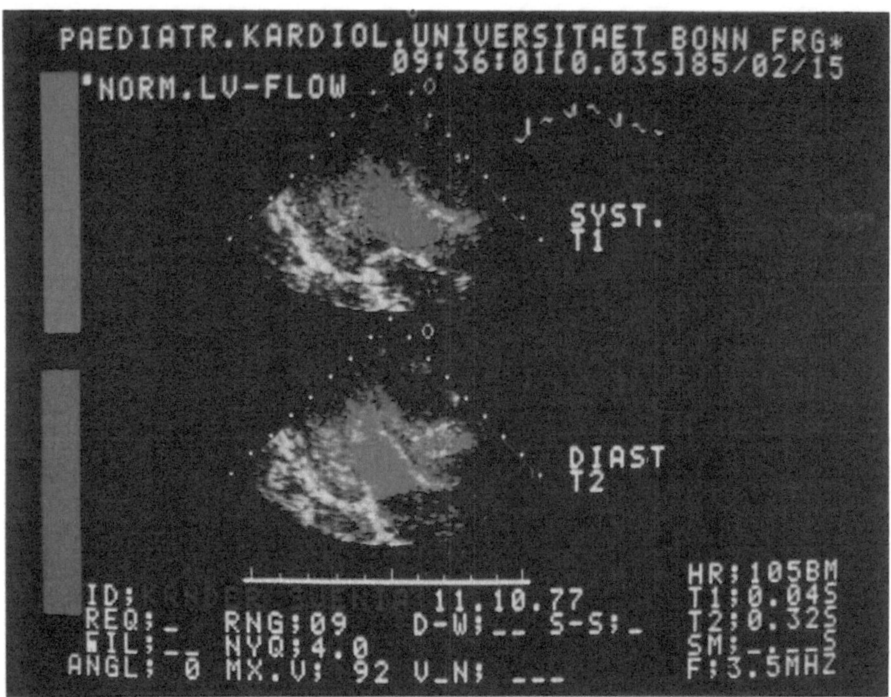

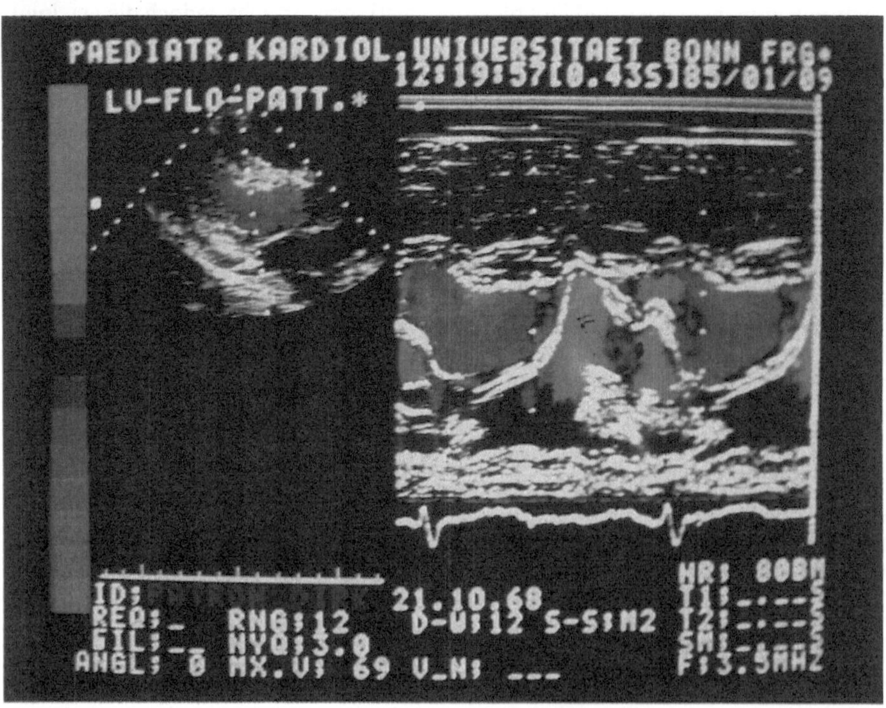

Abb. 3

Wir berichten über erste eigene Erfahrungen mit einem solchen Flächen-Doppler-System (Typ SSD-880 Aloka, Tokio, Japan; Vertrieb: Hellige, Freiburg).

Bei dem Gerät handelt es sich um einen elektronischen Sektorscanner mit einem Bildsektor von maximal 90°. An Schallköpfen stehen z. Z. eine 2,5-MHz- und eine 3,5-MHz-Schallsonde zur Verfügung. Der Bildsektor der farbigen Abbildung der Blutströmung kann in mehreren Stufen in einem Winkel von 30–90° verändert werden. Die Pulsrepetitionsrate (PRF) des Doppler-Systems liegt bei 4, 6 oder 8 KHz. Integriert in das System sind ein farbkodierter Linien-Doppler sowie ein Punkt-Doppler mit FFT-Analyse des Doppler-Spektrums.

Die Farbkodierung des Linien- und Flächen-Doppler-Systems stellt Strömungsvektoren mit Richtung auf den Schallkopf hin (vorwärts) in Rot (R), vom Schallkopf weg (rückwärts) in Blau (B) dar (RB1) (Abb. 2).

Die Abbildung der instantan gemittelten Flußgeschwindigkeiten erfolgt für jeden Meßpunkt in 8 Helligkeitsstufen (RB2), die Eichung ist erkennbar an der Farbsäule von Abb. 3.

Die Varianz des Doppler-Signals als Maß für die Bandbreite (Dispersion) wird durch Modulation beider Richtungsfarben mit Grün (G) in 16 Stufen kodiert, aus Rot wird dadurch sukzessive Gelb, aus Blau wird Türkis (RBG2). Dies ist an der Farbsäule in Abb. 4 erkennbar.

Beim Überschreiten der für die PRF maximal darstellbaren Frequenzverschiebung F (F = PRF/2) tritt wie beim konventionellen gepulsten Doppler ein „aliasing" ein, es kommt zum Umschlagen in die Gegenfarbe (Abb. 5). Die räumliche und zeitliche Umhüllung der Gegenfarbe durch die Ausgangsfarbe erlaubt aber selbst bei mehrfachem Farbumschlag eine eindeutige Bestimmung der Geschwindigkeitswerte. Jetförmige Strömungen an Klappenstenosen, Klappeninsuffizienzen oder an Septumdefekten werden infolge ihrer Dispersion als grünmodulierte Farbflächen abgebildet (Abb. 6).

Turbulenzen, die sich um eine jetförmige Strömung aufbauen, sind als flächenhaftes „Mosaikmuster" zu erkennen, wie dies in Abb. 9 dargestellt ist.

Wir sammelten erste klinische Erfahrungen mit der Farb-Doppler-Echokardiographie (FDE) bei ca. 1000 Untersuchungen an 250 gesunden und 560 herzkranken Kindern und Jugendlichen.

Die normale Blutströmung zeichnet sich durch orts- und zeitgerechtes Verhalten aus, womit sie auch gleichzeitig hinsichtlich ihrer Richtung definiert ist. Abbildung 2 zeigt das normale Strömungsprofil des linken Ventrikels (LV) zu 2 unterschiedlichen Zeitpunkten des Herzzyklus. In Systole (T1) erkennen wir den Ausstrom des Blutes in die Aortenwurzel vom Schallwandler weg (blau), der linke Vorhof (LA) ist ohne

---

Abb. 2. Strömungsprofil des linken Ventrikels in Systole (T1) und Diastole (T2). Parasternale lange Achse. Die Farben zeigen nur die Flußrichtung an (RB1). *Blau* systolischer Ausstrom, *Rot* diastolischer Einstrom. (Weitere Einzelheiten s. Text)

Abb. 3. Farb-M-mode des linken Ventrikels in Höhe der Mitralis (Normalbefund). Helligkeitskodierung der instantan gemittelten Flußgeschwindigkeit über die gesamte Tiefe in 8 Stufen (RB2), Geschwindigkeitsbereich von ± 6 bis ± 92 cm/s. Zweiphasiger diastolischer Einstrom *(rot)*, dazwischen kurzzeitiger diastolischer Rückstrom („diastolische Mitralinsuffizienz"), systolischer Ausstrom *(blau)*

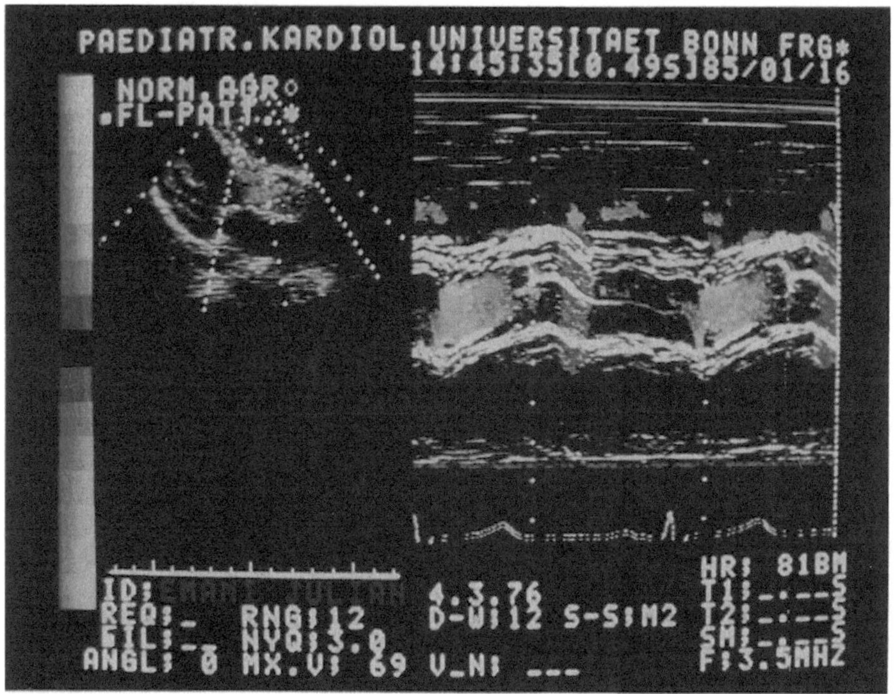

Abb. 4. Farb-M-mode der Aortenwurzel (Normalbefund). Helligkeitskodierung und Grünmodulation (RBG2). Die systolischen Flußgeschwindigkeiten lassen nur geringe Grünbeimischungen als Hinweis für wenig Dispersion erkennen. Wandbewegungsartefakte im M-mode sind *dunkelblau*

signifikanten Blutfluß (farbfrei). In Diastole (T2) ist die frühe Füllung des LV über die Mitralis abgebildet, die Strömung ist auf den Schallwandler hin gerichtet (rot). Jetzt sind Aortenwurzel und distaler Ausflußtrakt farbfrei, angeschnitten ist der gleichartig gerichtete Einfluß in den rechten Ventrikel.

Dieselbe Situation ist in Abb. 3 durch den Linien-Doppler als Farb-M-mode dargestellt, die für jeden Meßpunkt instantan gemittelte Flußgeschwindigkeit ist helligkeitskodiert (RB2). Neben zeit- und ortsgerichtetem Verhalten ist für den normalen Blutfluß auch charakteristisch, daß er eine geringe Bandbreite der instantanen Geschwindigkeit aufweist, erkennbar an einer minimalen Grünmodulation (Abb. 4). Wird die maximal darstellbare Flußgeschwindigkeit überschritten, tritt in der Farbdarstellung ein Umschlagen in die Gegenfarbe auf, wie es als „Alias" in der Kurvendarstellung des Punkt-Dopplers bekannt ist (Abb. 5).

Abb. 5. Systolisches Strömungsprofil der A. pulmonalis. Parasternale Sagittalachse. RB2. Zentraler Farbumschlag durch Überschreiten der Geschwindigkeitsskala, die bis 92 cm/s reicht (s. Text). Dies weist auf ein parabolisches Strömungsprofil hin. *LVO* linksventrikulärer Ausflußtrakt, *RVO* rechtsventrikulärer Ausflußtrakt

Abb. 6. Jetförmige Strömung im Stamm der A. pulmonalis bei valvulärer Stenose. Parasternale Sagittalachse. Die starke Geschwindigkeitsdispersion ist erkennbar an der *blau-grünen Farbtönung*. Zentraler Farbumschlag. (Weitere Einzelheiten s. Text)

PAEDIATR.KARDIOL.UNIVERSITAET BONN FRG*
12:52:57[0.29S]85/01/16
OP AVK,PH?
S.TR
MPA-FLOW-VEL
DISTR.
RVO
LVO
HR:110BM
ID: 6.5.82
REQ:- RNG:06 D-V:__ S-S:_
FIL:- NYQ:4.0
ANGL: 0 MX.V: 92 V_N: ___
F:3.5MHZ

Abb. 5

PEDIATR.CARDIOL.UNIVERSITY BONN F.R.G.
09:04:43[0.13S]23-11-84
Z.N. OP ASD II
VALV. PS
PS-JET
RVO
HR:___BM
ID: 13.4.82
REQ:- RNG:09 D-V:__ S-S:_
FIL:- NYQ:4.0
ANGL: 0 MX.V: 92 V_N: ___
F:3.5MHZ

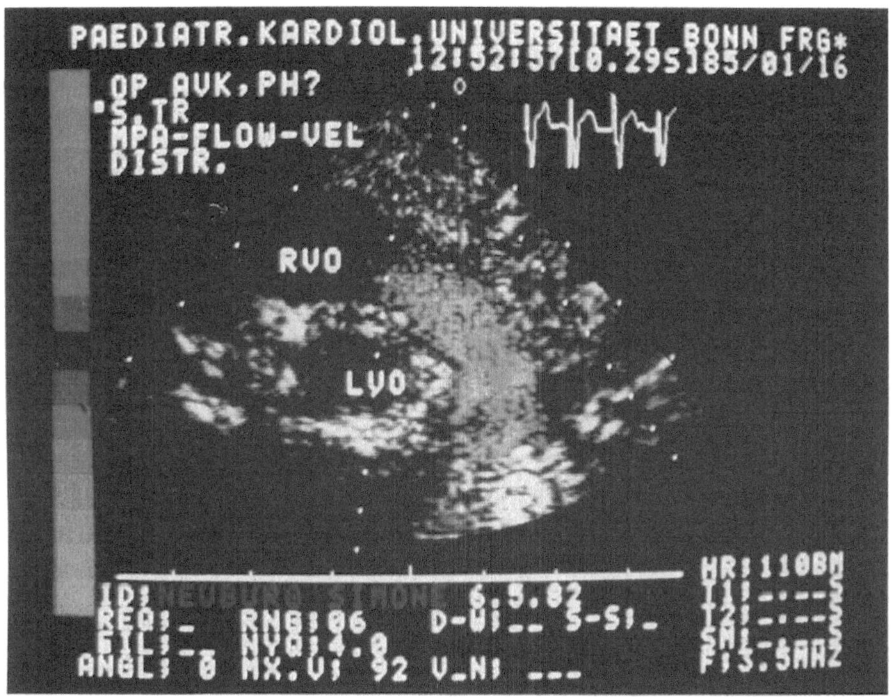

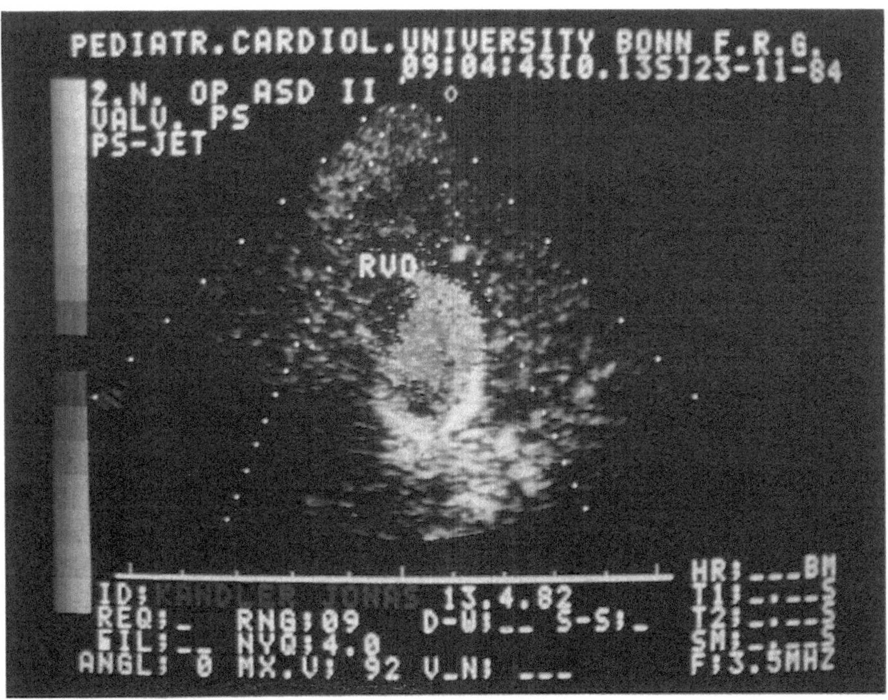

Abb. 6

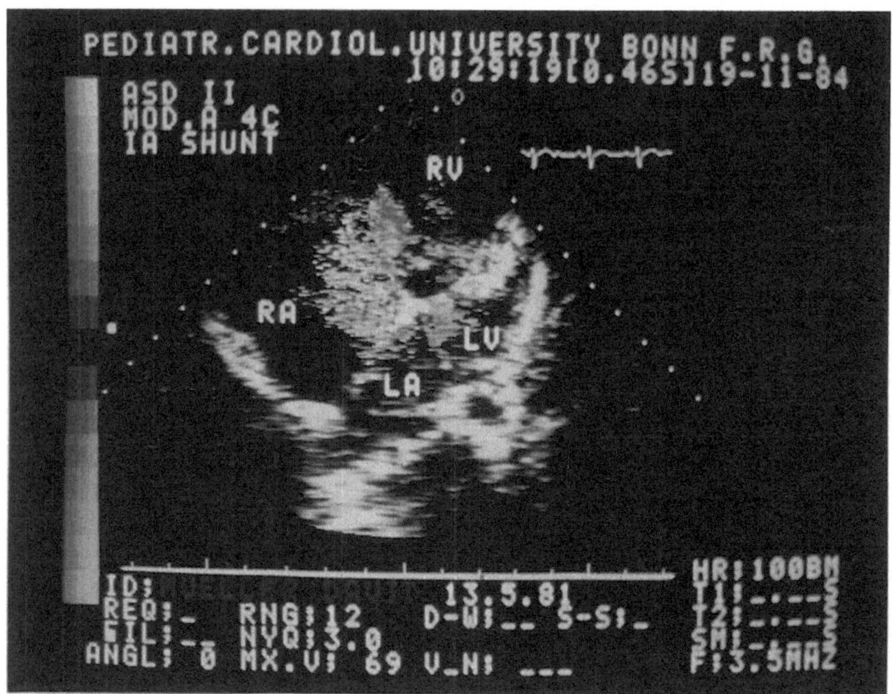

Abb. 7. Links-rechts-Shunt über ASD II in Diastole. Apikaler Vierkammerblick. Von der Flächengröße her handelt es sich um einen erheblichen Shunt, tatsächlich betrug $Q_p/Q_s = 2{,}5$. Nahe dem Defekt Farbumschlag im rechten Vorhof (RA) durch Überschreiten der maximalen Geschwindigkeit. *LA* linker Vorhof, *RA* rechter Vorhof

Pathologische Blutströmungen weisen ein oder mehrere der folgenden Merkmale auf, die mit der Doppler-Echokardiographie erfaßt werden können:
Vorkommen zum
1. unrechten Zeitpunkt,
2. an der falschen Stelle und
3. mit pathologisch hoher Geschwindigkeit und großer Bandbreite (Dispersion).
Klappenstenosen sind Beispiele für zeit- und ortsgerecht auftretende, aber durch hohe Geschwindigkeiten und starke Dispersion pathologisch veränderte Strömungen.
Abbildung 6 zeigt die jetförmige Strömung einer leichten valvulären Pulmonalstenose, erkennbar an der starken Grünbeimengung. Nur im Zentrum wird die maximale Geschwindigkeit von 92 cm/s überschritten. Durch den Jet induzierte Rückflußbewegungen im Pulmonalisstamm sind orange dargestellt.

Abb. 8. Farb-M-mode bei Mitralklappenprolaps mit spätsystolischer Mitralinsuffizienz *(türkis, durch Stern markiert)*. Der diastolische Einfluß in den linken Ventrikel ist ebenso wie der systolische Ausfluß in *Rot-Orange* abgebildet. Der kurzdauernde enddiastolische Rückfluß in *Blau* führt zum Schluß des vorderen Mitralsegels mit Beginn der Systole

Abb. 9. „Mosaikmuster" im linken Vorhof (LA) bei Mitralinsuffizienz. Parasternale lange Achse. Typisch für Turbulenzen ist das gleichzeitige Auftreten gegensätzlich gerichteter Strömungsvektoren. *AOR* Aortenwurzel

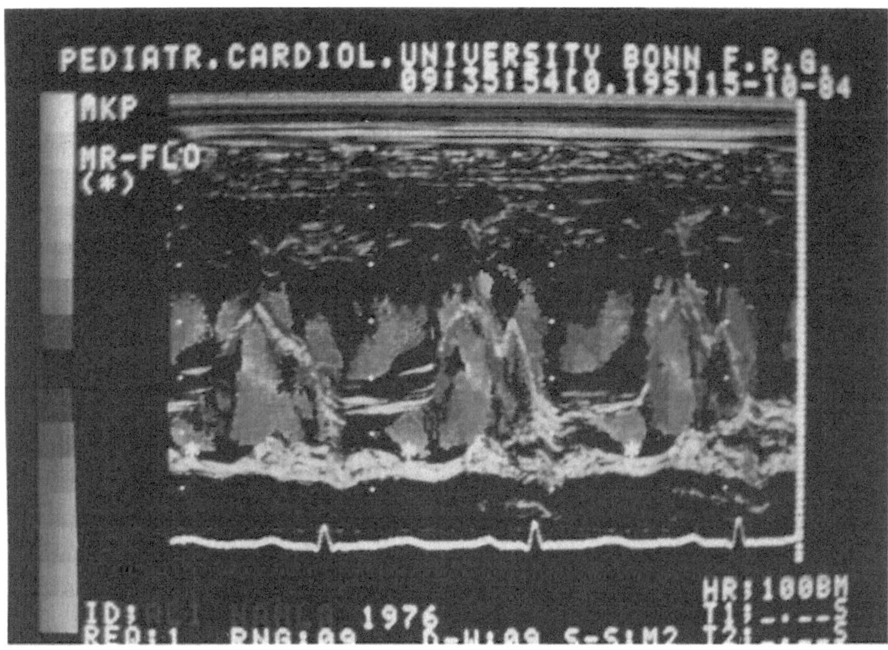

Abb. 8

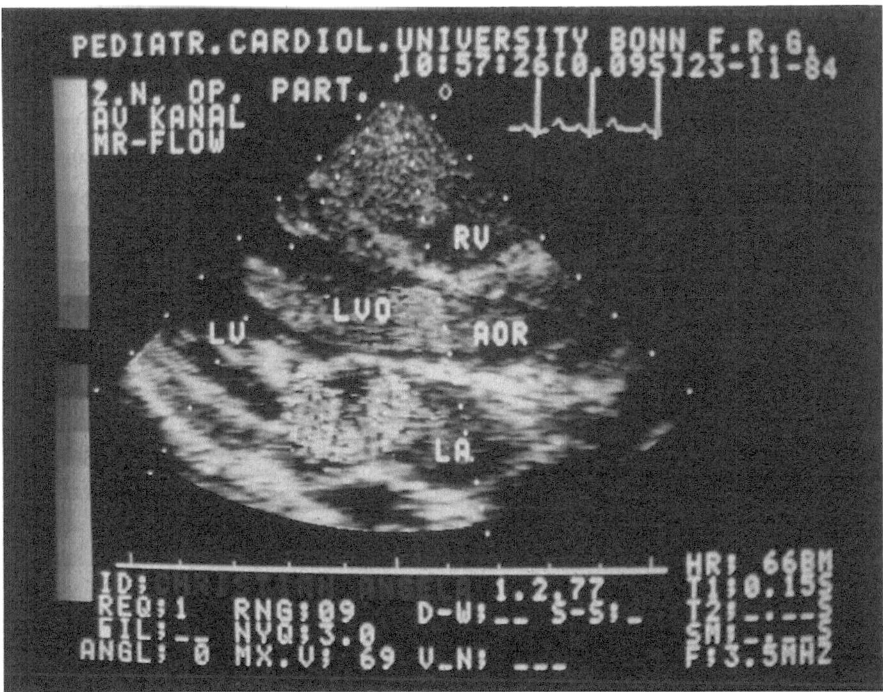

Abb. 9

Shunts sind durch Strömungen in abnormer Lokalisation erkennbar und zeigen manchmal wenig Dispersion, wie dies in Abb. 7 am Beispiel eines Links-rechts-Shunts über einen Vorhofseptumdefekt vom Ostium-secundum-Typ (ASD II) zu erkennen ist.

Klappenregurgitationen sind Strömungen zum falschen Zeitpunkt und daher in ihrem zeitlichen Verlauf am besten mit dem Linien-Doppler darstellbar (Abb. 8). Die räumliche Verteilung (z. B. Regurgitationsdistanz) in der Flächendarstellung gibt Auskunft über den Schweregrad der Regurgitation (Omoto 1984). Das Auftreten einer jetartigen Strömung ist stets begleitet von Turbulenzen, die sich als Vor- und Rückflußbewegungen in Form eines „Mosaikmusters" in der Flächendarstellung manifestieren. Abb. 9 zeigt ein solches Mosaikmuster im linken Vorhof bei Mitralinsuffizienz.

Zusammenfassend gibt die flächenhafte Darstellung der Strömungsverhältnisse sowie ihre exakte zeitliche Analyse über die gesamte Untersuchungstiefe im Farb-M-mode diagnostisch wertvolle Befunde hinsichtlich ihrer räumlichen und zeitlichen Verteilung.

Die diagnostische Sensitivität und Spezifität der FDE ist nach unseren bisherigen Erfahrungen bei Kindern sehr gut und allen anderen nichtinvasiven Untersuchungsmethoden deutlich überlegen. Der Zeitaufwand für eine Untersuchung ist wesentlich geringer als bei konventionellen echokardiographischen Methoden. Hinsichtlich der Quantifizierbarkeit von Regurgitationen und Shunts korreliert nach ersten Erfahrungen die Flächenverteilung der pathologischen Flußgeschwindigkeiten gut mit dem Schweregrad des Herzfehlers (Omoto 1984; Takamoto 1985, persönliche Mitteilung). Für eine endgültige Beurteilung der FDE hinsichtlich ihrer diagnostischen Aussagekraft in qualitativer und quantitativer Hinsicht ist es sicher noch zu früh, aber schon jetzt zeichnet sich deutlich ab, daß diese Methode eine enorme Bereicherung der diagnostischen Möglichkeiten in der Kardiologie darstellen wird.

Literatur

Anliker M, Hübscher W, Jenni R (1978) Design and clinical evaluation of a 128-channel ultrasonic blood flow meter. Inserm 78: 111

Baker DW (1970) Pulsed ultrasonic Doppler blood-flow sensing. IEEE Trans Sonics Ultrason SU 17: 170

Brandestini M (1978) Topoflow – a digital full range Doppler velocity meter. IEEE Trans Sonics Ultrason SU 25: 287

Namekawa K, Kasai C, Tsukamato M, Konjeno A (1982) Imaging of blood flow using autocorrelation. Ultrasound Med Biol 8: 138

Omoto R (1984) Color atlas of real-time two-dimensional Doppler echocardiography. Shindau-To-Chiryo, Tokyo

Satomura S (1957) Ultrasonic Doppler method for the inspection of cardiac functions. J Acoust Soc Am 29: 1181

Ausgewählte Fallberichte

Embolisierende Endokarditis oder Livedo racemosa bei multiplen Gefäßembolien und Hauterythem

J. Junggeburth, B. Maisch, P. Schanzenbächer, G. Reifschneider, K. Kochsiek

Bei Patienten mit klinischen Zeichen arterieller Embolien sind neben der Endokarditis und intrakardialen Massen als Ursache differentialdiagnostisch auch systemische Vaskulitiden mit Organbeteiligung (Niere, ZNS, Darm, Extremitäten) wie Panarteriitis nodosa oder Lupus erythematodes zu berücksichtigen; gelegentlich zeigen diese typische Hauptverfärbungen im Sinne einer Livedo racemosa.

Livedo bezeichnet eine abnorme Verfärbung der Haut, die durch eine generalisierte oder umschriebene, seltener unilateral auftretende, entweder bizarr konfigurierte oder mehr geschlossene, netzförmig livide, meist im Oberflächenniveau liegende Hautzeichnung charakterisiert ist und deren Farbton unter Kälteeinwirkung oft intensiv blau wird (Röckl et al. 1979, Stamm et al. 1982).

Zu den wesentlichen Grundkrankheiten der symptomatischen Livedo racemosa, die durch einen organischen Gefäßschaden verursacht wird, gehören Lues, Tuberkulose, Arteriosklerose, maligne Hypertonie, Panarteriitis nodosa, Lupus erythematodes, Dermatomyositis, Endangiitis obliterans, Thrombozytämie und die langfristige Einnahme von Ovulationshemmern; bei der idiopathischen Form ist keine der erwähnten Grundkrankheiten nachweisbar; meist handelt es sich hier um Frauen im Alter von 20–45 Jahren, bei denen die Erkrankung in einem hohen Prozentsatz mit zerebrovaskulären Störungen einhergeht. Bereits Sneddon (1965) hatte auf diese Form der Livedo racemosa mit rezidivierenden zerebralen Insulten bei 5 Frauen und 1 Mann hingewiesen.

Der Fall einer *37jährigen Patientin* mit Hauterythem, peripheren Lähmungen, Zeichen arterieller Verschlüsse und zerebraler Insulte ist der Anlaß, über gelegentliche Schwierigkeiten in der Differentialdiagnose zwischen embolisierender Endokarditis und Livedo racemosa zu berichten.

Die Patientin, bei der sich intra vitam die Diagnose trotz zahlreicher Hinweise für Endokarditis bzw. Livedo racemosa nicht sicher stellen ließ, starb 14 Monate nach Auftreten erster neurologischer Symptome. Echokardiographisch konnten bei wiederholten Untersuchungen anläßlich klinischer Zeichen peripherer Embolien und zerebraler Insulte endokarditische Beläge an den Herzklappen nicht nachgewiesen werden. Bei negativer Immunhistologie der Haut ließ sich die Diagnose einer symptomatischen Livedo racemosa nicht aufrecht erhalten, eine idiopathische Form erschien wahrscheinlich.

Krankheitsgeschichte und Verlauf

Kinderkrankheiten: Keuchhusten, Masern, Windpocken; seit 1975 hypotone Blutdruckwerte, rezidivierende Tonsillitiden; kein Nikotin; kutane Allergien nach verschiedenen Analgetika; langjährige Einnahme von Ovulationshemmern.
Etwa *seit Mitte 1981* anfallsweises Herzrasen ohne internistisch faßbare Erklärung; BSG unauffällig; laborchemisch eine leichte Eisenmangelanämie.
Im *Februar, April, Juni und September 1983* jeweils eine TIA mit passagerer Mono-Hemiparese rechts und links, Fazialisschwäche links, Hyperakusis und motorischer Aphasie. BSG 1/5–15/28 mm n. W., Hb 10,2 g%, Eisen 40 µg%. Blutkulturen negativ. Auskultation: Hochfrequentes Systolikum über der Spitze.
Sonographie von Oberbauch und Nieren normal; Doppler-Sonographie unauffällig bei jugendlichem Gefäßsystem.
Hautbefund: Seit Monaten vereinzelte 1–2 cm große, blau-rote Flecken.
Hautbiopsie: Veränderungen mit einer idiopathischen Livedo racemosa vereinbar.
Zusätzlich im Juni 1983 eine passagere Durchblutungsstörung der A. poplitea links, die angiographisch gesichert und als Gefäßspasmus gedeutet wurde, da sich bei chirurgischer Gefäßrevision kein Embolus finden ließ.

Echokardiographie: Wiederholt unauffällig; im Juni 1983 leicht vergrößerter linker Vorhof bei pansystolischem Mitralklappenprolaps ohne eindeutigen Ausschluß endokarditischer Vegetationen; keine intrakakardialen Thromben (Abb. 1).
Immunserologie: CRP und antimyolemmale Antikörper positiv (myokardiale Mitbeteiligung?).
Nach Teilrückbildung der neurologischen Symptome bis Ende November 1983 konnte die Patientin wieder ihren Haushalt versorgen.
Am *19. März 1984:* Tetraplegie nach erneutem zerebralem Insult.

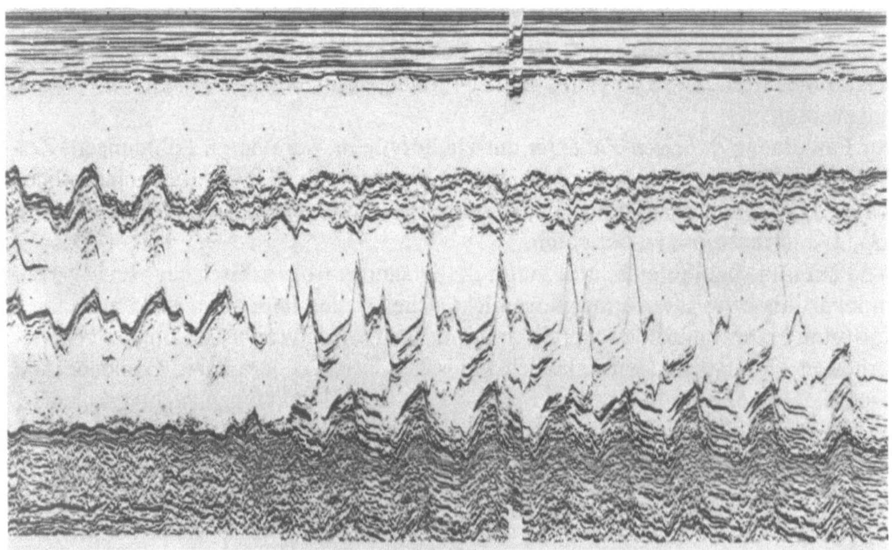

Abb. 1. Echokardiographische Untersuchung 1983

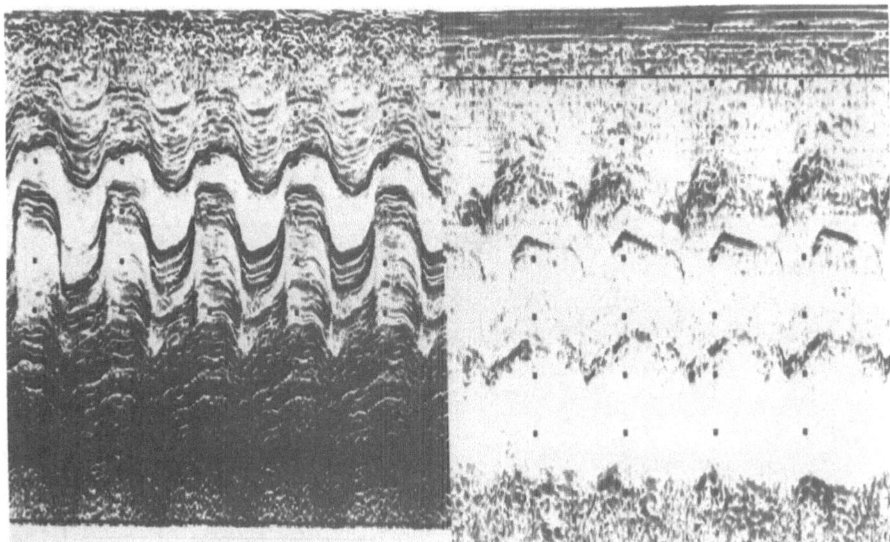

Abb. 2. Echokardiographische Untersuchung im März 1984

Schädel-CT: Lochkartenschädel wie bei zahlreichen zerebralen Embolien.
Eine zentrale Atemregulationsstörung sowie Linksherzinsuffizienz machten eine kontrollierte Beatmung erforderlich; zusätzlich eine Staphylokokkensepsis mit disseminierter intravasaler Koagulopathie.
Sonographie: Jetzt ein teils zystischer, teils solider Ovarialtumor im kleinen Becken, an der Haut wieder flüchtig das Bild einer Livedo racemosa.

Echokardiographie: Aortenklappe zart; Verdickung der Mitralklappe mit nahezu horizontalem EF-Slope; eindeutige Verdichtung am Übergang in die Chordae tendineae; im M-mode ist die Klappe vollständig mit Echos ausgefüllt, der linke Vorhof allenfalls gering vergrößert (Abb. 2).
Tod im zentralen Herz-Kreislauf-Versagen bei Staphylokokkensepsis.

Obduktion: Papilläres Zystadenokarzinom des Ovars beiderseits und eine Endokarditis der Mitralklappe. Rezidivierende Thromboembolien; alte bis erbsgroße Infarkte der Milz; alte Infarktvernarbungen beider Nieren. Frischer embolischer Verschluß der rechten A. cerebri media. Narbige Durchsetzung beider Papillarmuskeln des linken Ventrikels, v. a. des hinteren; Ausbildung einer Mitralstenose: Hypertrophie und terminale Dilatation des linken Vorhofs.

Histologie

Herz: Rezidivierende ischämische Nekrosezonen linksventrikulär und in beiden Papillarmuskeln. Hypertrophie mit Endokardfibrose des linken und des rechten Vorhofs. Hypertrophie des rechten Ventrikels.

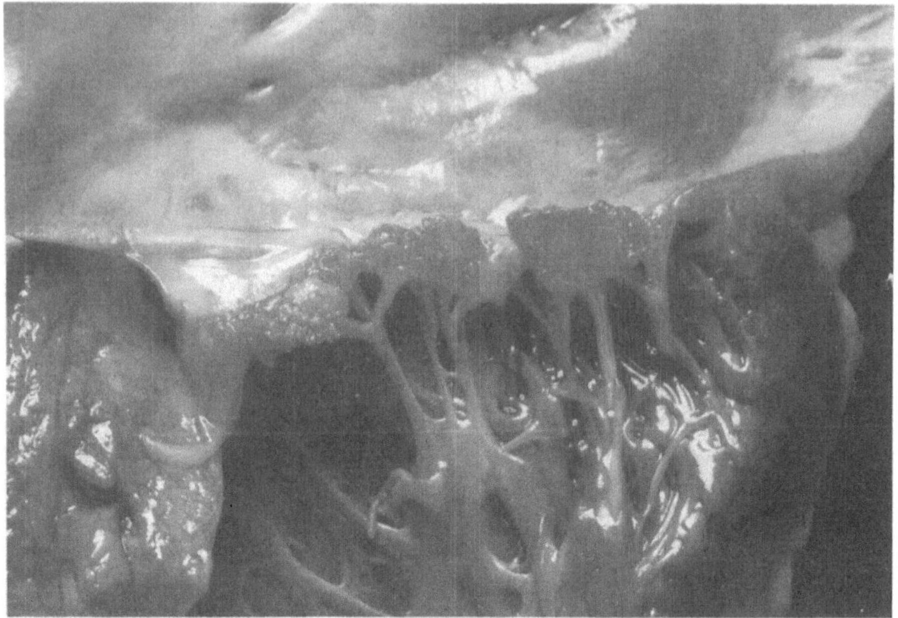

Abb. 3. Mitralklappe mit wärzchenförmigen Veränderungen am Klappenrand

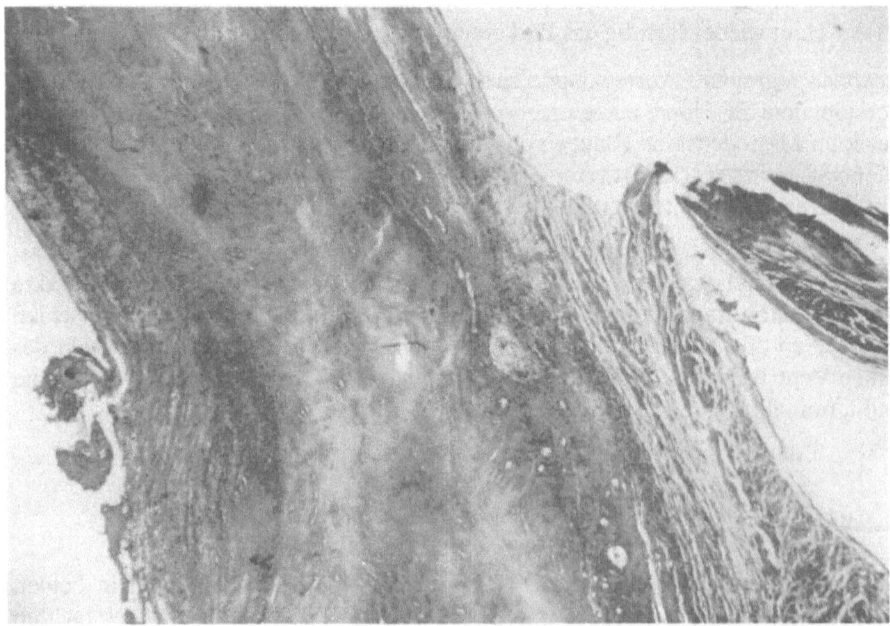

Abb. 4. Querschnitt durch den Ansatz der Mitralklappe

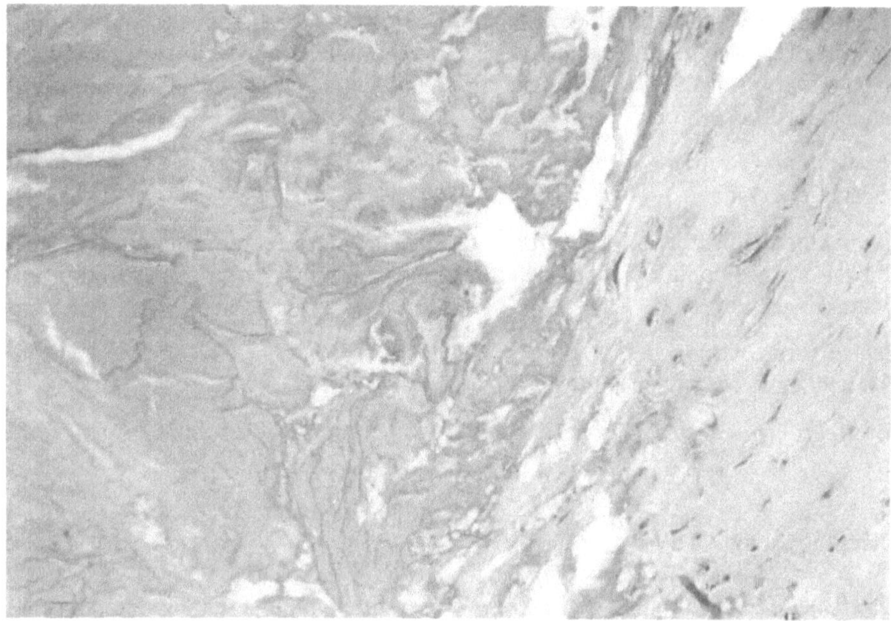

Abb. 5. Veränderungen an der Mitralklappe ohne Entzündungszellen oder Keime

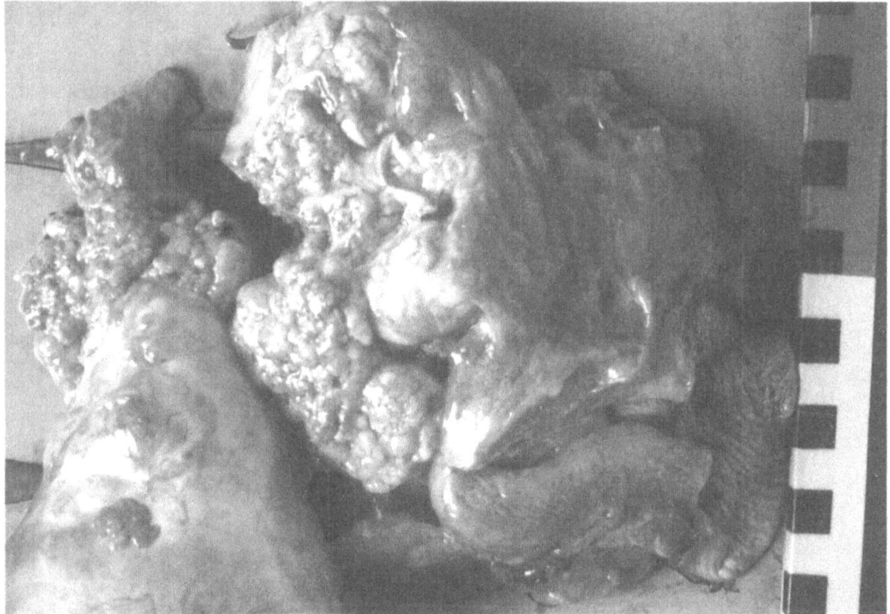

Abb. 6. Uterus und Ovar mit Tumor

Mitralklappe: Unauffälliger Schichtenaufbau, fokal einige rundovale, knötchenförmige, bindegewebig umgebaute Bezirke, welche teilweise ins Lumen ragen. Kein Nachweis von Entzündungszellen oder Keimen, keine Auflagerungen. Endocarditis simplex (Abb. 3, 4, und 5).

Ovarialtumor: Seröses Kystom des Ovars mit sekundärem Übergang in ein Zystadenokarzinom (Abb. 6).

Haut: Unauffälliger Schichtenaufbau, vereinzelt eingestreute Lymphozyten, kein Hinweis auf eosinophile Granulozyten, vermehrte Kapillarisierung oder Blutungen. Unauffälliger Befund.

Gehirn: Fibrosierung der Meningen. Deutliches Hirnödem. Unterschiedlich alte Erweichungsherde in der Hirnrinde.

A. cerebri media rechts: Frische Thromboembolie mit Gefäßverschluß.

Schlußfolgerung

Als Ursache zerebraler und peripherer Gefäßinsulte bei jüngeren Patienten ist eine systemische Vaskulitis wie die Livedo racemosa immer in Erwägung zu ziehen; weit häufiger sind aber kardiale Embolien bei Endokarditis oder intrakardialen Thromben; in seltenen Fällen kann die Endokarditis als paraneoplastisches Syndrom auftreten.

Literatur

Röckl H, Metz J, Symptom: Livedo. In: Braun-Falco O, Wolff HH (Hrsg) Fortschritte der praktischen Dermatologie und Venerologie. Springer. Berlin Heidelberg New York 9 (1979) 163–170
Stamm Th, Schmidt RC, Lubach D. Livedo racemosa generalisata (Ehrmann). Der Nervenarzt 53 (1982) 211–218
Sneddon JB. Cerebro-vascular lesions and livedo reticularis. Br J. Dermatol. 77 (1965) 180–185

Flottierende Reste des Mitralapparats bei Patienten nach Mitralklappenersatz

G. Sold, H. Kreuzer

Klappenring und Mitralsegel, Sehnenfäden und Papillarmuskulatur bilden gemeinsam den Mitralapparat; im weiteren Sinne rechnen zu ihm benachbarte Bezirke der atrialen und der linksventrikulären Wand. Mittels zweidimensionaler Echokardiographie können seine Bestandteile nichtinvasiv unterschieden werden, beide Segel, die Sehnenfäden und die Kuppen der Papillarmuskeln werden vor einer Prothesenimplantation entfernt. Die vorliegende Kasuistik befaßt sich mit dem Nachweis flottierender Reste des Mitralapparats bei Patienten nach Klappenersatz.

Kasuistik

Fall 1: Bei einem 49jährigen Patienten wurde wegen einer infektiösen Endokarditis ein Doppelklappenersatz erforderlich. Der weitere Verlauf war kompliziert durch

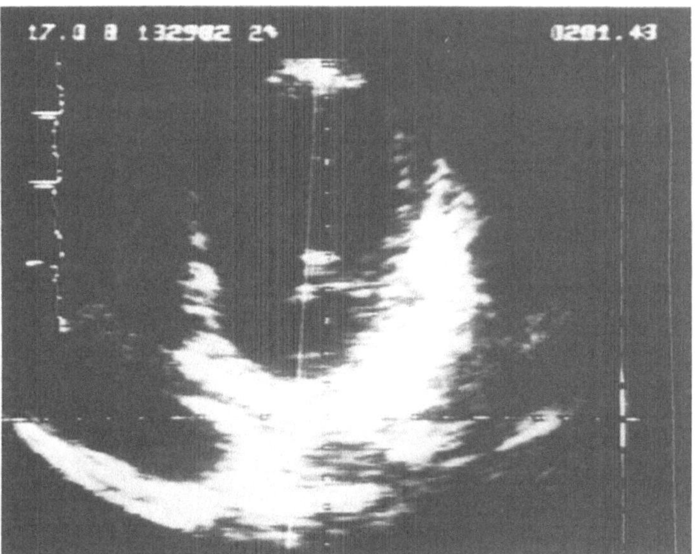

Abb. 1. Reste des Mitralapparats, von apikal dargestellt. Erzeugt durch Absenken des Schallkopfs aus der Vierkammerebene nach inferobasal enthält der Anschnitt den linken Ventrikel *(in Bildmitte)* und die Aorta descendens sowie Anteile des rechten Herzens *(im Bild links gelegen)* mit Einmündung des Sinus coronarius

eine Septikämie, eine deutliche Beeinträchtigung der zentralen Hämodynamik, schließlich durch wechselnde zerebrale Symptome einschließlich Jackson-ähnlicher Zustände und terminaler Eintrübung. Das zweidimensionale Echogramm, wenige Wochen nach dem kardiochirurgischen Eingriff vorgenommen, zeigte eine weitgehend frei flottierende Struktur im Kavum der linken Herzkammer, welche mit deren Wand in Verbindung stand (Abb. 1). M-mode-echokardiographisch beschrieb diese Struktur gewissermaßen „chaotische" Echomuster (Abb. 2). Im Verlauf ergaben sich sektorechographisch keine verwertbaren Änderungen, der Patient starb im irreversiblen Herz-Kreislauf-Versagen.

Fall 2: Ein Echokardiogramm, bei einer 45jährigen Patientin wegen eines Perikardergusses wenige Tage nach Mitralklappenersatz durchgeführt, zeigte einen vergleichbaren Befund. Einem „flail leaflet" ähnlich bewegte sich in der linken Herzkammer wie eine Fahne im Wind eine überzählige Struktur; bei unauffälligem klinischen Verlauf war diese am Ende einer Hospitalphase unverändert zu erkennen (Abb. 3 und 4).

Fall 3, 4 und 5: Ähnliche Befunde ergaben sich bei einem 62jährigen Patienten 13 Monate nach Mehrklappenersatz. Doppler-echokardiographisch bestand eine deutlichere (para)aortale Regurgitation. Sie fanden sich bei einer 60jährigen Patientin wenige Tage, bei einer 37jährigen Patientin wenige Wochen nach Mitralprothesenimplantation – jene entwickelte zerebrale Symptome, ihr EKG zeigte Vorhofflimmern.

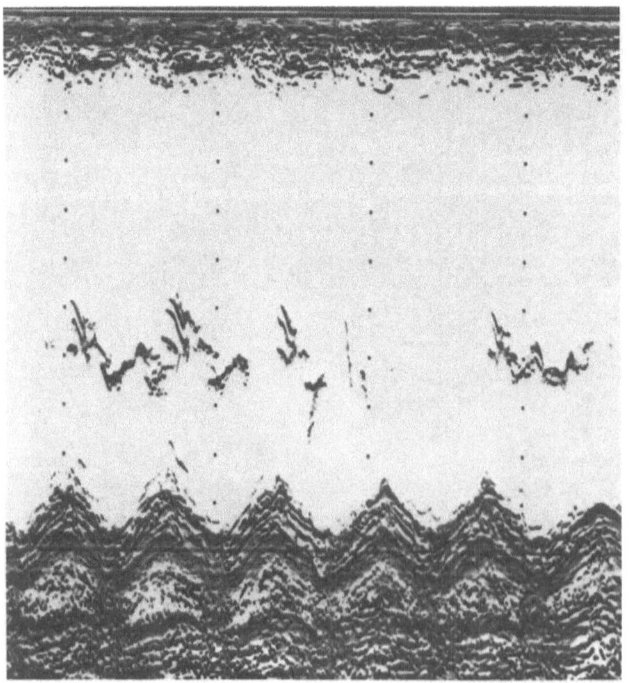

Abb. 2. Das zugehörige, von der Herzspitze aus simultan ausgezeichnete M-mode-Echogramm läßt irreguläre, in der linken Herzkammer befindliche Strukturmuster erkennen

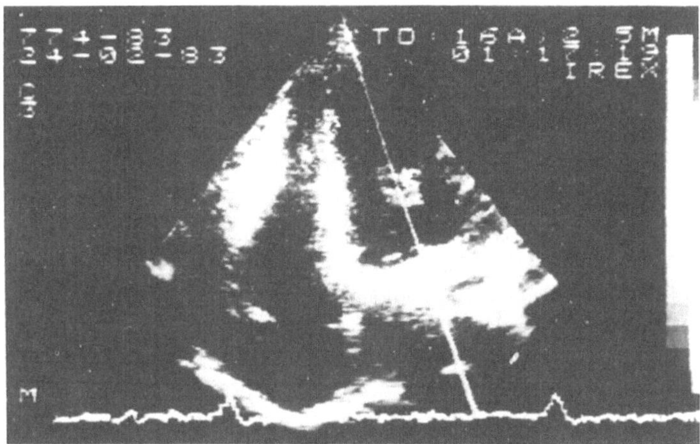

Abb. 3. Apikale Vierkammerebene in Diastole. Der Einzelschallstrahl durchschneidet die spitzennahe Kammerwand, danach das linksventrikuläre Kavum, Anteile des Mitralapparats, einen Flügel der implantierten St. Jude-Prothese und zuletzt den linken Vorhof

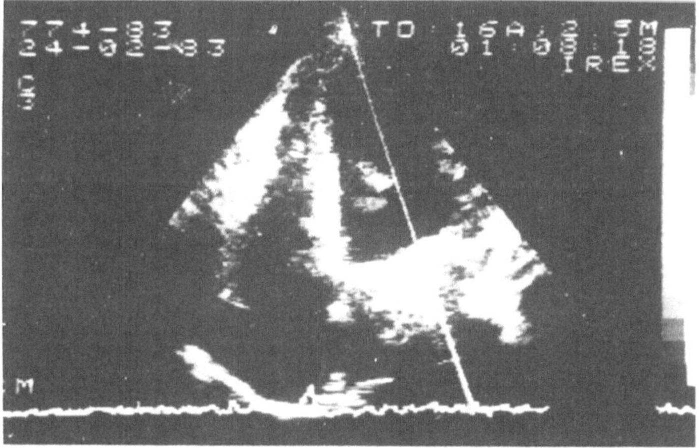

Abb. 4. Apikale Vierkammerebene zu einem späteren Zeitpunkt, die Doppelflügel der Mitralprothese sind von dem Nahtring nicht zu trennen. In septumnahen Anteilen der linken Kammer befinden sich Reste des Mitralapparats; 2 zeitlich kurz nacheinander eingenommene Positionen dieses Gebildes projizieren sich nebeneinander

Diskussion

Als Zusatzbefund im Rahmen einer Verlaufsuntersuchung erhoben, fanden sich in den vergangenen Jahren bei 5 Patienten mit Mitralprothesen in der linken Herzkammer Strukturen, welche Verbindungen zur Papillarmuskulatur oder zur Kammerwand aufwiesen und sich vergleichbar abgerissenen Sehnenfäden bewegten. Von anderen intrakavitären Gebilden, beispielsweise Thromben oder aberrierenden

Chordae, waren diese gut zu trennen; alle waren gestielt. Ähnliche Veränderungen wurden von Gallego et al. (1982) beschrieben; sie dürften Resten des Mitralapparats zuzuschreiben sein, welche in situ nicht exzidiert wurden und postoperativ in der linken Herzkammer verblieben sind. Die Häufigkeit eines solchen Befunds ist nicht bekannt.

Bei 2 der oben vorgestellten Patienten entwickelte sich postoperativ eine neurologische Symptomatik. In beiden Fällen waren zerebrale Embolien differentialdiagnostisch zu erwägen. Als alleinige Ursache von Herdbefunden waren diese weder zu sichern noch definitiv auszuschließen; als Ausgangspunkt von Embolien kamen zusätzliche Veränderungen in Betracht (eine aktive Endokarditis im ersten, Vorhofflimmern im 2. Fall).

Damit war zwischen der zerebralen Symptomatik und den echokardiographischen Befunden (mit Nachweis von Resten des Mitralapparats) ein eindeutiger Zusammenhang nicht gegeben. Obgleich eine Fragmentation dieser Reste im Verlauf nicht zu dokumentieren war, wäre es allerdings möglich, eine solche Komplikation anzunehmen: Vergleichbar dem idiopathischen Mitralprolapssyndrom (Barnett et al. 1980) könnten Mikroembolien von diesen Veränderungen ausgehen; unter diesem Gesichtspunkt wären Patienten mit flottierenden Klappenresten im Verlauf längerfristig zu überprüfen.

Literatur

Barnett HJM, Boughner DR, Taylor DW, Cooper PE, Kostuk WJ, Nichol PM (1980) Further evidence relating mitral-valve prolapse to cerebral ischemic events. N Engl J Med 302: 139–144
Gallego FG, Oliver JM, Soppillo JF (1982) Echocardiographic detection of free mitral chordae tendineae after mitral valve replacement. Int J Cardiol 1: 273–276

Echokardiographischer Befund eines Patienten mit bioptisch gesicherter Endokardfibrose

H. STERN

Symptome

Im vorliegenden Fall handelt es sich um einen 56jährigen männlichen Patienten, der seit 1 Jahr über zunehmende Belastungsdyspnoe, Beinödeme und Herzstolpern klagte.

Extrakardiale Befunde

Bei der ersten stationären Aufnahme fiel eine Eosinophilie von 47% im Blutbild auf, desgleichen bestand im Knochenmark eine Vermehrung der eosinophilen Leukozyten. Die abdominelle Sonographie zeigte eine deutliche Hepatomegalie. Sämtliche mikrobiologischen Untersuchungen ergaben keinen Nachweis für Parasiten.

Kardialer Befund

Radiologisch bestand ein noch normaler CT-Quotient (15/31), im EKG fiel lediglich ein inkompletter Rechtsschenkelblock und vermehrt monomorphe VES auf. Im 24-h-EKG ergaben sich ventrikuläre Rhythmusstörungen vom Lown-Grad 4 b.
Bei der auf den echokardiographischen Befund hin durchgeführten Herzkatheterisierung zeigten sich normale Drücke im linken Ventrikel, es fiel jedoch eine Atrialisierung der rechtsventrikulären und pulmonalarteriellen Drücke (Mitteldruck 16 mm Hg) auf. Die Ventrikulographie links demonstrierte gute Kontraktionsverhältnisse, bei der Darstellung des rechten Ventrikels zeigte sich eine Amputation im Bereich der Spitze, die Kontraktion war eingeschränkt und es bestand eine starke Regurgitation des Kontrastmittels in den massiv dilatierten rechten Vorhof. Die Klappen selbst waren unauffällig.
Die Endokardbiopsie, die im Bereich der rechten Ventrikelspitze entnommen wurde, ergab eine Endokardfibrose mit subendokardialer Myokardvernarbung.

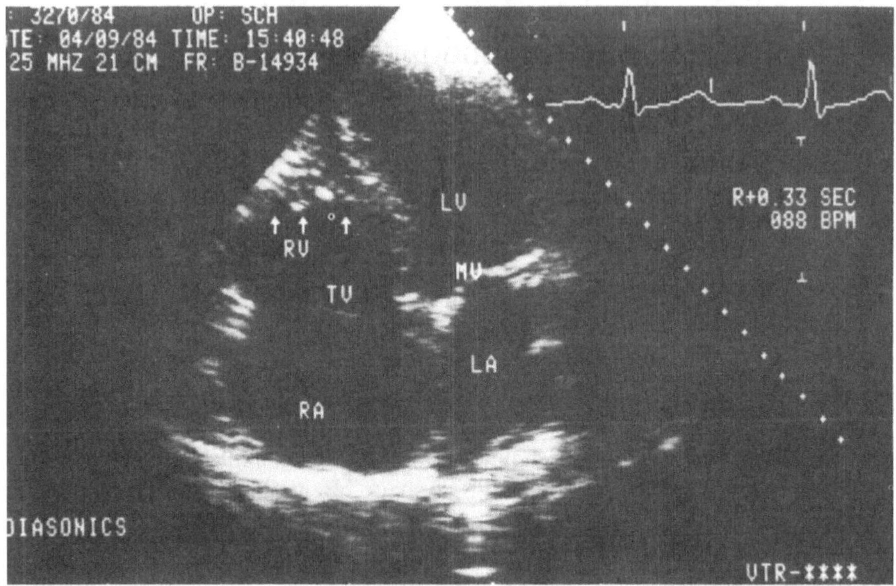

Abb. 1. Apikaler Vierkammerblick mit deutlicher echodichter Verlegung der Spitze des rechten Ventrikels *(RV) (Pfeile)*. Der rechte Vorhof *(RA)* ist enorm dilatiert mit Verlagerung des interatrialen Septrums in den linken Vorhof *(LA)*. *TV* Trikuspidalklappe, *MV* Mitralklappe, *LV* linker Ventrikel. Weitere Erläuterungen s. Text

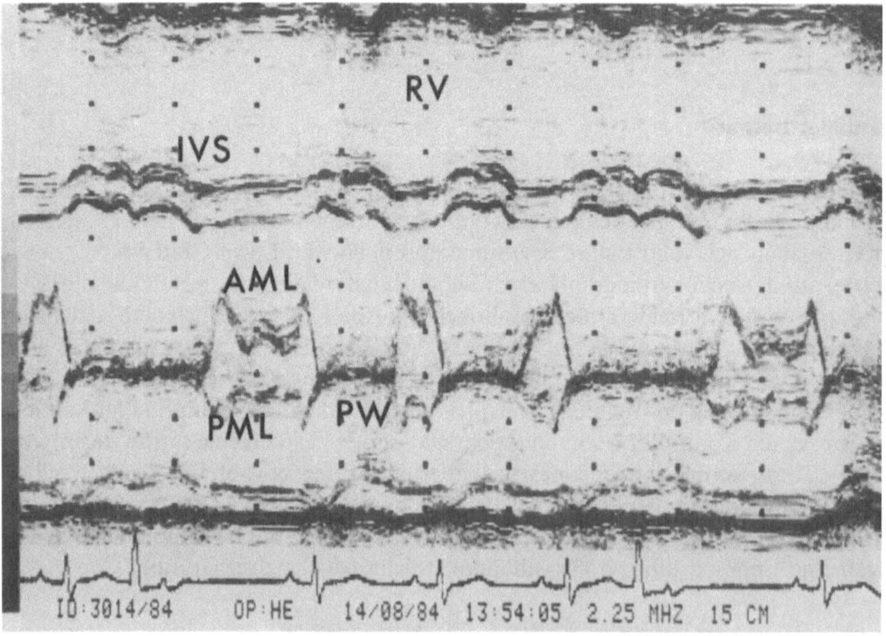

Abb. 2. Linksparasternaler Längsschnitt in der M-mode Darstellung. Auffallende paradoxe Septumbewegung des interventrikulären Septums *(IVS)*. *AML* vorderes Mitralsegel, *PML* hinteres Mitralsegel, *PW* Hinterwand des linken Ventrikels. Weitere Erläuterungen s. Text

Echokardiographischer Befund

Im apikalen Vierkammerblick (Abb. 1) ist im Bereich der Spitze des rechten Ventrikels eine deutliche echodichte Verlegung zu erkennen (Pfeil). Im Gegensatz zu üblicherweise beobachteten wandständigen Thromben ist die Ventrikelwand in ihrer Kontraktion an dieser Stelle fast völlig aufgehoben. Der basisnahe Abschnitt des rechten Ventrikels ist dilatiert, der linke Ventrikel zeigt in Größe und Kontraktion keine wesentlichen Veränderungen (Abb. 2). Der rechte Vorhof ist massiv vergrößert (errechnetes Volumen 226 ml), es besteht eine paradoxe Septumbewegung der basisnahen Anteile des interventrikulären Septums (Abb. 2).
Doppler-echokardiographisch konnte eine Trikuspidalinsuffizienz nachgewiesen werden, in der transösophagealen Echokardiographie erscheint die Trikuspidalklappe leicht verdickt, es besteht jedoch keine Trikuspidalstenose. Bei Gabe von Gelifundol in den rechten Vorhof und Ventrikel erfolgte kein Übertritt in die linke Herzkammer.

Beurteilung

Endokardfibrose des rechten Ventrikels mit fibröser Verlegung der Ventrikelspitze, Trikuspidalinsuffizienz und massiver Vergrößerung des rechten Vorhofs.

Dilative Kardiomyopathie mit 3 großen rechts- und linksventrikulären Thromben bei Antithrombin-III-Mangel

F. Goss

Vorgeschichte

Wegen therapierefraktärer Rechtsherzinsuffizienz wurde ein 64jähriger Mann mit massiven prätibialen Ödemen, Hepatomegalie und Sklerenikterus eingeliefert. Aus der kardialen Anamnese war ein großer Vorderwandinfarkt vor 6 Monaten bekannt. Dieses ischämische Ereignis sprach bei fehlenden Risikofaktoren für eine KHK, vermutlich embolischer Genese, zumal als Grunderkrankung eine dilative Kardiomyopathie vorlag.

Untersuchungsmethoden

Thoraxröntgenbild

Herz biventrikulär vergrößert. Hili beiderseits scharf. Geringe periphere Stauung. Pleuraschwiele links basal.

Wichtige Laborwerte

Antithrombin III 34% γ-GT 300 U/l, Quickwert 55%, Cholinesterase 2638 U/l.

Echokardiogramm

M-mode (Abb. 1): Enddiastolischer Durchmesser 66 mm, endsystolischer Durchmesser 60 mm, systolische Durchmesserverkürzung 9%, Septumdicke enddiastolisch 8 mm, endsystolisch 10 mm; linksventrikuläre Hinterwanddicke enddiastolisch 6 mm, endsystolisch 8 mm. ES-Abstand 25 mm, linker Vorhof 49 mm.
2D-Echo: Generalisierte Hypokinesie des linken Ventrikels; Dyskinesie in den apikalen Vorderwand- und Septumabschnitten (Abb. 2)
Im Vierkammerblick von apikal sind 3 Thromben mit zentraler Lyse erkennbar: Ein 3 · 2 cm großer kugeliger Thrombus im rechten Ventrikel; ein 3,5 · 3,5 cm großer Thrombus apikolateral sowie ein 2,5 cm breiter und 6 cm langer Thrombus, der von der Herzspitze zum linksventrikulären Ausflußtrakt heranreicht (Abb. 3).

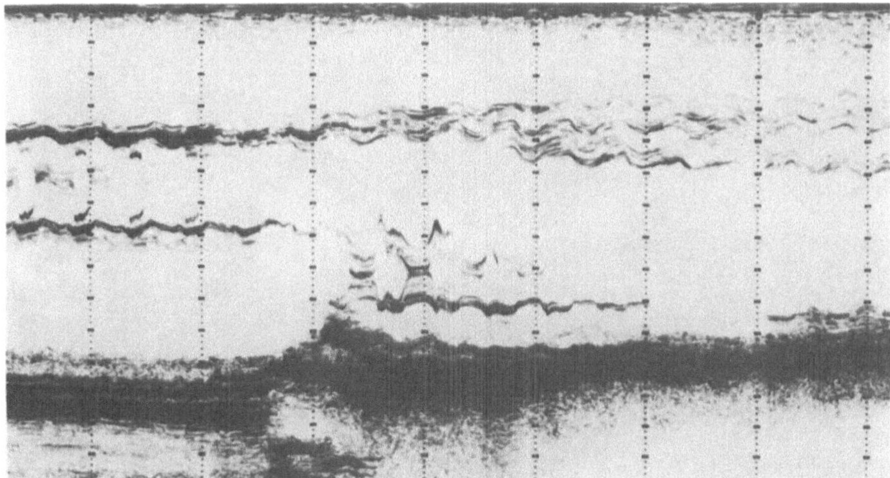

Abb. 1. M-mode-Darstellung (aus Abb. 3) vom linken Vorhof in den linken Ventrikel. Unterhalb der Mitralklappenebene beginnt – deutlich abgesetzt vom Septum interventriculare – eine 5 mm breite Struktur, die nach apikal bis auf 20 mm an Dicke zunimmt und zentral von Binnenechos frei ist

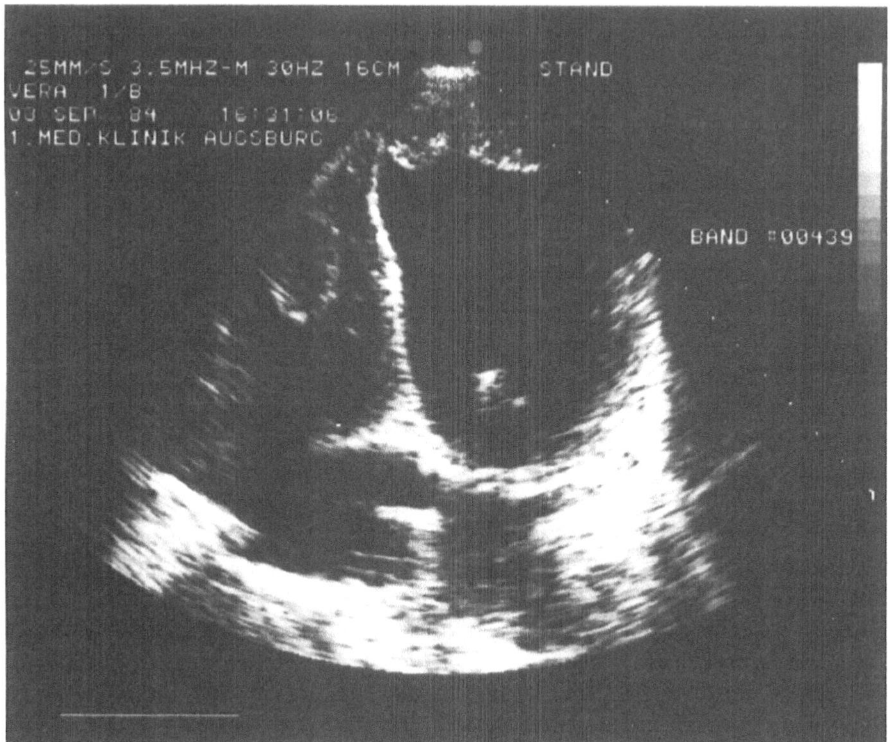

Abb. 2. Vierkammerblick von apikal. Darstellung des rechtsventrikulären und der 2 linksventrikulären Thromben. Gut erkennbar auch die Dyskinesie des apikalen Vorderwand-/Septumabschnittes. Der große septale Thrombus (Abb. 3) ist nur teilweise dargestellt

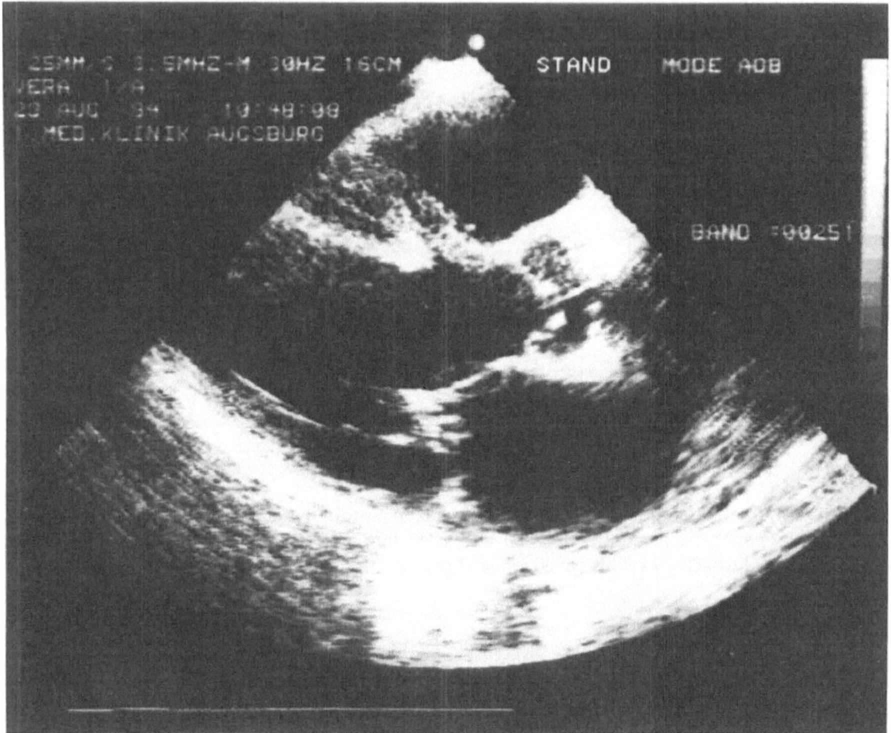

Abb. 3. Parasternaler Längsschnitt. Dilatierter linker Ventrikel mit einem keilförmigen, zentral lysiertem Thrombus am Septum interventriculare

Diskussion

Linksventrikuläre Thromben sind ein häufiger Befund bei akutem Myokardinfarkt, linksventrikulärem Aneurysma und dilativer Kardiomyopathie (Ports et al. 1978; Fuster et al. 1981). Im vorliegenden Fall waren alle genannten Dispositionen gegeben, da es bei dem 64jährigen Patienten im Rahmen der Grunderkrankung einer dilativen Kardiomyopathie zu einem embolischen Verschluß des R. interventricularis anterior und der Ausbildung eines Vorderwandaneurysmas kam.

Echokardiographisch ließen sich 2 große linksventrikuläre und ein rechtsventrikulärer Thrombus dokumentieren. Im parasternalen Längsschnitt war lediglich der 2 · 6 cm große Thrombus erkennbar, der in der eindimensionalen Darstellung des linken Ventrikels auch eine asymmetrische Septumhypertrophie vortäuschen kann. Erst der M-mode-Schwenk vom linken Vorhof in den linken Ventrikel ergibt den eindeutigen Nachweis einer zusätzlichen, vom Septum abgesetzten Struktur, die im parasternalen Längsschnitt einem Thrombus entspricht.

Die binnenechofreie Zone dieser an Dicke nach apikal zunehmenden Struktur bestätigt den Eindruck eines bereits zentral lysierten Thrombus, der typischerweise an der Narbe des embolischen Vorderwandinfarktes sitzt. Asymmetrische Verdickungen des Septum interventriculare im M-mode sollten deshalb bei anamnestischen Hinweisen für einen Myokardinfarkt stets an eine thrombotische Auflagerung denken lassen und eine sorgfältige zweidimensionale echokardiographische Untersuchung nach sich ziehen.

Im Vierkammerblick wurde beispielswiese im vorliegenden Fall ein zweiter apikolateraler Thrombus und der große rechtsventrikuläre Thrombus sichtbar. Diese Beobachtung unterstreicht auch die Notwendigkeit einer kompletten 2D-Darstellung des linken und rechten Ventrikels von parasternal, apikal und subxiphoidal. Nur auf diese Weise sind alle zusätzlichen intrakavitären Strukturen mit hoher Wahrscheinlichkeit in allen 4 Herzhöhlen erfaßbar.

Folgende echokardiographischen Kriterien sind zur Identifizierung wandadhärenter Thromben hilfreich (Asinger et al. 1981):
1. abnorme, assoziierte Wandbewegung,
2. bevorzugte apikale Lokalisation,
3. scharfe Begrenzung des Thrombus,
4. unterschiedliche akustische Eigenschaften von Thrombus und darunterliegendem Myokard,
5. freie Beweglichkeit eines intrakavitären Thrombusrandes,
6. unterschiedliche Darstellung bei aufeinanderfolgenden Kontrolluntersuchungen.

Ursache dieser schweren intrakavitären Thrombosierung war sicherlich die dilative Kardiomyopathie und der ausgeprägte Antithrombin-III-Mangel von 34%. Da amnestisch keine embolischen Ereignisse aufgrund eines bereits längere Zeit bestehenden Antithrombin-III-Mangels aufgetreten waren, ist bei dem 64jährigen Patienten eine sekundäre hepatische Schädigung infolge der schweren Rechtsherzinsuffizienz mit Trikuspidalinsuffizienz anzunehmen.

Bei entsprechender klinischer Konstellation einer überwiegenden Rechtsherzinsuffizienz mit Leberstauung und serologischen Hinweisen auf eine verminderte Synthese von Gerinnungsfaktoren (Quick-Wert) ist zusätzlich die Bestimmung von Antithrombin III empfehlenswert. Die heute einfache Substitution von Antithrombin III, das erst die gerinnungshemmende Wirkung von Heparin ermöglicht, stellt die adäquate Therapie bei Antithrombin-III-Konzentrationen unter 50% dar.

Literatur

Asinger RW, Mikell FL, Sharma B, Hodges M (1981) Observations on detecting left ventricular thrombus with two dimensional echocardiography: Emphasis on avoidance of false positive diagnosis. Am J Cardiol 47: 145–156

Ports TA, Cogan J, Schiller, Rapaport E (1978) Echocardiography of left ventricular masses. Circulation 58: 528–536

Fuster V, Gersh BJ, Giuliani ER, Tajik AJ, Brandenburg RO, Frye RL (1981) The natural history of idiopathic dilated cardiomyopathy. Am J Cardiol 47: 525

Echokardiographischer Nachweis einer pulmonal-arteriellen Tumorembolie bei rechtsatrialem Myxom

H. KELLER

Das Auftreten peripherer Thromboembolien bzw. die Embolisation von Tumorma-terial ist als seltene Komplikation bei linksatrialem Myxom gut dokumentiert (Bulkley u. Hutchins 1979; Keller u. Bodem 1983; Nanda et al. 1977). Der echokar-diographische Nachweis eines pulmonalarteriellen Embolus gelingt selten (Erbel et al. 1981; Nasser et al. 1972). Der Befund einer Tumorembolisation wurde überwie-gend autoptisch bei Myxomen des rechten Herzens erhoben (Grille et al. 1984; Heath u. Mackinnon 1964).

Zur Aufnahme kam ein 20jähriger Mann mit bekannter Homozystinurie, der seit 3 Tagen unter stechenden, linksthorakalen Schmerzen, unter Dyspnoe und Hämo-ptysen litt. Aufgrund eines linksseitigen Pleuraergusses wurde zunächst der Verdacht auf eine Pleuritis exsudativa erhoben.

Klinisch ließ sich neben einem abgeschwächten Atemgeräusch und Pleurareiben links ein unauffälliger kardialer Untersuchungsbefund erheben, keine Dilatation des Her-zens, keine pathologischen Geräusche, keine Zusatztöne, keine Zeichen der Herzin-suffizienz. Insbesondere bestand klinisch auch kein Anhalt für eine tiefe Beinvenen-thrombose.

Elektrokardiographisch zeigte sich ein regelmäßiger Sinusrhythmus, Linkstyp, keine Rechtsherzbelastungszeichen.

Radiologisch stellte sich eine leichte Volumenreduktion der linken Lunge mit homo-gener, mantelförmiger Verschattung des linken Oberfeldes dar, verursacht durch einen Pleuraerguß. Die Herzsilhouette war nicht verbreitert, leichte Prominenz des Pulmonalsegmentes.

Echokardiographisch (elektronischer Sectorscanner, 84°, 2,25 MHz, Eindringtiefe 10–21 cm, VR 3400) ließ sich im parasternalen Längsschnitt neben normalen Ventri-keldurchmessern, normalen Wanddicken und -beweglichkeiten eine leichte Aorten-ektasie und ein holosystolischer Mitralklappenprolaps dokumentieren, Befunde, wie sie mit einer Homozystinurie assoziiert sein können.

Im Vierkammerblick und bei subkostaler Anlotung kam eine mobile, echodichte, eigroße Raumforderung zur Darstellung, die an der freien Wand des rechten Atriums inserierte und diastolisch durch die Trikuspidalklappe prolabiert war (Abb. 1).

Die Darstellung des rechtsventrikulären Ausflußtraktes und des Hauptstamms der A. pulmonalis in der kurzen Achse zeigte an der Aufzweigungsstelle eine etwa 3 cm messende, ovaläre, echodichte Struktur, die die linke Pulmonalarterie vollständig und partiell die rechte Pulmonalarterie verschloß (Abb. 2).

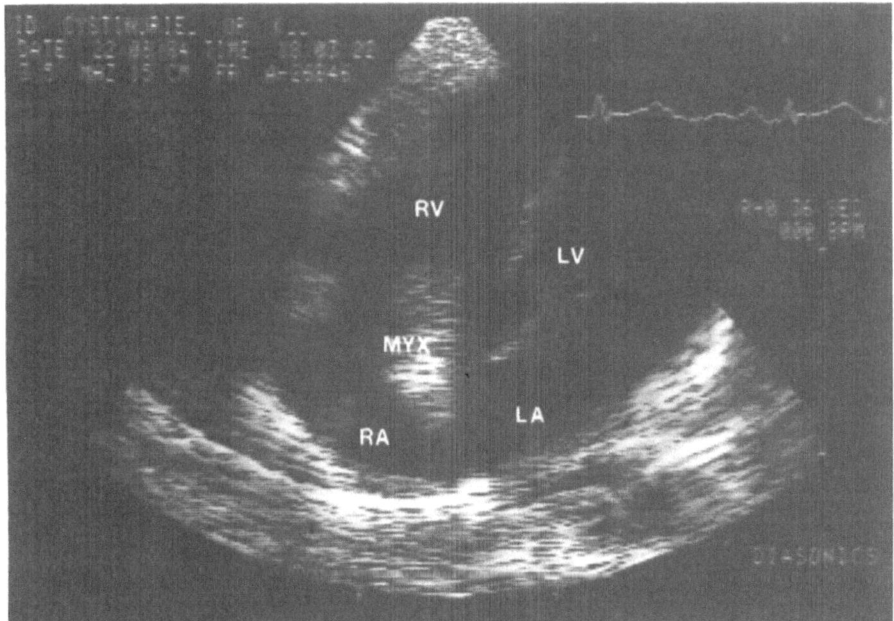

Abb. 1. 2D-Vierkammerblick: Nachweis einer eigroßen, gestielten, mobilen Raumforderung, die an der freien Wand des rechten Atriums inseriert und diastolisch durch die Trikuspidalklappe prolabiert. *RA* rechter Vorhof, *LA* linker Vorhof, *RV* rechter Ventrikel, *LV* linker Ventrikel, *MYX* Myxom

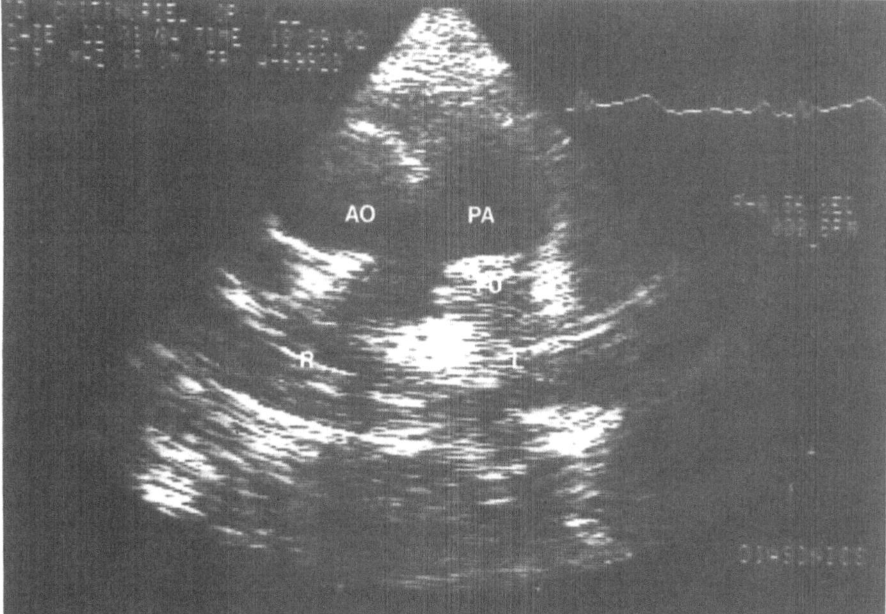

Abb. 2. 2D-Darstellung des rechtsventrikulären Ausflußtraktes und des Pulmonalarterienhauptstamms in der kurzen Achse: Nachweis einer echodichten Raumforderung an der Aufteilungsstelle der Pulmonalarterie mit komplettem Verschluß der linken und partiellem Verschluß der rechten A. pulmonalis. *AO* Aorta, *PA* Hauptstamm der Pulmonalarterie, *TU* Tumorembolus, *R* rechte Pulmonalarterie, *L* linke Pulmonalarterie

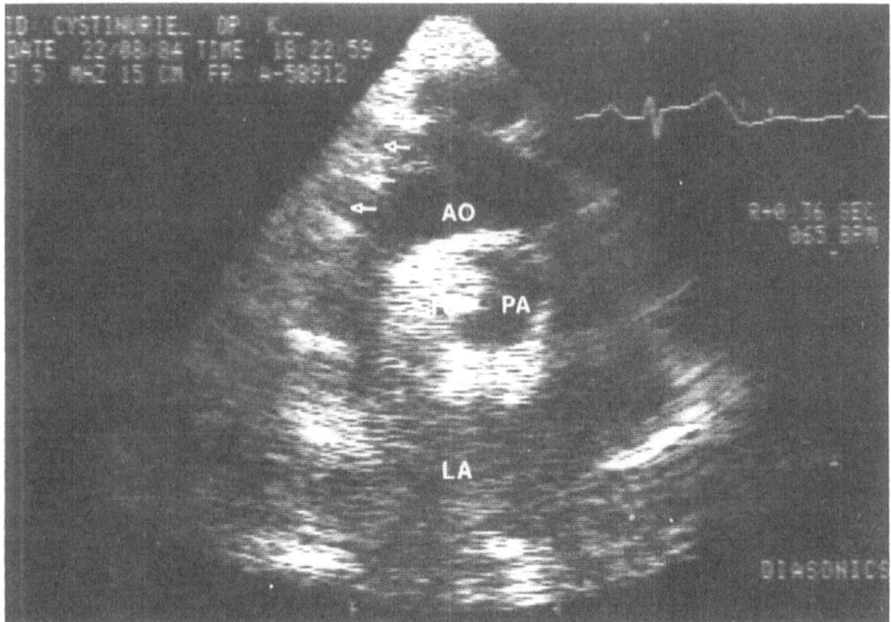

a

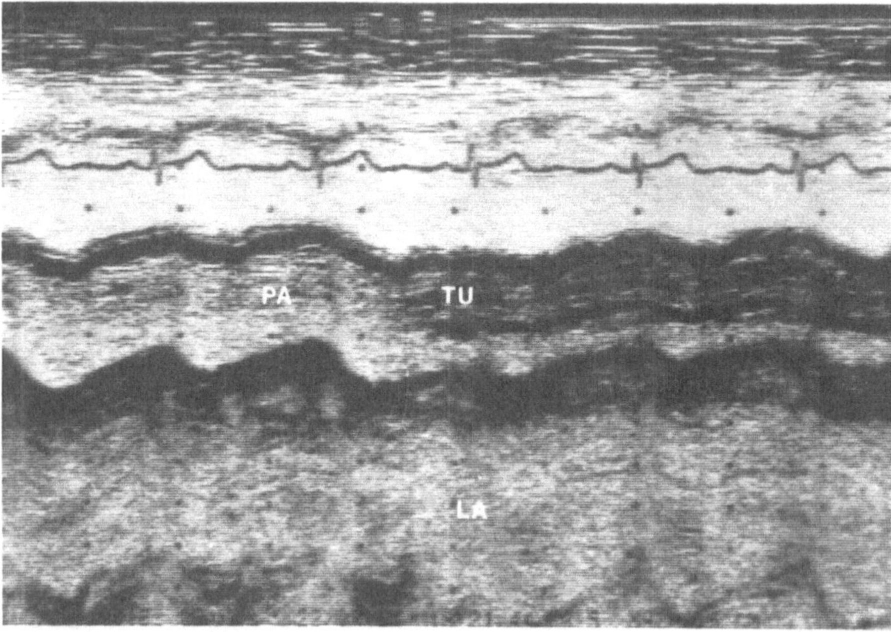

b

Abb. 3a, b. Suprasternale Darstellung der großen zentralen Gefäße [2D- (**a**) und M-mode-Darstellung (**b**)]: In der suprasternalen 2D-Ableitung zeigt sich in der sagittalen Achse der Aortenbogen mit dem Abgang der großen Gefäße. Innerhalb der Pulmonalarterie findet sich, konvexbogig begrenzt, der partiell verschließende Tumorembolus. *AO* Aorta, *PA* Hauptstamm der Pulmonalarterie, *TU* Tumorembolus, *LA* linker Vorhof

Der suprasternale Zugangsweg belegt eindrucksvoll den partiellen Verschluß der rechten Pulmonalarterie (Abb. 3).

Echokardiographisch wurde die Diagnose eines rechtsatrialen Myxoms mit Nachweis einer großen pulmonalarteriellen Embolie gestellt, die zum Verschluß der linken Pulmonalarterie geführt hatte.

Szintigraphisch bestätigte sich ein totaler Perfusionsausfall der linken Lunge mit partiellen, keilförmigen Ausfällen im rechten Mittelgeschoß. Die digitale Subtraktionsangiographie wies ebenfalls eine mobile Raumforderung im rechten Atrium nach, mit alleiniger Kontrastmittelperfusion der rechten Lunge.

Computertomographisch konnte ebenfalls eine rechtsatriale Raumforderung und ein Embolus an der Aufzweigstelle der Pulmonalarterie nachgewiesen werden.

Bei dem Patienten wurde ohne weitere invasive Diagnostik eine Exzision des rechtsatrialen Myxoms und eine pulmonalarterielle Embolektomie durchgeführt. Histologisch bestätigte sich die Diagnose des Vorhofmyxoms, große Tumormassen waren in die Pulmonalarterie embolisiert und hatten total die linke und partiell die rechte Pulmonalarterie verschlossen. Der postoperative Verlauf gestaltete sich komplikationslos. Das unmittelbare postoperative Lungenszintigramm zeigte eine Teilreperfusion der linken Lunge. Bei der letzten ambulanten Kontrolluntersuchung (6 Monate postoperativ) war der Patient völlig beschwerdefrei.

Der vorliegende Fall bestätigte die Bedeutung der zweidimensionalen Echokardiographie in der Diagnostik pathologischer Befunde des rechten Herzens und der herznahen großen Gefäßabschnitte.

Der Nachweis eines Vorhofmyxoms und einer pulmonalarteriellen Tumorembolisation stellt zwar eine klinische Rarität dar, häufiger dürfte der Nachweis von rechtskardialen Thromboembolien als Ausgangsquelle von Lungenarterienembolien gelingen (Nestico et al. 1984; Panidis et al. 1983).

Literatur

Bulkley BH, Hutchins GM (1979) Atrial myxomas: A fifty year review. Am Heart J 97: 639

Erbel R, Schweizer P, Effert S (1981) Direkter ein- und zweidimensionaler Nachweis einer akuten Lungenembolie. Dtsch Med Wochenschr 106: 179

Grille W, Kokenge F, Kolenda KD, Löffler H (1984) Rezidivierende Lungenarterienembolien und Verbrauchskoagulopathien bei rechtsatrialem Myxom. Klin Wochenschr 62: 354

Heath D, Mackinnon J (1964) Pulmonary hypertension due to myxoma of the right atrium. Am Heart J 68: 227

Keller H, Bodem R (1983) Das Vorhofmyxom bei Patienten in einer allgemein-internistischen Ambulanz. Herz 8: 354

Nanda NC, Barold SS, Gramiak R, Ong LS, Heinle RA (1977) Echocardiographic features of right ventricular outflow tumor prolapsing into the pulmonary artery. Am J Cardiol 40: 272

Nasser WK, Dabis RH, Dillon JC (1972) Atrial myxoma. I. Clinical and pathologic features in nine cases. Am Heart J 83: 694

Nestico PF, Panidis IP, Kotler MN (1984) Surgical removal of right atrial thromboembolus detected by two-dimensional echocardiography in pulmonary embolism. Am Heart J 107: 1278

Panidis IP, Manno BV, Kotler MN, Mintz GS (1983) Right atrial thromboembolus: Echocardiographic detection in patient with fatal pulmonary embolism. J Cardiovasc Ultrasonogr 2: 337

Subkostale Darstellung der Einmündung der V. cava superior in den rechten Vorhof

H. Lambertz, R. Heiliger

Die Darstellung der V. cava superior mit der zweidimensionalen Echokardiographie von subkostal aus gelang bisher mit ausgezeichneter Bildqualität nur bei Kindern. Bei Erwachsenen kann bei suprasternaler Schallkopfpositionierung lediglich der proximale Abschnitt der V. cava superior eingesehen werden. Wir beschreiben eine Schnittebene im zweidimensionalen Echokardiogramm, in der die V. cava superior von subkostal aus dargestellt wird. Dieses Verfahren eignet sich v. a. in Kombination mit der Kontrastdarstellung zur Lageüberprüfung von zentralen Venenkathetern.

Mit der zweidimensionalen Echokardiographie können bei subkostaler Schallkopfpositionierung die V. cava inferior und ihre Einmündung in den rechten Vorhof dargestellt werden. Speziell mit der Kontrastechokardiographie kann eine persistierende linke obere Hohlvene mit Einmündung in den Koronarvenensinus in den meisten Fällen nachgewiesen werden (Cohen et al. 1979; Hibi et al. 1980). Bisher liegen aber nur wenige Mitteilungen über die direkte Darstellung der V. cava superior mit der Echokardiographie vor. Huhta et al. (1982) berichten bei Kindern über gute

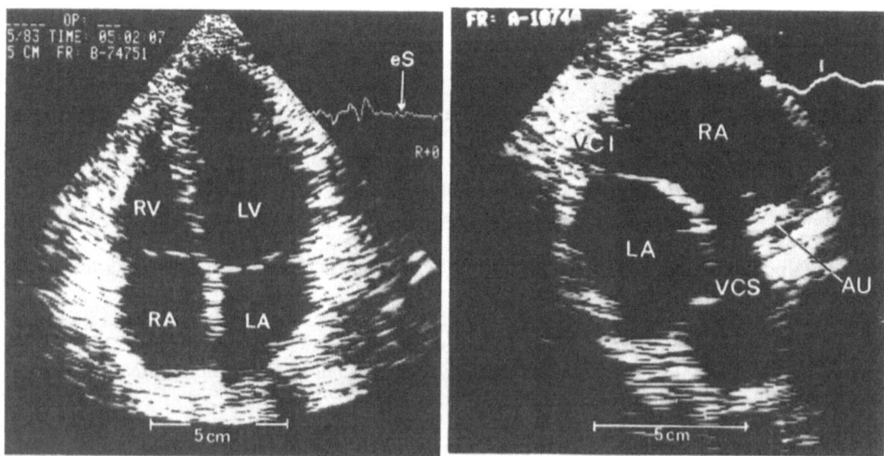

Abb. 1a, b. **a** Apikaler Vierkammerblick im zweidimensionalen Echokardiogramm. **b** Subkostale Darstellung des rechten Vorhofes und des Herzohres sowie der unteren und oberen Hohlvene. Der untere Abschnitt der oberen Hohlvene ist über eine Distanz von 4,5 cm dargestellt. *AU* rechtes Herzohr, *LA* linker Vorhof, *LV* linker Ventrikel, *RA* rechter Vorhof, *RV* rechter Ventrikel, *VCI* untere Hohlvene, *VCS* obere Hohlvene

Ergebnisse in der Darstellung der V. cava superior und ihrer Aufzweigung durch eine kombinierte subkostale und suprasternale echokardiographische Anlottechnik. Schuster et al. (1982) beschreiben einen thrombotischen Verschluß der V. cava superior, der mit der zweidimensionalen Echokardiographie bei supraklavikulärer Schallkopfpositionierung festgestellt werden konnte. Bei Erwachsenen kann jedoch mittels zweidimensionaler Echokardiographie auch von suprasternal der Übergang der V. cava superior in den rechten Vorhof in den meisten Fällen nicht erfaßt werden (Hagan et al. 1983).

Wir beschreiben eine Schnittebene im zweidimensionalen Echokardiogramm, die bei subkostaler Schallkopfpositionierung die V. cava inferior, den rechten Vorhof in seiner Längsachse, das rechte Herzohr und die V. cava superior in einer Ebene darstellt.

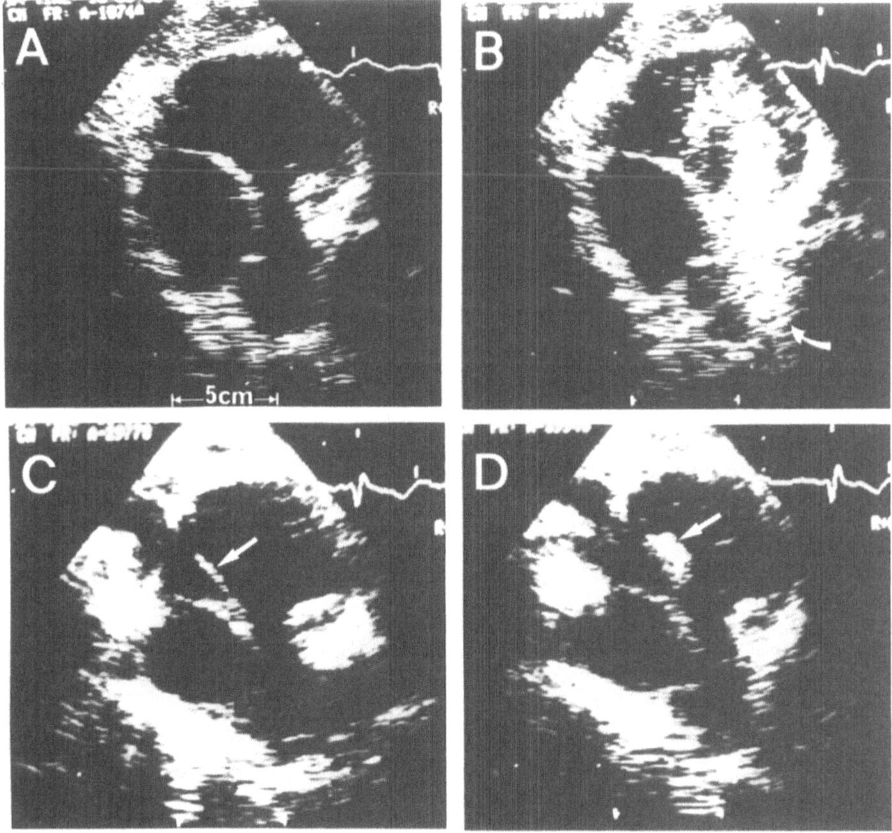

Abb. 2a–d. **a** Subkostale Darstellung der V. cava superior im zweidimensionalen Echokardiogramm mit ihrer Einmündung in den rechten Vorhof. **b** Nach Bolusinjektion von 5 ml Gelifundol in eine rechte Armvene färben sich die obere Hohlvene *(Pfeil)* und der rechte Vorhof an. **c** Das Echokardiogramm zeigt die inkorrekte Lage eines zentralen Venenkatheters *(Pfeil)* im rechten Vorhof. Es kann hierbei nicht differenziert werden, ob es sich tatsächlich um die Spitze des Katheters handelt oder ob der Katheter nur tangential angeschnitten zur Darstellung kommt. **d** Nach Kontrastgabe erkennt man das Katheterende, das von einer Wolke von Mikrokavitationen umgeben ist *(Pfeil)*. Nachdem der Katheter in die obere Hohlvene zurückgezogen wurde, konnte die exakte Lage durch eine erneute Kontrastapplikation überprüft werden

Nach subkostaler Positionierung des Schallkopfes wird zuerst die V. cava inferior in ihrer Längsachse und ihr Übergang in den rechten Vorhof dargestellt; dies entspricht der von Tajik et al. (1978) beschriebenen Anlotebene Nr. 14. Der Schallkopf wird dann um etwa 90° im Gegenuhrzeigersinn gedreht und 20–30° nach kranial gekippt. Die Einmündung der V. cava inferior bleibt somit weiterhin sichtbar, und der rechte Vorhof wird in seiner Längsachse einschließlich dem Herzohr dargestellt. Die V. cava superior und ihre Aufzweigung können eingesehen werden (Abb. 1). Zur anatomischen Überprüfung wurde die Kontrastechokardiographie benutzt (Abb. 2b). Diese Technik wurde bei 100 konsekutiven Patienten angewandt, bei 84 Patienten konnten der rechte Vorhof und die obere Hohlvene mit guter Bildqualität dargestellt werden. Unserer Meinung nach eignet sich diese echokardiographische Anlottechnik v. a. zur Lageüberprüfung von zentralen Venenkathetern (Abb. 2). Über schwere Komplikationen durch zu weit vorgeschobene venöse Katheter liegen Mitteilungen vor (Rosen et al. 1981). Die ideale Katheterlage ist in der V. cava superior unmittelbar oberhalb der Perikardumschlagfalte. Mit der zweidimensionalen Echokardiographie kann das distale Ende eines Katheters unter Zuhilfenahme der Kontrastechokardiographie leicht lokalisiert werden. Zu weit vorgeschobene Katheter können dann gegebenenfalls zurückgezogen werden, und eine Röntgenkontrolle zur Überprüfung der Katheterlage kann durch die Echokardiographie ersetzt werden. Dieses Anlotverfahren kann sowohl bei Erwachsenen als auch bei Kindern angewandt werden.

Literatur

Cohen BE, Winer HE, Kronzon I (1979) Echocardiographic findings in patients with left superior vena cava and dilated coronary sinus. Am J Cardiol 44: 158–161

Hagan AD, Di Sessa TG, Bloor CM, Calleja HB (1983) Two-dimensional echocardiography. Little Brown, Boston Toronto

Hibi N, Fukui Y, Nishimura K, Miwa A, Kambe T, Sakamoto N (1980) Cross-sectional study on persistent left superior vena cava. Am Heart J 100: 69–76

Huhta JC, Smallhorn JF, Macartney FJ, Anderson RH, De Leval M (1982) Cross-sectional echocardiographic diagnosis of systemic venous return. Br Heart J 48: 388–403

Rosen M, Latto P, Shang SW (1981) Handbook of percutaneous central venous catheterisation. Saunders, Philadelphia

Schuster AH, Zugibe F, Nanda NC, Murphy GW (1982) Two-dimensional echocardiographic identification of pacing catheter-induced thrombosis. PACE 5: 124–128

Tajik AJ, Seward JB, Hagler DJ, Ritter DG (1978) Two-dimensional real-time ultrasonic imaging of the heart and great vessels. Mayo Clin Proc 53: 271–303

Normale und typisch pathologische Befunde beim Belastungsechokardiogramm

P. Lechtken jun.

Im Rahmen der nichtinvasiven Diagnostik der KHK ist es wünschenswert, mit dem Echokardiogramm nicht nur die in Ruhe vorliegenden Wandbewegungsstörungen zu erfassen, sondern auch die, die erst unter Belastung auftreten. Leider ist ein Echokardiogramm während ergometrischer Belastung normalerweise wegen der starken Atemexkursion der Lunge nicht möglich. Echokardiogramme während Belastung gelangen bisher nur mit folgenden Methoden: Isometrische Belastung mit Handgripergometer, ergometrische Belastung im Liegen an einem Fahrradergometer auf einer um 30° nach links gekippten Liege, Echokardiogramm während Angiotensininfusion und Echokardiogramm während einer mit Vorhofstimulation erzeugten Tachykardie.

Da alle diese Methoden in der klinischen Routine und insbesondere für mich als niedergelassenen Arzt nicht brauchbar waren, griff ich seit September 1983 eine alternative Methode auf, die wenige Monate zuvor im *American Journal of Cardiology* publiziert worden war. Dabei wird der Patient nicht während der Belastung echokardiographiert, sondern unmittelbar danach. Nach Ausbelastung an einem Fahrradergometer im Sitzen (dabei Registrierung eines normalen Belastungs-EKG) muß der Patient sofort am Ende der Belastung vom Ergometer steigen und sich auf eine Liege auf die linke Seite legen. Er wird dann sofort, beginnend von apikal, echokardiographiert, wobei der Vierkammerblick meistens und der Zweikammerblick in der Hälfte der Fälle in brauchbarer Qualität gelingt. Auf diese Weise habe ich seitdem etwa 600 Patienten untersucht (Gerät: Picker mytus + 2; 3 MHz) (Abb. 1). Nach meiner Erfahrung liegen bei Patienten mit positivem Belastungs-EKG fast immer echokardiographisch auch nach Belastung noch erkennbare Wandbewegungsstörungen vor, und zwar fast immer im Apexbereich (weniger häufig im Bereich der Hinterwand oder diffus in Form einer fehlenden Steigerung der linksventrikulären Funktion gegenüber der Voruntersuchung in Ruhe). In der Mehrzahl der Fälle handelt es sich dabei um eine Zunahme einer schon in Ruhe vorbestehenden Wandbewegungsstörung, nicht selten treten aber auch im Zustand der Belastung neue Wandbewegungsstörungen auf. Die Wandbewegungsstörungen halten meist 1–2 min länger an als die ST-Senkung. Auch bei einigen Patienten, die zwar ein negatives Belastungs-EKG hatten, aber unter ergometrischer Belastung über Angina pectoris klagten, fand ich Wandbewegungsstörungen, die mir dann die Diagnose einer KHK erleichterten.

Für mich ist diese Art von Belastungsechokardiogramm auch in der Praxis des
niedergelassenen Arztes alltagstauglich, ich würde mir jedoch wünschen, daß klinische Arbeitsgruppen den objektiven Wert dieser Methode untersuchen.

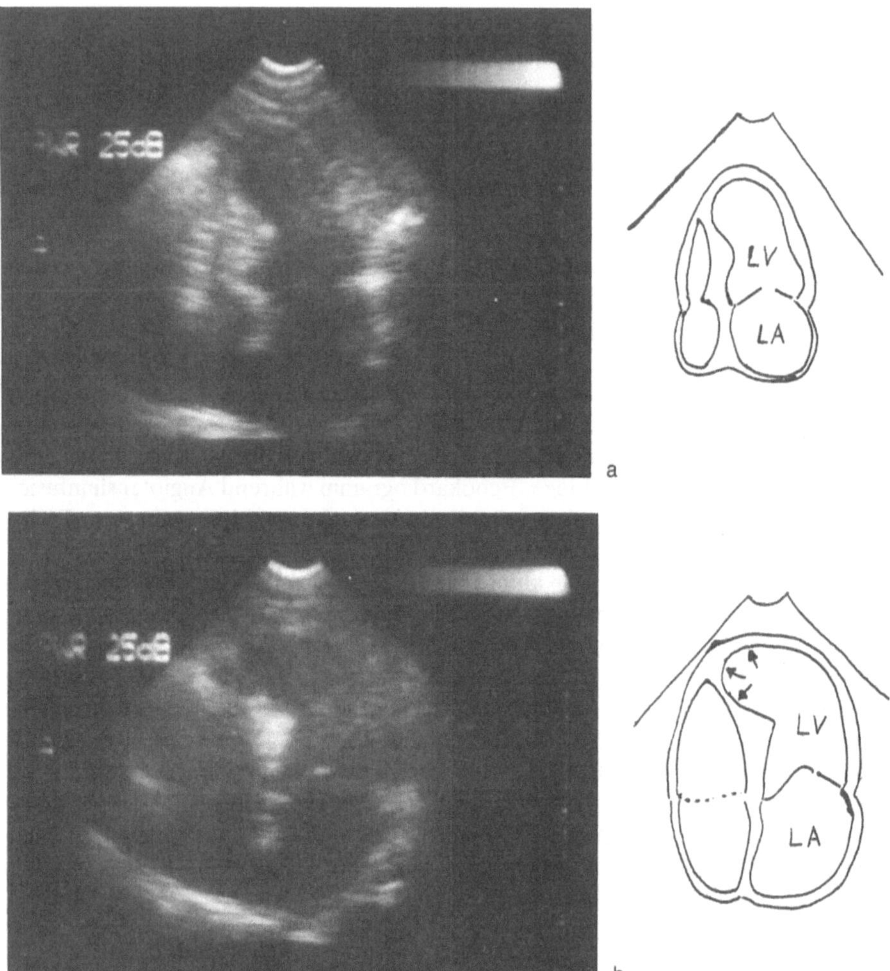

Abb. 1a, b. Modifizierter apikaler Vierkammerblick eines Patienten mit positivem Belastungs-
EKG endsystolisch vor (**a**) und unmittelbar nach Belastung (**b**) (vom Videoband nachträglich abfoto-
grafiert). Nach Belastung Akinesie des apikalen Drittels des Septum interventrikulare mit endsystolischer Vorwölbung dieses Anteils des linken Ventrikels nach medial *(Pfeile)*. *LV* linker Ventrikel, *LA*
linker Vorhof

Echokardiographischer Befund einer Patientin mit Löfflerscher Endokarditis

H. STERN

Symptome

Bei der 53jährigen Patientin bestand bei Aufnahme ein Asthma bronchiale mit Hypereosinophilie (28%) seit 2 Jahren. Zusätzlich klagte die Patientin über linksthorakale Schmerzen bei Belastung, Belastungsdyspnoe, Orthopnoe und Beinödeme.
Neu aufgetreten war eine Schwellung im Bereich des Mundbodens und der linken Halsseite.

Extrakardiale Befunde

Bei Aufnahme bestand eine Hypereosinophilie im Blut (45%) wie auch im Knochenmark. Die parasitologischen Untersuchungen auf Wurmeier verliefen negativ. Bei Punktion der Weichteilschwellung ergab eine sich ausgedehnte eosinophile Infiltration. Über wenige Tage war im rechten pulmonalen Oberfeld ein flüchtiges Infiltrat zu beobachten.

Kardiale Befunde

Die Herzgröße lag radiologisch im Normbereich, im EKG zeigte sich eine diffuse Erregungsrückbildungsstörung in den Ableitungen V3–6 im späteren Verlauf trat eine T-Negativierung in den Ableitungen II und III auf.

Echokardiographischer Befund

Im parasternalen Längsschnitt (Abb. 1) zeigte sich im M-mode ein nur mäßig vergrößerter linker Ventrikel (LV) (EDD = 3.5 cm/m^2), die Kontraktion war jedoch deutlich eingeschränkt (Abb. 1). Entsprechend ist der Abstand zwischen vorderen Mitralsegel und interventrikularem Septum vergrößert (1,4 cm, Norm: 0,7 cm). Septum wie Hinterwand sind verdickt (1,7 bzw. 1,8 cm), die Relaxation der Hinterwand ist verzögert (Abb. 1).

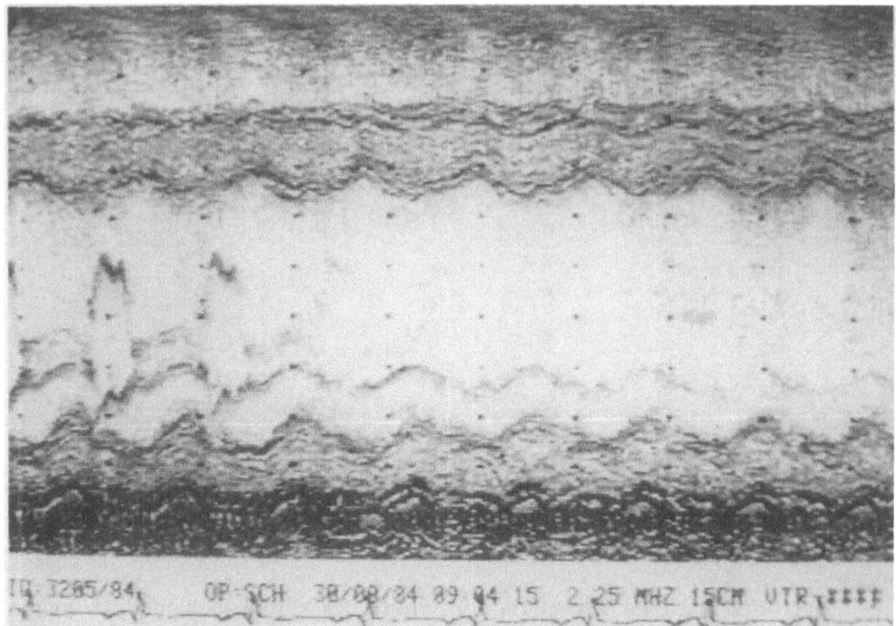

Abb. 1. M-mode Darstellung des linken Ventrikels (LV) im linksparasternalen Längsschnitt; Einschränkung der Kontraktion im Sinne einer restriktiven Kardiomyopathie, weitere Erläuterungen s. Text. (IVS = interventrikuläres Septum, AML = vorderes Mitralsegel, PML = hinteres Mitralsegel, PW = Hinterwand des LV)

Im apikalen 4-Kammerblick (Abb. 2) fiel im Bereich der Spitze des linken Ventrikels eine echodichte, nicht gestielte, frei bewegliche Struktur auf (ca. 2 cm × 3 cm). Bei Vergrößerung des betroffenen Gebiets imponierten feine fadenartige Endokardfortsätze, an denen die geschilderte Struktur fixiert schien.

Beurteilung

Bild einer restriktiven Kardiomyopathie mit Thrombus in der Spitze des linken Ventrikels, der an sogenannten falschen Sehnenfäden fixiert ist. Bei Einordnung in das klinische Gesamtbild muß die Diagnose eines Löffler-Syndroms gestellt werden.

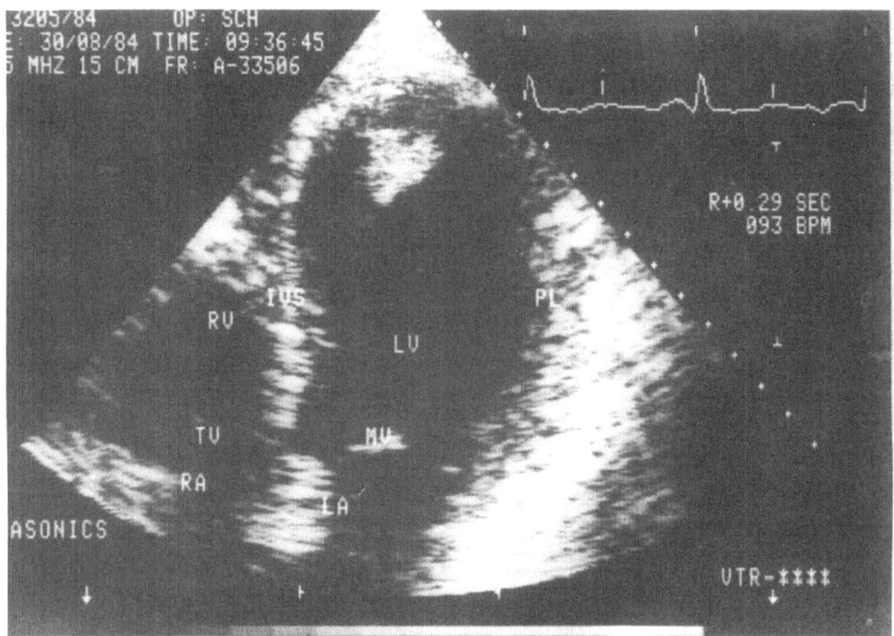

Abb. 2. Apikaler 4-Kammerblick mit Darstellung eines beweglichen Thrombus im Bereich der Spitze des linken Ventrikels, weitere Erklärungen s. Text (TV = Trikuspidalklappe, MV = Mitralklappe, RA = rechter Vorhof, LA = linker Vorhof, PL = Posterolateralwand, übrige Abk. wie Abb. 1)

Sachverzeichnis